DEUTSCHE DEMOKRATISCHE REPUBLIK
DEUTSCHE AKADEMIE DER LANDWIRTSCHAFTSWISSENSCHAFTEN ZU BERLIN
INSTITUT FÜR LANDWIRTSCHAFTLICHE INFORMATION UND DOKUMENTATION

Landwirtschaftliches Zentralblatt

ABTEILUNG IV

VETERINÄRMEDIZIN

9. JAHRGANG
1964

AKADEMIE-VERLAG · BERLIN

LZ. IV VETERINÄRMEDIZIN · JG. 1964 · NR. 2 · SEITE 225—448 · BERLIN · FEBRUAR 1964

LANDWIRTSCHAFTLICHES ZENTRALBLATT

ABTEILUNG VETERINÄRMEDIZIN

INHALTSVERZEICHNIS

LZ. IV/2/64

NAMENVERZEICHNIS
4—64/02—0001 bis 0648

Ab Jahrgang 1964 beziehen sich die hinter dem Autorennamen angegebenen Zahlen auf die Signatur des Dokumentationsmaterials

Signatur in [Klammern] bedeutet Bibliographie, mit Stern * bedeutet Buchbesprechung

LANDWIRTSCHAFTLICHES ZENTRALBLATT
ABTEILUNG VETERINÄRMEDIZIN

1964 NR. 2 FEBRUAR

I. ALLGEMEINES

4-64/02-0001 Ariens, E. J.; Nijmegen, Kathol. Univ., Fac. der Geneeskunde. Algemene vorming en specualisatie bij het wetenschappelijk onderwijs. **(Allgemeinbildung und Spezialisierung im wissenschaftlichen Unterricht.)** Tijdschr. Diergeneeskunde **88** (1963) Nr. 11. S. 689-697. 20.

4-64/02-0002 Vlček, K.; Prag, Inst. für Wiss.-Techn. Inform. in der Land-, Forst- und Wasserwirtsch. **Aufbau und Arbeit des Instituts für Wissenschaftlich-Technische Information in der Land-, Forst- und Wasserwirtschaft Prag.** S.-B. dtsch. Akad. Landwirtsch.-Wiss. Berlin **12** (1963) Nr. 8. S. 5-18. 40.

4-64/02-0003 Brander, G. C.; Brentford, Middlesex, Beecham Res. Lab. Ltd. Recent advances in veterinary medicine. **(Die neuesten Fortschritte in der Veterinärmedizin.)** Veterin. Rec. **75** (1963) Nr. 22. S. 553-558. 60.

4-64/02-0004 Ramon, Gaston; Paris, Acad. des Sci.; Acad. de Méd., Inst. Pasteur. Contribution des vétérinaires au progrès scientifique, au bien-être de l'homme à sa sauvegarde contre les maladies et notamment contre les maladies infectieuses. **(Beitrag der Tierärzte zum wissenschaftlichen Fortschritt, zur Bewahrung des Menschen vor Krankheiten und besonders vor ansteckenden Krankheiten.)** Cahiers Méd. vétérin. **32(36)** (1963) Nr. 3. S. 97-117.
Dieser Vortrag wurde von Ramon auf dem internat. tierärztlichen Kongreß in Hannover gehalten. Der Beitrag der Tierärzte wurde ermöglicht mit der Gründung der Veterinärschulen in Frankreich durch Claude Bourgelat vom Jahre 1762 an. Bourgelats Nachfolger Chabert, ein Veterinärpathologe, begründete die moderne Definition des Milzbrandes und grenzte ihn von mehreren bisher mit dem Milzbrand verwechselten Krankheitsbegriffen ab. Huzard vermutete 1790 als erster die infektiöse Natur der Tbc und die Identität der Tier- und Menschen-Tbc. Er schrieb außerdem über die Erkennung des Malleus und setzte sich für die Vaccinierung des Menschen gegen Pocken ein. Gilbert schrieb über den Milzbrand der Schafe, Girard über die Schafpocken. Barthélemy war 1840 als erster Tierarzt Präsident der Akademie der Medizin und entdeckte die Gehirnrückenmarksflüssigkeit. Delafond züchtete 15 Jahre vor Robert Koch Milzbrandbazillen in vitro und vermutete schon die Milzbrandsporen. Maillet gab der Geflügelcholera durch eine eingehende Beschreibung ihren Namen. Toussaint erfand die Abschwächung der Milzbrandbakterien im Blut durch Erhitzung bei 55° und seine Verwendung als Vaccine und war damit ein Vorläufer Pasteurs. Galthier arbeitete an der Erforschung der Tollwut. Chauveau stellte in einem großen Experiment fest, daß die menschlichen und die bovinen Pocken sich nicht ineinander verwandeln können. Er stellte fest, daß auch nach alimentärer Infektion Lungen-Tbc entstehen kann. Bouley studierte und bekämpfte erfolgreich die Rinderpest und las über die Infektiosität der Tbc. Er war wie Nocard Schüler und Mitarbeiter Pasteurs. Nocard entwickelte die Technik zur Gewinnung von Diphterieserum und Tetanusserum vom Pferd. Nocard und Leclainche schrieben 1895 ein Werk: „Behandlung der bakteriellen Krankheiten der Tiere", dessen Erscheinen ein wissenschaftl. Ereignis

darstellte. Durch die Entwickung des Malleins und des Tuberkulins, durch die Chemotherapie und die Therapie mit Antibiotica, durch die Veterinärpolizei gegen Rinderpest, MKS usw., durch die Einführung von Vaccinierungen und die Überwachung der von Tieren stammenden Lebensmittel haben die Tierärzte bedeutend zum Wohlstand der Menschheit beigetragen. Besonders durch die Bekämpfung der Zoonosen bringen die Tierärzte einen wertvollen Beitrag zur Gesunderhaltung des Menschen. Der Tierarzt Camille Guérin hat mit Calmette zusammen den BCG-Impfstoff gegen Tbc entwickelt und damit die Prophylaxe der Tbc beim Menschen ermöglicht. Ramon entdeckte 1923 das Prinzip der Anatoxine und der anavirulenten Vaccinen. Diese Forschung konnte nutzbringend zur aktiven Bekämpfung von Diphtherie, Tetanus und Poliomyelitis angewandt werden. Die Tierärzte tragen also durch ihre Tätigkeit dazu bei, den Hunger der Welt zu stillen, den Wohlstand der Menschheit zu heben und den Menschen vor Krankheiten zu bewahren.
K. Preißler. 100.

4-64/02-0005 Seidel, G.; Berlin, Veterinäruntersuchungs- und Tiergesundheitsamt. **Vorschläge zur Intensivierung der Ausbildung auf dem Gebiet der bakteriologischen Lebensmitteluntersuchung.** Arch. Lebensmittelhyg. **13** (1962) Nr. 12. S. 281–282.

Im Rahmen der Neufassung der fleischhygienischen Bestimmungen sowie des Lebensmittelgesetzes ist es notwendig, die Ausbildung von Lebensmitteltierärzten zu intensivieren. Dies ist einmal notwendig bei der Ausbildung zur selbständigen Ausführung der bakteriol. Fleischuntersuchung, zum anderen bei der Ausbildung zur selbständigen Ausführung der bakteriol. Lebensmitteluntersuchung einschl. der bakteriol. Fleischuntersuchung. Vf. macht entsprechende Vorschläge an Hand des im VUTGA Berlin angewandten Verfahrens. Für die Ausbildung als Lebensmittelbakteriologe hält er 1 Jahr für erforderlich, in dem folgende Sachgebiete als nötig erachtet werden: 1.–3. Mon.: bakteriol. Fleischuntersuchung, 4.–5. Mon.: Fleischwaren und Fleischkonserven, 6.–7. Mon.: Fisch und Fischwaren, 8.–9. Mon.: Milch und Serologie, 10. Mon.: Eier, Wild und Geflügel, 11. Mon.: bakterielle Lebensmittelvergiftungen und 12. Mon.: bakteriol. Betriebs- und Stufenkontrollen und Betriebsberatungen. Diese Ausbildung könnte einen Teil der Fachtierarztausbildung darstellen und in die Fachtierarztordnung eingefügt werden.
E. Tempel. 100.

4-64/02-0006 Eden, A.; Cambridge, Min. of Agric. NAAS nutrition chemists. Some aspects of their work and relationships with the veterinary profession. **(Die Ernährungs-Chemiker des NAAS [des Nationalen Landwirtschaftlichen Beratungsdienstes]. Gesichtspunkte ihrer Arbeit und ihrer Beziehungen zum tierärztlichen Beruf.)** Veterin. Rec. **18** (1963) Nr. 18. S. 472–475. 140.

4-64/02-0007 *Hussel, Lothar.* **Lehre und Forschung in der Tropenveterinärmedizin.** Beitr. zu Problemen der Lehre u. Wissenschaft in der Tropenveterinärmedizin. Leipzig: Karl-Marx-Universität. 1963. (43 S.) 8°. (1963 A 695)

4-64/02-0008 **Verzeichnis laufender Zeitschriften der Landwirtschaftlichen Zentralbibliothek.** Berlin. 1958. (48 S.) 4°. (1963 B 119)

II. ANATOMIE, HISTOLOGIE, EMBRYOLOGIE

4-64/02-0009 Schrott, L. und Salzer, G. M.; Wien, Univ., Anatom. Inst. **Perspektivische Rekonstruktion aus Schnittserien embryologischer und mikroskopisch-anatomischer Objekte.** Mikroskopie [Wien] **17** (1962) Nr. 11/12. S. 327–334. – 9 Abb., 7 Lit. Zus. in Engl.

Perspektivische Rekonstruktionen aus Schnittserien müssen Bilder der Objekte herstellen, die dem Beschauer einen plastisch-perspektivischen (modellhaften) Eindruck bieten, das Objekt von dem optimalen Blickpunkt aus darstellen und zur Herstellung keinen allzu großen Zeitaufwand erfordern. Als Vorarbeiten sind das Festlegen der gewünschten Vergrößerung, die Rekonstruktion eines Projektionsbildes des Objektes auf einer zur Schnittebene senkrechten Ebene (Erarbeitung der 3. Dimension) und Zeichnen einzelner Schnitte der Serie in der festgelegten Vergrößerung erforderlich. Für die Vorarbeiten wurde ein Meßokular, das an Stelle des Okularmikrometers ein Glasplättchen mit eingeritztem quadratischen Netz enthält, benutzt. Als Grundlage der Konstruktionszeichnung ist ein orthogonaler Raster notwendig, der vor Beginn der Arbeit auf einem Blatt Papier hergestellt wird. Betrachtet man die einzelnen Schnitte der Serie im Mikroskop unter Verwendung des Netzokulars, so läßt sich bei horizontaler Projektionseinrichtung die größte vertikale Ausdehnung jedes darzustellenden Details des Objektes leicht ablesen und in die vertikalen Felder des vorbereiteten Zeichnungsrasters eintragen. Wird dieses Vorgehen Schnitt für Schnitt wiederholt und werden die entsprechenden Höhen der zu konstruierenden Gebilde in die aufeinanderfolgenden Abschnitte des Rasters eingezeichnet sowie die zusammengehörenden Punkte untereinander verbunden, so hat man die gewünschte Projektion des Objektes vor sich. Eine sinngemäße Tönung der einzelnen Flächen kann oft die Übersichtlichkeit erhöhen. Um zu einer genaueren Kenntnis der Oberflächenformen (Plastik) der darzustellenden Teile des Objektes und ihrer Lagebeziehungen zueinander zu gelangen, sind entsprechend vergrößerte Zeichnungen bestimmter Serienschnitte erforderlich. Die Größe der Schnittabstände richtet sich nach der Feinheit der wiederzugebenden Formdetails. Die Schnittzeichnungen werden mit Hilfe eines Abbeschen Zeichengerätes hergestellt. Die Schnittzeichnungen werden einzeln mit heller Temperafarbe auf Glastafeln übertragen, die nicht dicker als 1 mm sind. Die Glasplatten werden danach in einem eigenen Gestell hintereinander aufgestellt. Das Glasplattenmodell gibt zusammen mit der Rekonstruktionszeichnung des Objekts ganz wesentliche Aufschlüsse über die räumlichen Verhältnisse. Des weiteren wird der optimale Blickpunkt des Modells ausgewählt und danach das Modell photographiert. Die Photographie wird als Grundlage für die endgültige graphische Darstellung benutzt. Zur endgültigen zeichnerischen Darstellung des Objekts stehen das Glasplattenmodell, die Photographie und die Rekonstruktionszeichnung zur Verfügung. R. Berg. 240.

4-64/02-0010 Hammer, Ernst Friedrich; Hannover, Tierärztl. Hochschule, Inst. für Tierzucht und Vererbungsforsch. **Über den Magnesium-, Calcium- und Phosphorgehalt in den Schwanzwirbelknochen des Rindes.** Diss. Hannover **1962** 68 S. — 6 Abb., 23 Tab., 99 Lit.

An 165 Kühen, 5 Rindern und 15 Bullen des schwarzbunten Niederungsrindes wurde in den letzten 4–5 Schwanzwirbeln der Asche-, Mg-, Ca- und P-Gehalt bestimmt. Die Abhängigkeit der Mineralbestandteile des Knochens von Alter, Lactationsstadium, Höhe der Milchleistung, Bodenart und Mineralstoffzufütterung wurde untersucht. — Das Ca wurde als Oxalat gefällt, das Mg mit Titangelb und der P nach der Vanadat-Molybdat-Methode photometrisch bestimmt. — In der fettfreien Trockensubstanz beträgt der Gehalt an Asche 63,56%, an Mg 0,37%, an Ca 23,84% und an P 11,19%; in der Asche in gleicher Reihenfolge 0,59, 37,54 und 17,58%. Das Verhältnis Ca/Mg in der Asche ist 63,78%, Ca/P 2,12% und P/Mg 30,02%. Mit zunehmendem Alter steigt in der fettfreien Trockensubstanz der Gehalt an Ca und P an, während der Mg-Gehalt abfällt. In der Knochenasche nimmt mit dem Alter der Ca-Gehalt zu, der Mg-Gehalt ab, und eine Korrelation zwischen Alter und P-Gehalt liegt nicht vor. Ein Einfluß der Milchleistung, des Lactationsstadiums, der Bodenart der Viehweiden und der Mineralstoffzufütterung auf die Knochenzusammensetzung (Asche, Mg, Ca und P) wurde nicht beobachtet.

H. Schmandke. 385.

4-64/02-0011 Glósz, L. **Die Schädelhöhlenkonfiguration des Basisphenoids, unter Berücksichtigung der Sella turcica.** Acta veterin. Acad. Sci. hung. **12** (1962) Nr. 3. S. 213–233. – Aus: Ung. Agrar. Rdsch. **1963** Nr. 3.
Die vorliegende Studie sollte einerseits über die Benennung der Sella turcica entsprechende Angaben liefern, andererseits feststellen, wie sich die Region der Sella turcica beim Menschen sowie bei den Haustieren gestaltet. Zwischen dem Basissphenoid und dem Praesphenoid besteht bei unseren Haustieren – mit Ausnahme des Pferdes – ein durch die Höhe des Dorsum sellae bedingter beträchtlicher Niveauunterschied. Das Dorsum sellae ist beim Pferd unbedeutend, bei den übrigen Tierarten ein vorragender, lamellenartiger oder konischer Fortsatz. Der Glivus wird beim Pferd durch die Crista sphenoccipitalis vertreten. Die Fossa hypophyseos ist bei den danach untersuchten Tieren seicht, beim Schwein fehlt sie. Das Tuberculum sellae ist nur beim Hund ausgeprägt. Der Proc. clinoideus caudalis ist bei Haustieren – mit Ausnahme des Pferdes – vorhanden, der Proc. clinoideus medius aber fehlt, im Gegensatz zum Menschen. Der Proc. clinoideus nasalis ist nur beim Hund deutlich sichtbar. Die Nervenrinnen sind, das Pferd ausgenommen, verschwommen. Oberhalb des Sulcus fasciculi optici befindet sich die scharfe Crista orbitosphenoidea die nur beim Rind eine Abrundung erfahren hat. Die Sella turcica stellt daher die Summe von Erhebungen, Vertiefungen und Fortsätzen dar, die an der Grenze des Basissphenoids liegen; die auf der Mitte ihrer sattelförmigen Oberfläche befindliche Vertiefung ist die Fossa hypophyseos. Eine der menschlichen ähnliche Konfiguration der Sella turcica kommt nur beim Hund vor. Die Fossa hypophyseos entspricht nur einem Teil der Sella turcica; die beiden Namen repräsentieren nicht ein und denselben Begriff. 385.

4-64/02-0012 Cuq, P.; Alfort, École Nat. Vétérin., Lab. d'Anatomie. Les articulations du carpe ou genou chez le bœuf. **(Die Gelenke des Carpus oder Knies des Rindes.)** Recueil Méd. vétérin. **138** (1962) Nr. 10. S. 849–868. – 14 Abb.
Die Arbeit zerfällt in drei Kapitel: 1. Gelenke innerhalb des Carpus, 2. Gelenke außerhalb des Carpus, 3. Die Carpusgelenke als Ganzes (einschließlich Bänder und Gelenkmechanik). Es wird auf die Winkelung zwischen Unterarm und Mittelfuß beim Rind hingewiesen, was die Beweglichkeit der knöchernen Elemente des Carpus rel. kompliziert, und ferner die Plastizität des Bandapparats hervorgehoben, die zur Folge hat, daß deutliche ökologische Unterschiede zu finden sind. Eine im Stall gehaltene Kuh würde bei systematischer Untersuchung dieser Verhältnisse gewiß Differenzen aufweisen gegenüber Weidekühen oder Zugochsen. (Die Anwendung der alten Humannomenklatur [Lig. pisi-pyramido-lunatum usw.] erschwert die Lektüre der Arbeit.)
T. Koch. 385.

4-64/02-0013 Hansson, Lars Ingvar und Wiberg, Gunnar; Lund, Univ., Dep. of Histol.; Dep. of Orthopedies. Investigation of effect of metaphysial traumatism on morphology of epiphysial cartilage in rabbit. **(Untersuchung der Wirkung metaphysärer Traumen auf die Morphologie des Epiphysenknorpels beim Kaninchen.)** Acta anatom. [Basel] **52** (1963) Nr. 1/2. S. 1–21. – 12 Abb., 3 Tab., 15 Lit. Zus. in Franz., Dtsch.
Als Untersuchungsmaterial dienten Kaninchen beiderlei Geschlechts. Das Material wurde in 3 Gruppen unterteilt (Serie A: Operation an Femur und Tibia, Serie B I und II: Nachoperation nur an der Tibia). Die Messungen an der Tibia erbrachten keine signifikanten Unterschiede in der Beinlänge operierter und nicht operierter Kontrollen. In der Proliferativzone erschienen keine histol. Veränderungen p.op., jedoch die Zellsäulen in der hypertrophischen Zone wurden in der 1. Woche p.op. irregulär. Es konnte festgestellt werden, daß die Höhe des Epiphysenknorpels und der Zonen als auch die Zellzahl in ein und derselben Schicht etwas variierten. Bei der Serie B I

waren die Veränderungen des Epiphysenknorpels und der Proliferativzone in einem bestimmten Ausmaß ähnlich. Eine Reduktion wurde in der Höhe des Epiphysenknorpels vom 2.–12. Tag sowie in der Höhe der Proliferativzone beobachtet. In der Serie B II nahm die Höhe des Epiphysenknorpels zwischen dem 3. und 12. Tag p.op. ab. Auch hier war die Abnahme der Höhe der Proliferativzone wieder für die Abnahme der Höhe des Epiphysenknorpels verantwortlich. Gleichzeitig ging auch die Zellanzahl innerhalb der Proliferativzone zurück. Die Abnahme in der Höhe der Proliferativzone ist in einer gesteigerten Umwandlung der Zellen in hypertrophische Zellen zu sehen.
R. Berg. 385.

4-64/02-0014 Kuznecov, B. A. Žirovye otloženija v tele mlekopitajuščich i ich zavisimost' ot ėkologii životnych. **(Fettablagerungen im Körper von Säugetieren und ihr Zusammenhang mit der Ökologie der Tiere.)** Izvestija Timirjazevskoj sel'skochozjajstvennoj akademii, Moskva **1962** Nr. 6. S. 120–125. – 4 Tab. Zus. in Engl.
Die Fettablagerungen von Säugetieren können in 5 Kategorien geteilt werden: Fettablagerungen 1) im Inneren des Körpers (Innenfett), 2) im intramuskulären Zellgewebe (Muskelfett), 3) in den Knochen (Knochenfett), 4) unter dem Fell zwischen Unterhautmuskulatur und Skelettmuskeln (Hautfett), 5) zwischen Haut und Unterhautmuskulatur(Hautfett). Bei den meisten Säugetieren werden folgende Fettablagerungszentren beobachtet: Hals, Schultern, zwischen den Schulterblättern, längs des Rückgrades, an den Seiten, Schwanzgegend, Leistengegend. Die physiko-chemischen Eigenschaften der verschiedenen Fettablagerungen unterscheiden sich kaum. Die Fettmenge ist stark abhängig von der Jahreszeit insbesondere bei Tieren, die Winterschlaf halten. Das Fett dieser Tiere zeichnet sich durch niedrigen Schmelzpunkt und hohe Jodzahl aus. Das trifft auch für solche Säugetiere wie Wale und Seehunde zu.
G. Pose. 410.

4-64/02-0015 Ruskell, G. L.; Columbus, Ohio State Univ., Inst. for Res. in Vision. Anterior communications between the intrinsic and extrinsic arteries of the rabbit eye. **(Vordere Kommunikationen zwischen inneren und äußeren Augenarterien beim Kaninchen.)** Anatom. Rec. **142** (1962) Nr. 2. 147–154. – 5 Abb., 16 Lit.
Es werden die Gefäßverbindungen zwischen den intraoculären und extraoculären Gefäßsystemen im Limbusbereich des Kaninchenauges beschrieben. Diese Gefäße kommen von der A. choreoidea anterior oder der A. choreoidea recurrens, um zu der Bildung der perilimbalen Gefäßarkaden beizutragen. Andere Versorgungsquellen der Arkaden sind die Muskelarterien des M. rectus bulbi dorsalis, M. rectus bulbi ventralis und des M. obliquus ventralis. Diese transscleralen Gefäße verlaufen von der Uvea zum Limbus und können deshalb nicht als Aa. ciliares anteriores bezeichnet werden. Die vorherrschende Meinung, daß beim Kaninchen die vorderen Ciliararterien fehlen, wird bestätigt. Es ist jedoch möglich, daß das Blut von den perilimbalen Gefäßarkaden zur vorderen Uvea fließt. R. Berg. 510.

4-64/02-0016 Benoit, P. E.; Columbia, Univ. of Missouri, Dep. of Anatomy. Sympathetic fibers in forelimb nerves of the cat. **(Sympathische Fasern in den Nerven der Vorderextremität der Katze.)** Anatom. Rec. **142** (1962) Nr. 4. S. 531–536. – 6 Abb., 10 Lit.
Die Untersuchungen an den peripheren Nerven der Vordergliedmaßen der Katze haben gezeigt, daß die Faszikel dieser Nerven auf Grund ihrer Faserkomponenten klassifiziert werden können. Die Faszikel der sensorischen Nerven, die aus dem Plexus brachialis hervorgehen, enthalten nur Fasern, die aus der Dorsalwurzel kommen, und postganglionäre sympathische Fasern. Sie wurden als Gruppe I klassifiziert. Eine zweite Gruppe sensorischer Faszikel wurde in den Hauptnervenstämmen beobachtet. Sie stellen die II.

Faszikelgruppe dar. Die III. Faszikelgruppe besteht zum größten Teil aus Fasern, die aus der ventralen Wurzel entspringen. Zur Gruppe IV gehören jene Faszikel, die eine rel. große Anzahl von Fasern aus der dorsalen und ventralen Wurzel sowie postganglionäre sympathische Fasern enthalten. Diese Untersuchungen, die die experimentelle Degeneration als Verfahren zur Grundlage haben, zeigten, daß die meisten nichtmyelinisierten postganglionären sympathischen Fasern in den sensorischen Faszikeln bis in die Nähe ihrer Endaufzweigung verlaufen. R. Berg. 565.

4-64/02-0017 Frewein, J.; Wien, Tierärztl. Hochschule, Anatom. Inst. **Der Anteil des Sympathicus an der autonomen Innervation des Rindermagens.** Festschr. Wiener tierärztl. Mschr. **1963** S. 398–412. – 4 Abb., 30 Lit. Zus. in Engl., Franz., Ital.

Das Untersuchungsmaterial bestand aus einer Kuh, einer Färse, 4 Kälbern und 2 Feten. Die Pars thoracica systematis autonomici des Rindes enthält 13 Ganglien (Ggll.), von denen in der Regel das erste und zweite mit dem Ganglion (Ggl.) cervicale caudale zum Ggl. cervicothoracicum oder Ggl. stellatum verschmolzen sind. Das Ggl. stellatum ist ein halbmondförmiges Gebilde, beim Kalb 11 × 6 mm, beim erwachsenen Rind 20 × 11 mm groß, und sehr flach. Es liegt seitlich am M. longus colli, und zwar mit den cranialen 2 Dritteln im I. Interkostalraum. Die Rr. communicantes des Rindes, die knapp nach der Teilung eines Brustnerven aus dessen R. ventralis entspringen und caudal von der A. und V. intercostalis zum entsprechenden Ggl. des Grenzstranges ziehen, sind meist zweigeteilt und selten als einfacher Stamm zu finden. Die cranialste Wurzel des N. splanchnicus major stammt vom Ggl. Th_4, die caudalsten aus dem Ggl. Th_{12}. Der Ursprung der Wurzeln des N. splanchnicus minor variiert stärker als der des N. splanchnicus major (Th_{11}–L_2). An der Seitenfläche des Zwerchfellpfeilers jeder Seite vereinigen sich knapp cranioventral vom Ggl. L_1 die Nn. splanchnici major und minor und nehmen noch mehrere Äste aus dem Pl. aorticus auf (verschmolzenes Ggl. coeliacum und mesentericum craniale, das im Bereich der A. coeliaca und A. mesenterica cranialis liegt; bei Kälbern 20 × 40 mm, bei erwachsenen Rindern 30 × 70 mm groß). Der ventrale Rand dieser vereinigten Ggll. coeliacum und mesentericum craniale reicht bis zur Aufteilung der A. coeliaca. Aus dem ventrocranialen Anteil des Ggl. coeliacum entspringt gemeinsam mit dem Pl. ruminalis dexter der sehr starke Pl. lienalis. Zwischen dem Pl. hepaticus und den Pll. reticularis und ruminalis sinister tritt aus dem ventralen Rand des Ggl. coeliacum der Pl. gastricus sinister hervor, der mit der A. gastrica sinistra ventrocaudal zieht und sich mit ihr aufteilt. Die stärkste Verbindung zwischen Vagus und Sympathicus ist jene, die den dorsalen Ast des Tr. vaginalis dorsalis in Form von 3–4 Nervenfasern mit dem Pl. solaris knapp dorsal vom Ursprung des Pl. hepaticus verbindet. Der Pl. reticularis steht ebenfalls mit dem dorsalen Ast des dorsalen Vagusstammes in Verbindung. Entlang des Sulcus ruminalis dexter kommen mehrere kurze und zarte Verbindungen zwischen N. vagus und N. sympathicus vor. R. Berg. 585.

4-64/02-0018 Fukushi, K., Brown, W. R. und Goode, G.; Hamilton, Mont., U. S. Dep. of Health, Education and Welfare, Public Health Serv., Nat. Inst. of Health; Nat. Inst. of Allergy and Infectious Diseases, Rocky Mountain Lab. Glass knives for thin-section microtomy. **(Glasmesser für die Dünnschnitt-Mikrotomie.)** Amer. J. veterin. Res. **24** (1963) Nr. 100. S. 644 bis 645. – 2 Abb., 7 Lit.

Es wird eine Methode beschrieben, nach der es möglich ist, hochqualitative Glasmesser herzustellen. Es wird dabei eine Wasserstoffflamme aus einer besonderen Brennerspitze und ein besonderes Schema, nach welchem das Glas gebrochen wird, verwendet. Durch diese Methode wird die Qualität der bisher hergestellten Messer stark verbessert. Dazu kommt der Vorteil der schnellen Herstellung. G. Michel. 710.

4-64/02-0019 Fyg, W.; Liebefeld-Bern, Eidg. Milchwirtsch. Versuchsanst., Bienenabt. **Eine einfache Methode zur elektiven Färbung von Mikroorganismen in Ausstrichen und Gewebeschnitten.** Z. Bienenforsch. **6** (1963) Nr. 7. S. 179–183. – 4 Abb. Zus. in Engl., Franz.
Es wird eine Modifikation des Claudius-Färbeverfahrens (eine abgeänderte Gram-Färbung) beschrieben. Die gramfesten Mikroben werden dabei leuchtend blau oder intensiv blauschwarz, die Gewebezellen in verschiedenen Abstufungen rot gefärbt. Die Methode kann aber auch zum Nachweis anderer bienenpathologisch wichtiger Mikroorganismen (Fadenpilze, der hefeähnlichen Erreger der H-Melanose der Bienenkönigin, Sporen der Nosemaparasiten) benutzt werden. Die Färbung der lufttrockenen, in der Flamme fixierten Ausstriche oder der mit Xylol entparaffinierten und durch eine absteigende Alkoholreihe in dest. Wasser übergeführten Schnitte geschieht wie folgt. Färben in einer filtrierten 1%igen wäßrigen Lösung von Methylviolett 6 B, 2–5 Min. Kurzes Abspülen in dest. Wasser, vorsichtiges Abtrocknen mit Filtrierpapier. Beizen in Pikrinsäure-Duroechtrot-Gemisch, 2–3 Min. Rasches Abwaschen in dest. Wasser, oberflächliche Trocknung mit Filtrierpapier. Differenzieren in Chloroform, Anilin- oder Nelkenöl, bis das Präparat im durchfallenden Licht gleichmäßig rot erscheint, 1–3 Min. Überführen in Xylol (2–3 Portionen), Einschluß in Kanadabalsam. G. Michel. 710.

4-64/02-0020 Mahl, Hans; Oberkochen/Württ., Fa. Carl Zeiss. **Zur Wolfram-Oxyd-Beschattung elektronenmikroskopischer Präparate.** Mikroskopie [Wien] **17** (1962) Nr. 11/12. S. 334–338. – 7 Abb., 4 Lit. Zus. in Engl.
Es wurden die Vorteile und Grenzen der Wolframoxydbedampfung studiert. Für die Aufdampfversuche wurde ein1 mm starker Wolframdraht zunächst an Luft langsam so hoch geheizt, bis das auf der Wolframdraht-Oberfläche sich bildende WO_3 als weißgelber Rauch zu sublimieren beginnt. Zur Beschattung der Präparate wird dann der oxydierte Wolframdraht im Hochvakuum kurzzeitig geglüht, wobei das Wolframoxyd verdampft. Eine geeignete Dosierung der Wolframoxyd-Aufdampfschicht läßt sich leicht durch eine vor dem Draht angebrachte Schlitzblende erreichen. Bei einem Objektabstand von 7–9 cm und einem Aufdampfwinkel von ca. 30° liefert ein Blendenschlitz von 5 mm eine optimale Aufdampfschicht. Da bei einer Aufdampfung die Drahtstärke sich nur um etwa 10–20 μ verringert, lassen sich mit einem Wolframdraht zahlreiche Aufdampfungen durchführen. Bei den meisten Präparaten erhält man mit dieser Methode eine vorzügliche Schrägbedampfung mit einer praktisch strukturlosen Aufdampfschicht, die der einer Pt-Schrägbedampfung hinsichtlich Körnigkeit weit überlegen ist. Allerdings sind die Wolframoxydschichten relativ empfindlich gegen zu hohe Aufdampfdicken. Zu dicke Schichten neigen bei Elektronenbestrahlung sehr leicht zur Bildung feiner Risse. Bei optimaler Dosierung ist die Güte der WO_3-Schrägbedampfung durchaus vergleichbar mit einer Pt-C-Simultanbedampfung und liefert Präparate mit sehr guter Auflösung. Die Grenzen der Wolframoxydbedampfung liegen darin, daß bei stark hydrophilen Objekten, wie eingetrocknete Seifen aus wäßrigen Seifenlösungen, häufig ein starkes Zusammenlaufen des Wolframoxyds zu mehr oder weniger großen Kugeln bei der Bedampfung eintritt. R. Berg. 710.

4-64/02-0021 Fischlschweiger, Werner; Graz, Univ., Inst. für Histol. und Embryol. **Über die Verwendung von Viapal-Kunstharzen in der Elektronenmikroskopie.** Mikroskopie [Wien] **17** (1962) Nr. 11/12. S. 341–344. – 1 Abb., 1 Tab., 5 Lit. Zus. in Engl.
Es werden die von der Firma Vianova AG, Wien, erzeugten „Viapale“ auf ihre Verwendbarkeit für die Elektronenmikroskopie geprüft. „Viapale“ zeichnen sich durch geringe Volumenschrumpfung (4–5%), leichte Verarbeitung und einen gegenüber anderen Harzen wesentlich geringeren Preis aus. Die

„Viapale" gehören zu den ungesättigten Polyesterharzen. Für die Elektronenmikroskopie kommen das „Viapal" F100, F120, F140 und H220 in Frage. Die Polymerisation erfolgt durch Beimengung eines von der Herstellerfirma gelieferten Härters „MÄK 50" und eines Kobaltbeschleunigers „CO 1". Folgender Arbeitsvorgang ergab die besten Resultate. Fixierung: OsO_4 oder $KMnO_4$ 1–2 Std.; Entwässerung: Aceton 70% 15 Min., Aceton 85% 15 Min., Aceton 100% 15 Min., Aceton-Harzgemisch (1:1):30 Min. – 1 Std., Aceton-Harzgemisch (1:2):30 Min. – 1 Std.; Aceton-Harzgemisch (1:3):30 Min. – 1 Std.; reines Harzgemisch: über Nacht; Einbettung F140:H220 = 1:1 + MÄK 50 :1,5%; + CO1:0,3%; Polymerisation: bei 58 °C, mindestens 48 Std.
R. Berg. 710.

4-64/02-0022 Meyer, Günther; Tübingen, Max-Planck-Inst. für Biol. **Das elektronenmikroskopische Bild der Zelle.** Mikrokosmos **52** (1963) Nr. 7. S. 193 bis 196. – 4 Abb.
In dieser Mitteilung wird das Ergastoplasma beschrieben. Die basophile Substanz des Cytoplasmas wird auch als Ergastoplasma bezeichnet. Es handelt sich dabei um cytoplasmatische Bezirke, die sich stark mit basischen Farbstoffen färben. Besonders auffallend ist diese basophile Substanz in den Nißlkörpern. Auch das basale Cytoplasma exokriner Drüsenzellen ist sehr gut zur Untersuchung des Ergastoplasmas geeignet. Die intensive Basophilie hängt mit der Anwesenheit von Ribonucleinsäure (RNS) zusammen. Die Untersuchung des typischen Ergastoplasmas mit dem Elektronenmikroskop ergab eine charakteristische Organisation in Form parallel geordneter, miteinander quer durch Septen verbundener Lamellensysteme, denen auf der Außenseite kleine, stark osmiophile, granuläre Partikel (Ribosomen) anliegen. Sie heißen auch Palade-Granula. Die Ribosomen bestehen aus RNS (40 bis 60%) und Protein, das reich an basischen Aminosäuren ist. Die RNS kommt sowohl im Kern als auch im Cytoplasma vor. An dem strangförmig organisierten Desoxyribonucleinsäure (DNS)-Material im Zellkern erfolgt an einer Komponente der Doppelspirale die Synthese der Messenger-RNS (Protein RNS). Ihre Basen-Nucleotid- Sequenz (Purin- und Pyrimidinderivate) ist dabei mit der auf dem DNS-Molekül kodierten Nucleotid-Sequenz identisch. Nach Ablösung der Mesenger-RNS von dieser DNS-Matrize gelangt sie in das Cytoplasma, und zwar auf die Oberfläche der Ribosomen. Sie dient wieder als Matrize für die Transfer-RNS (auch S-RNS). Diese wird auch noch als Aminosäure-Akzeptor-RNS bezeichnet. Es wird angenommen, daß auch die S-RNS aus dem Zellkern stammt. Vorläufig ist die Funktion der ribosomalen RNS noch völlig unbekannt. R. Berg. 730.

4-64/02-0023 Low, F. N.; New Orleans, Louisiana State Univ., School of Med., Dep. of Anatomy. Microfibrils: fine filamentous components of the tissue space. **(Mikrofibrillen als feine filamentöse Bestandteile des Gewebespaltes.)** Anatom. Rec. **142** (1962) Nr. 2. S. 131–137. – 6 Abb., 18 Lit.
Ihr allg. Auftreten ist an unabhängige strukturelle Einheiten gebunden. Sie sind sehr unterschiedlich in der Dicke und reich verzweigt. In Polyestereinbettungen beträgt die durchschnittl. Stärke etwa 80 Å, die Variationsbreite beträgt 40–120 Å. Gelegentliche Beobachtungen lassen vermuten, daß sie aus einer dichten äußeren Hülle und einem hellen Inhalt bestehen. Sie sind sehr gut nach Färbung mit PTA in Aceton-Aether sichtbar, jedoch auch andere Schwermetallverbindungen in organischen Lösungen oder Wasser bringen positive Ergebnisse. Die Mikrofibrillen sind extracelluläre Bestandteile der Gewebespalten und können überall innerhalb dieser Grenzen gefunden werden. Jedoch ist ihre Verteilung bemerkenswert selektiv für bestimmte Formelemente des Bindegewebes, hauptsächlich für elastische Fasern und Basalmembranen. Ihre größten Konzentrationen wurden in der Nachbarschaft kleiner elastischer Fasern gefunden, wo sie ein deutliches Netz kleiner

fibröser Elemente bilden. Die Grenzmembranen, die den Gewebespalt begrenzen, sind ein weiterer Ort hoher Konzentration. Hier scheinen sie parallel zur Oberfläche der Membranen zu verlaufen. Sie können sich auch verteilt zwischen den kollagenen Fasern finden. Die Mikrofibrillenkonzentrationen variieren im Hinblick auf ihre Lokalisation in verschiedenen Organen des Körpers. Sie sind häufig im Herzen zu finden, weiter in der Alveolenwand der Lunge, im Pankreas und der Tunica propria verschiedener Organe.
R. Berg. 730.

4-64/02-0024 Leeson, C. Roland; Kingston, Ontario, Queen's Univ., Dep. of Anatomy. Observations on the fine structure of rat interstitial tissue. **(Beobachtungen über die Feinstruktur des Interstitialgewebes der Ratte.)** Acta anatom. [Basel] **52** (1963) Nr. 1/2. S. 34–48. – 10 Abb., 16 Lit. Zus. in Dtsch.

Im Rattenhoden liegen die Leydigschen Interstitialzellen als kleine Gruppen locker zwischen den Tubuli seminiferi und oft in Beziehung zu kleinen Blutgefäßen. Sie zeigen verschiedene Unregelmäßigkeiten in ihren Umrissen. Häufig zeigen sie kleine Pseudopodien, die in die Interstitien der gegenüber liegenden Zellen eindringen. Ein hervorstechendes Merkmal der Leydigschen Zwischenzellen ist das Vorhandensein eines reich entwickelten agranulären endoplasmatischen Reticulums. Dieses Reticulum nimmt den größeren Teil des Cytoplasmas – mit Ausnahme der Golgi-Region und einer schmalen Ektoplasmazone rund um die Zellperipherie – in Anspruch. Der Golgi-Komplex der Leydigschen Zellen zeigt dort eine größere Ausdehnung, gewöhnlich in juxtanucleärer Position, wo das Cytoplasma relativ frei vom agranulären Reticulum ist. Mitochondrien sind in den Leydigschen Zwischenzellen zahlreich vorhanden. In der Mehrzahl der elektronenmikroskopischen Aufnahmen zeigten sie einen fest ovalen Umriß. Von den cytoplasmatischen Einschlüssen sind nur wenige Lipoidtröpfchen vorhanden, und diese sind auch nicht gleichmäßig in der Interstitialzelle verteilt. Außer den Leydigschen Zellen enthält das Interstitialgewebe der Rattenhoden noch einige Zellen, die relativ undifferenziert erscheinen. Im allgemeinen ist der Kern solcher Zellen mehr langgestreckt und das Cytoplasma weniger dicht als bei den Leydigschen Zellen.
R. Berg. 765.

4-64/02-0025 Neumann, G.; Würzburg, König-Ludwig-Haus, Orthopäd. Klin. **Zur histologischen Darstellung der Kompaktanerven des Knochens.** Mikroskopie [Wien] **17** (1962) Nr. 11/12. S. 339–341. – 1 Abb., 6 Lit. Zus. in Engl.

Die Darstellung des Nervenverlaufes in den Corticaliskanälchen bot auf Grund der Entkalkungsprozedur mit Säuren oder Säuregemischen große Schwierigkeiten. Nach der folgenden Methode ist es dem Vf. gelungen, die Compactanerven darzustellen. Frische Corticalisstückchen wurden sofort in $CaCO_3$-Formalin (40%ig), mit Brunnenwasser 1:4 verdünnt, fixiert. Nach (24 Std.) Wässern in aqua fontana wurden die Stückchen mittels einer feinen Laubsäge unter Wasserspülung in 2–3 mm dicke Scheibchen längs dem Verlauf der Haversschen Systeme zersägt. Danach abermaliges Auswaschen in fließendem Wasser (1–2 Std.). Die Scheibchen wurden anschließend in eine annähernd gesättigte Lösung von Titriplex III (Merck) mit einem pH von 4,5–5 gelegt und mit der Wasserstrahlpumpe unter Zwischenschaltung eines Rücklaufgefäßes 12 Std. abgesaugt. Die weitere Entkalkung erstreckte sich dann auf 8–10 Wochen. Es muß darauf geachtet werden, von Zeit zu Zeit die im Präparat gebildeten Komplexsalze im fließenden Wasser jeweils einige Std. auszuspülen bzw. herauszulösen. Nach Erreichung der Schnittkonsistenz wurden 20–30 μ dicke Schnitte mit dem Gefriermikrotom angefertigt. Die Silberimprägnation erfolgte nach der Methode Bielschowsky-Gros-

Schultze oder der Natronlaugemethode in typischer Weise. Die besten Ergebnisse wurden mit der klassischen Bielschowsky-Methode erzielt. Es wird betont, daß dieser Methode alle Nachteile einer Schwermetallimprägnation anhaften. R. Berg. 805.

4-64/02-0026 Moore, R. D. und Schoenberg, M. D.; Cleveland, O., Western Res. Univ., Inst. of Pathol. Modification of cellular proliferation of the reticulo-endothelial system in the rabbit. **(Modifikation der Zellproliferation des RES beim Kaninchen.)** Exp. Cell Res. **30** (1963) Nr. 2. S. 301–310. – 7 Abb., 1 Tab., 9 Lit.

Für die Untersuchungen wurden Albinokaninchen beiderlei Geschlechts zwischen 2 und 3 kg verwendet. Bei Tieren, denen Freunds Adjuvans (5 mg *Mycobacterium butyricum*, 8,5 cc Bayol F und 1,5 cc Arlacel) intravenös injiziert wurde, konnte eine Proliferation der RE-Zellen in der Leber, den Lungen und der Milz beobachtet werden. Die Intensität dieser Reaktion variierte nach der Zeit und Zahl der erfolgten Injektionen. Tiere, die nur SIO (Proferrin) erhalten hatten, zeigten eine Perl-Reaktion in vielen RE-Zellen der Leber und Milz. Wenn das SIO nach dem Adjuvans gegeben wurde, zeigte die proliferative Reaktion des RES keine Veränderung im Hinblick auf das Adjuvans. Wurde das SIO 24 Std. vor oder mit dem Adjuvans verabreicht, dann waren die Anschwellungen der Kupfferschen Sternzellen weniger und kleiner als bei Tieren, die nur das Adjuvans oder dieses vor dem SIO erhalten hatten. R. Berg. 832.

4-64/02-0027 Grzycki, Stanislaw; Lublin, Poland, Med. Acad., Dep. of Histol. and Embryol. Phase contrast microscopy in the study of the mammalian pulmonary alveolar epithelium cells. **(Phasenkontrastmikroskopie bei der Untersuchung der Alveolarepithelzellen in der Säugerlunge.)** Z. mikroskop.-anatom. Forsch. **69** (1963) Nr. 4. S. 505-511.- 2 Abb., 23 Lit. Zus. in Franz., Dtsch.

Die Untersuchungen erfolgten an den Lungen weißer Ratten. Das Alveolargewebe besteht aus Septen unterschiedlicher Dicke, die die Alveolarwände bilden. Auf dem Alveolarseptum befinden sich Zellen verschiedener Größe mit ovalem oder kreisförmigem Umriß, zwischen denen einige definitiv geformte Zellen vorhanden sind. Die übrigen Zellen zeigen typische Metaphasen. Bei den definitiv geformten Zellen unterscheidet man 2 Arten. Einige sind groß, sie sind in der Mehrzahl vorhanden; sie haben Vacuolen unterschiedlicher Größe im Cytoplasma, die sich auf die perinucleäre Zone konzentrieren. Ferner kleine Zellen, die keine Vacuolen aufweisen. Außerdem wurden in den Alveolensäckchen sog. freie Zellen beobachtet, die durch ihre Größe und Gestalt, aber im besonderen durch die Vacuolisierung Ähnlichkeiten zu den großen vacuolären Alveolarepithelzellen aufweisen. Es wird angenommen, daß die morphologische Verschiedenheit dieser 3 Zellarten Ausdruck der vor sich gehenden physiologischen Veränderungen ein und derselben Zelle sein kann. R. Berg. 840.

4-64/02-0028 Kostowiecki, M.; Philadelphia, Univ. of Pennsylvania, Graduate School of Med., Dep. of Anatomy. The thymic macrophages. **(Die thymischen Macrophagen.)** Z. mikroskop.-anatom. Forsch. **69** (1963) Nr. 4. S. 585–614. – 26 Abb., 56 Lit. Zus. in Franz., Span., Dtsch.

Die Untersuchungen wurden an Katzen und Meerschweinchen durchgeführt. Zu den extralobulären Makrophagen gehören die Makrophagen der Kapsel und die der Septen. In der Kapsel des Thymus sind Makrophagen enthalten, die aber noch zahlreicher in den Einsenkungen zwischen den einzelnen Läppchen vorkommen. Sie gehen in die Makrophagen der großen und intermediären Septen über, fehlen aber ganz in den kleinen Septen. Von den Einsenkungen verbreiten sie sich über die Kapsel; sie sind jedoch in der Konvexität der

Läppchenkapsel spärlich oder gar nicht vorhanden. Die Makrophagen variieren in der Größe. Das Cytoplasma der kapsulären Makrophagen ist klar und transparent. Eine große Anzahl dunkelblauer, kleiner und etwa ovaler Trypanblau-Granula ist über die Zelle verteilt. Die Zahl ist größer als bei jenen Tieren, die eine doppelte Trypanblauinjektion erhalten haben. Wenn die großen Septen eine fibriöse Struktur haben, finden sich die Septummakrophagen einzeln oder in Gruppen im ganzen Septum. Besteht das Septum aus Fettzellen, so liegen sie in engen Räumen zwischen ihnen. In den Intermediärsepten liegen sie vornehmlich in deren mittleren Bereich. Die Blutgefäße, die in den Interlobulärsepten verlaufen, enthalten in ihrer Adventitia Makrophagen (Adventitialmakrophagen). Die zweite Gruppe der Makrophagen wird von den intralobulären Makrophagen dargestellt, zu denen die perivasculären und reticulären Makrophagen gehören. Die perivasculären Makrophagen liegen im Cortex in den mehr oberflächlichen Schichten, während sie sich im Mark an der cortico-medullaren Grenze konzentrieren, wo sie sich im Bereich des Blutgefäßnetzes zu zwei oder drei Zellreihen anordnen. Die reticulären Makrophagen entwickeln sich aus den Reticulumzellen des Thymusmarkes. Im Mark kommen die Hassallschen Körperchen in 2 Formen vor. Die eine ist der bekannte Typ der Hassallschen Körper, die andere die der teilweise vergrößerten reticulären Zellen der Wand, die die allgemeine Erscheinungsform eines unregelmäßig geschichteten Epitheliums annehmen.

R. Berg. 900.

4-64/02-0029 Frei, J. V., Waugh, W. O'N. und Ritchie, A. C.; Montreal, Quebec, Canada, McGill Univ., Dep. of Pathol. Mitoses: Distribution in mouse ear epidermis. **(Verteilung der Mitosen in der Epidermis des Ohres bei der Maus.)** Science [Washington] **140** (1963) Nr. 3566. S. 487–488. – 8 Lit.
Die epidermalen Zellmitosen erscheinen in der Epidermis der Maus in einer zufälligen Poisson Verteilung. Es ist deshalb unwahrscheinlich, daß die herdförmige Ansammlung eines lokalen extracellulären Faktors für die Einleitung der Mitosen verantwortlich ist. R. Berg. 1080.

4-64/02-0030 Bonse, Angelika; Bonn, Univ., Zool. Inst. **Feinbau und Funktion der Melanocyten in den Haarwurzeln pigmentierter und weißer Kaninchen.** Z. Zellforsch. mikroskop. Anatom. **60** (1963) Nr. 4. S. 504–517.

1080.

4-64/02-0031 Molello, J. A., Epling, G. P. und Davis, R. W.; Fort Collins, Colorado State Univ., Coll. of Veterin. Med., Dep. of Anatomy. Histochemistry of the deer antler. **(Histochemie des Hirschgeweihs.)** Amer. J. veterin. Res. **24** (1963) Nr. 100. S. 573–579. – 9 Abb., 29 Lit. Zus. in Interlingua.
Das Verhalten der Mucopolysaccharide und der alkalischen Phosphatase im sich entwickelnden Hirschgeweih wurde histochem. verfolgt. Die Mucopolysaccharide entstammen wahrscheinlich hypertrophierten vesiculären Zellen, welche Chondroblasten zu sein scheinen. Die Mucopolysaccharide bereiten den Weg für das Vordringen der Gefäße, das für ein schnelles Wachstum des Geweihs nötig ist. Sobald die Ossifikation beginnt, verschwindet die für die Mucopolysaccharide typische Metachromasie. Auf die chondrogene Phase der Geweihbildung folgt die osteoblastische, die Bildung des Osteoids und die Ossifikation. Die Osteoblasten scheinen aus dem perivasculären Gewebe hervorzugehen. Die alkalische Phosphatase ist im Anfangsstadium der Entwicklung in allen subepithelialen Zellen nachweisbar. Während der 3. Woche der Entwicklung und in den nachfolgenden Perioden ist das hautähnliche Gewebe jedoch ohne enzymatische Aktivität, während sie in den chondrogenen Zellen und Osteoblasten und an den freien Seiten der Spitzen vorhanden ist. An den Geweihspitzen tritt ein praeosseales Gewebe auf, welches hypertrophierter Knorpel zu sein scheint. Dieses schnell proli-

ferierende Gewebe besitzt eine hohe enzymatische Aktivität, wird dann calcifiziert und schließlich abrupt durch eine intrachondrale Ossifikation ersetzt. E. Grün. 1080.

4-64/02-0032 Greenwald, G. S.; Seattle, Univ. of Washington, School of Med., Dep. of Anatomy. The role of the mucin layer in development of the rabbit blastocyst. **(Die Rolle der Schleimschicht bei der Entwicklung der Kaninchenblastocyste.)** Anatom. Rec. **142** (1962) Nr. 3. S. 407–415. – 4 Abb., 4 Tab., 22 Lit.

Diese Untersuchungen wurden in der Absicht durchgeführt, um zu prüfen, ob die Schleimschicht für die Entwicklung und Implantation der Blastocyste des Kaninchens ein notwendiger Bestandteil ist. Gewöhnlich wird die normale, 3 Tage alte Morula von einer Schleimschicht mit unterschiedlicher Dicke (65–129 μ) umgeben. In früheren Experimenten konnte gezeigt werden, daß diese Schleimschicht durch die Injektion von Oestrogen unmittelbar nach dem Coitus bedeutend reduziert werden kann. Um die Wirkung des Oestrogens auf den Eitransport und die Entwicklung des Endometriums zu untersuchen, wurden durch eine unmittelbar nach dem Coitus vorgenommene Injektion von 250 μg von Oestradialcyclopentylpropionat Eier mit einer Schleimschicht von 12 μ Dicke produziert. Die Eier wurden an 3 Tagen post coitum in die Hörner pseudogravider Recipienten transplantiert und die erfolgreiche Implantation bestimmt. Von insgesamt 332 transplantierten Eiern mit einer reduzierten Schleimschicht wurde bei 97 (oder 29,2%) eine Woche später die Implantation beobachtet. Bei einer ähnlichen Übertragung von 148 Kontrolleiern wurde in 68,9% der Fälle eine erfolgreiche Implantation festgestellt. Es scheint beim Fehlen einer genügenden Schleimmenge eine Beeinflussung der Implantation vorzuliegen, wenn die Reduktion der Schleimschicht die einzige Veränderung darstellt. Jedoch die Experimente beweisen, daß manchmal eine normale Expansion und Implantation der Kaninchenblastocyste trotz einer deutlichen Reduktion in der Dicke der Schleimschicht vorliegt. Deshalb kann die Schleimschicht nicht als essentieller Bestandteil für die normale Entwicklung des Kanincheneies angesehen werden. R. Berg. 1150.

4-64/02-0033 Chang, M. C. und Hunt, Dorothy M.; Boston, Mass., Boston Univ., Dep. of Biol.; Shrewsbury, Mass., Worcester Foundation for Exp. Biol. Morphological changes of sperm head in the ooplasm of mouse, rat, hamster and rabbit. **(Morphologische Veränderungen des Spermienkopfes im Ooplasma der Maus, Ratte, Hamster und Kaninchen.)** Anatom. Rec. **142** (1962) Nr. 3. S. 417–425. – 39 Abb., 1 Tab., 13 Lit.

Es wurden die Eizellen der Maus und Ratte am Morgen, als Sperma in der Vagina gefunden wurde, entnommen. Die des Hamsters und Kaninchens wurden 9–12½ Std. nach der Begattung entnommen, in toto fixiert, gefärbt und unter dem Phasenkontrastmikroskop untersucht. Bei der Maus enthielten 44% von 25 Eizellen keinen Spermienkopf, 3% hatten einen intakten und 15% einen vergrößerten Spermienkopf. 3% enthielten einen Spermienschwanz, 23% Pronuclei und 13% waren bereits geteilt. Bei der Ratte und beim Hamster hatten 15–17% einen vergrößerten Spermienkopf. Nur 9% der Ratteneizellen hatten Pronuclei, dagegen 24% beim Hamster. Beim Kaninchen enthielten 11% der Eier einen intakten Spermienkopf, 43% einen vergrößerten, aber nur 6% hatten Pronuclei. Die Aktivierung der Eizelle durch die befruchtende Spermie beginnt vor der Vergrößerung des Spermienkopfes, die etwa 1–2 Std. nach der Durchdringung erscheint. Bei der Ratte beginnt das Anschwellen des Spermienkopfes am hinteren Ende und schreitet nach vorn fort. Bei der Maus und dem Hamster war das Intervall zwischen der Spermiendurchdringung und der Bildung eines männl. Pronucleus kürzer als bei den anderen Species. Die erste Teilung hat sich bei der Maus eher vollzogen als beim Hamster. Beim Eintritt in das Ooplasma teilt sich der

Spermienkopf, der sich vordem vergrößert hat, vom Schwanz. Es ist unwahrscheinlich, daß der ganze Spermienschwanz der Maus, Ratte und des Hamsters in das Ooplasma eintritt. Die Verteilung und Kondensation des Chromatins im vergrößerten Spermienkopf variiert bei den 4 Species. Das Chromatin des Spermienkopfes verschwindet vor der Bildung eines männl. Pronucleus für eine kurze Zeit. Bei der Ratte trennt sich das Perforatorium zur Zeit der Vergrößerung des Spermienkopfes ab. Eine derartige Abtrennung konnte für die anderen Species nicht beobachtet werden. R. Berg. 1150.

4-64/02-0034 Groenendijk-Huijbers, Margot M.; Saskatoon, Canada, Univ. of Saskatchewan, Dep. of Anatomy. The cranio-caudal regression of the right Müllerian duct in the chick embryo as studied by castration experiments and estrogen treatment. **(Die Craniocaudalregression des rechten Müllerschen Ganges nach Kastration und Oestrogenbehandlung beim Kükenembryo.)** Anatom. Rec. **142** (1962) Nr. 1. S. 9–19. — 14 Abb., 1 Tab., 17 Lit.
Es wurde an 4 Tage alten Kükenembryonen die Hemi- und subtotale bilaterale Kastration ausgeführt. Darüber hinaus erhielten einige Kontrolltiere und einige links kastrierte Embryonen (14–18 Tage alte männl. Embryonen) 20–200 γ Oestrogen am 5. Bebrütungstag. Nach der Hemi- und subtotalen Kastration zeigte der rechte Müllersche Gang Kombinationen einer Caudocranial- (männl. Typ) und Craniocaudalregression (weibl. Typ), den reinen weibl. Regressionstyp oder vollständige Erhaltung. Die einzelnen Regressionsmuster des Müllerschen Ganges scheinen eine Beziehung zu der Menge des verbleibenden Hodengewebes zu haben. Eine minimale Menge verursacht eine komplette Regression männl. Typs, eine höhere Menge vollständige Erhaltung, eine mittlere Menge kombinierte Regressionsmuster als auch den reinen weibl. Typ und eine verzögerte Regression weibl. Typs. Nach der Oestrogenbehandlung zeigen die männl. Kontrollen und die links kastrierten männl. Tiere ähnliche Regressionsmuster. Die links kastrierten männl. Tiere liefern den Beweis, daß der weibl. Regressionstyp nicht durch das Corticalgewebe bestimmt wird, das sich nur im linken Hoden nach der Oestrogenbehandlung entwickeln kann. Da der Oestrogenbehandlung und der subtotalen Kastration die stark reduzierte Hodengewebsmenge und die dem zufolge stark reduzierte Produktion von Hodenhormon gemeinsam ist, wird daraus geschlossen, daß die Craniocaudalregression des rechten Müllerschen Ganges durch einen niedrigen Spiegel des masculinisierenden Hormons hervorgerufen wird. R. Berg. 1150.

4-64/02-0035 Trošychin, V. O.; Leningrad, Physiol. Pawlow-Inst. der Akad. der Wiss. der UdSSR. Pro stanovlennja i rozvytok zovnišńogo i dejakych form vnutrišńogo gal'muvannja v rannomu ontogenezi u nezrilonarodžuvanych tvaryn. **(Über die Bildung und Entwicklung der äußeren und inneren Hemmungen in der frühen Ontogenese bei unreif gebärenden Tieren.)** Fiziologičnyj žurnal, Kyïv **9** (1963) Nr. 1. S. 13–21. — 11 Lit. Orig.: ukrain., Ausz.: russ., engl. 1150.

III. PHYSIOLOGIE, PHYSIOLOGISCHE CHEMIE

4-64/02-0036 Čerkasskij, L. P.; Ukrain. Janowski-Forsch.-Inst. für Tuberkulose und Brustchirurgie, Pathophysiol. Lab. K metodike kimografičeskoj registracii davlenija v pravom želudočke serdca u krolikov i košek. **(Zur Methode der kymographischen Druckregistrierung im rechten Ventrikel bei Kaninchen und Katzen.)** Bjulleteń ėksperimental'noj biologii i mediciny, Moskva **55(28)** (1963) Nr. 6. S. 116–117. — 1 Abb. Zus. in Engl.
Zur kymographischen Registrierung des Blutdruckes im rechten Ventrikel von Kanichen und Katzen ist das Quecksilbermanometer unbequem, da die Empfindlichkeit zu gering ist, und das Wassermanometer durch seine Größe. Das

beschriebene Manometer vereint die Vorzüge des U-förmigen Hg-Manometers mit der Empfindlichkeit des Wassermanometers. Als Füllzusatz wird CCl_4 verwendet. Die Vermischung mit der isotonischen Wasserlösung ist infolge der schlechten Löslichkeit des CCl_4 gering. Die Empfindlichkeit übertrifft einige Male die des Mg-Manometers, da das spez. Gew. des CCl_4 1,595 (18–20 °) ist. Das letztere erlaubt eine Verkleinerung des inneren Manometerdurchmessers (4 mm). G. Pose. 1220.

4-64/02-0037 Wittke, G.; Berlin-Dahlem, Univ., Inst. für Veterin.-Physiol. **Der Atemtyp des Pferdes.** Berliner Münchener tierärztl. Wschr. **76** (1963) Nr. 12. S. 235–236. – 1 Abb., 8 Lit.

An Hand von röntgenologischen Untersuchungen an einem Versuchstier bei seitlicher Durchleuchtung, wobei die Bewegungen des Zwerchfelles auf dem Röntgenschirm dargestellt und dessen Grenzlagen in verschiedenen Punkten markiert werden, werden Überlegungen über den Atemtyp des Pferdes angestellt. Das Ergebnis der kurzen Darlegung ist die Feststellung, daß das ruhig stehende Pferd sein Atemvolumen zum größten Teil mit Hilfe des Zwerchfells befördert. Demnach ist das ruhig stehende Pferd, entgegen bisherigen Lehrbuchmeinungen, ein abdominaler Atemtyp und das costale Atmen nur als pathologischer Fall anzusehen. H.-A. Ketz. 1270.

4-64/02-0038 Radzijevśkyj, O. R.; Zool. Inst. der Akad. der Wiss. der Ukrain. SSR. Dejaki eksperymental'ni dani pro vplyv rezekciï peryferyčnych nerviv na rozvytok obchidnogo krovoobigu. **(Einige experimentelle Befunde über den Einfluß der Durchtrennung peripherer Nerven auf die Entwicklung der kollateralen Blutversorgung.)** Dopovidi Akademiï nauk Ukraïnśkoï RSR, Kyïv **1963** Nr. 1. S. 105–108. – 2 Abb., 12 Lit. Orig.: ukrain., Ausz.: russ., engl.

An 16 Kaninchen wurde der Einfluß einer Durchtrennung des N. ischiadicus bei unbeeinträchtigter Blutversorgung des Oberschenkels sowie unter den Bedingungen einer kollateralen Blutversorgung (Ligatur der A. femoralis) untersucht. Es wurde festgestellt, daß die Resektion des N. ischiadicus die Wiederherstellung des Blutkreislaufes unterhalb der mit einer Ligatur versehenen A. femoralis aufhält. G. Pose. 1310.

4-64/02-0039 Gerzymisch, J.; Berlin, Humboldt-Univ., Inst. für Veterin.-Physiol. **Bedingt-reflektorische Tätigkeit und Herzfrequenz der weißen Ratte im Thiaminmangel in Beziehung zum Gesamtthiamingehalt in Gehirn, Leber und Herz.** Acta biol. med. german. [Berlin] **11** (1963) Nr. 1. S. 57–67. – 4 Abb., 1 Tab., 33 Lit.

Bei insgesamt 65 männl. Albinoratten wird der Einfluß eines Thiaminmangels auf die bedingt-reflektorische Tätigkeit untersucht. Im Vergleich zu optimal mit Thiamin versorgten Tieren kommt es bei den Mangeltieren erst unmittelbar vor Exitus zum völligen Verlust der bedingt-reflektorischen Tätigkeit. Gleichzeitige Bestimmungen des Gesamtthiamingehaltes einiger Organe zeigt, daß die bedingt-reflektorische Tätigkeit bis zu einer Thiaminkonzentration im Gehirn von 1 μg/g und in der Leber von 0,20 μg/g noch erhalten bleibt, wenn auch die Latenzzeiten größere Schwankungsbreiten aufweisen. Aus den Versuchsergebnissen wird geschlossen, daß der Verlust der bedingt-reflektorischen Tätigkeit kurz vor dem Exitus bei den Thiaminmangeltieren vorwiegend infolge des gestörten Gesamtstoffwechsels eintritt.
H.-A. Ketz. 1315.

4-64/02-0040 Paff, G. H. und Boucek, R. J.; Coral Gables, Fla., Univ. of Miami, School of Med., Dep. of Anatomy and Med. Simultaneous electrocardiograms and myograms of the isolated atrium, ventricle and conus of the embryonic chick heart. **(Simultane Elektrokardiogramme und Myogramme**

des isolierten Atrium, Ventrikels und Conus beim embryonalen Kükenherzen.) Anatom. Rec. **142** (1962) Nr. 1. S. 73–79. – 9 Abb., 9 Lit.
Es wurden von 72 Std. alten Kükenembryonenherzen, die in Blutplasma gelegt worden waren, Simultanaufnahmen von EKG und Myogrammen des isolierten Atrium, Ventrikels und des Conus gemacht. Die EKG zeigten in jedem Fall eine Depolarisations- und eine Repolarisationswelle. Die Zeit zwischen dem Beginn des elektrischen Effekts und der mech. Reaktion beträgt im Durchschnitt 0,034 Sek. und ist in allen drei Kammern annähernd gleich. Die Höhe des Myogramms ist für das Atrium am geringsten, am größten für die Ventrikel und mittelgradig für den Conus. R. Berg. 1340.

4-64/02-0041 Trail, Wilma M.; Edinburgh, Univ., Dep. of Veterin. Physiol. Intracellular studies on vascular smooth muscle. **(Intracelluläre Untersuchungen an der glatten Gefäßmuskulatur.)** J. Physiol. [London] **167** (1963) Nr. 1. S. 17P–18P. – 1 Abb., 2 Lit.
An Arteriolen des Mesenteriums und des Darmes von narkotisierten Ratten wird das Membranpotential in den glatten Muskelzellen mit Hilfe von Mikroelektroden bestimmt. Das intracelluläre Potential wird mit 37,5 $\pm$ 3,7 mV angegeben. Die Aktionspotentiale weisen eine Amplitude von 13–35 mV bei einer Dauer von 30–50 msec auf. Durch i.v. Injektion von Ganglienblockern und durch Splanchnicusreizung wird die biolektrische Aktivität der glatten Gefäßmuskelzellen gehemmt. H.-A. Ketz. 1352.

4-64/02-0042 Lami, Gy. Adatok a dextrán májbeli tárolódásához. **(Beiträge zur Ablagerung von Dextran in der Leber.)** Magyar Állatorvosok Lapja [Ung. veterinärmed. Bl.] **17** (1962) Nr. 12. S. 454–459. – Aus: Ung. Agrar-Rdsch. **1963** Nr. 3.
Der Vf. untersuchte die Änderungen im Plasmaspiegel, in der Leberkonz. und die abs. Mengen des abgelagerten Dextrans in Kaninchen nach einer einmaligen i.v. Verabfolgung von 1 g/kg Kgw. Dextran (Intradex). Die abgelagerte Dextranmenge wurde auch in Prozentwerten der eingespritzten Dosis bestimmt. Die im Organismus vorhandene Dextranmenge wurde in Verbindung mit dem Zeitfaktor untersucht. Parallel mit chem. Untersuchungen wurde das Dextran in der Leber auch durch histochem. Verfahren nachgewiesen. Das i.v. verabfolgte Dextran konnte chem. eine Woche nach dem Einspritzen im Blutplasma nicht mehr nachgewiesen werden, und innerhalb dieser Zeitspanne verschwand es gänzlich aus dem Blutkreislauf. In der Leber konnte es bereits 2 Std. nach der Verabfolgung nachgewiesen werden. Nach einem stufenweisen Anstieg erreichte es nach einer Woche Höchstwerte von 865 mg%. Da man das Gew. der Kaninchenleber kennt, bedeutet dies, daß 451,9 mg Dextran oder 19,1% der injizierten 2400 mg gespeichert wurden. Nach 10 Wochen konnten nur mehr Spuren des injizierten Dextrans in der Leber der Kaninchen nachgewiesen werden. Dextran konnte durch die PAS-Färbungsmethode nachgewiesen werden. Die chem. und histochem. Untersuchungsergebnisse stimmten gut überein. Das PAS-Färbungsverfahren erwies sich auch beim Nachweis der Lokalisation des gespeicherten Dextrans in der Leber als wertvoll. 1366.

4-64/02-0043 McCully, K. S. und Cantoni, G. L.; Bethesda, Nat. Inst. of Mental Health, Lab. of Cellular Pharmacol. Studies on soluble ribonucleic acid of rabbit liver. **(Untersuchungen über lösliche Ribonucleinsäure der Kaninchenleber.)** J. biol. Chemistry **237** (1962) Nr. 12. S. 3760. 1366.

4-64/02-0044 Kalbhen, D. A.; Bonn, Rhein. Friedrich-Wilhelms-Univ., Pharmakol. Inst. **Bestimmung der freien Aminosäuren im gesunden und entzündeten Pfotengewebe der Ratte. 1. Mitt.** Arch. int. Pharmacodynam. Thérap. [Gand, Belgique] **143** (1963) Nr. 3/4. S. 337–361. – 9 Abb., 3 Tab., 36 Lit.

Im gesunden und experimentell entzündeten Pfotengewebe von Ratten wurde die qualitative Verteilung der freien Aminosäuren mit Hilfe der Papierchromatographie und der Gesamtgehalt an freien Aminosäuren nach der Methode von Moore und Stein ermittelt. Die Entzündung wurde durch Injektion von Formalin, Dextran bzw. Serotonin hervorgerufen. Während der Entzündung kommt es zu keiner selektiven Beeinflussung einzelner Aminosäuren, hingegen steigt der Gesamtaminosäuregehalt bei allen untersuchten Entzündungsarten im entzündeten Gewebe an. Dieser Anstieg steht in einem direkten Verhältnis zur Ödemgröße. Beim Serotonin- und Dextranödem tritt entsprechend der Schwellungsintensität ein schnellerer und bedeutenderer Aminosäureanstieg im Vergleich zum Formalinödem ein. Im Blutserum ist der Gehalt an freien Aminosäuren wesentlich geringer als im Pfotengewebe und ändert sich auch bei der Entzündung desselben nicht. Die Ursachen für die Veränderungen des Aminosäuregehaltes der entzündeten Gewebe werden diskutiert. E. Grün. 1374.

4-64/02-0045 Kalbhen, D. A.; Bonn, Rhein. Friedrich-Wilhelms-Univ., Pharmakol. Inst. **Qualitative und quantitative Bestimmung der Nukleotide und Glycolysephosphate im gesunden und entzündeten Pfotengewebe der Ratte. 2. Mitt.** Arch. int. Pharmacodynam. Thérap. [Gand, Belgique] **143** (1963) Nr. 3/4. S. 362–376. — 15 Abb., 2 Tab., 14 Lit. 1. Mitt. vgl. vorst. Ref.

Die qualitative und quantitative Bestimmung der Nucleotide und Glykolysephosphate erfolgte in dem durch Dextraninjektion entzündeten Pfotengewebe der Ratte mit Hilfe der Ionenaustauschchromatographie und Spektralphotometrie. Dabei wurde festgestellt, daß der Gesamt-P-Gehalt im entzündeten Gewebe um 30% vermindert ist. Diese Verminderung beruht auf der starken Abnahme der Uridindiphosphatglukose (UDPG) und Glykolysephosphate (Glukosephosphate, 2,3-Phosphoglycerinsäure, Dioxyacetonphosphat, α-Glycerophosphat), während gleichzeitig eine Zunahme der Nucleotide, insbesondere des Niacinamid-Adenin-Dinucleotids (NAD, um 200–300%), erfolgt. Die beobachteten Veränderungen deuten darauf hin, daß im entzündeten Gewebe eine Steigerung der Glykolyse (Abnahme der Hexosephosphate) und der Proteolyse (Zunahme der Nucleotide), also eine Steigerung energieliefernder Prozesse, eintritt. E. Grün. 1374.

4-64/02-0046 Felgenhauer, K.; Köln, Univ.-Nervenklin., Neuropathol. Lab. **Die Lokalisation der spezifischen und unspezifischen Phosphatasen im Meerschweinchengehirn.** Z. Zellforsch. mikroskop. Anatom. **60** (1963) Nr. 4. S. 518–531. 1376.

4-64/02-0047 Nakamura, Rikuro; Osaka, Univ., Inst. for Ptein Res., Div. of Metabolism; Tokyo, Univ., Fac. of Med., Dep. of Neuropsychiatry. The transport of histidine and methionine in rat brain slices. **(Der Transport von Histidin und Methionin in Gehirnschnitten von Ratten.)** J. Biochemistry [Tokyo] **53** (1963) Nr. 4. S. 314–322. — 6 Abb., 8 Tab., 21 Lit. — Orig.: engl. 1376.

4-64/02-0048 Morgan, Joe P. und Gillette, Edward L.; Fort Collins, Colorado State Univ., Dep. of Veterin. Med., Radiol. Sect. The radioisotope renogram in the dog — a preliminary report. **(Das Radioisotopen-Renogramm beim Hund. Vorl. Mitt.)** Amer. J. veterin. Res. **24** (1963) Nr. 100. S. 631–633. — 2 Abb., 9 Lit. Zus. in Interlingua.

Das Radioisotopen-Renogramm ist ein klinischer Test zur Kontrolle der Nierenfunktion. Vff. führten ihn erstmalig bei 5 Hunden unter Verwendung markierter Na-Jod-Hippursäure durch. Ein starker Anstieg der Radioaktivität über den Nieren konnte bereits 10–15 Sek. nach der Injektion festgestellt werden. Die für eine Funktionsprüfung normaler Nieren benötigte Zeit beträgt 15 Min. Die erhaltenen Aktivitätskurven waren mit den beim Menschen beschriebenen gut vergleichbar. E. Grün. 1400.

4-64/02-0049 Natočin, Ju. V.; Setschenow-Inst. für Evolut.-Physiol. der Akad. der Wiss. der UdSSR. Aktivnost' degidrogenaz i funkcional'nye osobennosti kletok različnych otdelov nefrona krysy. **(Dehydrogenaseaktivität und funktionelle Besonderheiten der verschiedenen Nephronteile bei Ratten.)** Doklady Akademii nauk SSSR, Moskva **150(31)** (1963) Nr. 6. S. 1359–1362. – 3 Abb., 17 Lit.
An Ratten wurde histochemisch (Neotetrazolium nach Farber) die Verteilung von Glutamin-, α-Ketoglutar- und Bernsteinsäuredehydrogenase im Nephron untersucht. In der Bowmanschen Kapsel wird nur eine hohe Aktivität der Isocitratdehydrogenase gefunden, während das Epithel des proximalen Segmentes die meisten Substrate sehr intensiv dehydriert. In den Zellen des distalen Nephronsegmentes (aufsteigender dicker Teil der Henleschen Schleife, distales Schaltstück und Zwischenstück) wird eine hohe Aktivität der Bernsteinsäure-, α-Ketoglutar-, Glutamin- und Milchsäuredehydrogenase nachgewiesen. In den Glomerulizellen wird die α-Ketoglutarsäure nicht dehydriert. Hohe α-Ketoglutaratdehydrogenase-Aktivität wird im proximalen Segment und im aufsteigenden Teil der Henleschen Schleife beobachtet, und besonders stark tritt die Dehydrierung im distalen Schaltstück und Zwischenstück auf. Es wird auf die maximale Aktivität der Ketoglutaratdehydrogenase am Ort der Kaliumreabsorption hingewiesen. Die Ergebnisse werden im Zusammenhang mit dem Natrium-, Kalium- und Ammoniumtransport diskutiert. G. Pose. 1400.

4-64/02-0050 Emerick, R. J., Kugel, Elizabeth und Wallace, V.; Brookings, South Dakota Agric. Exp. Stat., State Biochem. Dep. Urinary excretion of silica and the production of siliceous urinary calculi in rats. **(Die Ausscheidung von Silikat im Harn und die Erzeugung von Silikat-Harnsteinen bei der Ratte.)** Amer. J. veterin. Res. **24** (1963) Nr. 100. S. 610–613. – 3 Tab., 14 Lit. Zus. in Interlingua.
Ratten erhielten eine Diät mit Zusatz von 0–2% Tetraäthylorthosilikat (TES) mit bzw. ohne zusätzliche Gabe von 1000 ppm löslichen Silikats im Trinkwasser. Bei den Ratten mit dem höchsten Zusatz an TES konnten in 85% der Fälle Silikat-Harnsteine erzeugt werden. Die Zugabe von silikathaltigem Trinkwasser zu Diäten mit geringerem TES-Gehalt führte ebenfalls zu einem vermehrten Auftreten von Silikat-Harnsteinen im Vergleich zu den Gruppen, die kein derartiges Trinkwasser erhielten. Die alleinige Gabe des Silikattrinkwassers führte jedoch nicht zur Steinbildung, obwohl die Silikatkonz. des Harns die bei einer Zufütterung von 2% TES festzustellende bei weitem überschritt. Das bedeutet, daß die Verfütterung von TES zur Harnsteinbildung führt, aber ein Effekt ist, der durchaus nicht von einem hohen Silikatspiegel im Harn abhängt. E. Grün. 1400.

4-64/02-0051 Orbányi, I. und Stohl, G.; Budapest, Zool. Garten. **Elefanten-Urin-Untersuchungen. Vorl. Mitt.** Nord. Veterinärmed. **14** (1962) Nr. 9. Suppl. Nr. 1. S. 321–328. – 5 Tab., 10 Lit.
Ein völlig gesunder, etwa 22–24 Jahre alter indischer Elefantenbulle entleerte täglich etwa 45–64 Liter Harn bei einem Körpergewicht von 38 dt. Er erhielt seit Monaten eine festbleibende Futterration aus 2,4 kg Gerstengrütze, 3,6 kg Maismehl, 1,6 kg Weizenkleie, 3,6 kg Hafergrütze, 0,8 kg Leinsamengrütze, 40,0 kg Futterrübenschnitzel und 25,0 kg Luzerneheu. Mit dem Harn wurden täglich ausgeschieden 380 g Gesamt-N und 60 g Gesamt-S, was einem Eiweißumsatz von 2,38 kg entspricht. Auffallend niedrig ist die 24stündige Kreatin- (13 g) und Kreatininausscheidung (22 g). Vf. versucht dies mit dem äußerst niedrigen Energieumsatz des Elefanten zu erklären, der 13 Cal. Erhaltungsbedarf pro kg Kgw. benötigt. Hoch hingegen ist die 17-Ketosteroid-Ausscheidung, die 550 mg gegenüber 230 mg bei Bullen des Hausrindes beträgt. E. Wiesner. 1400.

4-64/02-0052 Henriet, L. und Vervack, W.; Lovenjoul, Centre Zootechn. Étude de certaines propriétés physiologiques de la glaire cervicale des bovidés. **(Untersuchungen über bestimmte physiologische Eigenschaften des Cervicalschleimes der Rinder.)** Ann. Méd. vétérin. [Bruxelles] **104** (1963) Nr. 3. S. 169–176. – 1 Abb., 2 Tab., 4 Lit.
Das mikroskopische Bild und die chemische Zusammensetzung des Cervicalschleimes sind je nach dem Stadium des Zyklus miteinander gleichlaufend verändert. Er ist sozusagen ein Spiegel der Aktivität der Ovarien und meist auch eines pathologischen Geschehens im Uterus. Der Cervicalschleim setzt sich zusammen aus Wasser, Mucin, Mineralien und Zellen. Die Proportionen dieser Stoffe wechseln im Laufe des Zyklus. Der Schleim wandelt sich von einer Suspension von Zellen über eine homogene Masse zu einer Mischung von Mineralien und Mucoproteinen in Lösung während der Brunst. Das Spermatozoon muß den Cervicalschleim als erstes fremdes Milieu durchdringen, so daß seine Lebensfähigkeit und damit die Befruchtung schon von ihm abhängt. Der Schleim ist also ein Kettenglied in der Befruchtung. Der Brunstschleim scheint die Bewegung anormaler Spermien zu hindern und normaler zu fördern. Ob die Spermien mit einem Enzym aus dem Glukoproteid des Schleimes Glukose abspalten und verwerten können, läßt sich nur vermuten. Die bei der Fructolyse freigesetzte Milchsäure wird vom Cervicalschleim durch dessen Pufferwirkung wieder neutralisiert. Im Elektronenmikroskop lassen sich an Spermatozoen, die den Cervicalschleim durchquert haben, angelagerte Mucoproteinteilchen photographieren, die möglicherweise mit in die Eizelle hineingenommen werden. Die scheinbar antibakterielle Fähigkeit des Schleimes beruht nicht auf dem Gehalt von Antibiotica, die nie gefunden wurden, sondern auf einer schleimig-gleitenden, flüssigen Beschaffenheit und seiner Strömungsrichtung. So erklärt sich, daß z. B. der Besamungseingriff während der Brunst meist keine Infektionen setzt, aber jeder Eingriff außerhalb der Brunst Infektionsgefahren mit sich bringt. K. Preißler. 1450.

4-64/02-0053 Hendler, Richard W.; Bethesda, Md., Nat. Inst. of Health; Nat. Heart Inst., Lab. of Cellular Physiol. and Metabolism. Further characterization of an amino acid-lipid complex from hen oviduct. **(Weitere Charakterisierung eines Aminosäure-Lipoidkomplexes vom Hühnereileiter.)** Biochim. biophysica Acta [Amsterdam] **60** (1962) Nr. 1. S. 90–97. – 1 Abb., 4 Tab., 11 Lit. Aus: Dok.-Dienst Kernforsch. u. Kerntechn.
Mit Hilfe von L- oder D-Valin-(^{14}C) wird die Bildung von Aminosäure-Lipoidkomplexen untersucht. Die Aminosäure ist in Peptiden gebunden und wird mit dem Lipoid durch kovalente Bindungen über die Carboxyl- und die Aminoendgruppen verbunden. Die Aminosäuren werden bei den Versuchen durch eine Kombination von Papierelektrophorese und Papierchromatographie abgetrennt. Für die Bestimmung des Bindungszustandes der Aminosäuren wird die Reaktion der Aminosäure mit Hydroxylamin und Fe^{3+}, zur Bestimmung freier Aminogruppen 2,4-Dinitrofluorbenzol verwendet.
L. H. Schmidt. 1450.

4-64/02-0054 Nixon, D. A.; London, St. Mary's Hospital, Med. School, Dep. of Physiol. The transplacental passage of fructose, urea and mesoinositol in the direction from foetus to mother, as demonstrated by perfusion studies in the sheep. **(Die transplacentare Passage von Fructose, Harnstoff und Mesoinosit vom Fetus zum Muttertier, demonstriert an Durchströmungsversuchen beim Schaf.)** J. Physiol. [London] **166** (1963) Nr. 2. S. 351–362. – 5 Abb., 17 Lit.
An Schafen in Procainnarkose wird der Übertritt von Fructose, Harnstoff und Mesoinosit aus dem Uterus über den Fetus in das Muttertier mit Hilfe künstlicher Durchströmung untersucht. Die Versuchsanordnung wurde so gewählt, daß in einem Fall bei intaktem Fetus durchströmt und im anderen

Falle der Fetus durch eine Pumpe ersetzt wurde. Bei beiden Versuchsanordnungen wird ein Fructoseübertritt von 0,4–2,0 mg/min^{-1} gemessen. Der Übertritt von Harnstoff liegt noch geringgradig darüber, während von Mesoinosit keine meßbaren Mengen übertreten. H.-A. Ketz. 1460.

4-64/02-0055 Curry jun., H. F. und Ferm, V. H.; Gainesville, Univ. of Florida, Coll. of Med., Dep. of Anatomy. Blastocyst sugar concentration following maternal glucose changes. **(Die Zuckerkonzentration in der Blastocyste nach Veränderungen des Glukosegehaltes im mütterlichen Blut.)** Anatom. Rec. **142** (1962) Nr. 1. S. 21–23. – 1 Tab., 14 Lit.
Die Versuche wurden an tragenden Kaninchen durchgeführt. Im Gleichgew. ist die Glukosekonzentration im mütterlichen Blut ständig höher als in der Blastocystenflüssigkeit. Veränderungen im Glukosespiegel des mütterlichen Blutes bewirken ähnliche Veränderungen im Glukosespiegel der Blastocystenflüssigkeit, jedoch wird das Gleichgewicht langsam wieder erreicht. Die durch Insulin induzierte Hypoglykämie kann in einer Herabsetzung der Glukosekonzentration der Blastocystenflüssigkeit um die Hälfte jener des mütterlichen Blutes resultieren. Die tiefe Herabsetzung des Glukosegehaltes in der Blastocystenflüssigkeit kann für den deutlichen teratogenetischen Effekt der durch Insulin induzierten Hypoglykämie beim tragenden Kaninchen verantwortlich gemacht werden. Es kann jedoch nicht ausgeschlossen werden, daß das Insulinmolekül direkt für diesen Effekt verantwortlich ist.
R. Berg. 1460.

4-64/02-0056 Singh Brar, Milkha, Vedanayakam, A. R. und Varma, Kerala; Madras, Veterin. Coll. Studies on the mineral content of cow and buffalo milk. **(Untersuchungen des Mineralstoffgehaltes von Kuh- und Büffelmilch.)** Indian veterin. J. **40** (1963) Nr. 5. S. 275–280. 1470.

4-64/02-0057 Antypčuk, Ju. P.; Zool. Inst. der Akad. der Wiss. der Ukrain. SSR. Morfologični dani do eksperymental'nogo vyvčennja procesiv travlennja. **(Morphologische Befunde zu experimentellen Untersuchungen der Verdauung.)** Dopovidi Akademiï nauk Ukraïnśkoï RSR, Kyïv **1962** Nr. 11. S. 1511–1513. – 1 Abb., 1 Lit. Orig.: ukrain., Ausz.: russ., engl.
An Hand von experimentellen Untersuchungen während der Verdauung und von morphologischen Befunden wird das System der Pfortader beschrieben. Der Anfang des Portalsystems wird von Ästen der Vv. jejunalis und ilei sowie der V. ileocolica gebildet. Danach münden in die V. portae selbständig die Vv. colica dextra, media und sinistra, die V. pancreaticoduodenalis caudalis und die Vv. pancreaticae. In Nähe des Magens nimmt sie die V. linealis, V. gastroepiploica und V. gastricae auf, die alle einzeln in die V. portae münden. Verschiedene Varianten der Arterien- und Venenverzweigungen werden erörtert. G. Pose. 1505.

4-64/02-0058 Sabsaj, B. I.; Moskau, Inst. für Normale und Pathol. Physiol. der Akad. der Med. Wiss. der UdSSR. Vlijanie obširnoj rezekcii proksimal'nogo i distal'nogo otdela tonkogo kišečnika na sekretornuju funkciju želudka u sobak. **(Der Einfluß umfassender Resektionen des proximalen und distalen Dünndarmendes auf die Magensekretion von Hunden.)** Bjulleteń ėksperimental'noj biologii i mediciny, Moskva **55(28)** (1963) Nr. 4. S. 32–37. – 3 Abb., 15 Lit. Zus. in Engl.
An Hunden mit nach Pawlow oder Haidenhain isoliertem Magen sowie an Tieren mit Basow-Fisteln wurde in Vorversuchen 18–20 Std. nach der letzten Fütterung die normale Magensekretion (Sekretmenge, Säuregrad, proteolytische Aktivität) bestimmt und anschließend 50–70% des Dünndarms proximal oder distal entfernt. Eine Resektion des proximalen Dünndarmendes ruft bei allen Hunden eine gesteigerte Magensaftsekretion und einen Anstieg der freien Salzsäure und des Pepsins hervor. Dieses wird auf kompensatorische

Prozesse zurückgeführt. Da die Veränderungen sich sowohl in der ersten als auch in der zweiten Phase der Magensekretion bemerkbar machen, wird eine Beteiligung nervöser und humoraler Faktoren angenommen.

G. Pose. 1505.

4-64/02-0059 Žerebcov, P. I. und Vrakin, V. F. Sovremennye predstavlenija ob azotistom obmene v rubce žvačnych. **(Gegenwärtige Vorstellungen über den Stickstoffstoffwechsel im Pansen von Wiederkäuern.)** Izvestija Timirjazevskoj sel'skochozjajstvennoj akademii, Moskva **1962** Nr. 6. S. 105 bis 119. – 8 Tab., 89 Lit. Zus. in Engl.

Im Pansen der Wiederkäuer werden durch Mikroorganismen die Peptide zu Aminosäuren gespalten und diese dem Einfluß von Desaminasen ausgesetzt. Nach der Fütterung steigt der Gehalt an Peptiden und Aminosäuren im Pansen um 5–10mal. Es wird angenommen, daß die Proteinspaltung im Pansen von Löslichkeit und physikalischer Form der Nahrungsproteine abhängt. Außer der Spaltung des Nahrungsproteins wird in den Vormägen bakterielles Eiweiß aus nicht an Eiweiß gebundenem Stickstoff gebildet. Im Zusammenhang hiermit werden die Möglichkeiten von Verfütterung synthetischer N-Verbindungen und der Mechanismus ihrer Utilisation diskutiert. Versuche von Vf. und Mitarbeitern an 1½–12 Mon. alten Kälbern zeigten, daß bei milchernährten Kälbern die Eiweißspaltung überwiegt, während die Eiweißsynthese nur schwach ausgeprägt ist. Dieses hängt vermutlich mit der im Pansen von Milch-Kälbern noch nicht stabilen Mikroflora zusammen, die bei erwachsenen Tieren das Bakterieneiweiß synthetisiert. Mit dem Übergang zur pflanzlichen Nahrung beginnen die Prozesse der Eiweißsynthese vorzuherrschen.

G. Pose. 1510.

4-64/02-0060 Moir, R. J. und Harris, Lorin E.; Logan, Utah State Univ., Agric. Exp. Stat., Animal Husbandry Dep. Ruminal flora studies in the sheep. X. Influence of nitrogen intake upon ruminal function. **(Studien über die Pansenflora beim Schaf. 10. Mitt. Einfluß der Stickstoffaufnahme auf die Pansenfunktion.)** J. Nutrit. [Philadelphia] **77** (1962) Nr. **3**. S. 285–298. – 9 Abb., 2 Tab., 27 Lit.

Columbia-Hammel erhielten ein teilweise gereinigtes Futter, in dem der N-Gehalt durch verschiedene Zusätze eines Gemisches von Casein und Harnstoff variiert werden konnte. Bei Reduzierung des N-Gehaltes im Futter von 12,2 auf 2,5 g/Tag wurde die Gesamt-N-Aufnahme einiger Tiere durch entsprechende N-Zuführung (als Casein) durch eine Duodenalfistel gleichgehalten, um Schwankungen des zum Pansen zurückgeführten N zu vermeiden. Aus vergleichenden Untersuchungen ergab sich, daß pro Tag 3,5 g N dem Pansen aus dem Körper mit dem Speichel und durch Diffusion durch die Pansenwand wieder zugeführt werden. Es bestand eine ausgeprägte Beziehung zwischen der N-Aufnahme und der Menge von verdauten Baumwollfäden, die durch die Fistel in den Pansen ein- und ausgeführt werden konnten. Parallel dazu änderten sich die pH-Werte und damit vermutlich die Fermentaktivitäten. Die Konzentration der Pansenbakterien war signifikant mit der N-Aufnahme und der Celluloseverdauung korreliert. Aus den Versuchen geht hervor, daß die Zahl der vorhandenen Mikroorganismen die funktionelle Kapazität des Pansens widerspiegelt. W. Goldbach. 1550.

4-64/02-0061 Kasper, H. und Hötzel, D.; Gießen, Justus-Liebig-Univ., Inst. für Ernährungswiss. **Untersuchungen zur Frage der Vitaminresorption im Dickdarm.** Z. Ernährungswiss. **4** (1963) Nr. 1/2. S. 34–42. – 2 Abb., 2 Tab., 39 Lit.

An Albinoratten wurde die Resorption des Thiamins, der Pantothensäure, des Vit. A und des β-Carotins im Dickdarm geprüft. Als Kriterium der Resorption diente im Falle des Thiamins und der Pantothensäure der Wachstumstest; für das Vit. A und das β-Carotin wurde die Resorption auf Grund

der Zunahme in der Leber beurteilt. Für alle geprüften Vit. konnte eine Resorption nachgewiesen werden. Unter dem Einfluß von Sulfaguanidin ist der Gehalt von β-Carotin in der Leber wesentlich erhöht, ein Einfluß des Sulfonamids auf die Vit. A-Speicherung in der Leber wurde nicht beobachtet.
H. Schmandke. 1575.

4-64/02-0062 Hollmann, S., Herlyn, U. und Schiek, W.; Göttingen, Univ., Physiol.-Chem. Inst. **Einfluß des Sorbits auf die intestinale Vitaminsynthese bei der Ratte.** Pflügers Arch. ges. Physiol. Menschen Tiere **277** (1963) Nr. 4. S. 361–371. 1575.

4-64/02-0063 Bernhard, Karl, Lindlar, F., Schwed, P., Vuilleumier, J.-P. und Wagner, Heribert; Basel, Univ., Physiol.-Chem. Inst. **Fettsäure-Stoffwechsel bei Vitamin E-Mangel.** Z. Ernährungswiss. **4** (1963) Nr. 1/2. S. 42–49. – 15 Tab., 5 Lit.
Die Zusammensetzung von Polyenfettsäuren der Lipoide aus Leber, Lunge, Milz und Gehirn von weiblichen Vit. E-Mangelratten ändert sich nach Tocopherolverabfolgung nicht. Nach Gaben von linolsäurereichem Öl + Tocopherol an Tocopherolmangeltiere liegt in der Leber ein geringerer Gehalt an Arachidonsäure vor als bei Fehlen von Tocopherol in der applizierten Diät; das bedeutet eine Hemmung der Bildung von Arachidonsäure aus Linolsäure unter Tocopheroleinfluß. Es besteht kein Unterschied im zeitlichen Abbau von ^{14}C-Ölsäure bei Tocopherolmangeltieren im Gegensatz zu Kontrolltieren.
H. Schmandke. 1630.

4-64/03-0064 Cornelius, C. E., Douglas, G. M., Gronwall, R. R. und Freedland, R. A.; Davis, Univ. of California, Dep. of Clin. Pathol. and Physiol. Sci. Comparative studies on plasma arginase and transaminases in hepatic necrosis. **(Vergleichende Untersuchungen der Plasma-Arginase und -Transaminasen bei der Lebernekrose.)** Cornell Veterinarian **53** (1963) Nr. 2. S. 181–191. – 6 Abb., 2 Tab., 8 Lit.
Bei verschiedenen Tierarten (Hund, Schaf, Kalb, Pferd) wurde nach experimenteller Leberschädigung und in Fällen klinischer Lebererkrankung die Aktivität der Arginase (A) und der Transaminasen (GOT, GPT) im Blutserum verfolgt. In Fällen, in denen die Leberschädigung nicht fortschreitet, normalisierte sich die A-Aktivität innerhalb von 3–4 Tagen, während die Transaminasen für mehr als 1 Woche erhöht blieben. Bei progressiver Leberschädigung zeigen alle untersuchten Serumenzyme eine konstante Erhöhung. Die simultane Bestimmung der Serum-A und -Transaminasen erlaubt daher eine Aussage über den Verlauf der Lebererkrankung und wird als prognostisches Hilfsmittel empfohlen. E. Grün. 1680.

4-64/02-0065 Tong, Winton, Kerkof, Paul und Chaikoff, I. L.; Berkeley, Univ. of California, Dep. of Physiol. Iodine metabolism of dispersed thyroid cells obtained by trypsinization of sheep thyroid glands. **(Jod-Stoffwechsel von destrukturierten Schilddrüsenzellen des Schafes.)** Biochim. biophysica Acta [Amsterdam] **60** (1962) Nr. 1. S. 1–19. – 25 Abb., 4 Tab., 25 Lit. Aus: Dok.-Dienst Kernforsch. u. Kerntechn.
Es wurde gefunden, daß die Gegenwart von Kolloiden und follikulären Strukturen für eine Jodkonzentration in der Schilddrüse und für die Hormonsynthese nicht wesentlich sind. Follikuläre Schilddrüsenzellen des Schafes wurden durch eine kontinuierliche Gewebe-Trypsinisation destrukturiert. Mit ^{131}J konnte gezeigt werden, daß isolierte Zellen eine Kapazität für eine Jodkonzentration gegenüber ihrer Umgebung zeigen und Jod in den Verbindungen Jodtyrosin und Jodthyronin ausgetauscht wird. Diese Zellen dejodieren außerdem 3,5-Dijodtyrosin mit größerer und 3-Jodtyrosin mit geringerer Aktivität als Schilddrüsenschnitte. Die Analysen wurden papierchromatographisch durchgeführt. L. H. Schmidt. 1730.

4-64/02-0066 Shaw, K. E. und Nichols, R. E.; Madison, Univ. of Wisconsin, Coll. of Agric. The influence of frequent blood sampling of calves upon their response to exogenous adrenocorticotrophic hormone. **(Der Einfluß Blutentnahme häufiger auf die Reaktion von Kälbern auf die Zufuhr von ACTH.)** Amer. J. veterin. Res. **24** (1963) Nr. 100. S. 565–566. – 1 Tab., 2 Lit. Zus. in Interlingua.

Eine frequente Blutentnahme (alle 10 Min. innerhalb von 2 Std.) bewirkt bei Kälbern eine Erhöhung des 17-Hydroxycorticosteroid-(17-HCS)-Gehaltes des Blutes für die Zeit von 30–110 Min. nach der 1. Entnahme. Eine gleichzeitige einmalige i.m. Injektion von ACTH bewirkt eine signifikante Steigerung der 17-HCS-Konz. im Blutserum 40 Min. nach der 1. Entnahme, der ein Abfall nach 60–70 Min. und eine erneute Steigerung von 100 Min. bis 8 Std. folgen. Wird nach 30 Min. eine 2. ACTH-Injektion vorgenommen, bleibt der 17-HCS-Spiegel während des gesamten Zeitraumes von 8 Std. erhöht Dabei bewirken die ACTH-Injektionen zusätzlich zu der durch die Blutentnahme bedingten Erhöhung eine weitere Steigerung der 17-HCS-Konz. E. Grün. 1745.

4-64/02-0067 Rajcina, S. S. und Kašinceva, V. N.; Inst. für Exp. Biol. der Akad. der Med. Wiss. der UdSSR. Reaktivnoe tormoženie mitotičeskoj aktivnosti v ėpitelii rogovicy gipofizėktomirovannych krys. **(Reaktive Hemmung der Mitoseaktivität im Corneaepithel hypophysektomierter Ratten.)** Doklady Akademii nauk SSSR, Moskva **150(31)** (1963) Nr. 4. S. 949–951. – 1 Tab., 11 Lit.

Um die Rolle der Hormone des Hypophysenvorderlappens bei der infolge unspezifischer Reize entstehenden reaktiven Hemmung der Mitoseaktivität zu klären, wurde an 160–180 g schweren männlichen hypophysektomierten Ratten der Einfluß von Schmerzreizungen (Durchtrennung des N. ischiadicus) auf die mitotische Aktivität des Cornealepithels untersucht. Bei den scheinoperierten Kontrolltieren wird 10 Min. nach der Durchtrennung des N. ischiadicus eine Abnahme der Mitosenzahl im zentralen und noch stärker im peripheren Corneagebiet beobachtet. Die Mitoseaktivität unbehandelter hypophysektomierter Kontrolltiere unterscheidet sich nicht wesentlich von jener der Kontrolltiere. 40 Min. nach der Durchtrennung des N. ischiadicus tritt eine Hemmung der Mitoseaktivität im ganzen Corneagebiet auf. Inwieweit die topographischen Unterschiede der Hemmung der Mitoseaktivität bei den hypophysektomierten und normalen Ratten mit den Hormonen des Hypophysenvorderlappens zusammenhängen, ist schwer zu sagen; jedoch geht, wie die Versuche zeigen, die Hemmung der Mitoseaktivität direkt nach den Reizungen auch in Abwesenheit der Hypophyse vor sich. G. Pose. 1755.

4-64/02-0068 Gospodarowicz, D. und Legault-Démare, J.; Paris, Fondation Curie, Lab. de Biochim. Étude de l'activité biologique in vitro des hormones gonadotropes. III. Action de la température d'incubation sur le métabolisme des stéroïdes dans le corps jaune de rat. **(Untersuchung der biologischen Aktivität der gonadotropen Hormone in vitro. 3. Mitt. Die Wirkung der Temperatur der Incubation auf den Stoffwechsel der Steroide im Ratten-Gelbkörper.)** Acta endocrinol. [Copenhagen] **42** (1963) Nr. 4. S. 498–508.

Es werden Ergebnisse berichtet, die durch eine Untersuchung der Temperaturwirkung auf die „in vitro“-Inkorporation von markiertem Acetat in das Cholesterol, das Progesteron und das Androstendion erzielt wurden. Vff. beschreiben die Vorbereitung der Tiere, des Gewebes, die Steroid-Extraktion, die Cholesterol-, Androstendion- und die Progesteronreinigung sowie die Art der durchgeführten Radioaktivitätsmessungen. Es wurde beobachtet, daß die Temperatur eine starke Wirkung auf die Inkorporation von ^{14}C-Acetat in Steroide durch Ratten-Corpus luteum in vitro ausübt. Die Temperaturunterschiede beeinflußten in unterschiedlichem Maße die Progesteron- und die Androstendionmarkierung. Die gewonnenen Untersuchungsergebnisse gestatten die Annahme, daß im Rattengelbkörper wenigstens zwei enzymatische Mechanismen bestehen, einesteils der Progesteron-, andererseits der Androstendionmechanismus, und daß das lactogene Hormon spezifisch die Androstendionsynthese stimuliert. Vff. unterstützen die von Deanesly (1938) aufgestellte Hypothese, daß diese zwei Mechanismen in verschiedenen Zellen lokalisiert sein können. K. Tzschachmann. 1755.

4-64/02-0069 Gospodarowicz, D. und Legault-Démare, J.; Paris, Fondation Curie, Lab. de Biochim. Étude de l'activité biologique in vitro des hormones gonadotropes. IV. Action synergique de la prolactine et de l'hormone chorionique humaine sur le corps jaune de rat in vitro. **(Untersuchung der biologischen Aktivität der gonadotropen Hormone in vitro. 4. Mitt. Synergistische Wirkung des Prolactins und des menschlichen Chorion-Hormons auf den Ratten-Gelbkörper in vitro.)** Acta endocrinol. [Copenhagen] **42** (1963) Nr. 4. S. 509–513. – 3. Mitt. vgl. vorst. Ref.
Die Arbeit berichtet über einige Ergebnisse, die durch eine Untersuchung der Inkorporation markierten Acetats „in vitro" in das Cholesterol des Ratten-Gelbkörpers gewonnen wurden. Die angewandte Technik über die Vorbereitung der Tiere, der Entnahme und der Incubation der Gewebe sind in der vorhergehenden Publikation beschrieben worden. – Es wurde beobachtet, daß das menschliche Chorion-Gonadotropin (HCG) und das lactogene Hormon (LTH oder Prolactin) praktisch inaktiv auf die Inkorporation von ^{14}C-Azetat in Cholesterol von normalem Ratten-Corpus luteum in vitro waren. Dagegen wenn sie gleichzeitig dem Inkubationsmedium hinzugefügt wurden, erhöhten sie bis zu 90% die Cholesterol-Markierung. Wenn Pseudo-Schwangerschafts-Corpus luteum verwandt wurde, stimulierte HCG allein bis zur gleichen Höhe, aber mit LTH allein wurde keine Stimulation beobachtet. Diese Ergebnisse zeigen, daß die Cholesterol-Synthese-Stimulation durch eine synergistische Wirkung von LTH und HCG hervorgerufen wird, LTH kann entweder „in vivo" (Pseudoschwangerschaft) oder „in vitro" eingeführt werden. K. Tzschachmann. 1755.

4-64/02-0070 Thienhoven, A. van und Cole, R. K.; Ithaca, N. Y., Cornell Univ., Agric. Exp. Stat. Endocrine disturbances in obese chickens. **(Endokrine Störungen bei fetten Küken.)** Anatom. Rec. **142** (1962) Nr. 2. S. 111 bis 121. – 10 Abb., 4 Tab., 25 Lit.
In jedem Fall waren die fetten Küken kleiner als die normalen Kontrollen. Bei den fetten Küken überschritt kein ovarieller Follikel den Durchmesser von 5 mm. Ihre Ovidukte waren nicht entwickelt. Die Kontrollen hatten völlig entwickelte Eileiter, und die Follikel hatten Ovulationsgröße. Die statistischen Untersuchungen zeigen, daß die fetten Tiere signifikant größere Hypophysen, kleinere Kämme sowie kleinere Schilddrüsen als die Kontrollen hatten. Die Schilddrüsen zeigten Veränderungen von unterschiedlichem Ausmaß. Das Epithel war in einigen Fällen pseudostratifiziert und manchmal gefaltet. Die Untersuchung des HVL ergab folgendes. Die gonadotropen Zellen hatten den doppelten Durchmesser als jene bei den Kontrollen, dagegen konnten keine Unterschiede in der Granulation wahrgenommen werden. Die AF-positiven Zellen der Hypophysen waren bei den fetten Küken weniger hell gefärbt, enthielten gröbere Granula und zeigten Erscheinungen der Vacuolisation aber keine Hyalinisierung. Es wurden die gonadotropen und thyreotropen Potenzen der Hypophysen von fetten legenden, fetten nicht legenden und normal legenden Hennen verglichen. Die Unterschiede im Gonadotropingehalt waren nicht signifikant. Der TSH-Gehalt der Hypophysen der legenden Kontrollen war niedriger als der fetter Tiere, während die Unterschiede im TSH-Gehalt der Hypophysen beider Gruppen der fetten Tiere keinen signifikanten Unterschied zeigten. Die Experimente haben ergeben, daß die

HVL der fetten Tiere in gesteigerter Menge TSH produzieren. Es wird daraus geschlossen, daß das Syndrom der Verfettung das Resultat einer Unterfunktion der Schilddrüse ist. R. Berg. 1770.

4-64/02-0071 Bedö, M.; Budapest, Inst. für Ernährungswiss. **Die Rolle verschiedener Fette im Eiweißstoffwechsel des Organismus.** Nahrung 7 (1963) Nr. 4. S. 316–320. – 20 Lit. Zus. in Russ., Engl.

Zur Überprüfung der Frage, inwieweit Schweineschmalz, Butter, Sonnenblumenöl und Margarine die Verwertung der Eiweißstoffe beeinflussen, erhielten Ratten im Gewicht von etwa 300 g, die in 4 Gruppen unterteilt wurden, jeweils eine Fettsorte, die 60% des Futters ausmachte. Der N-Umsatz wurde dabei zunächst 4 Tage lang verfolgt, wobei sich kein Einfluß der Fettsorten auf den Einbau des Nahrungsstickstoffs zu erkennen gab; der geringste Ansatz wurde bei der Verabreichung von Butter beobachtet. Während einer sich anschließenden Periode einer proteinfreien Ernährung wurde von den Tieren der Gruppen, die tierische Fette erhielten, bedeutend mehr Stickstoff ausgeschieden als von denen, die pflanzliche Fette in der Kost bekamen. Demnach ist die eiweißsparende Wirkung tierischer Fette bedeutend geringer als die von Fetten pflanzlichen Ursprungs. Erstere haben jedoch eine geringere Gewichtsverminderung der Tiere zur Folge. Der Glykogengehalt der Leber war bei sämtlichen Tieren erhöht. H. Gürtler. 1790.

4-64/02-0072 Bergman, E. N.; Ithaca, N. Y., Cornell Univ., New York State Veterin. Coll., Dep. of Physiol. Quantitative aspects of glucose metabolism in pregnant and nonpregnant sheep. **(Quantitativer Glukose-Stoffwechsel bei trächtigen und nichtträchtigen Schafen.)** Amer. J. Physiol. **204** (1963) Nr. 1. S. 147–152. – 2 Abb., 3 Tab., 23 Lit.

Durch Infusion von markierter Glukose wurde ein mittlerer Glukose-Pool bei 3–5 Jahre alten, nichtträchtigen Schafen von 157 und bei trächtigen Tieren (Zwillingsträchtigkeit) von 127 mg pro kg Kgw. bestimmt. Bei fastenden Tieren und solchen mit Hypoglykämie lagen die Werte bei 110 bzw. 85 mg/kg Kgw. Die Umsatzrate für Glukose betrug bei nichtträchtigen Schafen 4,0 und bei solchen im Hungerzustand 2,7 g/Std. Die Werte für trächtige Schafe lagen bei durchschnittl. 6,7 bzw. 4,4 g/Std., wovon demnach 20–40% auf eine Glukose-Verwertung als Folge der Zwillingsträchtigkeit entfallen. Der Glukoseverteilungsraum betrug etwa 27% des Kgw., was auf Grund eines Vergleiches mit dem Anteil der extracellulären Flüssigkeit auf eine, auch bei hypoglykämischen Tieren vorwiegend extracelluläre Lokalisation hindeutet. Etwa 8–10% des ausgeatmeten CO_2 stammten aus der Glukose-Oxydation, und ca. $^1/_3$ des gesamten Glukose-Umsatzes dienten der CO_2-Bildung. Ein Vergleich der Untersuchungsdaten mit den an anderen Tieren erhobenen Befunden läßt erkennen, daß der Glukose-Pool und der Glukose-Umsatz (mg/Std./kg$^{3}/_{4}$) beim Wiederkäuer niedriger als bei anderen Säugetieren liegen. Der Glukose-Stoffwechsel verläuft demnach beim Wiederkäuer nicht so intensiv wie beim Nichtwiederkäuer. H. Gürtler. 1810.

4-64/02-0073 Lück, Hans, Saumweber, Wilfried und Kohn, Rudolf; München, Dtsch. Forsch.-Anst. für Lebensmittelchem. **trans-Fettsäuregehalt von Schweineschmalz nach Fütterung von Schweinen mit rindertalghaltigem Kraftfutter. Ein Beitrag zur quantitativen infrarotspektroskopischen Bestimmung von trans-Fettsäuren in Fetten.** Z. Lebensmittel-Unters. u. -Forsch. **120** (1963) Nr. 4. S. 286–295. 1830.

4-64/02-0074 Vrbová, G.; London, King's Coll., Dep. of Physiol. Changes in the motor reflexes produced by tenotomy. **(Die Veränderungen von durch Tenotomie erzeugten motorischen Reflexen.)** J. Physiol. [London] **166 (1963)** Nr. 2. S. 241–250. – 8 Abb., 11 Lit.

Bei Kaninchen wurden die Veränderungen der motorischen Reflexe elektromyographisch mittels implantierter Elektroden am M. soleus und tibialis anterior nach Tenotomie untersucht. Während sich die Aktivität des M. tibialis anterior bis zu 2 Wochen nach der Tenotomie nicht ändert, läßt die des M. soleus sofort nach. Daraus wird geschlossen, daß der Streckreflex für den M. soleus wichtig, für den tibialis anterior unbedeutend ist. Die Reflexaktivität des M. tibialis anterior läßt nach der 2. Woche fortschreitend nach und ist in der 6. Woche nach der Tenotomie erloschen. Wird der Flexorreflex aber zu dieser Zeit unter Anaesthesie am M. tibialis anterior geprüft, so findet man eine normale Reaktion. H.-A. Ketz. 1900.

4-64/02-0075 Gochblit, I. I. und Kornienko, I. A.; Moskau, Inst. für Normale und Pathol. Physiol. der Akad. der Med. Wiss. der UdSSR, Lab. für Altersphysiol. und -pathol. K analizu osobennostej ėlektričeskoj aktivnosti kory bol'šich polušarij v uslovijach pererezok stvola mozga (po Bremeru) u sobak v različnye vozrastnye periody. **(Zur Analyse der Besonderheiten der elektrischen Aktivität der Großhirnrinde bei Durchtrennung des Truncus cerebri [nach Bremer] bei verschiedenaltrigen Hunden.)** Bjulleteń ėksperimental'noj biologii i mediciny, Moskva **55(28)** (1963) Nr. 6. S. 14–19. – 3 Abb., 16 Lit. Zus. in Engl.

An verschiedenaltrigen Hunden wurde nach Durchtrennung des Hirnstammes nach Bremer das EEG untersucht. Bei 2–3 Mon. alten Hunden entsprach das EEG dem Verhalten der Tiere. Bei Durchtrennung des Hirnstammes zwischen verlängertem und Rückenmark kam es zum Bild des „wachenden Kopfes" (offene Augen, wachsame Ohren, Wimpernreflexe gut ausgeprägt), und im EEG wurde hochfrequentäre elektrische Aktivität vom Typ der β-Wellen registriert. Bei jüngeren Hunden (4–5 bis 8–9 Tage) wird diese Übereinstimmung des EEG mit dem Verhalten der Tiere nicht beobachtet. Die ersten Anzeichen einer Übereinstimmung des Verhaltens mit dem EEG, wie es Bremer bei erwachsenen Tieren beobachtet, treten bei jungen Hunden erst in einem Alter von 18–20 Tagen auf. Es wird angenommen, daß bei Hunden bis zu einem bestimmten Alter die Mechanismen fehlen, die bei erwachsenen Tieren die Veränderungen des EEG in Abhängigkeit von funktionellen Zustand (Schlaf, Wachen, Einfluß von Barbituraten, Aminasin) bestimmen. G. Pose. 2020.

4-64/02-0076 Korneva, E. A.; Leningrad, Inst. für Exp. Med. der Akad. der Med. Wiss. der UdSSR, Lab. für Vergleichende Physiol. und Pathol. Vlijanie razrušenija zadnego gipotalamusa na uroveń osnovnogo obmena u krolikov. **(Der Einfluß von Läsionen des hinteren Hypothalamus auf den Grundumsatz von Kaninchen.)** Bjulleteń ėksperimental'noj biologii i mediciny, Moskva **55(28)** (1963) Nr. 6. S. 25–28. – 3 Abb., 4 Lit. Zus. in Engl.

An 15 Kaninchen wurde anhand des Sauerstoffverbrauches der Grundumsatz (Regnault-Royzet modifiziert von Wesselkin) nach Läsionen verschiedener Gebiete des hinteren Hypothalamus bestimmt. Gegenüber den Kontrolltieren war der Sauerstoffverbrauch der operierten Tiere niedriger, jedoch wird das auf das größere Gewicht der Versuchstiere zurückgeführt. Nach Ansicht des Vf. haben die in den Versuchen zerstörten Gebiete des hinteren Hypothalamus keinen Einfluß auf den Sauerstoffverbrauch. Auf Grund der vorliegenden Ergebnisse kann die von dem Autor in früheren Arbeiten beobachtete Hemmung der Antikörperproduktion nach Läsionen im hinteren Hypothalamusgebiet nicht als Resultat der gleichzeitig auftretenden starken Grundumsatzsenkung angesehen werden, und es erhebt sich die Frage eines spezifischen Einflusses des hinteren Hypothalamus auf die Immunogenese.
G. Pose. 2020.

4-64/02-0077 Abrahams, V. C. und Langworth, E. P.; Mill Hill, London, Nat. Inst. for Med. Res. Interactions between evoked potentials and

background electrical activity in the hypothalamus of the cat. **(Die Wechelwirkungen zwischen künstlich erzeugten Potentialen und dem Grundrhythmus der elektrischen Aktivität im Hypothalamus der Katze.)** J. Physiol. [London] **167** (1963) Nr. 1. S. 24P–25P. – 2 Lit.
Anhand von elektrophysiol. Versuchsergebnissen wird angenommen, daß zwischen dem Grundrhythmus der elektrischen Aktivität im Hypothalamus der narkotisierten Katze und den durch Schall- oder Lichtreize oder durch Hautreize entstandenen Potentialen feste Korrelationen bestehen.
H.-A. Ketz. 2020.

4-64/02-0078 Štark, M. B. und Daniljuk, V. P.; Odessa, Psychoneurol. Forsch.-Inst. O vyzvannych potencialach v kore bol'šich polušarij zimnespjaščich. **(Künstlich hervorgerufene Potentiale in der Großhirnrinde von Tieren, die in Winterschlaf verfallen.)** Doklady Akademii nauk SSSR, Moskva **151(31)** Nr. 3. S. 740–743. – 3 Abb., 1 Tab., 20 Lit.
Bei Igeln wurde nach Auffinden des maximalen Aktivitätsfocus im kontralateralen Projektionsgebiet des N. ischiadicus die aktive Elektrode befestigt (indifferente Elektrode im Nasenbein), der Nerv mit einem Elektrostimulator gereizt (2–8 V, 0,2–0,5 m/sec.) und die Reaktion oszillographisch registriert. In der anderen Hemisphäre wurde symmetrisch ein Mikrothermwiderstand für niedrige Temperaturen angebracht. Nach der Operation wurden die Tiere in einen Kühlraum (+4° ± 2°) gebracht. Form, Verteilung und Parameter der hervorgerufenen Potentiale unterscheiden sich bei einer Cortextemperatur von 34–28° nicht wesentlich von den homoiothermer Tiere, doch zeichnen sie sich durch einige Besonderheiten aus, durch Resistenz der Reaktionsparameter gegen spontane und provozierte Temperaturminderung der Hirnrinde und durch die Konstanz der sekundären Positivität, die der sekundären Reaktion nach Forbes-Morison (vgl. J. Neurophysiol. **13** [1939] S. 112) sehr ähnelt und bei Warmblütern sonst nur unter spezifischen Bedingungen möglich ist. Das Versinken in den Winterschlaf wird von gesetzmäßigen Veränderungen der Erregungsleitung in den unspezifischen und spezifischen Leitungsbahnen begleitet. Beim Übergang zum Erstarren wird zuerst die „unspezifische Leitfähigkeit" blockiert. Der Anstieg der Latenzzeit bei tieferen Temperaturen spricht für eine synaptische Verzögerung in den spezifischen Leitungsbahnen. G. Pose. 2020.

4-64/02-0079 Ádám, T. A meleg hatása a magyartarka tehenek cardiorespiratoricus funkcióira és testhőmérsékletére. **(Einfluß der Temperatur auf die cardiorespiratorischen Funktionen und Körpertemperatur ungarischer Fleckviehkühe.)** Állattenyésztés [Tierzucht] **11** (1962) Nr. 4. S. 295–305. – Aus: Ung. Agrar-Rdsch. **1963** Nr. 3.
Vf. untersuchte an 6 ungarischen Fleckviehkühen die Gestaltung der Körpertemperatur, der Atmungs- und Herzfrequenz bei Umgebungstemperaturen über 21,0 °C bzw. bei gleichbleibender Umgebungstemperatur, die Wirkung der Luftfeuchtigkeit auf die Kennziffern obiger physiol. Vorgänge sowie deren Zusammenhang mit dem Grad der Abkühlung (dem Katawert). Laut Untersuchungsergebnissen erhöhte sich bei Lufttemperaturen zwischen 21,0 und 34,0 °C die Atmungsfrequenz, die bei 30 bis 34 °C um rund 30% höher lag als bei 21 bis 25 °C. In einem geringeren Maße – um 0,5 °C – erhöhte sich auch die Körpertemperatur der Kühe. Die Zahl der Herzschläge in der Min. erreichte ihren Maximalwert von 62/Min. bei Temperaturen zwischen 27,0 und 29,0 °C, fiel danach bei einer Erhöhung der Temperatur auf 30,0 °C auf einen Wert von 53/Min. ab. Bei der Untersuchung des Zusammenhanges zwischen den Katawerten – Ausdruck der Abkühlung – und den physiol. Kennziffern stellte Vf. fest, daß die Zahl der Pulsschläge bei Katawerten von 1,0 bis 6,0 unverändert blieb, sich jedoch bei einem Katawert von 7,0 um 3 erhöhte. Bei einer stärkeren Abkühlung verringerte sich die Atmungsfrequenz

sowie die Körpertemperatur. Nach katathermometrischen Untersuchungsergebnissen liegt die Komfortzone der ungarischen Fleckviehkühe zwischen 9,0 und 28,0 °C, doch erfordert die endgültige Klärung dieser Frage noch weitere Untersuchungen. Bei Lufttemperaturen von 26 bis 28 °C und einer Luftfeuchtigkeit über 65% war die Zahl der Atemzüge in der Min. um 3, die der Herzschläge um 4 größer als bei einer Luftfeuchtigkeit unter 40%. Die statistische Auswertung der Ergebnisse erwies zwischen der Umwelttemperatur und der Atmungsfrequenz einen ziemlich engen Zusammenhang, der bei im Schatten angebundenen Kühen einen Korrelationswert von 0,496 bis 0,557, bei frei gehaltenen einen von 0,625 bis 0,699 hatte. Bei stärkerer Abkühlung verringert sich die Atmungsfrequenz. Bei der Herzfrequenz konnte weder bei der Umgebungstemperatur noch beim Katawert eine Korrelation festgestellt werden. In seinen weiteren, viermal wiederholten Versuchen untersuchte der Vf. mit Hilfe des iberischen Wärmetoleranztestes von Rhoad das Wärmeduldungsvermögen von 21 ungarischen Fleckvieh- und 10 Simmentaler Kühen, indem er sie in einem schattenlosen Auslauf 5 Std. lang einer Hitze von zumindest 32 °C aussetzte, ohne ihnen Futter und Trinkwasser zu verabreichen. Der Adaptationskoeffizient hatte bei den ungarischen Fleckviehkühen einen Wert von 83, bei den Simmentalern einen von 81. Das deutet auf ein gutes Wärmeduldungsvermögen der Kühe. 2090.

4-64/02-0080 Greven, K. und Schuster, J.; Frankfurt/M., Univ., Inst. für Animal. Physiol. **Die Beeinflussung der O_2-Diffusion im Gewebe durch Ca-K-Salze.** Naturwissenschaften **50** (1963) Nr. 10. S. 377–378. — 5 Lit
Am isolierten Rattenzwerchfell wird die O_2-Leitfähigkeit unter dem Einfluß von $CaCl_2$ (14 m/Mol) und KCl enthaltenden Lösungen untersucht. Unter definierten Versuchsbedingungen sinkt die O_2-Leitfähigkeit unter die Norm in Ca-reichen, K-freien Lösungen. Die O_2-Leitfähigkeit des Rattenzwerchfells steigt über den Ausgangswert in einer K-reichen, Na-armen und Ca-freien Lösung. H.-A. Ketz. 2090.

IV. RADIOBIOLOGIE

4-64/02-0081 Lazovskaja, A. V.; Leningrad, Zentr. Forsch.-Inst. für Med. Radiol. des Min. für Gesundheitswes. der UdSSR, Abt. für Exp. Therapie. O mestnoj anestezii u oblučennych životnych. **(Über die Lokalanästhesie bei bestrahlten Tieren.)** Bjulleteń ėksperimental'noj biologii i mediciny, Moskva **55 (28)** (1963) Nr. 2. S. 63–67. — 1 Abb., 2 Tab., 7 Lit. Zus. in Engl.
Es wurden die Besonderheiten der oberflächlichen (terminalen), Leitungs- und Infiltrationsanästhesie bei Kaninchen (an der Cornea) bzw. Fröschen (N. ischiadicus) bzw. Meerschweinchen (intracutan) untersucht, die in einer Dosierung von 1000 r (Kaninchen), 5000 r (Frösche) und 350 r (Meerschweinchen) bestrahlt wurden. Die Wirkung von Dicain auf die Hornhaut wurde im Verlauf der ersten Bestrahlungsstunde und nach Ablauf der ersten 24 Stunden abgeschwächt. Der Initialwirkungsstand war am dritten Tage wieder hergestellt. Die Wirkung der Leitungsanästhesie (Novocainblockade) an peripheren Nerven kam bei bestrahlten Tieren bedeutend stärker zur Geltung. Der analgetische Effekt verschiedener Anaesthetica (Novocain, Becain, Mesocain) schwankte in den Versuchen mit der Infiltrationsanästhesie bei bestrahlten Meerschweinchen. H. Rauch. 2150.

4-64/02-0082 Urbányi, L., Horváth, F. und Horváth, J. Röntgensugárzás befolyása a növekedő házinyul csontozatának összetételére. **(Einfluß der Röntgenbestrahlung auf die Knochenzusammensetzung wachsender Kaninchen.)** Állattenyésztés [Tierzucht] **11** (1962) Nr. 4. S. 382–384. — Aus: Ung. Agrar-Rdsch. **1963** Nr. 3.
Vff. führten ihre Untersuchungen an 33 Belgischen Riesenkaninchen durch, die sechs Wochen alt und durchschnittl. 0,6 kg schwer waren. 9 Kaninchen

dienten zur Kontrolle. Von den mit Röntgenstrahlen behandelten Versuchstieren erhielten 6 Tiere eine Strahlendosis von insgesamt 1200 r, 12 Tiere eine von insgesamt 2500 r und 6 Tiere eine von insgesamt 4050 r. Die Strahlentherapie erfolgte tägl. zu gleicher Zeit mit Dosen von je 150 r aus einer Entfernung von 30 cm auf eine Bestrahlungsfläche von 8 × 10 cm² und war auf das am Ende des Schenkelknochens gelegene Kniegelenk gerichtet. Nach Abschluß der Strahlentherapie wurden die Versuchstiere bis zu ihrer Abtötung 3 bis 215 Tage lang regelmäßig beobachtet. Vff. stellten fest, daß sich die Gewichtszunahme der behandelten Tiere proportional der Strahlendosis i.allg. verringerte. Die Länge und das Gew. der langen Röhrenknochen der gleichaltrigen und gleichzeitig untersuchten, vorher jedoch unterschiedlich lange behandelten Tiere verringerte sich im frischen Zustand. Im allgemeinen erhöhte sich durch die Bestrahlung der Wassergehalt der frischen Knochen, während sich ihr Fettgehalt ausnahmslos verringerte. Den Kontrollen gegenüber erhöhte sich der auf die Asche bezogene CaO-Gehalt der Knochen der jungen Versuchstiere, diese Anreicherung wird jedoch später vorübergehen. Der für die Knochenbeschaffenheit charakteristische Ca/P-Wert erhöhte sich im allgemeinen infolge der Strahlentherapie. 2150.

4-64/02-0083 Andres, Karl Hermann, Larsson, Börje und Rexed, Bror; Kiel, Univ., Anatom. Inst.; Uppsala, Univ., Gustaf-Werner-Inst.; Anatom. Inst. **Zur Morphogenese der akuten Strahlenschädigung in Rattenspinalganglien nach Bestrahlung mit 185 MEV-Protonen.** Z. Zellforsch. mikroskop. Anatom. **60** (1963) Nr. 4. S. 532–559. 2150.

4-64/02-0084 Andres, Karl Hermann; Kiel, Univ., Anatom. Inst.; Uppsala, Univ., Anatom. Inst.; Gustaf-Werner-Inst. **Elektronenmikroskopische Untersuchungen über Strukturveränderungen in den Kernen von Spinalganglienzellen der Ratte nach Bestrahlung mit 185 MEV-Protonen.** Z. Zellforsch. mikroskop. Anatom. **60** (1963) Nr. 4. S. 560–581. – Vgl. vorst. Titel. 2150.

4-64/02-0085 Scheufler, H.; Halle/S., Univ., Biol. Inst. **Zur Wirkung einer einmaligen Ganzkörperbestrahlung auf das Wachstum und die Osteogenese der Hausmaus (Mus musculus domesticus Rutty 1772).** Naturwissenschaften **50** (1963) Nr. 11. S. 403–404. – 2 Abb., 4 Lit.
Genetisch einheitliche weiße Mäuse erhielten am Tag ihrer Geburt 570 r. Bereits am Tag danach tritt Wachstumshemmung ein, die am 4. Tag statistisch gesichert ist. Während Kontrollmäuse vom 15. bis 50. Lebenstag ihr Gewicht verdreifachen, steigt es bei den bestrahlten Mäusen nur um 68%. Für bestrahlte männliche Mäuse wurde Fortpflanzungsfähigkeit nachgewiesen. Strahlenbedingte Änderungen der Osteogenese ließen sich am Femur ab 5. Tag nachweisen, und zwar in Form einer Hemmung der Knorpelresorption und einer verzögerten Ossifikation. Mit zunehmendem Alter setzt eine unvollständige Reparation dieser Strahlenschäden ein. W. Seffner. 2150.

4-64/02-0086 Sommermeyer, K. und Magnus, H.; Karlsruhe, Städt. Krankenanst., Röntgeninst.; Freiburg/Br., Univ., Radiol. Inst. **Strahleninduzierte Strahlenschutzsubstanzen.** Z. Naturforsch. **18b** (1963) Nr. 1. S. 17–23. – 4 Abb., 2 Lit.
Durch energiereiche Strahlung werden im Agar Substanzen gebildet, die innerhalb kurzer Zeit (20 sec.) aufgebrachte *B. coli* inaktivieren können. Andererseits ergibt Agar-Vorbestrahlung mit anschließender *B. coli*-Gabe und nachfolgender Direktbestrahlung größere Überlebensraten, als man durch Vor- und Direktbestrahlung summarisch erwarten müßte, was auf die Wirkung der durch Vorbestrahlung erzeugten aktiven Substanzen (Strahlenschutzsubstanzen) hinweist. Der Einfluß von Strahlenart, Wartezeit zwischen Vor- und Direktbestrahlung und Agardicke auf die Strahlenschutzwirkung wird

diskutiert. Desgleichen wird der Reaktionsmechanismus und die Diffusion dieser aktiven Substanzen in die *B. coli*-Zelle kritisch abgehandelt.
J. Niepel. 2180.

4-64/02-0087 Flemming, Kurt; Heiligenberg, Baden, Heiligenberg-Inst., Biophysikal. Abt.; Freiburg/Br., Univ., Radiol. Inst. **Strahlenschutzwirkung von Äthylstearat.** Naturwissenschaften **50** (1963) Nr. 8. S. 332. – 1 Tab., 2 Lit.
Da Aethylpalmitat bei Mäusen zu destruktiven Milzveränderungen und zur Herabsetzung der Funktion des RES führt, wurde die Schutzwirkung von Aethylstearat, das nach i.v. Gabe bei Mäusen ausschließlich die RES-Funktion herabsetzt, an weißen Mäusen geprüft. Weiße Mäuse wurden 48 Std. nach i. v. Verabreichung von 20 mg Aethylstearat mit 590 bis 750 r (200 kV, Dosisleistung 90 r/min) bestrahlt und die Überlebensrate ermittelt. Bei 650 r erhöhte sich die Überlebensrate nach 30 Tagen von 23 auf 68%. Bei 750 r war keine Schutzwirkung mehr festzustellen. J. Niepel. 2180.

4-64/02-0088 Mach, P., Surynek, J. und Krul, J.; Brno, Veterin. Coll., Dep. of Pathol. Physiol. Response in the peripheral blood of total-body irradiated chickens following oxytetracyline (OTC) administration. **(Reaktion im peripheren Blut ganzkörperbestrahlter Küken nach Verabreichung von Oxytetracyclin [OTC].)** Nature [London] **193** (1962) Nr. 4814. S. 459–460. – 1 Abb., 5 Lit. Aus: Dok.-Dienst Kernforsch. u. Kerntechn.
Nach Verabreichung von OTC (Dosis 0,7 mg/kg Kgw. in 1%iger wäßriger Lösung) an 8 Wochen alte Küken erhielt ein Teil der Versuchstiere eine einmalige Ganzkörper-Bestrahlung von 500 r (14 r/min). Das periphere Blutbild sowie die histologischen Veränderungen an der Leber und Milz wurden untersucht. Dabei zeigten sich bei beiden bestrahlten Gruppen (mit und ohne OTC-Behandlung) die Symptome der makrocytären Anämie. Die OTC-Gaben hatten keinen Einfluß auf die Zahl der roten Blutkörperchen und riefen nur geringe mikroskopische Veränderungen im Leber- und Milzparenchym hervor. Jedoch zeigte sich eine positive Wirkung des OTC auf die Wiederherstellung nach der strahlenbedingten Leukopenie. Die aktivierende bzw. hemmende Wirkung von OTC auf die „aktiven" Gewebeteile in Milz und Leber konnte noch nicht eindeutig erklärt werden. M. Löwe. 2180.

4-64/02-0089 Mach, P. und Surynek, J.; Brno, Veterin. Coll., Dep. of Pathol. Physiol. Stimulating effect of oxytetracycline on some fractions of blood plasma proteins in irradiated chickens. **(Die Reizwirkung von Oxytetracyclin auf Teile von Blutplasma-Proteinen bei bestrahlten Küken.)** Nature [London] **193** (1962) Nr. 4814. S. 460. – 8 Abb., 2 Lit. Aus: Dok.-Dienst Kernforsch. u. Kerntechn.
Küken im Alter von 18 Wochen erhielten orale Gaben von Oxytetracyclin (OTC) mit einer Dosis von 0,7 mg pro kg Kgw. in 1%iger wäßriger Lösung im Laufe von 30 Tagen. Die Tiere wurden einmalig einer Ganzkörperbestrahlung von 500 r (14 r/min) ausgesetzt. Die Kontrolle des Plasmas erfolgte mittels Papier-Elektrophorese. Bei bestrahlten und unbestrahlten Tieren zeigte sich eine stimulierende Wirkung des OTC auf β-Globuline und Fibrinogen; eine Heizwirkung auf γ-Globuline konnte nur bei den bestrahlten Tieren nachgewiesen werden. Andere Plasmaproteine wurden durch OTC-Gaben nicht merklich beeinflußt. Der wirtschaftliche Nutzen durch die Verfütterung von Antibiotica an Haustiere darf nicht darüber hinwegtäuschen, daß die Wirkung der Antibiotica auf den Stoffwechsel noch nicht in allen Teilen bekannt ist.
M. Löwe. 2180.

4-64/02-0090 Schneider, Rudolf; Marburg/L., Univ., Strahlenklin. und Poliklin. **Vergleichende Untersuchungen über die Wirksamkeit einiger Zytostatika und der Röntgenbestrahlung. 1. Mitt. Morphologische Knochenmark-**

veränderungen nach N-Lost-Phosphamidester, Trisäthyleniminobenzochinon, Röntgenbestrahlung einzeln und in verschiedenen Kombinationen beim normalen Versuchstier. Strahlentherapie **119** (1962) Nr. 1. S. 104–110. – 1 Abb., 20 Lit. Aus: Dok.-Dienst Kernforsch. u. Kerntechn.
Männliche Albinoratten (250 g) wurden mit Endoxan (1 mg/Tag), Trenimon (1 μg/Tag) oder mit Röntgenstrahlen behandelt (180 kV, 1 mm Cu HWS, 200 r). Nach Ende der Behandlung (Endoxan 16 mg, Trenimon 21 γ, 10mal 500 r) wurden die Veränderungen des Knochenmarks bestimmt. Die Versuche zeigten, daß nach alleiniger Lokalbestrahlung der Knochenmarkbefund nicht signifikant geändert wird, während bei der Verfolgung der Cytostatica deutliche prozentuale Zellverschiebungen gegenüber den Normalwerten festgestellt werden konnten. E. Magdon. 2180.

4-64/02-0091 Harley, J. H., Hallden, N. A. und Fisenne, I. M.; New York, U. S. Atomic Energy Commiss., Health and Safety Lab. Storage of standardized radioactive solutions. **(Die Lagerung von standardisierten radioaktiven Lösungen.)** Nature [London] **197** (1963) Nr. 4873. S. 1230. – 1 Tab., 1 Lit.
Es wird die Adsorption von ^{137}Cs, ^{144}Ce, ^{95}Zr, ^{131}J, ^{106}Ru und ^{140}Ba an den Grenzflächen von Polyäthylenampullen nach bestimmten Lagerzeiten sowie Nachbehandlung mit verschiedenen Reagenzien durch Aktivitätsbestimmung im Bohrlochszintillationskristall untersucht. Bis auf ^{106}Ru konnten diese Nuclide befriedigend durch Wasser, Säure oder Trägersubstanzen von den Gefäßwänden entfernt werden. Vom ^{106}Ru haftete trotz Verwendung von Trägersubstanzen und Abspülung mit Wasser und n/10 HCl noch 25% der Aktivität an der Gefäßwand. J. Niepel. 2190.

V. VERHALTENSFORSCHUNG

4-64/02-0092 Ruckebusch, Y.; Lyon, École Nat. Vétérin., Lab. de Physiol. et de Pharmacodynamie. De la physiologie à la psycho-physiologie animale. **(Von der Physiologie zur Psycho-Physiologie des Tieres.)** Cahiers Méd. vétérin. **32(36)** (1963) Nr. 2. S. 37–84.
Nach kurzer historischer Einleitung beschäftigt sich der Vf. mit der Welt des Tieres (l'univers animale) in der die gegenseitige Verständigung, die Rangordnung, die Lebensraumabgrenzung die wesentlichen Rollen spielen. In dieser Welt sammelt das Tier Erfahrungen, so daß das folgende Kapitel die Lernfähigkeit und die Dressur der Tiere behandelt. Ihm wird das angeborene Verhalten der Tiere gegenübergestellt. Dabei werden in allen den genannten Kapiteln auch die physiol. Experimente von Bedeutung, im letzten Kapitel spez. die Elektrokoagulationen bestimmter Gehirnteile sowie deren elektrische Reizung in die Darstellung mit einbezogen. Von hier aus ist der Schritt zur psychotropen Medikation nicht mehr weit, die der Vf. eingehend behandelt. Die Schlußfolgerung, die der Vf. aus dieser seiner Darstellung zieht, ist die, daß die Psycho-Physiologie die Kenntnis des Tieres in seiner Situation, in seiner Welt (Umwelt) erstrebt, die Kenntnis der Verbindungen zwischen dem Nervensystem und der Außenwelt. Es ist nur ein Schritt von der Physiologie zur Psycho-Physiologie, das darf man in einer Zeit, in der die Waffen des chem. Krieges Trilone, Nervina und Halluzinogene heißen, wohl aussprechen. Und das Nervensystem dieser Diener des Menschen ist fast denselben Einwirkungen ausgesetzt wie das ihres Herrn. T. Koch. 2200.

4-64/02-0093 Meischner, Wolfram; Leipzig, Karl-Marx-Univ., Inst. für Physiol. **Einige Probleme der Verhaltensforschung an Hausrindern.** Zuchthyg., Fortpflanzungsstör. Besam. Haustiere **7** (1963) Nr. 3/4. S. 146–160.
Bei der Aufzucht von Zuchttieren ist im Interesse der Entwicklung eines optimalen Verhaltenspotentials für eine anregungsreiche Umgebung mit der Mög-

lichkeit sozialer Auseinandersetzungen zu sorgen. Ohne Zweifel ist dies von Einfluß auf das spätere Sexualverhalten. Letzteres stellt einen synergetischen, triebhaften Prozeß dar, der in drei Phasen, nämlich die Vorbereitungsphase, das Paarungsverhalten und die Begattung selbst aufgegliedert werden kann. Die Aktivität der Bullen in der Herde und das Paarungsverhalten sichern durch gegenseitige sexuelle Anregung die Feinsynchronisierung der Begattungsbereitschaft für einen erfolgreichen Paarungsakt. — Der Sprung aus der Hand und die künstliche Besamung, bedingen eine erhebliche Einschränkung der wechselseitigen sexuellen Beziehungen, die durch eine optimale Gestaltung der Zucht- und Haltungsbedingungen zum Teil kompensiert werden können. F. Schaetz. 2200.

4-64/02-0094 Krott, Peter und Krott, Gertraud. **Zum Verhalten des Braunbären (Ursus arctos L. 1758) in den Alpen.** Z. Tierpsychol. 20 (1963) Nr. 2. S. 160–206. 2200.

VI. PATHOLOGIE, PATHOLOGIE DER VIRUSKRANKHEITEN, FUNKTIONELLE PATHOLOGIE

4-64/02-0095 Osborne, J. Clark und Legates, J. E.; Raleigh, North Carolina Agric. Exp. Stat., Dep. of Animal Sci. Six cases of bovine intestinal anomaly. **(Sechs Fälle von Darmanomalien bei Rindern.)** J. Amer. veterin. med. Assoc. **142** (1963) Nr. 10. S. 1104. 2625.

4-64/02-0096 Hjerpe, C. A.; Torrington, Conn. Cardiac anomaly in a cow. **(Herzanomalie bei einer Kuh.)** J. Amer. veterin. med. Assoc. **142** (1963) Nr. 11. S. 1300–1302. 2625.

4-64/02-0097 Ferm, Vergil H.; Hannover, N. H., Dartmouth Med. School, Dep. of Pathol. Colchicine teratogenesis in hamster embryos. **(Eine durch Colchicin bedingte Mißbildung bei Hamster-Embryonen.)** Proc. Soc. exp. Biol. Med. **112** (1963) Nr. 3. S. 775–778. 2625.

4-64/02-0098 Gračeva, L. S.; Blagowestschensk, Med. Inst., Lehrstuhl für Normale Physiol. O mechanizme obrazovanija atofanovoj jazvy želudka u sobak. **(Mechanismus der Entstehung des Atophan-Ulcus im Hundemagen.)** Fiziologičeskij žurnal SSSR imeni I. M. Sečenova, Moskva-Leningrad **48** (1962) Nr. 12. S. 1470–1483. – 2 Abb., 17 Lit.
Zur Klärung der Rolle des Receptorenapparates des Magens bei der Entstehung des Atophan-Geschwüres wurden unter Verwendung von Novocain Versuche an 30 Hunden einschl. Versuchstiere (7) gemacht. Jeweils 10–15 Min. vor dem Eingeben von 0,2 g Atophan je kg Kgw. per Sonde in wäßriger Suspension erhielten die Hunde 10, 13, 15 oder 16 mg Novocain je kg in 25%iger Lösung in den Magen verabfolgt. Novocain verhinderte die Entstehung von Geschwürsdefekten im Magen und Duodenum für die Dauer bis zu einem Monat. Es wird die Hypothese aufgestellt, daß infolge der Anaesthesie der Magenschleimhaut und einer dadurch bedingten Abschwächung der durch die Reizeinwirkung entstehenden zentripetalen Impulse die Geschwürbildung verhindert wird. Folglich dürften Reizungen des Receptorenapparates der Mucosa eine bestimmte Rolle im Mechanismus dieser Geschwürgenese spielen. Die s.c. und i.v. Applikation des Novocain in verschiedener Dosierung hatte diese Wirkung nicht. H. Rauch. 2665.

4-64/02-0099 Sedlmeier, H., Dahme, E. und Schiefer, B.; München, Univ., Inst. für Tierpathol. **Veränderungen an der Rattenleber bei chronischer Seneciovergiftung im Vergleich zu den durch Buttergelb hervorgerufenen Lebergeschwülsten. Vergleichende morphologische Betrachtung zur Entstehung primärer Lebertumoren. 2. Teil.** Zbl. Veterinärmed., R. A **10** (1963) Nr. 1.

S. 26–38. – 16 Abb., 8 Lit. Zus. in Engl., Franz., Span. 1. Teil vgl. LZ. Abt. IV **5** (1960) Nr. 5. S. 854.

Die langzeitige Verfütterung (100–220 Tage) von Buttergelb an Ratten führte zur Entwicklung ausgereifter und unausgereifter Leberzelltumoren sowie tubulöser Lebercarcinome. Es lag multiple Metastasierung vor. Nach Verfütterung von *Senecio vulgaris*-Pflanzen (6 Mon. bzw. 3 Mon. mit einjähriger Beobachtung) entstehen lediglich regeneratorische Hyperplasien und Cholangiofibrosen, die zum Tode der Ratten führten, ohne sichtbare Merkmale einer autonomen Fehlbildung auszubilden. Die sich regelmäßig einstellenden Cirrhosen entsprachen völlig den bei chronischer Thioacetamidvergiftung auftretenden Befunden. Eine Vergiftung von Weidetieren durch Senecio-Arten läßt sich durch Silierung vermeiden. C.-H. Becker. 2665.

4-64/02-0100 Nilovskij, M. N.; Moskau, Inst. für Exp. Biol. der Akad. der Med. Wiss. der UdSSR. Ob izmenenii allergičeskoj reakcii u krolikov s privitoj opuchol'ju Brauna-Pirs. **(Über Veränderungen der allergischen Reaktion bei Kaninchen mit transplantierten Brown-Pearce-Geschwülsten.)** Bjulleteń éksperimental'noj biologii i mediciny, Moskva **55(28)** (1963) Nr. 1. S. 85 bis 87. – 1 Abb., 1 Tab., 15 Lit. Zus. in Engl.

Bei Kaninchen mit transplantierten Brown-Pearce-Tumoren gelang es nur in wenigen Fällen, durch wiederholte Injektionen von Pferdeserum eine allergische Reaktion (Arthus-Phänomen) zu reproduzieren, die dann auch undeutlicher ausgeprägt war im Vergleich zu Kontrolltieren. Es wird für möglich erachtet, daß die Geschwulst die Eigenschaft eines Sensibilisators annimmt und während ihrer Entwicklung in unbekanntem Maße die Schutzfunktionen des Körpers verändert und unterdrückt, darunter auch die allergischen Reaktionen, was sich bis zur Anergie steigern kann. H. Rauch. 2675.

4-64/02-0101 Nobel, T. A. und Neumann, F.; Bet Dagan, Veterin. Inst. Two adamantinomas – in a mule and in a cow. **(2 Adamantinome — bei einem Maultier und einer Kuh.)** Refuah Veterinarith [Jerusalem] **19** (1962) Nr. 4. S. 220–221. – 1 Abb., 5 Lit.

Bei einem Maultier wurde ein 25 × 10 cm großer Tumor gefunden, der der rechten Maxilla, einem Teil des Tränenbeines und des Jochbeinfortsatzes aufsaß und oberhalb auf Muschelbein, harten Gaumen und Wurzeln der Molaren übergriff. Bei der Kuh entsprang der Tumor, der zur Geschwürsbildung und dadurch klinisch zu Verwechslung mit Aktinomykose Anlaß gegeben hatte, von der Wurzel des ersten Molaren. Die histol. Untersuchung ergab in einem bindegewebigen Stroma einreihige Lagen von zylindrischen Epithelzellen (Adamantoblasten) sowie im Innern ein offenes Maschenwerk ähnlich der Pulpa des Schmelzorganes. W. Seffner. 2700.

4-64/02-0102 Blähser, Sabine; Wiesbaden. **Über nicht alltägliche Todesursachen und einige plötzliche Todesfälle bei der Katze.** Kleintier-Prax. **7** (1962) Nr. 7. S. 192–201.

Gegenüber den klassischen Ursachen, die bei der Katze zum Tode führen können, werden hier Erkrankungen und Vergiftungen geschildert, die auch in der postmortalen Diagnosestellung dem Tierarzt Schwierigkeiten bereiten können. Hierunter werden die sogenannten „zweifelhaften“ Fälle verstanden. Ausgeklammert sind Coryza, Typhus, Tbc, Leukose und Krebs. Vfn. gibt nur kurze Hinweise auf die makroskopischen Veränderungen, da diese den Praktiker am meisten interessieren. Zwerchfellshernien, kongenitale Dystrophie, chylöse Ascites, Darmstenosen, traumatisch bedingte Druckatrophien der Gefäße, Pseudotuberkulose, Aktinomykose und Vergiftungen werden angesprochen. Wegen der Vielzahl der beschriebenen Todesursachen sei auf die Originalarbeit verwiesen. K.-P. Jaksztien. 2755.

4-64/02-0103 Engel, Hans-Georg; Leipzig, Karl-Marx-Univ., Veterinärmed. Fak., Inst. für Veterin.-Pathol. **Circumscripte und diffuse Verdickungen des parietalen Endokards. Untersuchungen an Schweine- und Kälberherzen.** Diss. Leipzig **1961** 111 S. – 15 Abb., 156 Lit.

Bei der Untersuchung der Herzen von 10000 Schlachtschweinen, 1000 Schlachtkälbern, einer Giraffe und 227 verendeten, totgeborenen bzw. durch Fetotomie entwickelten Jungtieren (150 Ferkel, 41 Kälber, 13 Fohlen, 14 Schaf- und 9 Ziegenlämmer) konnten in 88 Fällen Endocardschwielen, Endocardtaschen und Endocardknötchen im linken Ventrikel bei Schlachtschweinen, ein Fall von Endocardschwielen im linken Ventrikel bei einer Giraffe und ein Fall der kombinierten Form der primären kongenitalen Fibroelastosis endocardica bei einem Kalb festgestellt werden. Auf Grund der histologischen Untersuchungen wird für die Ausbildung der circumscripten, bindegewebigen Endocardverdickungen zunächst eine Auflockerung und Vermehrung der subendothelialen Schicht und anschließend eine Proliferation elastischer Fasern angenommen. Dadurch nimmt die tiefe Lage der subendothelialen Schicht den Charakter der elastischen Schicht an. Am Ende dieser Entwicklung bestehen die Endocardverdickungen zum größten Teil aus elastischem Bindegewebe. Die Endocardtaschen gehen aus Endocardschwielen hervor. Ätiologisch werden für die Bildung der circumscripten, bindegewebigen Endocardverdickungen mechanische und entzündliche Noxen verantwortlich gemacht. H. Gürtler. 2760.

4-64/02-0104 Amemori, T. und Altschul, R.; Saskatoon, Univ. of Saskatchewan, Dep. of Anatomy. **Gewebsveränderungen nach Injektionen von Freunds Adjuvans.** Zbl. allg. Pathol. pathol. Anatom. **104** (1963) Nr. 7/8. S. 352–359. – 9 Abb., 6 Lit.

Vff. versuchten zu klären, ob Freunds Adjuvans die experimentelle Cholesterinatherosklerose bei Kaninchen hindert oder fördert und ob es im letzteren Falle die Atherosklerose in Gefäßgebieten, welche sonst durch experimentelle Atherosklerose nicht anfällig sind, anbahnt. 6 Kaninchen erhielten 3 Mon. lang Cholesterin, das in Gelatinekapseln zusammen mit i.v. Injektionen von Freunds Adjuvans verabreicht wurde. Auf Grund der Untersuchungen unterschied sich die Lipoidreaktion der Gewebe und das Ansteigen des Serumcholesterins nicht von jener bei bloßer Cholesterinverabreichung ohne Adjuvans. Es wird daraus gefolgert, daß Freunds Adjuvans die experimentelle Atherosklerose bei Kaninchen weder fördert noch hemmt. Ferner wurden Kaninchen und Ratten mit Ajduvans allein injiziert. Die hierbei erzielten Gewebeveränderungen, vornehmlich in der Lunge, stimmten mit den Ergebnissen anderer Autoren nicht völlig überein. Es werden die Eigentümlichkeiten der Gewebereaktionen aufgezeigt und diskutiert. K. Potel. 2760.

4-64/02-0105 Korb, G. und Totović, V.; Marburg, Univ., Pathol. Inst. **Licht- und fluorenscenzmikroskopische Befunde am Herzmuskel nach einer akuten, kurzfristigen Coronarinsuffizienz.** Virchow's Arch. pathol. Anatom. Physiol. klin. Med. **336** (1963) Nr. 5. S. 475–484. – 3 Abb., 20 Lit. Zus. in Engl.

An 53 Ratten wurde mittels s.c. Injektion von 75 mg/kg des Adrenalinabkömmlings Aludrin eine kurzdauernde Coronarinsuffizienz erzeugt. Sofort nach dem Tode wurden unfixierte Schnitte hergestellt und außer nach den üblichen lichtmikroskopischen Methoden mit Astraphosphin (APh) und Akridinorange (AO) behandelt. Bereits eine Std. nach der Injektion waren bei APh kleinste Fetttropfen subendothelial in den Muskelfasern zu sehen, die nach 2 Std. auch in den inneren Schichten des linken Ventrikels auftraten. Bei AO-Behandlung wurde eine gut abgesetzte grünliche Fluoreszenz dieser Abschnitte bemerkt. Die Lichtmikroskopie gibt zu dieser Zeit nur eine Verbreiterung der Interstitien, während Muskelfaserverfettungen hierbei erst nach 4 Std.

sichtbar wurden. Bis zu dieser Zeit nehmen die mittels APh und AO erfaßbaren Veränderungen stark zu. Nach 8 Std. enthält nur noch die Peripherie der inzwischen nekrotischen Fasern Fettablagerungen; nach 24 Std. ist die Verfettung deutlich zurückgegangen, und eine Fibroblastenwucherung hat eingesetzt, die sich später noch verstärkt und narbig umgewandelt wird. Bei einer zweiten Aludringabe nach 8 Std. werden zusätzlich zum obigen Befund wieder neue feintropfige Verfettungen gesehen. Vergleicht man die Veränderungen mit dem experimentellen Herzinfarkt, so geht der Nekrose beim Infarkt keine Verfettung voraus, sondern diese ist nur auf schmale Ränder beschränkt. Hinsichtlich der AO-Fluorchromierung besteht Übereinstimmung. W. Seffner. 2760.

4-64/02-0106 Aitchison, James; Glasgow, Univ., Glasgow Dental Hospital and School. Changing incisor dentition of bulldogs. **(Wandlung der Zahl von Schneidezähnen bei Bulldoggen.)** Veterin. Rec. **75** (1963) Nr. 7. S. 153 bis 154. – 1 Abb., 1 Tab., 4 Lit.

Die Bulldogge wurde speziell zu einem Hund gezüchtet, dessen Nase beträchtlich hinter dem Maul liegt, um ihm beim Halten eines Bissens das Atmen zu ermöglichen. Es ist eine der ältesten britischen Hunderassen und hat ihren Namen von der Stierhetze. In den Zuchten der Bulldogge wird ihre Sauberkeit gefördert, jedoch war ihr katarrhalischer Zustand eine unabsichtliche Folge. Die Überprüfung kurzschnäuziger Rassen wie Pekinesen, Pugs u.a. ergab keine Vermehrung der oberen Schneidezähne. Variationen in der Zahl der Backenzähne sind zahlreich, aber die der Schneidezähne ist sehr konstant. 12 Schädel von prämierten Bulldoggen des letzten Jahrhunderts im Britischen Museum zeigten an den Schneidezähnen keine Abweichung der normalen Gebißformel. Bei 71 lebenden erwachsenen Bulldoggen wurde die Zahl der oberen Schneidezähne erfragt, 28(39,4%) – nur weibl. – hatten 7 Schneidezähne und 43 eine normale Zahnformel. 4 unerwartete Befunde traten zusätzlich auf: 1× überzählige untere Schneidezähne, 1× 8 obere Schneidezähne, 2 × 5 obere Schneidezähne. H. Trolldenier. 2775.

4-64/02-0107 David, Heinz und Bartók, István; Berlin, Humboldt-Univ., Pathol. Inst., Charité, Rudolf-Virchow-Haus, Abt. für Elektronenmikroskopie. **Submikroskopische Befunde an der Rattenleber nach Zystinüberernährung.** Zbl. allg. Pathol. pathol. Anatom. **104** (1963) Nr. 7/8. S. 346–351. – 4 Abb., 24 Lit.

10 Ratten erhielten bis zu 11 Tage lang eine 20- bzw. 40%ige cystinhaltige, eiweißarme Diät und wurden dann in verschiedenen Abständen getötet. Bei der elektronenmikroskopischen Untersuchung der Lebern dieser Tiere fanden sich eine ausgeprägte sphärische Transformation der Mitochondrien und weitere Zellschäden. Die gleichzeitig auftretende „Erythrophagocytose" konnte auf Grund der Befunde eindeutig als ein passives Hineinpressen von Erythrocyten in geschädigte Leberzellen erwiesen werden. Die Befunde werden im Hinblick auf andere Ernährungsschäden der Leber mit ähnlichen Ergebnissen diskutiert. Es wird angenommen, daß ein wesentlicher Prozentsatz des vermehrten Eisen- und Hämosideringehaltes in den Lebern mangelernährter Individuen hämatogenen Ursprungs ist. K. Potel. 2775.

4-64/02-0108 Fink, H.; Köln, Univ., Inst. für Gärungswiss. und Enzymchem. **Die experimentelle alimentäre Lebernekrose als empfindlicher Indikator bei thermischer Belastung der Milch über die Magermilchtrocknung.** Nahrung 7 (1963) Nr. 4. S. 277–299. – 10 Abb., 5 Tab., 10 Lit. Zus. in Russ., Engl.

Beim Füttern von entwöhnten Albinoratten mit einer für das Wachstum genügenden Diät, die als Eiweiß 10% Walzen-Magermilchpulver enthielt, gingen 30–100% aller Tiere zwischen dem 30. und 60. Versuchstag an alimentärer Lebernekrose ein. Sprühpulver erwies sich im allgemeinen als weniger stark nekroseauslösend. Bei Verwendung der entsprechenden Menge an frischer

Magermilch überlebten die Tiere den 120tägigen Aufzuchtversuch. Durch Variationsexperimente wurde bewiesen, daß die Lebernekrose nicht auf das Tiermaterial oder ungeeignete Zusammensetzung der Diät, sondern eindeutig auf die Art der Magermilchtrocknung zurückzuführen ist. Unter bestimmten Bedingungen — z. B. Auslassen der Vorpasteurisierung bei 85–88 °C — ließen sich nicht nekroseauslösende Trockenpulver herstellen. Auch durch Erhöhung der Dosis an Magermilchpulver gelingt es, den Nekroseeffekt auszuschalten, ein Beweis dafür, daß durch die Erhitzung nicht ein toxischer Bestandteil entsteht, sondern bestimmte essentielle Anteile geschädigt bzw. vermindert werden. W. Seffner. 2780.

4-64/02-0109 Formanek, K., Höller, H. J. A. und Kovac, W.; Wien, Univ., Inst. für Allg. und Exp. Pathol. **Zur Histologie des experimentell erzeugten Rattenpfotenödems.** Virchow's Arch. pathol. Anatom. Physiol. klin. Med. **336** (1963) Nr. 5. S. 417-426. — 5 Abb., 8 Lit. Zus. in Engl.
Die Arbeit hatte zum Ziel, neben den makroskopischen die verschiedenen mikroskopischen Veränderungen der Rattenpfoten nach lokaler Applikation unterschiedlicher entzündungsauslösender Substanzen zu untersuchen. Gewählt wurde jeweils das Stadium der max. Schwellung. Die Veränderungen waren nur an der Dorsalseite wahrzunehmen. Nach 5-Hydroxytryptamin 0,005‰ kommt es zur serösen Entzündung ohne jegliche zellige Reaktion. Nach Rattenseruminjektionen findet man ein noch stärkeres Ödem sowie traubenförmige Leukocytenanhäufung auf auseinandergedrängten Bindegewebsfasern. Histamindihydrochlorid 1‰ führt zu bis ins Kapillargebiet reichender Gefäßerweiterung, daneben zu Ödem und Leukocyteninfiltration in Gefäßnähe. Dextran 6%ig verursachte die stärkste Schwellung der Pfote mit diffuser und stärkerer vasculärer und perivasculärer Leukocyteninfiltration vor allem des Coriums. Die Mastzellen sind geplatzt. Nach Formaldehyd 1%ig kommt es zu Gewebsschädigungen in Form von Nekrosen in der Subcutis mit entzündlicher Reaktion, Endothelschwellung kleiner Gefäße, Schädigungen von Muskelfasern sowie charakteristischen degenerativen Kernveränderungen an der Epidermis. W. Seffner. 2785.

4-64/02-0110 Walter, Friedrich; Leipzig, Karl-Marx-Univ., Veterinärmed. Fak., Inst. für Veterin.-Pathol. **Untersuchungen über das Vorkommen von Nierenveränderungen bei Infektionskrankheiten des Schweines.** Diss. Leipzig **1961** 115 S. — 7 Abb., 21 Lit.
Nieren von 108 Schweinen, die an Rotlauf, Schweinepest, Tuberkulose, Ferkelgrippe oder Pyobacillose erkrankt waren, wurden einer histologischen Untersuchung unterzogen. Allen Krankheiten waren eine häufig vorkommende Fettinfiltration in die Harnkanälchen und bei etwa der Hälfte der Fälle verschieden große Rundzellinfiltrationen im Interstitium, welche zum Teil Übergänge zu interstitiellen Entzündungen erkennen ließen, gemeinsam. Bei den drei chronischen Infektionskrankheiten wurden vereinzelt glomerulonephrotische Erscheinungen mit Eiweißkoazervaten bzw. -Zylindern in den Bowmanschen Kapseln und in den Lichtungen der Tubuli, zweimal auch mit Hyalinablagerung zwischen dem Glomerulumschlingen und in den Epithelien der Tubuli contorti, beobachtet. Einzelne Fälle zeigten, daß es in akuten Stadien der Krankheiten (Bakteriämie) auch zu Tubulusdegenerationen mit beginnender Nekrose oder zu Glomerulonephritis kommen kann. Bei den akut verlaufenden Rotlauf- und Schweinepesterkrankungen standen Zirkulationsstörungen und Gefäßschädigungen mit ihren Folgen im Vordergrund; nicht selten bedingten die beiden Erkrankungen auch Altertationen in den Harnkanälchen. Weiterhin wurde das Auftreten einer trüben Schwellung, hyalintropfiger Entartung und von Nekrobiose beobachtet. Bei septikämischem Rotlauf wurde besonders eine interstitielle Hyperämie sowie Blähung und manchmal Hyperämie der Glomerulumkapillaren, zweimal auch

eine Glomerulonephritis beobachtet. Bei chronischem Rotlauf wurden anämische Infarkte gefunden. Bei akuter Schweinepest wurden regelmäßig Blutaustritte in das Interstitium angetroffen; manchmal war eine Schwellung der Kapillarendothelien nachweisbar. H. Gürtler. 2790.

4-64/02-0111 Elmossalami, E. und Zayed, I. El-D. E.; Cairo, Univ., Fac. of Veterin. Med. Cysticercus bovis in the kidney with special reference to the histopathological changes. **(Cysticercus bovis in der Niere, unter besonderer Berücksichtigung des histopathologischen Befundes.)** Tijdschr. Diergeneeskunde **88** (1963) Nr. 10. S. 667–669. – 8 Lit. Zus. in Franz., Niederl., Dtsch.

Im Schlachthof von Kairo wurden anläßlich der Fleischbeschau eines 20 Mon. alten Bullen zahlreiche lebende und verkäste Finnen (*Cysticercus bovis*) in den äußeren Kaumuskeln, im Herz und in den Nieren festgestellt. Die histol. Untersuchung der Cysten in den Nieren ergab eine starke Bindegewebskapsel mit einem darunter liegenden Wall aus eosinophilen Leukocyten, Lymphocyten, Monocyten sowie wenigen Plasmazellen und Histiocyten, von denen ein zentraler Nekroseherd umschlossen war. Die Gefäße wiesen in der Nachbarschaft der Cyste eine perivasculäre Infiltration auf. Bei einigen Tubuli wurde Hyalinisierung bzw. Degeneration und Nekrose bzw. Epitheldesquamation oder Regeneration des Epithelsaumes festgestellt.

W. Kuhlmann. 2790.

4-64/02-0112 Rieck, G. W.; Gießen, Justus-Liebig-Univ., Ambulator. und Geburtshilfl. Veterinärklin. **Heterotope Pseudozitze an der Vulva beim Rind. Zugleich ein Beitrag zur Polyphänie der Hyperthelie-Anlage.** Dtsch. tierärztl. Wschr. **70** (1963) Nr. 3. S. 70–73. – 5 Abb., 20 Lit.

Vf. beschreibt erstmalig eine überzählige Zitzenanlage außerhalb der entwicklungsmechanisch vorgezeichneten Anlageareale, der beiderseitigen Milchleisten bzw. Milchhügel, beim Rind und diskutiert die genetischen Aspekte. Ein 21 Mon. altes, schwarzbuntes Niederungsrind zeigte im Bereich der dorsalen Vulvakommissur ein etwa 5 cm langes und an der Basis etwa 1,8 cm breites, rundes finger- oder penisförmiges, unpigmentiertes und haarloses Gebilde von straffer, elastischer Konsistenz. Das flachkonische distale Ende wies eine zentralgelegene, nach etwa 0,6 mm blind endigende Öffnung auf. Histologisch bestand das Gebilde aus lockerem Bindegewebe und glatter Muskulatur, die peripher unregelmäßig zirkulär, zentral jedoch mehr longitudinal angeordnet ist. Die Eindellung an der Spitze erwies sich als einfache, mit mehrschichtigem Plattenepithel ausgekleidete Cutiseinspülpung. Anhaltspunkte für ein Gangsystem oder Drüsen sind im ganzen Bereich des Anhanges nicht festzustellen. Auf Grund der Lokalisation, der Morphologie und des histologischen Aufbaus wird das Anhangsgebilde als heterotope Pseudozitze angesprochen. Im Gegensatz zu den Verhältnissen beim Menschen sind beim Rind versprengte Mammaranlagen außerhalb der embryonal angelegten Milchhügel außerordentlich selten. Bei den Nachkommen der beteiligten schwarzbunten Bullen wurden außer der Vulvazitze weitere verschiedenartige Zitzenanomalien (konfluierende Zitzenbasen, postponierte und interkalierte accessorische Zitzen und Beistriche) festgestellt. Sie werden als variierende Manifestationen [Polyphänie) derselben, in besonderem Maße entwicklungslabilen Anlage der Hyperthelie aufgefaßt. J. Wollrab. 2800.

4-64/02-0113 Bollwahn, W.; Hannover, Tierärztl. Hochschule, Klin. für Kleine Klauentiere und Forens. Med.; Ambulator. Klin. **Kyphoskoliose und Thorakalhernie beim Schwein.** Dtsch. tierärztl. Wschr. **70** (1963) Nr. 10. S. 262–263. – 2 Abb., 2 Lit. Zus. in Engl.

Bei einem auffallend kurz und gedrungen erscheinenden veredelten Landschwein von 55 kg Kgw. bestand neben einer schwach ausgeprägten Buckelbildung bei gleichzeitiger seitlicher, nach rechts gerichteter Verkrümmung der

Wirbelsäule (Kyphoskoliose) eine Hernie im linken caudalen Thorakalbereich. Nach Angaben des Besitzers soll das Tier diese Mißbildungen schon als Saugferkel aufgewiesen haben. Die der Hernie zugrunde liegende Aplasie mehrerer Rippen ist vermutlich auf eine Hemmungsmißbildung der entsprechenden Embryonalanlage an den sekundären Wirbeln zurückzuführen.
K. Potel. 2810.

4-64/02-0114 Hartley, W. J. und Kater, Joan C.; Wellington, Wallaceville Animal Res. Stat., Dep. of Agric. Observations on diseases of the central nervous system of sheep in New Zealand. **(Beobachtungen über Krankheiten des zentralen Nervensystems der Schafe in Neuseeland.)** New Zealand veterin. J. **10** (1962) Nr. 10. S. 128–142. – 19 Abb., 2 Tab., 34 Lit.
An Hand von zur Untersuchung eingesandten insgesamt 1700 Gehirnen und 100 Rückenmarkproben wurden zahlreiche Krankheiten mit Veränderungen des ZNS erwähnt oder ausfürhlich beschrieben. Darunter finden sich Mikroencephalie, Agenesie des Corpus callosum und Hippocampus, Spina bifida, Arthrogryposis (Muskelkontraktur), Hypomyelinogenesis congenita (20 Fälle), Hydrocephalus, doppeltes Septum pellucidum, Extraduralabszeß (2 Fälle), *Coenurus cerebralis* (10 Fälle), Rückenmarksabszesse (43 Fälle, *Fusob. fusif.*, *Staph. aureus*, *Past. haemolytica*, *Corynebact. pyogenes* u. a.) Wirbelsäulen verkrümmungen (5 Fälle), 15 Wirbelfrakturen, kongenitale und erworbene Toxoplasmose, kongenitale Vibriosis, bakterielle Leptomeningitis, Ependymitisund Encephalitis, Gehirnabszesse (12) einschließlich Abszessen der Hypophyse (5) und des Mittelohres (4), Listeriose, Enterotoxämie, (*Clostrid. welchii* Typ D) und focale symmetrische Encephalomalacie, Polioencephalomalacie, Scrapie, eosinophile Meningoencephalitis, enzootische Ataxie (Cu-Mangel), *Phalaris tuberosa*-Koller, lipoidartige Neuronendegeneration und idiopathische Neuronendegeneration. C.-U. v. Mickwitz. 2826.

4-64/02-0115 Torška, I. V.; Kiew, Physiol. Bogomolez-Inst. der Akad. der Wiss. der Ukrain.SSR. Javyšča amitotyčnogo dilennja nervovych klityn central'noï nervovoï systemy doroslych sobak. **(Auftreten amitotischer Teilung von Nervenzellen des zentralen Nervensystems erwachsener Hunde.)** Fiziologičnyj žurnal, Kyïv **9** (1963) Nr. 1. S. 34–41. – 5 Abb. Orig.: ukrain., Ausz.: russ., engl. 2826.

4-64/02-0116 Endes, P., Dévényi, I. und Gomba, Sz.; Debrecen, Ungarn, Pathol.-Anatom. Univ.-Inst. **Das Verhalten der granulierten Zellen des juxtaglomerulären Apparates im transplantierten Nierengewebe.** Virchow's Arch. pathol. Anatom. Physiol. klin. Med. **336** (1963) Nr. 5. S. 485–488. – 2 Abb., 4 Lit. Zus. in Engl.
30 männl. erwachsene Ratten erhielten 3 mm große eigene Nierenstückchen in den Mesotestis verpflanzt und 18 Tiere in die Subcutis; erstere Transplantationsmethode hat sich nicht bewährt. Im in die Subcutis transplantierten Nierengewebe vermehren sich die granulierten Zellen des juxtaglomerulären Apparates nach anfänglichen regressiven Veränderungen und Degranulierungen und enthalten zahlreichere Granula. Die vielfach geteilte Meinung von Mc.Manus, wonach die Voraussetzung für die Entstehung der Granula die erhaltene Funktion des Nephrons sei, kann somit nicht zutreffen, gleichfalls nicht eine nervale Beeinflussung. Vf. sieht den im Transplantat erniedrigten Blutdruck als Ursache der Veränderungen an.
W. Seffner. 3045.

4-64/02-0117 Grice, H. C., Beare, J. L. und Balazs, T.; Ottawa, Ontario, Dep. of Nat. Health and Welfare, Food and Drug Lab. Gastric lesions in rabbits fed cholesterol and fats. **(Magenveränderungen bei Kaninchen, denen Cholesterin und Fette gefüttert wurden.)** Amer. J. veterin. Res. **24** (1963) Nr. 100. S. 602–609. – 14 Abb., 3 Tab., 9 Lit. Zus. in Interlingua.

Die nach der Verabreichung einer pelletierten Kost mit Cholesterin und/oder Fetten an Kaninchen beobachteten Magenveränderungen bestanden in einer Dehnung der Lamina propria der Schleimhaut mit dem Auftreten von Schaumzellen, einer Drüsenhyperplasie und atrophischen Veränderungen. Eine Entfernung des Cholesterins und des Fettes aus der Kost ließ die anatomisch-pathologischen Veränderungen abklingen und bedingte eine Abnahme des erhöhten Cholesterinspiegels im Serum. H. Gürtler. 3062.

4-64/02-0118 Adams, O. E.; Fort Collins, Colorado State Univ., Coll. of Veterin. Med., Dep. of Veterin. Clin. and Surgery. Hepatic changes resulting from partial ligation of the posterior Vena cava in cattle. **(Leberveränderungen als Folge der partiellen Ligatur der Vena cava caudalis beim Rind.)** Amer. J. veterin. Res. **24** (1963) Nr. 100. S. 557–564. – 7 Abb., 3 Tab., 19 Lit. Zus. in Interlingua.

Bei 5 Kälbern im Alter von 5–6 Mon. wurde die Lichtung der V. cava caudalis nach Eröffnung der Brusthöhle auf der Höhe der 6. Rippe, anschließender künstlicher Beatmung mit Hilfe eines endotrachealen Katheters und Abtrennung des rechten N. phrenicus durch eine Ligatur auf etwa die Hälfte des Querschnittes verkleinert. Nach der Operation variierte der Na- und K-Gehalt im Serum nur sehr wenig, die Werte für die Anzahl der Erythrocyten, der Serumproteingehalt und der Hämatokritwert schwankten in Abhängigkeit vom Grad der eingetretenen Blutung und näherten sich mit zunehmendem Abstand vom Zeitpunkt der Operation den Ausgangswerten. Außerdem wurden laufend Leberbiopsien in unterschiedlichen Zeitabständen vorgenommen. Die Tiere erreichten ein Alter zwischen 74 und 86 Tagen. Die Zerlegung ergab bei allen 5 Tieren makroskopisch eine Vergrößerung und passive Blutstauung in der Leber, die eine gesprenkelte Schnittfläche aufwies. Histologisch zeigte die Leber das Bild einer chronischen passiven Stauung, Nekrose und Atrophie der Leberzellen mit zentraler Einlagerung von fibrotischem Gewebe. Die Zentralvenen waren erweitert. Ein Kontrolltier, bei welchem zwar die Eröffnung der Pleurahöhle, nicht aber die Anlage einer Ligatur vorgenommen worden war, zeigte keine Leberveränderungen. Die durch die teilweise Ligatur erzielten Veränderungen entsprechen denen, die bei der sogenannten „Mountain Disease" beobachtet wurden.
H. Gürtler. 3070.

4-64/02-0119 Gürtler, H., Müller, I. und Seidel, H.; Leipzig, Karl-Marx-Univ., Veterin.-Physiol.-Chem. Inst., Abt. für Ernährungsphysiol. **Untersuchungen an Schweinen. 6. Mitt. Zum Einfluß der Adrenalektomie und der Substitution adrenalektomierter Schweine mit Mineralocorticosteroiden (Desoxycorticosteronazetat) auf den Rest-N-Gehalt des Serums und den Status der Plasmaproteine.** Arch. exp. Veterinärmed. **17** (1963) Nr. 3. S. 655–664. – 3 Abb., 2 Tab., 12 Lit. 5. Mitt. vgl. LZ. Abt. IV 8 (1963) Nr. 11. S. 2351.

Vf. untersuchte die Auswirkungen einer Adrenalektomie mit nachfolgender, zeitlich begrenzter Substitution durch Desoxycorticosteronacetat auf den Gesamteiweiß- und Rest-N-Gehalt des Serums sowie die Größe der einzelnen Proteinfraktionen. Die Auswirkungen wurden dem Verhalten des Kaliumgehaltes im Serum gegenübergestellt. Die Versuche wurden an 3 männl. kastrierten Schweinen (30,5; 32,0; 25,0 kg Kgw.) vorgenommen. Den Tieren wurden in 14tägigem Abstand beide Nebennieren entfernt, und anschließend wurden sie mit 10 mg DCA substituiert. Da mit dieser Dosis die Ausfallserscheinungen nur eine gewisse Zeit unterbunden werden konnten, wurde die Menge beim Auftreten von Symptomen, die auf eine Nebennierenrindenkrise hindeutete, auf 20 bzw. 30 mg erhöht. Während und nach der Substitution wurde das Bluteiweißbild bis zum Eintritt des Exitus letalis verfolgt. Die Blutproben wurden jeweils 7^{00} morgens vor der Fütterung entnommen. Die Bestimmung von Serum-K erfolgte nach einer bereits beschriebenen Methodik, wobei jedoch in Abänderung des ursprünglichen Verfahrens das Serum nur im Verhältnis 1:10 verdünnt wurde. Bei der Ermittlung des Gesamteiweißgehaltes und der elektrophoretischen Auftrennung und quantitativen Bestimmung der einzelnen Fraktionen wurde, wie früher berichtet, verfahren. Der Rest-N wurde kjeldahlometrisch bestimmt. Es wurde festgestellt, daß der Rest-N-Gehalt des Serums nach Beendigung der DCA-Substitution bis auf Werte um 60 mg% anstieg. Während sich die α- und β-Globulinfraktionen während des Versuchsablaufes nur unwesentlich veränderten, waren gegen Ende der DCA-Substitution und nach Beendigung derselben ein Abfall der Albumine und ein Anstieg der γ-Globuline festzustellen. Die Ergebnisse wurden im Hinblick auf die Rolle der Nebennieren im N- und Proteinstoffwechsel diskutiert. Chr. Garlt. 3150.

4-64/02-0120 Howell, J. McC., Thompson, J. N. und Pitt, G. A. J.; Liverpool, Univ., Dep. of Veterin. Pathol. and Biochem. Histology of the lesions produced in the reproductive tract of animals fed a diet deficient in vitamin A alcohol but containing vitamin A acid. I. The male rat. **(Histologie experimenteller Läsionen im Genitaltrakt von Tieren, die mit einer an Vitamin-A-Alkohol armen, aber Vitamin-A-Säure enthaltenden Kost ernährt wurden. 1. Mitt. Die männliche Ratte.)** J. Reproduct. Fertility **5** (1963) Nr. 2. S. 159–167. 3160.

4-64/02-0121 *Moulton, J. E.* **Tumors in domestic animals.** Berkely; Los Angeles: Univ. of California press. 1961. (XI, 279 S. m. Abb.) 4°. (1963 B 140)

VII. BAKTERIOLOGIE, HYGIENE

4-64/02-0122 Čužova, Z. und Šubina, L. Uproščennyj metod podsčeta aromatoobrazujuščich bakterij. **(Eine verbesserte Methode zur Zählung der aromabildenden Bakterien.)** Moločnaja promyšlennost', Moskva **24** (1963) Nr. 4. S. 39–41. – 2 Abb., 1 Tab., 5 Lit.

Da auf gewöhnlichen Nährböden keine Differenzierung von Kolonien von *Str. diacetilactis*, *Str. lactis* und *Str. cremoris* möglich ist, wurde ein Milchnährboden mit einem Gehalt von 5% Hefeautolysat, 1% Saccharose, 1% Calciumcitrat und 1,5% Agar in den Routinebetrieb eingeführt. Kulturen des aromabildenden *Str. diacetilactis* waren auf Grund des Citratzusatzes durch ihren transparenten Hof deutlich von Kulturen der beiden anderen Keimarten zu unterscheiden. Der Citratzusatz hatte in vielen anderen Medien die gleiche Wirkung. S. Willer. 3280.

4-64/02-0123 Beuche, H.; Göttingen, Univ., Tierärztl. Inst. **Der serologische Abstammungsnachweis beim Rind unter besonderer Berücksichtigung der B-System-Allele und der Serumtypenbestimmung.** Züchtungskunde **35** (1963) Nr. 4. S. 168–179. – 14 Tab., 4 Lit. Zus. in Russ., Engl., Franz.

Serol. Abstammungsnachweise sind durch Faktorenanalyse des Phänotypus von Bluttypen und durch Genotypenanalyse unter Verwendung des FV-Systems beim Rinde möglich. Von besonderem Wert für die Genotypenanalyse ist das B-System des Rindes; auch die Serumtypenbestimmung leistet bei der Klärung fraglicher Abstammungen wertvolle Hilfe. Anhand mehrerer Institutseinsendungen werden Untersuchungsergebnisse und Auswertung erläutert. Es kamen folgende diagnostische Verfahren zur Durchführung: 1) Rekonstruktion des Genotyps eines nicht untersuchten Tieres. 2) Sicherung der Zugehörigkeit eines Nachkommen zu einem von mehreren in Betracht kommenden Elterntieren, obwohl das zum Elternpaar gehörende zweite Elterntier bluttypenmäßig nicht bekannt ist. 3) Vermeidung von Fehlentscheidungen, die bei Anwendung der „Faktorenanalyse" auftreten können. G. Becker. 3290.

4-64/02-0124 Dózsa, I., Kemenes, F. und Szent-Iványi, Th.; Budapest, Ungarn, Zoo; Veterinärhochschule, Inst. für Seuchenlehre. **Untersuchungen über die artbestimmende Bedeutung der Erythrozyten von Säugetierarten.** Nord. Veterinärmed. **14** (1962) Nr. 9. Suppl. Nr. 1. S. 314–320. – 17 Lit.
Nicht nur morphologisch, sondern auch immunserologisch besitzen die Wiederkäuer Erythrocyten von ganz besonderem Aufbau. Es wurde beispielsweise schon 1901 bewiesen, daß die Erythrocyten von Schafen bei einem bedeutend höheren Titer hämolysiert werden als Erythrocyten von anderen, nicht wiederkäuenden Tierarten. Vff. untersuchten die hämolysierende Wirkung von Hämotoxinen pathogener Leptospirenarten (*L. pomona, L. grippotyphosa, L. canicola*) auf die Erythrocyten von Haus-, Laboratoriums- und Zootieren. Es waren nur die Erythrocyten der Tierarten empfindlich, die der Pecora-Gattung der Wiederkäuer angehören (Reh, Hirsch, Antilope, Muflon, Schaf, Mähnenschaf, Ziege, Steinbock, Rind, Büffel und Zebu). Die Erythrocyten aller übrigen Tierarten erwiesen sich dem Leptospiren-Hämotoxin gegenüber als resistent. E. Wiesner. 3290.

4-64/02-0125 Baker, Bruce E. und Bertok, Endre I.; Quebec, Canada, McGill Univ., Macdonald Coll., Fac. of Agric. Isoantigenicity and autoantigenicity in relation to the milk of the guinea pig. **(Isoantigenität und Autoantigenität in Beziehung zur Milch des Meerschweinchens.)** Canad. J. comparat. Med. veterin. Sci. **26** (1962) Nr. 10. S. 227–233. – 4 Tab., 7 Lit.
I.v. Injektionen von Magermilch von Kühen oder Magermilch von Meerschweinchen können bei erwachsenen oder jungen Meerschweinchen eine geringe anaphylaktoide Reaktion hervorrufen. In mehreren Versuchsreihen konnte gezeigt werden, daß Meerschweinchen sich zwar leicht gegen Magermilch von Kühen sensibilisieren lassen, aber weder eine Isoantigenität noch eine Autoantigenität der Magermilch von Meerschweinchen bei erwachsenen oder jungen Meerschweinchen feststellbar war. G. Scheibner. 3300.

4-64/02-0126 Henneberg, G. und Wolff, I.; Berlin, Robert-Koch-Inst. **Über den Aufbau der Basalschicht von Bakterienkolonien.** Zbl. Bakteriol., Parasitenkunde, Infektionskrankh. Hyg., I. Abt., Orig. **189** (1963) Nr. 1. S. 77–87. – 18 Abb., 14 Lit.
Mit Kolonieschnitt-Technik wurde das Verhalten der Basalschicht von 4 Stämmen der 3 Typen von *Mycobact. tuberculosis* und eines Stammes von *Ps. aeruginosa* untersucht. Zellansammlungen bilden sich bei dem Aufimpfen besonders dort, wo Rauhigkeiten auf dem Nährboden vorhanden sind. Von diesen Stellen aus können Zellen in den Nährboden hineinwachsen und zur Oberflächenkolonie auswachsen. Wesentlich dafür sind die art- und typengebundenen Eigenschaften der Bakterien, mit Nachbarzellen verbunden zu bleiben oder getrennt von diesen in den Nährboden einzusickern. Entsprechend scheint auch der Nährstofftransport vom Nährboden zu den Bakterien bei den verschiedenen Bakterienarten zu differieren. Teils wird der Nährstofftransport über die kapillare Flüssigkeitsschicht zwischen Bakteriendecke und Nährbodenoberfläche verlaufen, teils, wie bei *Ps. aeruginosa*, wird von älteren Kolonien eine neue Basalschicht ausgebildet, die durch die Lagerung ihrer Einzelzellen und die damit verbundenen Kapillarkräfte zu einer Saugschicht wird. G. Scheibner. 3360.

4-64/02-0127 Franěk, F. und Nezlin, R. S.; Prag, Inst. für Mikrobiol. der Tschechoslow. Akad. der Wiss., Abt. für Immunol.; Moskau, Inst. für Strahlen- und Physiko-Chem. Biol. der Akad. der Wiss. der UdSSR, Lab. für Viruschemie und Zellkulturen. Izučenie roli različnych peptidnych cepej antitela v reakcii antigen-antitelo. **(Untersuchungen über die Bedeutung verschiedener Antikörperpeptidketten bei der Antigen-Antikörper-Reaktion.)** Biochimija, Moskva **28** (1963) Nr. 2. S. 193–202. – 3 Abb., 3 Tab., 26 Lit. Zus. in Engl.

Vff. untersuchten die Lokalisation des aktiven Zentrums in den Antikörpern und entwickelten ein Verfahren zur Aufspaltung der besonders reaktionsstarken Disulfidbindungen in den Molekülen der vom Pferde stammenden Diphtherie- und Tetanusantitoxine mittels Natriumsulfitbearbeitung bei Anwesenheit von Kupferionen. Die durch die S-Sulfonation gewonnenen S-Sulfoantitoxine verfügten über die Hälfte der anfänglichen Aktivität; die Menge des Eiweißes, die mit den auf Suspensionen kleiner Cellulosepartikel konzentrierten und fixierten Toxoiden reagiert, verringerte sich jedoch bei Bearbeitung mit der Lösung, die 6 M Harnstoff und 0,05 M Ameisensäure enthält, auf 3–5% der allgemeinen Eiweißmenge. In diesem Milieu zerfallen die Antitoxine in schwerere H- und leichtere L-Ketten, die mit Hilfe des neu entwickelten Sefadex-100 (Dextran-Gel) vollständig trennbar sind, wie durch die Stärkegel-Elektrophorese bestätigt wird. Die gespaltenen Ketten reagieren nicht mit dem fixierten Toxoid. Die spezifische Aktivität läßt sich jedoch nach Mischung der beiden Kettenarten im sauren oder neutralen Milieu wieder herstellen, wobei sog. Hybridkomplexe nur mit dem fixierten Toxoid reagierten, dessen Spezifität der H-Kette entsprach. Demnach ist anzunehmen, daß die spezifische Determinante am ehesten in der H-Kette zu suchen ist, was jedoch der Auffassung von Edelman widerspricht. Zur Reaktion des Antitoxins mit dem Antigen ist aber der H-L-Kettenkomplex notwendig.

W. Bathke. 3430.

4-64/02-0128 Rudolph, W., Müller, H.-D., Zimmermann, G. und Möhlmann, H.; Dessau, Forsch.-Inst. für Impfstoffe. **Zur unspezifischen Infektabwehr und ihrer Beeinflussung durch Resactin.** Mh. Veterinärmed. **18** (1963) Nr. 13. S. 505–509. – 10 Abb., 2 Tab., 15 Lit.

Therapeutisch sind von den Systemen und Faktoren der unspezifischen Infektabwehr zwei beeinflußbar, das humorale Abwehrsystem und das celluläre Abwehrsystem. Es wurden Untersuchungen über die Beeinflußbarkeit dieser beiden Systeme durch Resactin „Dessau" durchgeführt. Resactin ist eine 2%ige isotonische Lösung partiell fermentativ abgebauter Blutproteine in Verbindung mit natürlichen Lipoiden und einem neuartigen Bakteriostaticum. Hauptwirkstoffe sind Polypeptide und Lipoide. Mittels aktiven Colischutzversuches an der Maus konnte gefunden werden, daß bei Resactinanwendung der unspezifische Schutz nach etwa 15 Std. wirksam wird, nach 24 Std. das Maximum erreicht und nach 5 Tagen abgeklungen ist. Vergleichsweise eingesetztes Omnadin zeigte bereits 10 Std. p.a. Schutzwirkung, die jedoch schneller abklang als bei Resactin. Ultrazentrifugenaufnahmen von Seren resactinbehandelter Mäuse wiesen gegenüber Mäusenormalseren einen erhöhten Anteil eines Makroproteins auf, das wahrscheinlich mit Properdin identisch ist. In der Milz und in peripheren Lymphknoten von Mäusen, die mit Resactin oder Omnadin behandelt worden waren, konnte im Vergleich zu Kontrolltieren eine deutliche Hyperplasie des lymphoreticulären Gewebes gefunden werden. G. Scheibner. 3430.

4-64/02-0129 Perry, Dennis und Slade, Hutton D.; Chicago, Ill., Northwestern Univ., Med. School, Dep. of Microbiol. Optimal conditions for the transformation of streptococci. **(Optimale Bedingungen für die Transformation der Streptokokken.)** J. Bacteriol. **85** (1963) Nr. 3. S. 636–642. – 4 Abb., 4 Tab., 14 Lit.

Anlaß zu dieser Arbeit gab die Tatsache, daß Vff. wiederholt Transformation zur Streptomycinresistenz bei Streptokokken der serol. Gruppen F, H und O feststellen mußten. Die Untersuchungen wurden an Streptokokkenstämmen der serol. Gruppen A, G und H sowie an nicht einzugruppierenden Stämmen vorgenommen. Dazu wurden jeweils 0,1 ml 18 Std. alter Kulturen zunächst in Bouillon mit Zusatz von 4% Schafblut 1–4 Std. bebrütet, dann in Bouillon mit 10% Humanserum und 5 μg Desoxyribonucleinsäure/ml verimpft. 15 Min.

später wurden pro ml 0,1 mg Desoxyribonuclease zugegeben und die Bebrütung bei 37 °C 2 Std. fortgesetzt. Der Nachweis transformierter Keime erfolgte nach bekannten Methoden. Es konnte nachgewiesen werden, daß das Temp.-Optimum für die Transformation der Streptokokken bei 37 °C liegt. Die Transformation erfolgt jedoch nur, wenn dem Nährmedium Serum zugesetzt wird. W. Kuhlmann. 3560.

4-64/02-0130 Fox, Eugene N.; Chicago, Ill., Univ., Dep. of Microbiol. Intracellular M protein of group A streptococcus. **(Intracelluläres M-Protein bei Streptokokken der Gruppe A.)** J. Bacteriol. **85** (1963) Nr. 3. S. 536–540. – 2 Abb., 3 Tab., 13 Lit.
Es wurde ein hitze- und säurelabiles M-Antigen im Zelleib von Streptokokken der Gruppe A nachgewiesen. Dieses M-Antigen, ein Protein, lag sowohl in löslicher Form im Cytoplasma als auch an die Protoplasmamembran gebunden vor. Wenn mit Trypsin behandelte ganze Zellen oder nur die Zelleiber mit heißer Salzsäure extrahiert wurden, war das M-Antigen nicht nachzuweisen, obgleich es mit dem heißen Salzsäure-Auszug der Zellwände zu gewinnen war. Mit Hilfe fluoresceinmarkierter typenspezifischer Antiseren war es möglich, das M-Antigen in der Protoplasmamembran zu lokalisieren.
W. Kuhlmann. 3560.

4-64/02-0131 Brock, Thomas D.; Cleveland, O., Western Res. Univ., Dep. of Microbiol. Effect of antibiotics and inhibitors on M protein synthesis. **(Die Wirkung der Antibiotica und Hemmstoffe auf die M-Protein-Synthese.)** J. Bacteriol. 85 (1963) Nr. 3. S. 527–531. – 4 Tab., 11 Lit.
Werden Streptokokken mit Trypsin behandelt, so verlieren sie das M-Protein; wenn dann die Keime in einem Medium mit Glukose- und Aminosäurenzusatz bebrütet werden, so vermögen sie das M-Protein zu resynthetisieren. Während dieser Resynthese vermehren sich die Streptokokken nicht; auch wird der Prozeß durch Penicillin nicht beeinflußt. Mit Hilfe dieses Effektes prüfte Vf., ob Antibiotica und andere Hemmstoffe einen Einfluß auf die M-Protein-Synthese der Streptokokken ausüben. Gleichzeitig wurde die Wirk. der Substanzen auf das Wachstum und die Fermentation der getesteten Streptokokken festgestellt. Als Testkeim diente der Typ 14 des *Streptococcus pyogenes* aus der Gruppe A. Auf Grund der Ergebnisse konnten 4 Reaktionsgruppen aufgestellt werden. Gruppe 1: Effekt auf M-Protein-Synthese, Wachstum und Fermentation jeweils bei gleicher Konzentration, wobei nicht exakt bestimmt werden konnte, ob die Substanzen direkt auf die M-Protein-Synthese einwirken. Gruppe 2: Wachstumshemmung bei zehnfach niedrigerer Konzentration als für die Protein-Synthese-Hemmung erforderlich. Es handelt sich hierbei um Antibiotica, wie Penicillin, Streptomycin, Neomycin, Novobiocin usw., welche die Synthese der Zellwand oder anderer Strukturen wachsender Keime hemmen, aber die Protein-Synthese primär nicht beeinflussen. Gruppe 3: Hemmung der Protein-Synthese und des Wachstums bei gleicher Konzentration. Bei der 3. Gruppe handelt es sich um Substanzen, die primär auf die M-Protein-Synthese einwirken. Hierzu zählen Chloramphenicol, Erythromycin und die Tetracycline. Gruppe 4: Kein Effekt auf die M-Protein-Synthese. Die M-Protein-Synthese bei nicht wachsenden Keimen ist ein rel. einfacher Prozeß und stellt ein Modell für eingehendere Untersuchungen über den Ablauf der Protein-Synthese dar. W. Kuhlmann. 3560.

4-64/02-0132 Norcross, N. L.; Ithaca, Cornell Univ., New York State Veterin. Coll. Antigenic substances purified from Streptococcus agalactiae. I. Antibody response in infected cattle. **(Reindarstellung der Antigene von Streptococcus agalactiae. 1. Mitt. Antikörperbildung bei infizierten Kühen.)** Cornell Veterinarian **53** (1963) Nr. 2. S. 301–308. – 3 Tab., 12 Lit.
Sechs Kühe im Alter von 4–5 Jahren wurden intramammär mit dem Cornell Stamm 48 des *Streptococcus agalactiae* infiziert. Als Kontrollen dienten 2 ge-

sunde, abgekalbte Färsen. Der gleiche Stamm diente ferner zur Herstellung der Antigene (3 celluläre Antigene und 1 extracelluläres Antigen). Zwei der cellulären Antigene bestanden aus Kohlenhydraten, während das dritte aus Proteinen zusammengesetzt war. Das extracelluläre Antigen stellte ein Polysaccharid dar. Die Antikörperbildung wurde mittels Komplementbindungsreaktion nachgewiesen. Die Untersuchungen zeigten, daß hauptsächlich Antikörper gegen das extracelluläre Antigen gebildet wurden und diese vornehmlich im Kolostrum, weniger im Blutserum nachweisbar waren. Das Kolostrum enthielt keine Antikörper gegen die beiden cellulären Kohlenhydrat-Antigene, jedoch in geringer Menge gegen das celluläre Protein-Antigen. Im Blutserum wurden keine Anitkörper gegen die cellulären Antigene festgestellt. Durch andere Untersucher wurde auch bei Streptokokken-Infektionen des Menschen nachgewiesen, daß eine Antikörperbildung vorwiegend auf extracelluläre Substanzen der Streptokokken erfolgt.
W. Kuhlmann. 3560.

4-64/02-0133 Köhler, W.; Jena, Arbeitsgruppe Med. Mikrobiol. des Inst. für Mikrobiol. und Exp. Therapie der Dtsch. Akad. der Wiss. zu Berlin. **Die T-Agglutinationsgruppe 4, 24, 26, 28, 29, 46, 48 des Streptococcus pyogenes.** Mber. dtsch. Akad. Wiss. Berlin **5** (1963) Nr. 6. S. 379–381. – 1 Tab., 2 Lit.
Mit Hilfe der sog. M-Antigene lassen sich bei den hämolysierenden Streptokokken der serol. Gruppe A verschiedene Typen aufstellen. Daneben bestehen die durch Agglutination nachweisbaren T-Antigene, welche bei einigen Typen identisch bzw. nahe verwandt sind (z. B. bei der 4/24 ... Gruppe), so daß die T-Agglutination allein nicht zur Typisierung ausreicht. Auch reicht das T-Antigen des Typ 4 nicht aus, alle Stämme der 4/24... Gruppe zu erfassen. Unter 372 getesteten Stämmen ergaben 34 (9,2%) keine Agglutination mit T4-Serum. Es ist deshalb notwendig, die T-Typisierung mit dem vollen Serumbesteck jener Gruppe vorzunehmen. Das R28-Antigen ist entweder mit der Agglutination oder mit der Präzipitation nachweisbar. Es müssen deshalb beide Methoden zur Typisierung herangezogen werden.
W. Kuhlmann. 3560.

4-64/02-0134 Williams, R. E. O.; London, England, St. Mary's Hospital, Med. School, Wright-Fleming Inst. of Microbiol. Healthy carriage of Staphylococcus aureus: its prevalence and importance. **(Verbreitung und Bedeutung gesunder Ausscheider von Staphylococcus aureus.)** Bacteriol. Rev. **27** (1963) Nr. 1. S. 56–71. – 9 Tab., 104 Lit.
Die Bedeutung gesunder Ausscheider pathogener Staphylokokken für die Umwelt wurde erst vor etwa 25 Jahren erkannt, nachdem der Koagulase-Test für die Differenzierung derartiger Keime ausgearbeitet war. Seit dieser Zeit sind unzählige Publikationen zu diesem Problem erschienen. Vf. hielt es deshalb für angebracht, über das in den letzten 20 Jahren Erreichte zu referieren. So wird über das sporadische und permanente Vorkommen pathogener Staphylokokken auf der Haut, in der Nase, im Rachenraum sowie im Verdauungskanal bei jungen und alten, gesunden Menschen berichtet. Auch werden Selbstinfektionen (z. B. Infektion von Operationswunden bei Personen, die selbst Staphylokokken im Nasen-Rachenraum beherbergten) und die Ergebnisse der Phagentypisierungen verschiedener Untersucher mitgeteilt. Wenn auch viele Einzelheiten bekannt geworden sind, so weiß man doch heute immer noch nicht, welche Faktoren zum Träger- und Ausscheidertum von Staphylokokken führen. W. Kuhlmann. 3565.

4-64/02-0135 Parisi, J. T. und Baldwin, J. N.; Columbus, Ohio State Univ., Dep. of Microbiol. The incidence and persistence of certain strains of Staphylococcus aureus in dairy herds. **(Das Vorkommen und Verbleiben bestimmter Stämme von Staphylococcus aureus in Milchkuhherden.)** Amer. J. veterin. Res. **24** (1963) Nr. 100. S. 551–556. – 5 Tab., 21 Lit.

Von 975 Kühen in 16 Milchkuhherden wurden 350 Staphylokokkenstämme isoliert und mit Hilfe von 2 verschiedenen Phagensätzen typisiert. Die 31 Phagen der Internat. Serie ermöglichten die Aufstellung von 43 Phagentypen, während 6 von den gezüchteten Staphylokokkenstämmen isolierte Phagen die Einteilung in 15 Phagentypen gestatteten. In der Mehrzahl der 16 Herden dominierte ein Phagentyp von *Staphylococcus aureus* während des Untersuchungszeitraumes. Wenn bei einer Kuh mehrere Viertel mit Staphylokokken infiziert waren, so wurde in jedem Viertel ein anderer Phagentyp der Staphylokokken festgestellt. Vff. folgern daraus, daß die Staphylokokken-Infektionen nicht von einem Viertel auf die anderen übergreifen, sondern durch das Melkpersonal bzw. die Melkmaschine gesetzt werden. 96 getestete Staphylokokkenstämme waren mit Ausnahme von 5, welche penicillinresistent waren, empfindlich für Penicillin, Streptomycin, Tetracyclin, Erythromycin, Novobiocin, Neomycin und Bacitracin. W. Kuhlmann. 3565.

4-64/02-0136 Baird-Parker, A. C.; Sharnbrook, Bedford, Colworth House, Unilever Res. Lab. A classification of micrococci and staphylococci based on physiological and biochemical tests. **(Klassifizierung der Mikrokokken und Staphylokokken auf Grund physiologischer und biochemischer Tests.)** J. gen. Microbiol. **30** (1963) Nr. 3. S. 409–427. – 3 Tab., 38 Lit.

Die Untersuchungen wurden an 1250 grampositiven und katalasepositiven Kokkenstämmen vorgenommen, welche von Schinken, Menschen- und Schweinehaut sowie aus dem Staub isoliert worden waren. Neben der Morphologie fanden die Bildung von Phosphatase, Koagulase und H_2S sowie die Spaltung von Hippurat, Aesculin und Stärke, außerdem die Nitratreduktion, die Säurebildung aus Kohlenhydraten, die Bildung von Acetoin und die Bestimmung des End-pH in Glukosebouillon, die Produktion von Ammoniak in Argininbouillon, das Wachstum bei unterschiedlichen Temperaturen und Kochsalzkonzentrationen und die Verwertung von Ammoniumphosphat für die Klassifizierung die erforderliche Beachtung. Es war möglich, 3 Hauptgruppen zu bilden, wobei im Sinne von Bergey's Manual 570 Stämme als *Staphylococcus* klassifiziert wurden, 677 Stämme als *Micrococcus* und 3 Stämme als *Sarcina*. Die Staphylokokken ließen sich wieder in 6 Untergruppen aufteilen. Als Staphylokokken wurden diejenigen Kokken klassifiziert, die gram- und katalasepositiv waren und aus Glukose unter anaëroben Bedingungen Säure bildeten. Ferner wurden für gewöhnlich in 2%iger Glukosebouillon Acetoin gebildet und ein End-pH von weniger als 5,0 erreicht. Säure wurde gebildet aus Arabinose, Dextrin, Inositol, Raffinose, Rhamnose, Salicin und Xylose. Aesculin und Stärke wurden nicht hydrolysiert. Nitrat wurde gewöhnlich zu Nitrit reduziert. Mikrokokken waren diejenigen gram- und katalasepositiven Kokken, welche aus Glukose nur unter aëroben Bedingungen Säure bildeten, ferner Acetoin produzierten und in 2%iger Glukosebouillon ein End-pH von größer als 5,0 erreichten. Säurebildung aus Cellobiose, Dextrin, Galactose, Inositol, Raffinose, Rhamnose, Salicin und Stärke. Aesculin wurde hydrolysiert. W. Kuhlmann. 3565.

4-64/02-0137 Nota, Nora R., Frigerio, Marcelo J., Nani, Secondo und Vallejo, Lidoro C. Ulteriores estudios sobre la tipificacion bacteriofagica de cepas de Staphylococcus aureus aisladas de casos de mastitis bovina. **(Weitere Untersuchungen über die Bakteriophagen-Typisierung von Stämmen des Staphylococcus aureus, die in verschiedenen Fällen von Rinder-Mastitis isoliert wurden.)** Rev. Med. veterin. [Buenos Aires] **43** (1962) Nr. 2. S. 87–90. 3565.

4-64/02-0138 Nordbring, Folke; Uppsala, Sweden, Univ., Hospital for Infectious Diseases, Dep. of Bacteriol. Strains of Staphylococcus aureus with increased tolerance to gentian violet. **(Stämme des Staphylococcus aureus mit zunehmender Gentianaviolett-Toleranz.)** Acta pathol. microbiol. scand. **58** (1963) Nr. 1. S. 114–122. – 2 Abb., 3 Tab., 15 Lit.

Der Hemmungseffekt von Gentianaviolett gegenüber Staphylokokken wird in vielen Labors zur Differenzierung jener Keime ausgenutzt. I. allg. verwendet man Schafblutagarplatten mit einem Zusatz von 1,3 μg Gentianaviolett/ml Schafblutagar. Vf. konnte beobachten, daß einige Staphylokokkenstämme dennoch auf den Schafblutplatten mit Zusatz von Gentianaviolett als kleine, runde, opake, schwach blaue Kolonien wuchsen, die, sofern es hämolysierende Staphylokokken waren, mit hämolysierenden Streptokokken verwechselt werden konnten. Um Aufschluß über dieses eigenartige Verhalten zu erlangen, untersuchte Vf. 24 derartige Stämme, welche von 19 Patienten isoliert und als penicillinresistent erkannt worden waren, mit bekannten Methoden auf Antibiotica- und Gentianaviolett-Resistenz, Penicillinase- und Koagulase-Bildung sowie Fermentation von Sucrose, Mannitol und Lactose; auch wurde die Phagentypisierung vorgenommen. Dabei stellte sich heraus, daß alle Stämme zur Phagengruppe III zählten und mindestens gegen 2 Antibiotica resistent waren (80% der Stämme sogar gegen 5 und mehr Antibiotica). Daraus folgt ferner, daß die Ausbildung einer multiplen Antibiotica-Resistenz von einer steigenden Gentianaviolett-Resistenz begleitet war. Vf. ist der Ansicht, daß zur Klärung der Epidemiologie außer der Phagentypisierung die Testung der Gentianaviolett-Resistenz nützlich ist. W. Kuhlmann. 3565.

4-64/02-0139 Allen, Wendall E. und McVeigh, Ilda; Nashville, Tenn., Vanderbilt Univ., Dep. of Biol. Growth of penicillin-resistant and penicillin-sensitive strains of Staphylococcus aureus. **(Das Wachstum penicillinresistenter und -empfindlicher Stämme des Staphylococcus aureus.)** Canad. J. Microbiol. **9** (1963) Nr. 2. S. 179–186. — 1 Abb., 3 Tab., 19 Lit.

Es wurden 10 in vivo und 2 in vitro penicillinresistente sowie 2 penicillinempfindliche Stämme des *Staphylococcus aureus* in Antibiotica-Assay-Brühe, einer Hefeextrakt-Glukose-Bouillon, geimpft und bei 37 °C bebrütet. Darauf wurden in allen Wachstumsphasen Keimzählungen mit Hilfe des Agarplatten-Verfahrens vorgenommen. Es stellte sich heraus, daß das Wachstum sowohl bei den 10 in vivo penicillinresistenten als auch bei den 2 penicillinempfindlichen Stämmen in allen Phasen übereinstimmend war. Lediglich die beiden in vitro penicillinresistenten Stämme zeigten während der log. Phase ein schwächeres Wachstum. W. Kuhlmann. 3565.

4-64/02-0140 Shah, D. B. und Wilson, J. B.; Madison, Univ. of Wisconsin, Dep. of Bacteriol. Egg yolk factor of Staphylococcus aureus. I. Nature of the substrate and enzyme involved in the egg yolk opacity reaction. **(Der Eigelbfaktor des Staphylococcus aureus. 1. Mitt. Art des Substrates und des Enzyms, welche die Eigelb-Trübungs-Reaktion bedingen.)** J. Bacteriol. **85** (1963) Nr. 3. S. 516–521. — 3 Abb., 27 Lit.

Gewisse Bakterienstämme, u.a. Staphylokokken, geben in Eigelb-Nährmedien eine Trübungsreaktion, welche in Abhängigkeit von der Lecithinase-C-Aktivität ablaufen soll. Es ist auffallend, daß pathogene Staphylokokken Träger des Eigelbfaktors sind. Aufgabe vorliegender Arbeit war es, Aufschluß über die Natur jenes Enzyms zu erlangen, welches die Eigelb-Trübungs-Reaktion bedingt. Dieses Enzym wurde aus zellfreien Filtraten 3–5 Tage alter *Staphylococcus aureus*-Kulturen durch Säurefällung sowie Fraktionierung mit Aethanol und anschließende Elektrophorese gewonnen. Demzufolge handelt es sich bei dem Eigelbfaktor um eine Lipase. Im Eigelb selbst kommt ein Lipoprotein vor, das Lipovitellenin, welches wiederum das die Trübungsreaktion hervorrufende Substrat darstellt; dabei wirkt die Lipase auf das Lipovitellenin ein, so daß dessen Löslichkeit geändert wird. Der günstigste pH-Wert für den Ablauf der Trübungsreaktion liegt sowohl bei 5,5 als auch bei 8,0. Lecithinase A, C und D konnten in dem Eigelbfaktor der Staphylokokken nicht festgestellt werden; demzufolge bedingen sie keine Trübungsreaktion. W. Kuhlmann. 3565.

4-64/02-0141 Bernheimer, A. W. und Schwartz, Lois L.; New York, Univ., School of Med., Dep. of Microbiol. Isolation and composition of staphylococcal alpha toxin. **(Isolierung und Zusammensetzung des Staphylokokken-Alpha-Toxins.)** J. gen. Microbiol. **30** (1963) Nr. 3. S. 455–468. – 6 Abb., 4 Tab., 25 Lit.

Für die Untersuchungen stand der Stamm Wood 46 des *Staphylococcus aureus* zur Verfügung. Das Toxin wurde mit Hilfe von Ammoniumsulfat gefällt und durch Elektrophorese sowie Ultrazentrifugation gewonnen. Es stellt ein Protein dar und besitzt ein Mol.-Gew. von 44000. Die angewandte Methode ermöglicht eine Ausbeute von 40% des gebildeten Toxins mit einer Reinheit von 70%. Das Alpha-Toxin setzt sich aus folgenden Aminosäuren zusammen: Prolin, Glycin, Alanin, Cystin, Taurin, Glutamin, Asparagin, Serin, Valin, Leucin, Tyrosin, Lysin, Phenylalanin, Histidin, Arginin und Tryptophan. W. Kuhlmann. 3565.

4-64/02-0142 Ponomareva, T. N. K voprosu o bakteriologičeskoj diagnostike sibirskoj jazvy. **(Zur Problematik der Milzbranddiagnostik.)** Žurnal mikrobiologii, ėpidemiologii i immunobiologii, Moskva **40** (1963) Nr. 5. S. 107 bis 112. – 1 Tab., 13 Lit. Zus. in Engl.

Ausgehend von vorhandenen Angaben über die Veränderlichkeit des Milzbranderregers unter Einfluß von Antibiotica züchtete man in 6 von 7 Fällen von Milzbrand-Karbunkel beim Menschen den Erreger, nachdem die Personen bereits mit Antibiotica und Serum – jedoch nicht länger als 3–4 Tage – behandelt worden waren. Bis auf eine Ausnahme verhielten sich diese Stämme typisch (Morphologie, Kapsel-, Sporenbildung, Mäusepathogenität, fehlende Beweglichkeit, keine Hämolyse, Gelatinestich, Ascoliprobe). Bei der einen Ausnahme war jedoch nur die Morphologie atypisch. Die Milzbranddiagnostik wird durch den Einsatz von Bakteriophagen, der Lumineszenz und durch den „Perlschnurtest“ bedeutend erleichtert. Ein Stamm mit stark veränderten Eigenschaften konnte im Boden nachgewiesen werden. W. Bathke. 3570.

4-64/02-0143 Hartwigk, H.; Berlin-Dahlem, Univ., Inst. für Veterin.-Hyg. **Antihaemolysinbildung bei Corynebakterium (C.) pseudotuberculosis ovis.** Berliner Münchener tierärztl. Wschr. **76** (1963) Nr. 12. S. 222–224. – 3 Abb., 1 Tab., 10 Lit. Zus. in Engl.

Nach der Art des Camp-Testes wurde die Antihämolysinbildung bei Stämmen von *Corynebacterium pseudotuberculosis ovis* geprüft. Auf einer Frischblutagarplatte (defibriniertes Schafblut ohne Traubenzucker) wird ein β-hämolytischer *Staphylococcus* in einem Strich aufgeimpft. Rechtwinklig dazu wird ein kurzer Impfstrich mit dem auf Antihämolysin zu prüfenden *Corynebacterium* bis kurz vor den Staphylokokkenimpfstrich gezogen. Die Ablesung erfolgt nach einer Bebrütung von 24 Std. bei 37 °C. Ein antihämolytischer Stoff bewirkt dort, wo der kurze Impfstrich den hämolytischen Hof des *Staphylococcus* berührt, die Entstehung einer in den klaren Hof hineinragenden anhämolytischen Zone. *C. pyogenes*, *C. renale*, Listerien und Rotlaufbakterien beeinflussen die Hämolyse des *Staphylococcus* nicht. Das Antihämolysin ist filtrierbar und wurde im Lochtest mit dem eines humanen pseudodiphterieähnlichen *Corynebacterium* vergleichend geprüft. Das humane *Corynebacterium* ist dem ovinen an Antihämolysinmenge um das 16–32fache überlegen. Das Optimum der Antihämolysinbildung liegt bei dem humanen C. bei drei- bis vier-, bei *C. pseudotuberculosis ovis* bei zweitägiger Bebrütung. W. Lehmann. 3680.

4-64/02-0144 Carter, G. R.; Hull, Canada Dep. of Agric., Animal Diseases Res. Inst., Health of Animals Div., Animal Pathol. Lab. Further observations on typing Pasteurella multocida by the indirect hemagglutination test. **(Weitere Untersuchungen über die Typisierung von Pasteurella multocida durch die indirekte Hämagglutinationsmethode.)** Canad. J. comparat. Med. veterin. Sci. **26** (1962) Nr. 10. S. 238–240. – 1 Tab., 9 Lit.

Außer morphol. und biochem. Methoden dienen auch serol. Verfahren der Erkennung der verschiedenen Typen von *Pasteurella multocida.* Mit Hilfe des indirekten Hämagglutinationstestes lassen sich die serol. Typen sowohl von *Pasteurella multocida* als auch von *Pasteurella haemolytica* bestimmen. Die technische Durchführung wird an Hand eines Schemas ausführlich beschrieben. Die Ergebnisse variieren je nach Menge der Keime und der verwendeten Reagentien, so daß es besser ist, diese Methode durch andere zu ergänzen. Die Konz. der *Pasteurella*-Suspensionen soll $^1/_3$ des *Brucella*-Antigens für die Schnellagglutination betragen. Es wird empfohlen, die verwendete Acriflavin-Lösung jeden Tag frisch zuzubereiten. Die Eigenschaften der einzelnen Typen werden näher beleuchtet. Man unterscheidet B-, C-, D-, E-Typen sowie mucoide Stämme, blaue Varianten und intermediäre Varianten. E. Tempel. 3710.

4-64/02-0145 Diena, B. B., Wallace, R. und Greenberg, L.; Ottawa, Canada, Dep. of Nat. Health and Welfare, Biol. Control Lab.; Lab. of Hyg. A flocculation test for salmonella antibodies using sensitized bentonite particles. **(Ein Flockungstest für Salmonella-Antikörper mit Hilfe von lichtempfindlichen Bentonit-Teilchen.)** Canad. J. Microbiol. **9** (1963) Nr. 2. S. 221 bis 226. – 4 Tab., 9 Lit.

Schon länger wird nach einer empfindlichen Methode zum Nachweis von Antikörpern gegenüber einer Reihe von Salmonella-Serotypen gesucht. Zu diesem Zweck werden Bentonit-Teilchen nach der Methode von Bozicevich bearbeitet. Weiterhin werden somatische Antigenextrakte aus *S. typhi, S. typhimurium, S. anatum, S. enteritidis, S. thompson* und *S. paratyphi A* hergestellt. Antisera gegen die somatischen Antigene werden nach der Methode von Weil und Saphra gewonnen. Die techn. Einzelheiten werden eingehend besprochen Die Untersuchungen werden mit Hilfe der Schnellagglutination auf dem Objektträger, der Röhrchenlangsamagglutination und der Hämagglutination durchgeführt. An Hand einer Tabelle werden die Ergebnisse miteinander verglichen. Außerdem wird ein polyvalentes Antigen hergestellt. Da sich das Antigen lyophilisieren läßt und dann in Lösung die gleichen guten Ergebnisse bringt, ist es besonders wertvoll. E. Tempel. 3720.

4-64/02-0146 Staub, A.-M. und Forest, N.; Lyon, Inst. Pasteur, Serv. des Vaccins. Étude immunochimique sur les Salmonella. IX. Premiers résultats sur le facteur 27 des Salmonella des groupes B, A et D, converties par le phage 27. **(Immunochemische Untersuchung über Salmonellen. 9. Mitt. Die ersten Ergebnisse in bezug auf den Faktor 27 bei den Salmonellen der Gruppen B, A und D, verwandelt durch den Phagen 27.)** Ann. Inst. Pasteur **104** (1963) Nr. 3. S. 371–383. – 7 Abb., 3 Tab., 24 Lit. Zus. in Engl.

Die Untersuchung wird mit folgenden Stämmen durchgeführt: *S. paratyphi A* (durazzoo), *S. paratyphi A, S. typhimurium, S. schwarzengrund, S. bredeney, S. typhi.* Die Antisera werden von Kaninchen gewonnen und 1mal vom Pferd (*S. bredeney*). Die Polyoside werden nach dem Verfahren von Freeman hergestellt und dann lyophilisiert. Die 3,6-didesoxyhexosen Tyvelose, Paratose, Abaequose und die Paraaminophenyl-Glukoside der Abaequose und Tyvelose werden von Westphal zur Verfügung gestellt. Die Glukoside sind nach der Methode von Lüderitz u. and. gewonnen worden. Le Minor hat aus seinen Untersuchungen den Schluß gezogen, daß die Umwandlung von Stämmen der Gruppen A, B und D durch den gleichen Phagen 27 die Entstehung von 3 verschiedenen Faktoren bewirkt, die zu jeder Gruppe 27 A, 27 B und 27 D gehören und zu einem den 3 Gruppen gemeinsamen Faktor 27. Die immunologische Untersuchung der Polysaccharide, die aus den wilden und umgewandelten Stämmen extrahiert worden sind, weist die gleichen Faktoren in den Polysacchariden nach. Die spez. Hemmung der immunologischen Präzipitation durch einfache Zucker zeigt, daß der End-Zucker der Faktoren 27 A, 27 B und

27D der gleiche ist wie der Endzucker des spez. Faktors der Gruppe: Tyvelose bei 27D, Abaequose bei 27B und Paratose bei 27A. Eine vorhergehende Untersuchung der Oligosaccharide, die in den partiellen Hydrolysaten von 27+ und 27−Polysacchariden der Gruppe B vorhanden sind, führt zu der Hypothese, daß die Entstehung der drei verschiedenen Faktoren durch die Modifikation eines einzigen enzymatischen Systems bedingt wird, das vermutlich das gleiche in den drei Gruppen ist. E. Tempel. 3720.

4-64/02-0147 Stocker, B. A. D., Smith, Sylvia M. und Ozeki, H.; London, Lister Inst. of Preventive Med., Guinness-Lister Res. Unit. High infectivity of Salmonella typhimurium newly infected by the colI factor. **(Hohe Infektiosität von Salmonella typhimurium, die durch den colI-Faktor neu infiziert wurde.)** J. gen. Microbiol. **30** (1963) Nr. 2. S. 201–221. – 6 Tab., 23 Lit.
Im allgemeinen werden die gleichen Stämme, Nährböden und Nachweismethoden der colicinogenen Eigenschaften wie von Ozeki u.and. verwendet. Nährbouillon wird mit einer größeren Menge von *Salmonella typhimurium* LT2col⁻ und einer kleineren Menge von LT2 colI beimpft, nach 18std. Bebrütung erwerben 30–70% der col⁻ Bakterien colI; nach weiterer 2std. Bebrütung steigt der Prozentsatz auf 50–90% nach 10facher Verdünnung mit Nährbouillon. Diese Kulturen, die einen hohen Anteil von durch colI neu infizierten Bakterien enthalten, übertragen innerhalb 1 Std. colI auf etwa 50% der Bakterien eines col⁻Stammes; man spricht dann von HFC-high-frequency colicinogeny-transferring. Ein Inoculum von 1–3 neu infizierten Bakterien einer HFC-Präparation eines Streptomycin-sensitiven Stammes ist in der Lage, colI in Streptomycin-Bouillon auf einen resistenten Stamm zu übertragen. Daraus wird geschlossen, daß 30–100% der durch colI neu infizierten Bakterien „kompetente Donor" sind und colI übertragen. Die Inoculum-Größe, das Verhältnis der Komponenten, die Beweglichkeit, die Lüftung und sekundäre Bebrütung wirken auf die HFC-Eigenschaft von Mischkulturen in einer Weise ein, die durch das Bedürfnis für die epidemische Ausbreitung von colI in die col⁻Komponente erklärt werden kann, um einen Gipfel zur Zeit der Prüfung zu erreichen. Bakterien einer HFC-Präparation paaren sich mit 10% einer Acceptorpopulation innerhalb von 2 Min. des Mischens; die vollkommene Übertragung erfordert 2,5–30 Min. Aus diesen Tatsachen wird geschlossen, daß colI sich autonom in neu infizierten Bakterien und deren unmittelbaren Nachkommen vermehrt und sie befähigt zur Paarung, aber daß dieser Faktor nicht die Fähigkeit überträgt, sich mit festen colicinogenen Stämmen zu paaren; vielleicht ist er dann im Host-Chromosom integriert.
E. Tempel. 3720.

4-64/02-0148 Dawson, G. W. P. und Smith-Keary, P. F.; Dublin, Trinity Coll., Dep. of Genetics. Episomic control of mutation in Salmonella typhimurium. **(Episom-Kontrolle der Mutation von Salmonella typhimurium.)** Heredity **18** (1963) Nr. 1. S. 1–20. – 4 Abb., 8 Tab., 48 Lit.
Bei Untersuchungen über das genetische Verhalten unbeständiger Gene hat McClintock festgestellt, daß es einen Typ der genetischen Einheit gibt, der keine permanente Lokalisation in der Struktur des Chromosoms hat. Wenn diese Elemente zeitweilig an ein Chromosomen-Gen gebunden werden, modifizieren sie den phänotypischen Ausdruck oder erhöhen die Mutationsrate oder beides. Er hat diese Einheiten „controlling elements" genannt. Vff. haben die unbeständigen Elemente von *Salmonella typhimurium* näher untersucht und ermittelt, daß diese genetischen Einheiten von Bakterien mit den „controlling elements" des Maises identisch sind; sie schlagen die Bezeichnung „controlling episomes" vor. Als Ausgangspunkt dient ein Stamm leu-151 von *Salmonella typhimurium*, dessen unbeständige Umkehrungen in bezug auf den su-leuA Locus eingehend untersucht werden. An Hand einer Zeichnung werden die verschiedenen Möglichkeiten jener Mutationen besprochen.

Verschiedene Stämme zeigen verschiedene Häufigkeiten von „controlling episomes", die für die Umstellung zu su-leuA verfügbar sind. Die Umstellung der „controlling episomes" von su-leu A zu Loci, die Prolin-Bedürfnis modifizieren, wird demonstriert. „Controlling episomes" können zusammen mit den Loci, an denen sie haften, transduziert werden. E. Tempel. 3720.

4-64/02-0149 Palyusik, M. A hazai Salmonella typhi-suis baktériumok antigénszerkezete. **(Die Antigenstruktur der heimischen Stämme der Salmonella typhi-suis.)** Magyar Állatorvosok Lapja [Ung. veterinärmed. Bl.] **17** (1962) Nr. 12. S. 463–465. – Aus: Ung. Agrar-Rdsch. **1963** Nr. 3.
110 *Salmonella typhi-suis*-Stämme, von denen die meisten aus Schweinekörpern, die an Voldagsen-Paratyphus eingegangen waren, isoliert wurden, und nur ein kleinerer Teil aus Kotproben klinisch gesunder Bakterienträger wurden im Agglutinationsverfahren auf Takátsy-Platten serol. untersucht. Von diesen Stämmen erwiesen sich 97 als diphasische Stämme, die in der Lit. als *S. typhi-suis* (Glässer) beschrieben wurden, 11 aber waren in der nichtspez. Monophase und gehörten deswegen zur *S. typhisuis varietas* Voldagsen (Damman und Stedefeder). Nur 2 der untersuchten Stämme waren in der spez. Monophase, eine Erscheinung, die bei *S. typhi-suis* in der Lit. bisher noch nicht beschrieben wurde. Bei den 11 Stämmen, die sich in der nichtspez. Monophase befanden, konnte die fehlende spez. Phase entsprechend der Hajnaschen Technik durch Züchtung des Stammes in einem Nährmedium, das 1,5 Antikörper enthielt, bereits in der ersten Passage ausgelöst werden. Mit derselben Technik konnte aber die fehlende nichtspez. 1,5 Phase bei den Stämmen, die sich in der spez. Monophase befanden, nur in einem der zwei Fälle erzwungen werden. Bei dem anderen dieser Stämme konnte die fehlende 1,5 Phase auch nach mehreren Überimpfungen auf einem Medium, das c-Antikörper enthielt, nicht beobachtet werden. 3720.

4-64/02-0150 Hille, Günter; Leipzig, Karl-Marx-Univ., Veterinärmed. Fak., Inst. für Veterin.-Mikrobiol. und Tierseuchenlehre, Abt. für Geflügelkrankh. **Experimentelle Untersuchungen zur Selektivzüchtung von Salmonella pullorum.** Diss. Leipzig **1960** 91 S. – 14 Tab., 132 Lit.
Die Brauchbarkeit fester und flüssiger Nährböden zur Selektivzüchtung von *Salmonella pullorum* wurde vergleichend geprüft. Vorversuche mit Bouillonkulturgemischen ergaben, daß bei der Isolierung von *S. pullorum* aus stark nebenkeimhaltigom Material das kombinierte Anreicherungsverfahren gegenüber der Direkt-Kultur den Vorzug besitzt. Unter Anwendung der Arbeitstechnik des von Lang entwickelten Verfahrens zur Wertigkeitsbestimmung flüssiger Nährsubstrate wurden die coli- und proteushemmenden Eigenschaften der Brillantgrün-Tetrathionatbouillon nach Kauffmann, der Malachitgrün-Tetrathionatbouillon nach Heinz, der Chromatanreicherung nach Knothe und der Selenit-F-Bouillon nach Leifson in Gegenwart eines *Salmonella pullorum*-Teststammes ermittelt. Nach Beimpfung fester, nur differenzierend, nicht elektiv wirkender Platten-Nährböden erwies sich die coli- und proteushemmende Wirkung der flüssigen Anreicherungsmedien als unzureichend. Bei Berücksichtigung der Tatsache, daß bei der Untersuchung von mit saprophytären Bakterien stark verunreinigtem Material die Verwendung von flüssigen und festen Hemmnährböden erfolgversprechend ist, wurden in Abänderung der Langschen Methode als Sekundärnährböden feste Medien benutzt, die in bestimmtem Umfange einen zusätzlichen Hemmungseffekt erwarten lassen konnten: Wasserblau-Metachromgelb-Lactose- und Brillantgrün-Phenolrot-Lactose-Agarplatten. Beim Vergleich der im Rahmen der Wertigkeitsbestimmung der Colihemmung erzielten Ergebnisse mit denen der Untersuchungen über die Proteushemmung gelangte der Vf. zu der Feststellung, daß nur die kombinierte Anwendung von Malachitgrün-Tetrathionatbouillon und Brillantgrün-Phenolrot-Lactose-Agar eine nebenkeimhemmende

und salmonellenanreichernde Wirkung sowohl bei Anwesenheit von *Escherichia coli* als auch in Gegenwart von *Proteus vulgaris* zeigt, so daß dieses Anreicherungsverfahren zur Isolierung von *S. pullorum* aus stark nebenkeimhaltigem Untersuchungsmaterial empfohlen werden kann. Zur Überprüfung der mittels rein experimenteller Methoden gewonnenen Ergebnisse an natürlichem Untersuchungsmaterial wurden Untersuchungen zum Nachweis von Salmonellen an der Schalenoberfläche von Hühner- und Entenbruteiern sowie zur Isolierung von Salmonellen aus den Brutapparaten während des Schlupfes durchgeführt. Bei der Untersuchung von 510 Hühnerbruteiern und 275 Entenbruteiern gelang in keinem Falle der Nachweis von Salmonellen auf der Schalenoberfläche. Die Untersuchung von 200 während 20 Hühnerkükenschlüpfen und 150 während 10 Entenkükenschlüpfen entnommenen Proben des Kükenstaubes in Brutapparaten ergab die Isolierung von 1× *S. typhimurium* (Entenkükenschlupf), 1× *S. pullorum* und 1× *S. newington* (Hühnerkükenschlupf). H. Gürtler. 3720.

4-64/02-0151 Kauffmann, F.; Kopenhagen, Statens Seruminst. (Int. Salmonella-Centrale). **Zur Differentialdiagnose der Salmonella-sub-Genera I, II und III.** Acta pathol. microbiol. scand. **58** (1963) Nr. 1. S. 109–113. – 4 Tab., 3 Lit.

Auf Grund des biochem. Verhaltens werden die Sub-Genera I (typische Salmonellen), II (atypische Salmonellen) und III (Arizona-Gruppe) unterschieden. Zur Differenzierung werden folgende Reagentien herangezogen: Dulcit, Lactose, Gelatine, d-Tartrat, l-Weinsäure, i-Weinsäure, Natriumcitrat, Mukat und Malonat. Auf Empfehlung von LeMinor und BenHamida wird noch der β-Galactosidase-Test (Orthonitrophenyl β-D-Galactopyranosid) dazu herangezogen. Auf diese Art werden **334** Kulturen auf ihre Zugehörigkeit zu den einzelnen Sub-Genera untersucht. 140 Stämme gehören dem Sub-Genus I an (111mal Gelatine o.B., 29mal verflüssigt), 143 Stämme dem Sub-Genus II (davon 6 biochem. atypische Kulturen, die früher zur Arizona-Gruppe gerechnet worden sind), 51 Stämme dem Sub-Genus III (Lactose-Spaltung). 137 von 140 Stämmen des Sub-Genus I reagieren negativ im β-Galactosidase-Test, 3 positiv. Von 143 Kulturen des Sub-Genus II geben 84 eine negative und 59 eine positive Reaktion, die 51 Stämme des Sub-Genus III alle innerhalb von 1–3 Std. eine positive Reaktion. Bei den Stämmen vom Sub-Genus I und III stimmen die Ergebnisse des Lactose- und β-Galactosidase-Testes überein. Beim Sub-Genus II ist ein negativer Lactose-Test vorhanden, während der β-Galactosidase-Test verschieden ausfällt: ca. 60% negativ, ca. 40% positiv. E. Tempel. 3720.

4-64/02-0152 LeMinor, L., Ackermann, H. W. und Nicolle, P. (unter techn. Mitarb. von Coynault, C.); Paris, Inst. Pasteur. Acquisition simultanée des facteurs O I et O 37 par des Salmonella du groupe G sous l'effet de la lysogénisation (conversion antigénique). **(Simultaner Erwerb der O-Faktoren I und 37 durch Salmonellen der G-Gruppe unter dem Einfluß der Lysogenisierung [Antigenumwandlung].)** Ann. Inst. Pasteur **104** (1963) Nr. 4. S. 469 bis 476. – 1 Tab., 8 Lit. Zus. in Engl.

Die Untergruppe G 1 besitzt die O-Faktoren 13,22 und 1,13,22, die Untergruppe G 2 13,23 und 1,13,23. Seit 1944 hat Kauffmann noch 2 andere Faktoren O 36 und O 37 ermittelt. Unter den Stämmen von *S. poona* gibt es 2 verschiedene Typen: 1) mit den O-Faktoren 13,23,36 und 2) 1,13,23,36,37. Ein Phage, der von einem *S. poona*-Stamm mit dem O-Faktor 37 stammt, kann die Verarbeitung dieses Faktors bei Salmonellen der G-Gruppe veranlassen. Eine Agglutinabilität durch das Serum 1 erscheint gleichzeitig mit der durch das Serum 37. Weder bei wilden noch bei umgewandelten Stämmen kommen diese beiden Faktoren allein vor; sie sind aneinander gekoppelt. Die mit dem Faktor 1 korrespondierenden Agglutinine werden von *S. senftenberg* vollständig abgesättigt, nicht aber durch *S. paratyphi* A. Der Phage PLT_{22}, der die Salmonellen 1- der A,B und D-Gruppen umwandeln kann, hat keine Einwirkung auf die Salmonellen 1- der G-Gruppe. Der Serum-Antiphage PLT_{22} unterdrückt den Phagen 37 nicht, der übrigens ohne Wirkung auf die durch PLT_{22} umwandelbaren *S. typhimurium* ist. Das gleiche gilt für den Phagen 27, der sich verschieden vom Phagen 37 verhält, in bezug auf seine umwandelnde Aktion und seine antigenen Eigenschaften. Mit Hilfe der Immunofluoreszenz läßt sich nachweisen, daß die O-Faktoren 1 und 37 auf den Bakterien 8–9 Min. nach Hinzufügen des Phagen zu einer Kultur 37 in der exponentiellen Phase auftreten. E. Tempel. 3720.

4-64/02-0153 Kauffmann, F. und Petersen, A.; Kopenhagen, Statens Seruminst. (Int. Salmonella-Centrale). **Zur Serologie der Salmonella O-Gruppen 30, 42, 43, 48 und 50.** Acta pathol. microbiol. scand. **58** (1963) Nr. 1. S. 99–108. — 5 Tab., 9 Lit.

Auch die *Salmonella* O-Gruppen 30, 42, 43, 48 und 50 sind komplex gebaut. 14 Species weisen das Antigen 30_1 auf, 3 die Antigene 30_1, 30_2. In der O-Gruppe 42 sind 8 Species mit dem Antigen 42_1 vorhanden, 6 Species mit den Antigenen 1,42_1, 42_2. Die O-Gruppe 43 zerfällt in 3 O-Untergruppen: **$43_1 43_2$,43_3**: 1 Stamm **43_1,43_2**: 7 Stämme und **43_1,43_3,43_4**: 2 *Salmonella*-Stämme, *Arizona* 21 und *Escherichia* 86. Danach sind Arizona O 21 und *E. coli* 86 hinsichtlich ihrer O-Antigene sehr nahe verwandt, aber nicht völlig identisch. Alle Mitglieder der O 43-Gruppe werden mit einem polyvalenten Serum, das mit *S. milwaukee* + *S. bunnik* oder *Arizona* 21 hergestellt ist, diagnostiziert. Die O-Gruppe 48 wird in 2 O-Untergruppen unterteilt: 48_1, 48_2: 4 Species, 48_1, 48_2, 48_3:2 Stämme. Dazu gehören außerdem *S. arizonae*-Species 5, *S. arizona*-Species 48 und die Citrobacter-Stämme 2624/36 und 5396/38. Zur O-Gruppe 50 gehören die O-Untergruppen 50_1, 50_2, 50_3 mit 2 *Salmonella*-Stämmen und den *Arizona*-Species 9a und 9c, 50_1, 50_2, 50_3 2 *Salmonella*- und 2 *Arizona*-Species 9a und 9b, 50_1, 50_3, mit 1 *Salmonella*-Stamm. Die Bestimmung der O-Untergruppen kann mit Hilfe der 3 Faktorenseren 50_2, 50_3 und 50_4 durchgeführt werden. Im Kauffmann-White-Schema werden die O-Untergruppen nicht berücksichtigt; sie sollen nur in besonderen, epidemiologisch wichtigen Fällen diagnostiziert werden. E. Tempel. 3720.

4-64/02-0154 Le Minor, L., LeNoc, P., Ravisse, P. und Charié-Marsaines, Ch.; Paris, Inst. Pasteur; Tananarive; Brazzaville. Deux nouveaux sérotypes de salmonella provenant d'Afrique. **(Zwei neue afrikanische Salmonella-Serotypen.)** Ann. Inst. Pasteur **104** (1963) Nr. 6. S. 835–837. — 1 Tab., 2 Lit. Zus. in Engl.

In Afrika werden 2 neue Salmonella-Serotypen *S. tulear* und *S. congo* isoliert. *S. tulear* ist in der Kotprobe einer Schlange aus Tananariva (Madagaskar) nachgewiesen worden. Sie gehört wegen der Gelatineverflüssigung zum Subgenus II von Kauffmann. Sie besitzt die Seroformel 6,8:a: z_{52}. — Die *S. congo* wird in der Kotprobe einer Schlange aus Brazzaville und gleichzeitig Stuhlproben eines Europäers, der an einer Enteritis erkrankt ist, festgestellt. Auch sie verflüssigt Gelatine und gehört dadurch dem Subgenus II von Kauffmann an. Sie hat die Seroformel 13, 23, 36:gt: —. Die biochemischen und serologischen Eigenschaften der 2 Serotypen werden näher beschrieben.
E. Tempel. 3720.

4-64/02-0155 LeMinor, L., Vigier, M., Thome, M., Charié-Marsaines, Ch. und Perreau, P.; Paris, Inst. Pasteur; Fort-Lamy, Tchad, Inst. d'Élevage et de Méd. Vétérin. des Pays Trop. Six nouveaux sérotypes de salmonella isolés à Fort-Lamy (Tchad). **(Sechs neue Salmonella-Serotypen, isoliert in Fort-Lamy [Tschad].)** Ann. Inst. Pasteur **104** (1963) Nr. 6. S. 830–833. — 2 Lit. Zus. in Engl.

Im Jahre 1962 werden 6 neue Salmonella-Serotypen in Fort-Lamy (Tschad) isoliert: *S. mara* (39:eh:–), *S. meskin* (51:eh:1,2), *S. ligna* (35:z_{10}:z_6), *S. chagoua* (1,13,23,37:a:1,5), *S. riggil* (6,7:gt:–) und *S. massakory* (35:r:lw). Die ersten beiden Typen sind in den Mesenteriallymphknoten von Ziegen festgestellt worden, die nächsten beiden in Stuhlproben von Kindern und die letzten zwei in Kotproben von Waranen. Alle 6 Serotypen gehören zum Subgenus I von Kauffmann, da Dulcit+, Gelatine–, LDC + und SH_2+ sind. Die biochemischen und serologischen Befunde werden eingehend erläutert.
E. Tempel. 3720.

4-64/02-0156 LeMinor, L., Courtieu, A. L., Guillermet, F., Chassignol, S., Simintzis, G. und Dréan, D.; Paris, Inst. Pasteur; Lyon, Inst. Pasteur. Trois nouveaux sérotypes de salmonella isolés à Lyon. **(Drei neue Salmonella-Serotypen, isoliert in Lyon.)** Ann. Inst. Pasteur **104** (1963) Nr. 6. S. 833–835. – 1 Lit. Zus. in Engl.
3 neue Salmonella-Serotypen werden in Lyon isoliert, und zwar *S. irigny*, *S. bron* und *S. rhône*. Die ersten beiden finden sich in Stuhlproben von Kindern, der letztere im Lymphknoten eines Wildschweines aus Nordafrika. Diese 3 Typen sind Dulcit+, Gelatine–, LDC+ und SH_2+ und gehören damit zum Subgenus I von Kauffmann. Sie weisen folgende Antigenformeln auf: *S. irigny*: 40:z_{38}:–, *S. bron*: 13,22,36:gm:enz$_{15}$ und *S. rhône*: 21,26:c:enx. Die biochemischen und serologischen Eigenschaften werden besprochen.
E. Tempel. 3720.

4-64/02-0157 Rohde, R. und Müller, G.; Hamburg, Medizinaluntersuchungsanst.; Untersuchungsanst. für Städtehyg., Hyg. Inst. **S. gojenberg = 1, 13,23, 36, 37:g, t:1,5, eine neue Salmonella-Species (subgenus II) aus einem Hamburger Vorfluter.** Z. Hyg. Infektionskrankh. **149** (1963) Nr. 3. S. 161 bis 163. – 3 Lit.
In dem Vorfluter, der das Wasser des östlichen Gebietes von Hamburg aufnimmt, werden bei der regelmäßigen bakteriol. Überprüfung außer der neuen Salmonella-Species folgende Typen nachgewiesen: *S. paratyphi B* (50%), *S. montevideo* (30%), *S. typhimurium* (10%), *S. senftenberg* (5%) und *S. cubana* (5%). Auf Grund der biochemischen Eigenschaften gehört *S. gojenberg* zum sub-genus II von Kauffmann. Serologisch weist sie die Antigenformel 1,13, 23,36,37:g,t:1,5 auf. Interessant ist der bei dem O-Antigen vorhandene Formenwechsel, der sich auf die Antigenfaktoren 1 und 37 gemeinsam und unabhängig davon auf den Antigenfaktor 36 bezieht. Die Ergebnisse der biochemischen und serologischen Untersuchung des Stammes werden eingehend besprochen.
E. Tempel. 3720.

4-64/02-0158 Brede, H. D.; Stellenbosch, Univ., Dep. of Med. Microbiol.; Bellville, Kap-Prov., Karl-Bremer-Hospital. **Salmonella calvinia: 6,7:a:z_{42}, eine neue Salmonella-Species.** Zbl. Bakteriol., Parasitenkunde, Infektionskrankh. Hyg., I. Abt., Orig. **188** (1963) Nr. 1. S. 137–138.
Im Rectalabstrich einer äußerlich gesunden Landschildkröte (*Chersina angulata*) aus dem Hochland von Calvinia, nördlich von Kapstadt, wird ein neuer Salmonella-Serotyp isoliert, dessen Seroformel 6,7:a:z_{42} ist. Auf Grund der biochem. Prüfung gehört er zum Subgenus II (Kauffmann). Seine biochem. und serol Eigenschaften werden eingehend beschrieben. 60–70% der Kolonien von *S. calvinia* sind resistent gegen Salmonella-O_1-Phagen. – Kurz danach wird der gleiche Typ aus dem Blut von 3 menschlichen Patienten isoliert: 1) siebenjähriger europ. Junge aus einem Vorort von Kapstadt, 2) dreizehnjähriges Mädchen aus der „Kap-Kleurlings-Volksgruppe" aus Kraaifontein, 3) sechs Mon. alter Säugling aus einem Vorort von Kapstadt. Bei Nr. 1 bestehen die klinischen Symptome eines Typhus abdominalis, bei Nr. 2. das Bild einer generalisierten Tbc und bei Nr. 3 eine Gastro-Bronchitis.
E. Tempel. 3720.

4-64/02-0159 Moll, Georg; Kiel, Univ., Hyg.-Inst. **Elektronenmikroskopische Darstellung des DNS-Fadens im Fortsatz eines Coli-Phagen T2.** Naturwissenschaften **50** (1963) Nr. 11. S. 411–412. – 1 Abb., 3 Lit.
Versuche einer elektronenmikroskopischen Darstellung des DNS-Fadens im Phagenkopf mittels der Dünnschnittechnik waren bisher zufolge der stark elektronenstreuenden Eigenschaften der in mehreren Lagen übereinanderliegenden Fäden gescheitert. Vf. konnte die DNS dagegen als Einzelfaden in der Kanüle des Phagenfortsatzes eines Coli-Phagen T 2 im Dünnschnittpräparat abbilden. Die Technik bestand aus Einrühren der Phagensuspension in Difco-Agar aus OsO_4-Fixierung, Alkoholreihe, zur 70%igen Alkoholstufe 0,5% Uranylacetat und Methacrylateinbettung. P. Schulze. 3730.

4-64/02-0160 Feiner, Rose R. und Ellison, Solon A.; New York, Columbia Univ., Coll. of Physicians and Surgeons, Dep. of Microbiol. T1 bacteriophage production in Escherichia coli. **(Vermehrung des T1-Bacteriophagen in Escherichia coli.)** J. Bacteriol. **85** (1963) Nr. 1. S. 7–11. – 1 Abb., 4 Tab., 8 Lit.
Zur Erklärung der unterschiedlichen Überlebensrate, die der Phage T1 nach UV Bestrahlung bei Bestimmung an dem *Escherichia coli*-Stamm B bzw. dem *E. coli*-Stamm Bs-1 zeigt, wurden Untersuchungen durchgeführt. Die Nachkommenschaft, die von Komplexen zwischen dem nicht bestrahlten *E. coli*-Stamm Bs-1 und dem UV bestrahltem Phagen T1 frei wurde, war für die Stämme B und Bs-1 gleichermaßen infektiös und daher nicht durch den Wirt modifiziert. Die Kapazität von *E. coli* Bs-1 für bestrahlte und unbestrahlte T1-Phagen war rel. unempfindlich gegenüber UV-Bestrahlung im Vergleich zu den Stämmen B und B/r. In allen 3 *E. coli*-Stämmen (B, B/r und Bs-1) war die UV-Empfindlichkeit der Kapazität für den T1-Phagen unabhängig von der UV-Empfindlichkeit der Fähigkeit zur Koloniebildung. Die Deutung dieser Befunde hinsichtlich der Hypothese der partiellen genetischen Homologie wird diskutiert. W. Wittig. 3730.

4-64/02-0161 Ng, Henry und Gartner, Theodore K.; Davis, Univ. of California, Dep. of Viticult. and Enol.; Dep. of Bacteriol. Selection of mutants of Escherichia coli constitutive for tryptophanase. **(Selektion von Mutanten von Escherichia coli, die konstitutiv für Tryptophanase sind.)** J. Bacteriol. **85** (1963) Nr. 1. S. 245–246. – 1 Tab.
Von verschiedenen *Escherichia coli*-Stämmen wurden mit 2 Methoden Mutanten isoliert, die für Tryptophanase konstitutiv sind. Diese Mutanten sind befähigt, bei 13 °C mit Tryptophan als einziger Kohlenstoffquelle zu wachsen. Das Nichtvermögen des Wildtyps zur Bildung von Tryptophanase bei niedriger Temperatur wird deshalb nicht als Folge eines enzymbildenden Systems, das bei niedriger Temperatur inaktiv ist, angesehen. Die erzielten Mutanten sind bei 30 °C partiell konstitutiv, d. h., die Enzymbildung wird bei Wachstum in Gegenwart eines Induktors erhöht. Die Mehrzahl der Mutanten produziert bei Induktion mehr Tryptophanase als der entsprechende Elternstamm. W. Wittig. 3730.

4-64/02-0162 Morse, M. L.; Denver, Univ. of Colorado, Med. Center, Dep. of Biophysics; Webb-Waring Inst. for Med. Res. Reverse mutation among galactose mutants of Escherichia coli. **(Rückmutation unter Galactosemutanten von Escherichia coli.)** J. Bacteriol. **85** (1963) Nr. 1. S. 244–245. – 1 Tab.
Die Untersuchungen wurden an 13 Mutationen jeder der Kategorien von Mutationen durchgeführt, die den Verlust der Fähigkeit zur Verwertung von Galactose zur Folge haben. Die erzielten Rückmutationsraten werden tabellarisch wiedergegeben. Außerdem wurden weitere 60 Galactosemutanten geprüft. Die Galactosemutationen waren von der gleichen Stabilität wie das Gen der Streptomycinempfindlichkeit. Eine wesentlich höhere Mutabilität als $17{,}5 \cdot 10^{-10}$ pro Bacterium und Teilung wurde in keinem Falle festgestellt; gesicherte Fälle, in denen Rückmutationen nicht auftraten, wurden nicht be-

obachtet. Bei Kombinationen von Galactosemutationen, die durch Phagentransduktion erzeugt worden waren, wurden keine Rückmutationen beobachtet. W. Wittig. 3730.

4-64/02-0163 Levine, Elliot M. und Simmonds, Sofia; New Haven, Conn., Yale Univ., Dep. of Biochem. Effect of cultural conditions on growth and metabolite uptake by serine-glycine auxotrophs of Escherichia coli. **(Die Wirkung der kulturellen Bedingungen auf Wachstum und Stoffwechsel von Serin-Glycin-auxotrophen Escherichia coli-Stämmen.)** J. Bacteriol. **84** (1962) Nr. 4. S. 683–693. – 5 Abb., 1 Tab., 12 Lit.

Die Untersuchungen wurden an dem Serin-Glycin-auxotrophen *Escherichia coli*-Stamm S/G sowie an dem Serin-Glycin-auxtrophen *E. coli*-Stamm S, dem ein normales Transportsystem für Glycin fehlt, durchgeführt. Die Induktion des Glycintransportsystems im Stamm S, die während des Wachstums in einem Glycin enthaltenden Medium auftritt, wurde durch L-Asparagin verhindert. Die Reaktion beider Stämme auf Glycin war bestimmt durch die Menge L-Serin oder Glycin, die in den Medien enthalten war, in denen die Zellen vorher gewachsen sind. Das Wachstum hängt offenbar nicht nur von der Fähigkeit der Zellen ab, Glycin zu transportieren, sondern auch von der Größe des endogenen Glycin-Serin-Pools. W. Wittig. 3730.

4-64/02-0164 Smith, J. T.; London, Guy's Hospital, Med. School, Dep. of Bacteriol. Penicillinase and ampicillin resistance in a strain of Escherichia coli. **(Penicillinase und Ampicillinresistenz eines Escherichia coli-Stammes.)** J. gen. Microbiol. **30** (1963) Nr. 2. S. 299–306. – 5 Tab., 19 Lit.

Von einem *Escherichia coli*-Stamm wurde eine penicillinasepositive Variante isoliert; beide Stämme gaben ähnliche biochem. Reaktionen und waren serol. identisch. Die Variante erwies sich als stärker resistent gegenüber allen geprüften 9 Penicillinen als der ursprüngliche Stamm. Die Penicillinase der Variante zeigte im Vergleich zur Penicillinase von *Staphylococcus aureus* und *Bacillus cereus* eine Wirkung gegenüber einer wesentlich geringeren Zahl der geprüften Penicilline; nur die Penicilline G und V wurden in nennenswertem Maße zerstört, nicht dagegen Ampicillin, obwohl die Variante gegenüber 200 μg Ampicillin pro ml resistent ist. Die Penicillinaseaktivität der Variante wurde zehnfach erhöht, wenn die Keime zerrissen oder mit Toluen behandelt wurden; es wird daher das Vorhandensein einer Permeabilitätsbarriere vermutet. Während das durch Zerreißen der Keime freigemachte Enzym durch Zentrifugieren nicht präzipitiert wurde, konnte die Penicillinaseaktivität der Toluen-behandelten Organismen durch Zentrifugieren leicht entfernt werden. Das Enzym, das auf Grund der nachgewiesenen Zersetzungsprodukte als eine Penicillinase betrachtet wird, ist nicht induzierbar. Es unterscheidet sich also in einigen wesentlichen Merkmalen von anderen Penicillinasen.
W. Wittig. 3730.

4-64/02-0165 Burnett, G. S. und Hanna, J.; Belfast, Isaac Andrews and Sons, Ltd.; Northern Ireland, Min. of Agric., Veterin. Res. Div. Effect of dietary calcium lactate and lactic acid on faecal Escherichia coli counts in pigs. **(Die Wirkung von Calciumlactat und Milchsäure im Futter auf die Escherichia coli-Zahlen im Kot bei Schweinen.)** Nature [London] **197** (1963) Nr. 4869. S. 815. – 2 Tab., 5 Lit.

In 2 Versuchen mit jeweils 3 Versuchstieren und 3 Kontrollen wurde die Wirk. eines Zusatzes von Ca-Lactat und Milchsäure zum Futter auf den *Escherichia coli*-Gehalt des Kotes und die Kgw.-Zunahme von Läuferschweinen untersucht. Die Versuche wurden 4 bzw. 8 Wochen durchgeführt, und der durchschnittl. *E. coli*-Gehalt im Kot wurde für jedes Schwein und für jede Woche errechnet. Wie aus den in der Arbeit enthaltenen Tabellen hervorgeht, lag im ersten Versuch, in dem nur Ca-Lactat gegeben wurde, der durchschnittl. *E. coli*-Gehalt bei den Versuchstieren meist wesentlich niedriger als bei den Kontrollen. Im zweiten Versuch lagen die Werte in der 2.–4. Woche, in denen nur Ca-Lactat zugefügt wurde, nur bei einem Versuchstier deutlich niedriger als bei den Kontrollen; in der 5.–8. Woche dagegen, in der zusätzlich noch Milchsäure ins Futter gegeben wurde, waren die Werte bei den Versuchstieren fast durchweg stark erniedrigt. In der tägl. Zunahme bestanden geringe Unterschiede zugunsten der mit Calciumlactat bzw. Milchsäure beigefütterten Tiere. W. Wittig. 3730.

4-64/02-0166 Tzagoloff, Helen und Umbreit, W. W.; New Brunswick, N. J., Rutgers State Univ., Dep. of Bacteriol. Influence of streptomycin on nucleotide excretion in Escherichia coli. **(Der Einfluß von Streptomycin auf die Nucleotidexkretion bei Escherichia coli.)** J. Bacteriol. **85** (1963) Nr. 1. S. 49–52. – 2 Abb., 2 Tab.

An *Escherichia coli*-Kulturen verschiedener Stämme in der logarithmischen Wachstumsphase wurde die durch Streptomycinzusatz verursachte Nucleotidexkretion untersucht. Manche *E. coli*-Stämme wurden bei bestimmten Streptomycindosen schnell abgetötet, zeigten jedoch dabei keine Exkretion von Nucleotiden. Auch bei solchen Stämmen, bei denen es bald zur Exkretion kam, wurden die Zellen beträchtlich eher abgetötet als die Exkretion eintrat. Es wird daher geschlossen, daß die Nucleotidexkretion nicht die Ursache der abtötenden Wirkung des Streptomycins ist. W. Wittig. 3730.

4-64/02-0167 Hatala, M., Prát, V. und Benešová, D.; Prague-Krč, Inst. of Clin. and Exp. Surgery; Inst. for Cardiovascular Res.; Prague, Charles Univ., Pediatric Fac., Chair of Pathol. and Microbiol. Bacteriuria and inflammatory renal changes in rabbits with both kidneys intact and after unilateral nephrectomy in E. coli bacteraemia. **(Bakteriurie und entzündliche Nierenveränderungen bei Kaninchen mit beiden intakten Nieren und nach einseitiger Nephrektomie bei E. coli-Bakteriämie.)** Zbl. Bakteriol., Parasitenkunde, Infektionskrankh. Hyg., I. Abt., Orig. **189** (1963) Nr. 1. S. 61–76. – 2 Abb., 9 Tab., 20 Lit. Zus. in Russ., Franz., Span., Dtsch.

An Kaninchen mit intakten Nieren und an Kaninchen, denen eine Niere entfernt worden war, wurden Aufschwemmungen eines *E. coli*-Stammes vom Serotyp 026:B6 i.v. in Dosen von $1 \cdot 10^9$–$3 \cdot 10^9$ Keimen oder $6 \cdot 10^9$–$11 \cdot 10^9$ Keimen verabreicht. Die Tiere wurden 2–48 Std. p.i. getötet und die Keimzahl im Blut, in einigen Organen sowie im Urin geprüft. Die Zahl der gefundenen Bakterien war von der injizierten Bakterienmenge abhängig. Signifikante Unterschiede bei den Kaninchen mit beiden Nieren oder mit einer Niere konnten nicht beobachtet werden. Der injizierte Coli-Stamm war bei den Tierkollektiven in der Harnblase nur in 8% bzw. 11% der Tiere nachzuweisen. Große Keimmengen (mehr als 10^4/ml) wurden im Urin nur derjenigen Kaninchen gefunden, die 24–48 Std. p.i. getötet worden waren. Nur 5% der untersuchten Kaninchen wiesen eine Pyelonephritis oder eine Pyelitis auf. G. Scheibner. 3730.

4-64/02-0168 Spiegelberg, H. L., Miescher, P. A. und Benacerraf, B.; New York, Univ., Bellevue Med. Center, Dep. of Med. and Pathol. Studies on the role of complement in the immune clearance of Escherichia coli and rat erythrocytes by the reticuloendothelial system in mice. **(Untersuchungen über die Rolle des Komplements in der Immunclearance von Escherichia coli und Rattenerythrocyten durch das reticuloendotheliale System bei Mäusen.)** J. Immunol. [Baltimore] **90** (1963) Nr. 5. S. 751–759. – 9 Abb., 18 Lit.

Die Bedeutung von C′ für eine wirkungsvolle Immunclearance von sensibilisierten Rattenerythrocyten und sensibilisierten *E. coli* konnte durch folgende Versuchsergebnisse bewiesen werden: 1. Vom Komplement befreite Mäuse waren nicht mehr fähig, mit Antikörpern geladene *E. coli* und Rattenerythrocyten schnell aus dem Blut zu eliminieren. 2. Die Incubation von sensibilisierten *E. coli* bei 37 °C und von sensibilisierten Rattenerythrocyten bei 0 °C mit frischem Mäuseserum als C'-Quelle führte zu voll opsonisierten Partikeln, die gleichermaßen gut durch normale und durch vom Komplement befreite Mäuse phagocytiert wurden. 3. Die Verdauung von Kaninchenglobulinen mittels Pepsin und Papain führte zu einem Verlust der opsonischen Aktivität. G. Scheibner. 3730.

4-64/02-0169 Aleandri, M. und Gargani, G.; Firenze, Univ., Centro Ital. delle Brucellosi, Ist. di Ig.; Ist. Zooprofilattici Sperimentali del Lazio e della Toscana. Sulla corrispondenza dei risultati nei bovini fra la reazione di fissazione del complemento con antigeni criolisati solubili specie-specifici (da Br. melitensis e da Br. abortus) e la tipizzazione sierologica degli stipiti di Brucella infettanti. **(Die Übereintimmung der Ergebnisse von Komplementbindungsrekation mit kryolysiertem, löslichem, spezifischem Antigen [Br. melitensis und Br. abortus] und serologischer Typenbestimmung von Brucella-Infektionsstämmen beim Rinde.)** Zooprofilassi [Rom] **18** (1963) Nr. 2. S. 117–120.
Bei bakteriol. und serol. Untersuchungen von Rinderbeständen mit Brucelloseausbrüchen konnten drei Stämme des Erregers isoliert werden: 3 × Typ I, der klassische Typ eines *Brucella-abortus*-Stammes, 2 × Typ III und ein atypischer Stamm. Die Ergebnisse von Agglutinationsprobe und KBR mit kryolysiertem (i.e. mehrmals bei tiefen Temperaturen eingefrorenem und wieder aufgetautem) Antigen stimmte stets überein mit Ausnahme eines Meerschweinchens, bei dem sich im Serum nach Verimpfung infektiösen Materials eine Abweichung ergab. Ein Stamm erwies sich als atypisch; bei der KBR zeigte er gegenüber *Br. abortus*- und *Br. melitensis*-Antigen übereinstimmende Ergebnisse. K. Reinhardt. 3740.

4-64/02-0170 Ciortea, Gr., Bîrzu, I., Ionescu, I. und Ţigăeru, N. Cercetări asupra conservabilităţii germenilor de brucella B_{19} din vaccinul liofilizat în prezenţa unor substanţe protectoare. **(Untersuchungen über die Haltbarkeit der Brucelloseerreger B_{19} in der lyophilisierten Vaccine in Gegenwart einiger Schutzsubstanzen.)** Lucrările ştiinţ. Inst. Seruri Vaccinuri Pasteur – Bucureşti **6** (1962) S. 259–274. – 2 Abb., 4 Tab., 23 Lit. Zus. in Russ., Franz., Dtsch.
Die Lyophilisationstechnik der biol. Präparate in gen. Institut gestattet die Zubereitung einer trockenen, wirksamen und konstanten Vaccine. Die Technik der Bewertung der lebenden Erreger der Abortus-Bang-Vaccine befriedigt das Bestreben nach einer ziemlich genauen Bestimmung. Der unterschiedliche Nährwert der Nährbodenserien, die zur Zählung der Erreger aus der Abortus-Bang-Vaccine verwendet werden, kann die Ergebnisse verfälschen, wenn die Bestimmungen nicht parallel mit einer Kontrolle einer frischen, flüssigen Vaccine (48h) durchgeführt und die Ergebnisse verglichen werden. Von den untersuchten Schutzlösungen haben die mit Saccharose den größten Schutzwert, da die Zahl der im Lyophilisierungsprozeß überlebenden Erreger ungefähr 82% beträgt. Nach 12monatiger Konservierung bei Kühlschranktemp. sinkt die Zahl der lebenden Erreger in der lyophilisierten Vaccine um ungefähr 15%. Im Falle der flüssigen Vaccine, – bei optimalen Bedingungen aufbewahrt –, sterben 4 Mon. nach der Zubereitung 50% der vorhandenen Erreger ab, während nach 6 Mon. alle Erreger absterben. Die Wirksamkeitsprüfung der B_{19}-Vaccine, durch die Bewertung ihres antigenen Wertes an Kaninchen, kann eine rel. einfache orientierende Methode und hinreichend genaue zur Bewertung des immunisierenden Wertes der Vaccine darstellen. Die Prüfung des immunisierenden Wertes der flüssigen Vaccine verglichen mit der lyophilisierten Vaccine hat die Überlegenheit der lyophilisierten Vaccine im Hinblick auf ihre lange Haltbarkeit bewiesen. Die lyophilisierte Vaccine besitzt nach 12 Mon. der Zubereitung einen höheren immunisierenden Wert als die flüssige Vaccine nach 4 Mon. der Zubereitung und Aufbewahren unter optimalen Bedingungen. F. Luntz. 3740.

4-64/02-0171 Parnas, J., Burdzy, K. und Wojcik, J.; Lublin, Polen, Akad. für Med., Lehrstuhl für Mikrobiol. **Die Sensibilität der Brucella melitensis gegenüber Bruzellaphagen.** Z. ges. Hyg. Grenzgebiete **9** (1963) Nr. 6. S. 450–456.
Zur Ergänzung der klassischen Typisierungs-Methoden von Huddleson und Wilson-Miles eignet sich die Sensibilitätsprüfung von Brucellen gegenüber Phagen. Vff. prüften sechs Brucellaphagen auf ihre lytischen Fähigkeiten gegenüber *Brucella melitensis*-Stämmen. Die Untersuchungen ergaben, daß die Mehrzahl der mediterranen Melitensisstämme gegenüber der Wirkung von 6 untersuchten Phagen unempfindlich sind. Alle britischen *Brucella melitensis*-Stämme waren sensibel gegenüber allen untersuchten Phagen. Unter den Phagen waren quantitative und qualitative Unterschiede zu beobachten, die so charakteristisch sind, daß die Phagen in zwei Gruppen eingeteilt werden können. L. Stoll. 3740.

4-64/02-0172 Gubina, E. A. und Dunaeva, T. N. Infekcionnyj process pri smešannoj tuljaremijno-brucelleznoj infekcii. **(Der infektiöse Prozeß bei Tularämie-Brucellose-Mischinfektion.)** Žurnal mikrobiologii, ėpidemiologii i immunobiologii, Moskva **40** (1963) Nr. 5. S. 3–8. – 3 Tab., 8 Lit. Zus. in Russ.
Nach kurzer Literaturübersicht zum Problem der Mischinfektionen (Wechselbeziehungen zum Makroorganismus, Interferenz) folgen Angaben über Untersuchungen der Vffn. an experimentell infizierten Kaninchen und Meerschweinchen, also Tierarten, die sich in ihrer Empfänglichkeit für Tularämie stark unterscheiden. Virulente Stämme wurden in drei Serien eingesetzt als: 1) gleichzeitige Applikation von Brucellose- und Tularämieerregern, 2) Applikation von *Br. melitensis* nach 15 Tagen und 3) nach 30 Tagen. Als Kontrollen dienten Tiere, die nur eine Erregerart erhielten. Bei Meerschweinchen ergab die gleichzeitige Verabreichung das typische Bid der einzelnen Monoinfektionen, während die zweite und dritte Versuchsserie eine Verzögerung der Tularämie zur Folge hatte, wie durch klinische Beobachtungen und bakteriologische Untersuchungen zu verschiedenen Zeiten p.i. ermittelt wurde. Bei den Kaninchen hingegen beobachtete man eine verzögerte Ausbreitung der Brucellen im Organismus und einen geringeren Antikörperanstieg. Die Veränderungen im Verlauf von Mischinfektionen sollen durch das Ablaufen entsprechender immunologischer Reaktionen bei den infizierten Tieren bedingt sein. W. Bathke. 3740.

4-64/02-0173 Pilinenko, V. G., Mirošničenko, M. A. und Poljakova, A. M. Ėksperimental'noe izučenie nakožnoj živoj associirovannoj trivakciny iz čumnych štammov EB i 1, 17, brucelleznogo 104-M, tuljaromijnogo No. 15 Gajskogo vosstanovlennogo i podbor optimal'nych doz antigenov v nej. **(Experimentelle Studien an der Lebend-Trivaccine der Pesterregerstämme EB und 1,17, des Brucellenstammes 104-M, des reaktivierten Tularensisstammes Nr. 15 und die Auswahl optimaler Antigenanteile.)** Žurnal mikrobiologii, ėpidemiologii i immunobiologii, Moskva **40** (1963) Nr. 5. S. 35–41. – 3 Abb., 5 Tab., 5 Lit. Zus. in Engl.
In Versuchen mit Meerschweinchen stellten Vff. fest, daß bei percutaner Applikation von 12 Tropfen Trivaccine (diese enthalten $3 \cdot 10^9$ Keime EB oder 1,17, $2\text{-}4 \cdot 10^9$ Brucellakeime 104-M und $2{,}5 \cdot 10^8$ Tularämieerreger) im Verlauf der Beobachtungszeit die gleiche Immunitätslage erzielt werden kann wie bei Verabreichung von Monovaccinen (6 Monate), wobei die Trivaccine ein gering reaktives Präparat ist. Bei dieser quantitativen Zusammensetzung konnte die früher beobachtete Unbeständigkeit der einzelnen Antigenkomponenten beseitigt werden. W. Bathke. 3740.

4-64/02-0174 Zubok, L. P. und Balaeva, N. M. Vzaimosvjaź meždu gemolitičeskimi i toksičeskimi svojstvami rikketsij provačeka. **(Wechsel-**

beziehungen zwischen hämolytischen und toxischen Eigenschaften bei Rickettsia prowazeki.) Žurnal mikrobiologii, èpidemiologii i immunobiologii, Moskva **40** (1963) Nr. 5. S. 8–13. – 1 Abb., 2 Tab., 23 Lit. Zus. in Engl.

Vff. führten die quantitative Beurteilung der hämolytischen Aktivität bei *R. prowazeki* durch und schätzten gleichzeitig die Toxizität der Stämme ein. Die Bestimmung der hämolytischen Aktivität erfolgte nach dem durch Snyder u. M. modifizierten Verfahren von Clarke und Fox, wobei Vff. die Beurteilung des Hämolysegrades entsprechend der freigewordenen Hämoglobinmenge vornahmen. Die Erreger waren durch differenzierte Zentrifugation in Zucker-Glutamin-Medium aus Lungen experimentell infizierter Mäuse oder aus den Dottersäcken beimpfter Hühnerembryonen gewonnen worden. Die Erythrocytenkonserven stammten vom Hammel oder von der Maus (letztere wiesen u. U. eine geringe Eigenlysis auf). Lungensuspensionen gesunder Mäuse sowie unbeimpfte Dottersäcke dienten als Kontrollen. Die Toxizität wurde nach Majewski (1948) ermittelt. Neben frischen Materialien verwendete man solche, die durch günstige (−20° bis +4 °C) und schlechte (22° bis 37 °C) Temperaturen beeinflußt worden waren. Die hämolytische Aktivität übersteigt die toxische. Beide Eigenschaften sollen gleichermaßen die Aktivität des biologischen Zustandes charakterisieren. Dennoch darf keinesfalls der Intoxikationsmechanismus einfach auf die hämolytische Aktivität zurückgeführt werden. So ergibt z. B. die Toxinneutralisation keine Unterdrückung der hämolytischen Aktivität. W. Bathke. 3780.

4-64/02-0175 Pillot, J. und Azambuja, S. d'; Paris, Inst. Pasteur, Lab. des Antigènes. L'immunofluorescence indirecte et la réaction de fixation du complément réalisées avec Leptospira icterohaemorrhagiae. **(Vergleichende Untersuchungen der indirekten Immunofluoreszenz-Reaktion und der Komplementbindungsreaktion mittels Leptospira icterohaemorrhagiae.)** Ann. Inst. Pasteur **104** (1963) Nr. 1. S. 137–141. – 1 Tab., 6 Lit.

Vf. vergleicht anhand des Typs *Leptospira icterohaemorrhagiae* die diagnostische Sicherheit mit der indirekten Immunofluoreszenz-Reaktion, der KBR und der Agglutinationslysis. Die Immunotechnik gibt im Gegensatz zu den beiden anderen Reaktionen nur mangelhafte Ergebnisse in geringeren Serumverdünnungen und zeigt bei Gruppenreaktionen teilweise gar nicht an. Daraus ergibt sich die Tatsache, daß diese Reaktion für die praktische Arbeit der Serodiagnostik der Leptospiren wenig geeignet ist. Die KBR ist daher, da sie auch der Agglutinationslysis in der Technik überlegen ist, vorzuziehen.
H. Linsert. 3790.

4-64/02-0176 Vosta, J.; České, Budějovice, ČSSR, Hyg.-Epidemiol. Stat., Mikrobiol. Abt. **Die Diagnostik der Leptospirosis mit Hilfe des Latex-Agglutinations-Tests mit dem Antigen aus der L. biflexa.** Z. ges. Hyg. Grenzgebiete **9** (1963) Nr. 7. S. 515–530.

Gewisse apathogene Leptospirenstämme haben gemeinsame Antigene mit pathogenen Leptospirentypen. Diese gemeinschaftlichen Antigene lassen sich bei serologischen Untersuchungen zur gezielten Diagnose auf Leptospirose verwenden. Es wird die Herstellung eines Antigens aus *L. biflexa* beschrieben, das geeignet ist, 22 verschiedene pathogene Leptospirenantikörper mit Hilfe der Latex-Agglutination zu erfassen. Das Antigen hält sich bei Kühlschranktemperatur 6 Mon., so daß auch unspezialisierte Laboratorien die Methode durchführen und die klinische Diagnose Leptospirose erhärten können.
L. Stoll. 3790.

4-64/02-0177 Leluţiu, C., Sotiriu, E. und Anghel, V. Cercetări cu privire la prepararea antigenului leptospiric concentrat pentru reacţia de seroaglutinare macroscopică. **(Untersuchungen über die Zubereitung des konzentrierten Leptospirenantigens für die makroskopische Serumagglutination.)**

Lucrările ştiinţ. Inst. Patol. Ig. animală **12** (1963) S. 177–190. – 2 Abb., 5 Tab., 12 Lit. Zus. in Russ., Engl., Franz.
Die Ergebnisse der Makroagglutination zeigten im Vergleich mit jenen der Mikroagglutination eine Übereinstimmung in 91% für *L. pomona*-Antigene (**1143** untersuchte Seren von Schweinen, Rindern, Pferden und Schafen) und in 82% für *L. mitis*-Antigene (793 Proben von Schweinen und Rindern). Die dichten Antigensuspensionen von *L. pomona* und *L. mitis* der Makroagglutination waren 6 Mon. lang stabil. Auf Grund der erzielten Ergebnisse wird die einfache und schnelle Makroagglutination zu Bestandsuntersuchungen empfohlen, während für die Einzeldiagnose weiterhin die Mikroagglutination reserviert bleibt. J. May. 3790.

4-64/02-0178 Maestrone, G.; New York, N.Y., Animal Med. Center. The use of an improved fluorescent antibody procedure in the demonstration of leptospira in animal tissues. **(Die Darstellung von Leptospiren in tierischem Gewebe mit fluoreszierenden Antikörpern nach einem verbesserten Verfahren.)** Canad. J. comparat. Med. veterin. Sci. **27** (1963) Nr. 5. S. 108–112. – 4 Tab., 10 Lit.
Die fluoreszenzserol. Darstellung von Leptospiren in tierischem Gewebe und Urin erwies sich vorteilhafter als kulturelle und mikroskopische Nachweismethoden und der Tierversuch, einmal bezüglich Empfindlichkeit, zum anderen auf Grund des geringen Arbeits -und Zeitaufwandes. Die Autoren untersuchten sowohl frische, als auch mit Formalin fixierte Organproben von Meerschweinchen, Hamstern, Pferden, Rindern, Schweinen und verschiedenen Wildtieren. Die Ergebnisse, durch fluoreszierende Antikörper gewonnen, stimmten gut mit denen von kulturellen und serol. Nachweisverfahren überein. Formalin fixierte Präparate lassen sich bis zu 18 Mon. aufbewahren und bearbeiten. Die Methoden der Herstellung fluoreszierender Antikörper, der Beseitigung von unspez. Fluoreszenz und der Färbung und Gegenfärbung werden beschrieben. D. Schimmel. 3790.

4-64/02-0179 Robertson, A. und Boulanger, P.; Hull, Canada Dep. of Agric., Animal Disease Res. Inst., Health of Animal Div., Animal Pathol. Lab. Comparison of the complement-fixation test and the microscopic-agglutination test (agglutinationlysis) for the detection of leptospiral serogroup antibodies. **(Vergleich zwischen Komplementbindungsreaktion und mikroskopischem Agglutinationstest [Agglutinations-Lysis] zur Bestimmung von Antikörpern gegen verschiedene Leptospiren-Serogruppen.)** Canad. J. comparat. Med. veterin. Sci. **27** (1963) Nr. 5. S. 113–120. – 1 Abb., 7 Tab., 9 Lit.
Zum Nachweis von Antikörpern gegen Leptospiren (als Antigene dienten *L. pomona*, *L. canicola*, *L. icterohaemarrhagiae*, *L. sejroe*, *L. autumnalis*, *L. grippotyphosa*, *L. bataviae*, *L. ballum*, *L. hyos*, *L. australis*, *L. bovis* und *L. pyrogenes*) im Serum von Kaninchen und Kälbern wurden die KBR und der Agglutinationstest geprüft. Die KBR wies bei Kaninchenseren ausgeprägte Kreuzreaktionen auf. Kreuzreaktionen waren bei den Kälberseren nicht oder nur wenig zu beobachten, deshalb schlagen die Vff. zur Erfassung möglichst vieler Antikörper gegen verschiedene Leptospirentypen Mischantigene vor. Der Agglutinationstest wies eine hohe Spezifität auf; bei Kaninchenseren wurden Titer mit dem homologem Antigen bis 1:100000 beobachtet. Reaktionen mit heterologem Antigen traten selten und dann meist in Verdünnungen 1:10–1:100 auf. Antikörper bei Kälbern, nach künstlicher Infektion mit Leptospiren, waren mit dem Agglutinationstest zeitlich früher und länger sowie mit höherem Titer als mit der KBR nachweisbar.
D. Schimmel. 3790.

4-64/02-0180 Jivoin, P., Bărzoi, D., Leluţiu, C., Păunescu, G., Sotiriu, E., Berindan, M. und Moldovan, G. Infecţia leptospirică experimentală la porcine şi încercări de sterilizare a purtătorilor si excretorilor cu antibiotice şi ser specific. **(Die experimentelle Leptospireninfektion bei Schweinen und Versuche der Sterilisierung der Leptospirenträger und Ausscheider durch Antibiotica und spezifisches Serum.)** Lucrările ştiinţ. Inst. Patol. Ig. animală **12** (1963) S. 159–175. — 6 Abb., 6 Tab., 12 Lit. Zus. in Russ., Engl., Franz.

Die bei 33 Ferkeln durchgeführten Infektionsversuche mit *L. pomona* und *L. mitis* führten nur bei einem Tier zu klinischen Krankheitserscheinungen. Spezifische Agglutinine traten 4 Tage nach der Infektion auf. Serumtiter und Persistenz hingen von der Virulenz des angewandten Leptospirenstammes ab. Nach der Verabreichung eines virulenten *L. pomona*-Stammes trat bei Ferkeln die Leptospirenausscheidung mit dem Harn 3–4 Tage p.i. auf, erreichte maximale Werte nach 12–37 Tagen und war 70 Tage p.i. verschwunden. Die Leptospirurie konnte durch homologes Immunserum nicht beeinflußt werden, während Dihydrostreptomycin, Aureocyclin und Hostacyclin zur Sterilisierung des Tierkörpers führten. J. May. 3790.

4-64/02-0181 Voronova, Z. A. Polučenie tipospecifičeskich precipitirujuščich syvorotok dlja diagnostiki Cl. perfringens. **(Die Gewinnung typenspezifischer präzipitierender Seren für die Cl. perfringens-Diagnostik.)** Žurnal mikrobiologii, ėpidemiologii i immunobiologii, Moskva **40** (1963) Nr. 5. S. 126–128. — 1 Abb., 4 Lit. Zus. in Engl.

Die zahlreichen serologischen Gruppen von *Cl. perfringens* Typ A hemmten bisher die Einführung der Präzipitation bei der Gasbranddiagnostik. Unter Ausnutzung junger Kulturen (2 Std.) gelang es Vfn., mittels Hyperimmunisierung von Kaninchen (vier i.v. Injektionen und nach einem Monat nochmals drei) ein Serum zu gewinnen, das für die Präzipitation geeignet ist. Obwohl nur ein Stamm als Antigen diente, reagiert das Serum mit allen *Cl.-perfringens*-A-Typen ungeachtet der serologischen Gruppen. In vergleichenden Untersuchungen stellte Vfn. fest, daß in jungen Kulturen ein weitaus höherer Präzipitinogengehalt (8- bis 16mal) vorhanden ist als in einer 24-Std.-Kultur. Das Hyperimmunserum einer älteren Kultur reagiert auch nur mit dem zur Hyperimmunisierung verwendeten Stamm. W. Bathke. 3805.

4-64/02-0182 Grigore, C. und Darie, P. Studiul bacteriologic al tulpinolor de germeni din genul Vibrio izolate de la avortoni, vaci şi tauri. **(Bakteriologisches Studium der von Feten, Rindern und Bullen isolierten Vibrio-Stämme.)** Lucrările ştiinţ. Inst. Patol. Ig. animală **12** (1963) S. 77–86. — 6 Tab., 23 Lit. Zus. in Russ., Engl., Franz.

Zur Untersuchung gelangten 104 *Vibrio*-Stämme, von denen 41 aus abortierten Früchten, 31 aus Cervix- und Vagina-Schleim, 32 aus dem Präputium von Bullen und 1 aus dem Sperma isoliert wurden. Auf Grund des Kolonienwachstums (Agar-Blut) und der Erregerform, bei der Isolierung und nach 3–18 Mon., wurden drei Varianten beschrieben: 1) glattförmig, typisch, stabil und schwer kultivierbar (13,4%), 2) mucoide, nadelförmig-filamentöse Variante, relativ stabil und leichtes Wachstum (18,2%) und 3) unstabile, polymorphe Form in unterschiedlichen Dissoziationsstadien (68,2%). Biochemisch waren 39 Stämme Katalase-positiv und H_2S-negativ (*Vibrio fetus* Typ I), 10 Stämme Katalase-positiv und H_2S-positiv oder $\pm$ (*Vibrio fetus* Typ II oder III) und 20 Stämme Katalase-negativ und H_2S-positiv (*Vibrio bubulus*). Zwischen den kulturell-morphologischen und den biochemischen Eigentümlichkeiten konnte keine völlige Übereinstimmung festgestellt werden.

J. May. 3840.

4-64/02-0183 Kujumgiev, I.; Sofia, Bulg. Akad. der Wiss., Mikrobiol. Inst. **Farbstoffbildung bei Listerien.** Zbl. Bakteriol., Parasitenkunde, Infektionskrankh. Hyg., I. Abt., Orig. **188** (1963) Nr. 3. S. 384–386.

Vf. stellte bei einer Subkultur eines Listerienstammes vom Typ 4 b, die über ein Jahr aufbewahrt wurde, sowohl auf der Agarkultur wie in der Bouillon Farbstoffbildung fest. Bei der Agarkultur war der Farbstoff hellkirschrot und in die ganze Agarmasse diffundiert, während er in der Bouillonkultur einen rötlichen intensiveren Farbton aufwies. Bei keinem der übrigen ebenfalls vor einem Jahr überimpften Stämme konnte eine derartige Eigenschaft bemerkt werden. Der Versuch, durch Zusatz von Natriumoxalat (Zusatz 10 Vol.% 2%iger Lösung) die Farbstoffbildung zu beschleunigen, hatte keinen Erfolg.
H. Linsert. 3845.

4-64/02-0184 Marica, D., May, I. und Ionuţaş, I. Consideraţii asupra reacţiei de seroaglutinare lentă in listerioză la animale. **(Betrachtungen zur Serumlangsamagglutination bei der Listeriose der Tiere.)** Lucrările ştiinţ. Inst. Patol. Ig. animală **12** (1963) S. 253–262. — 1 Abb., 5 Tab., 19 Lit. Zus. in Russ., Engl., Franz.
Bei Schafen führte die Infektion mit *L. monocytogenes* zum Ansteigen des Agglutinationstiters bis zu 1:400. In Schafherden mit Listeriose wurde eine sehr häufige positive SLA vorgefunden, während in Herden ohne klinische Erscheinungen die Anzahl der positiven Reaktionen in Verdünnungen von 1:200–1:400 bis zu 25% betragen kann. Unter Anwendung desselben Antigens wurden mit Blutseren aus verschiedenen Krankheitsherden unterschiedliche Resultate erzielt, was zu Fehldeutungen führt und auf die Notwendigkeit eines standardisierten Agglutinationsantigens hinweist. Bei Schweinen wurde in Listerioseherden Agglutinationstiter von 1:200–1:1000 vorgefunden, während in gesunden Beständen der gefundene Serumtiter höchstens 1:50 betrug.
J. May. 3845.

4-64/02-0185 May, Hans-Jürgen; Hannover, Tierärztl. Hochschule, Inst. für Mikrobiol. und Tierseuchen. **Serologische Untersuchungen gesunder Rinder aus Nordwestdeutschland auf Q-Fieber.** Diss. Hannover **1962** 33 S. — 1 Abb., 3 Tab., 83 Lit.
Nachdem diese Erkrankung bisher nur im Süden und Westen der DBR festgestellt worden ist, wurden 1115 Blutproben von klinisch gesunden Rindern aus dem nordwestdeutschen Raum mit Hilfe der KBR auf *Coxiella burneti* untersucht. Dadurch konnten bei 10 Tieren in einer Serumverdünnung von 1:20 und von 1:5 bei einem Tier komplementbindende Antikörper nachgewiesen werden. Als beweisend für eine stattgefundene Infektion werden nur die Titer von 1:20 gewertet. Fünf Seren konnten wegen Eigenhemmung nicht ausgewertet werden. Da Infektionen mit *Coxiella burneti* bei den Haustieren meist latent verlaufen, wird es für möglich gehalten, daß auch in diesen Fällen die Infektionen ohne klinische Erscheinungen stattgefunden haben. Aus dem Ergebnis von 1% serol. positiver Proben wird geschlossen, daß Infektionen mit *Coxiella burneti* beim Rind im nordwestdeutschen Raum bisher selten vorkommen. W. Lehmann. 3847.

3-64/02-0186 Dehority, B. A.; Wooster, Ohio Agric. Exp. Stat., Dep. of Animal Sci. Isolation and characterization of several cellulolytic bacteria from in vitro rumen fermentations. **(Isolierung und Charakterisierung verschiedener cellulolytischer Bakterien aus in vitro durchgeführten Pansenverdauungen.)** J. Dairy Sci. **46** (1963) Nr. 3. S. 217–222. — 4 Tab., 28 Lit.
Von einem Stier, der ein Heumischfutter erhielt, wurde durch eine Fistel Panseninhalt gewonnen. Nach Entfernen der flüssigen Anteile wurde aus den festen Bestandteilen durch Aufschwemmen in Phosphatpuffer und Zentrifugieren ein Inoculum erhalten, das vorwiegend aus cellulolytischen Bakterien bestand. Die Isolierung erfolgte auf Glukose-Cellobiose-Agar mit Zusatz von Pansenflüssigkeit und anschließend in einem flüssigen, Cellulose enthaltenden Medium. Von den 25 isolierten Stämmen wurden 5 genauer untersucht. Es handelte sich um unbewegliche, cellulolytische Anaërobier. Zwei gramnegative,

stäbchenförmige Stämme wurden als *Bacteroides succinogenes* Hungate identifiziert, die drei restlichen als *Ruminococcus flavefaciens* Sijpesteijn. Ihre Hauptmerkmale, biochem. Eigenschaften und der Nährstoffbedarf werden beschrieben. Ein Stamm von *B. s.* benötigte zum Wachstum ein oder mehrere Aminosäuren, da er nur bei Anwesenheit von Caseinhydrolysat wuchs. Ein Stamm von *R. f.* wuchs gut in einem Medium, das keine flüchtigen Fettsäuren enthielt, benötigte aber auch Caseinhydrolysat.
W. Goldbach. 3850.

4-64/02-0187 Ruml, M. und Haš, St. Význam ultrafialového záření při odchovu selat. **(Bedeutung der UV-Strahlung bei der Ferkelaufzucht.)** Socialist. Zemědělství **13** (1963) Nr. 3. S. 212–218. – 4 Abb., 2 Tab.

Zu den Bestrahlungsversuchen wurde ein spez. auf Tragseilen befestigter Wagen benutzt. Die Ferkel wurden mit einer durchnittl. Dosis von 220 bis 255 mWh bestrahlt. Es zeigte sich, daß die bestrahlten Saugferkel bei Absatz ein durchschnittl. Kgw. von 13,1 kg, die unbestrahlten Saugferkel dagegen ein Kgw. von 12 kg erreichten. Die Anzahl der verendeten Ferkel betrug in der Versuchsgruppe 0,64 Stück je Wurf, in der Kontrollgruppe 2,6 Ferkel je Wurf. Weiterhin wurde festgestellt, daß in der Beifutterabteilung der Bucht die Konz. der Luftmikroflora um 19% geringer als die auf der nicht bestrahlten Kontrollseite war. In einer Höhe von 0,75 m über dem Fußboden war die Konz. der Mikroflora bei Bestrahlung um 25% niedriger. Die Unkosten der Bestrahlung einschließlich Amortisation betrugen 1,40 Kcs je abgesetztes Ferkel. Die vorgeschlagene Bestrahlungseinrichtung soll zur Verringerung der Ferkelverluste und Steigerung der Lebendgewichtszunahmen der Saugferkel beitragen.
ČSSR/ÚVTI. 3910.

4-64/02-0188 Woller, Wolfram; Leipzig, Karl-Marx-Univ., Veterinärmed. Fak., Inst. für Pelztierkunde. **Körperunterentwicklung als Folge von Lichtmangel in einem Nerzbestand (mit Angaben über die Normalgewichte einiger Organe).** Diss. Leipzig **1962** 58 S. – 10 Abb., 7 Tab., 27 Lit.

In einem Nerzbestand konnte als Ursache für eine unterschiedliche Körperentwicklung ein Lichtmangel bei den unterentwickelten Tieren nachgewiesen werden. So erreichten Nerze, die aus besonders dunklen Gehegen gepelzt wurden, nur 83% des Körpergewichtes der Tiere, die in ausreichend belichteten Gehegen untergebracht waren. Da leichtere Tiere kleine Felle bringen, bedingten eine nichtausreichende Belichtung wirtschaftliche Nachteile. Andererseits wird angestrebt, Pelznerze möglichst dunkel zu halten, um ein Ausbleichen des Felles zu verhindern, – Ein Vergleich der relativen Organgewichte des Nerzes mit denen einiger Haustiere ergibt, daß die Leber etwas schwerer, das Herz etwas leichter als diejenigen von Rind, Pferd, Schwein und Hund sind, wogegen die Gewichte von Milz, Nieren und Lungen einander entsprchen.
H. Gürtler. 3910.

4-64/02-0189 Szép, I. und Kéri, M. Összehasonlító mikroklima-bizsgálatok szarvasmarha-itállókban. II. A téli hömérséklet térbeli megoszlása és az ebből levonható építéshigiéniai következtetések. **(Vergleichende mikroklimatische Untersuchungen in Rinderställen. 2. Mitt. Die räumliche Verteilung der Wintertemperaturen und bauhygienische Folgerungen auf Grund dieser Beobachtungen.)** Magyar Állatorvosok Lapja [Ung. veterinärmed. Bl.] **17** (1962) Nr. 12. S. 450–453. – Aus: Ung. Agrar-Rdsch. **1963** Nr. 3. 1. Mitt. vgl. LZ. Abt. IV **8** (1963) Nr. 11. S. 2319.

Bei mikroklimatischen Untersuchungen in Tierställen werden meistens an einem bestimmten Punkt des Luftraumes phys. Standardwerte des Mikroklimas (Temp., rel. Luftfeuchtigkeit, Abkühlungsrate, Geschwindigkeit der Luftströmung usw.) registriert, und nach statistischer Bewertung der erhaltenen Werte auf Grund des Zeitverlaufes wird auf die Verhältnisse des geschlossenen Stallraumes gefolgert. In den meisten Fällen werden die Werte zum Vergleich von verschiedenen Stalltypen verwendet. Auf diese Weise erhaltene Werte aber zeigen nicht an, ob sich die Werte auf den ganzen Stallraum oder nur auf einen Punkt des Stalles beziehen. Deswegen führten Vff. Untersuchungen durch, in denen sie mit Assmannschen Psychrometern im selben Zeitpunkt an verschiedenen Plätzen und in verschiedenen Höhen des Stallraumes Messungen durchführten. Durch Registrierung der zum gleichen Zeitpunkt im Raum erhaltenen Werte stellten Vff. fest, ob die Einrichtungen zum Verschließen der Öffnungen vorteilhaft angebracht sind und ob der betreffende Stalltyp geeignet ist, bei Winterverhältnisssen eine vorteilhafte „Produktionszone" für die Tiere zu sichern. Das durch die Vff. entwickelte Prüfungsverfahren ermöglicht auch einen internationalen Vergleich der Stalltypen. 3980.

4-64/02-0190 Borchert, Karl-Ludwig; Braunschweig-Völkenrode. **Hühnerstallbau und geregeltes Stallklima.** Bauen auf d. Lande **14** (1963) Nr. 7. S. 177 bis 187. 3980.

4-64/02-0191 Kriews, Joachim; Idstein, Taunus. **Die Grundlagen des Hühnerstallbaues.** Bauen auf d. Lande **14** (1963) Nr. 7. S. 188–189. 3980.

4-64/02-0192 Fischer, Werner A.; Schwelm. **Neue Wege im Hühnerstallbau.** Bauen auf d. Lande **14** (1963) Nr. 7. S. 190–194. 3980.

4-64/02-0193 Nečepurenko, P. S. Metod dezinfekcii sudov. **(Ein Verfahren zur Desinfektion von Schiffen.)** Veterinarija, Moskva **40** (1963) Nr. 6. S. 81. — 1 Abb.

Vf. gibt die Beschreibung eines zur mechanischen Säuberung und Desinfektion von Schiffen im Leningrader Flußhafen eingesetzten Gerätes. Das Gerät DAN-UI ist mit einem Kompressor (2,5 atü) ausgerüstet und gestattet eine Verkürzung der Arbeitszeit bei kleineren Schiffen von 2 Std. auf 15–20 Minuten. An Stelle der bisherigen stationären Aufstellung empfiehlt Vf. den Aufbau auf ein Fahrzeug, damit das Gerät auch im Meereshafen eingesetzt werden kann. W. Bathke. 4020.

4-64/02-0194 Strauch, D.; Gießen, Justus-Liebig-Univ., Veterinärhyg. und Tierseuchen-Inst. **Aufgaben der Veterinärhygiene bei der Beseitigung von Siedlungsabfällen.** Zbl. Veterinärmed., R. B **10** (1963) Nr. 3. S. 316–320. — 16 Lit.

Es sind feste Abfallstoffe, wie Hausmüll, der Straßenkehrricht, die Abfälle von Markthallen und -plätzen, Schlacht- und Viehhöfen und flüssige Abfälle (Abwässer und Schlamme) zu unterscheiden. Pro Einwohner rechnet man jährlich mit 180–220 kg Hausmüll. Die Beseitigung könnte durch Verbrennungsanlagen geschehen, die aber bisher zu teuer sind und deren mineralisierte Verbrennungsrückstände, in das Grundwasser eingeschwemmt, ebenfalls zu einer gesundheitlichen Geahr für Mensch und Tier werden könnten. Daher werden in vielen Gemeinden die Abfälle kompostiert. Aber auch darin sind menschen- und tierpathogene Keime enthalten, die durch die verwendeten techn. Verfahren nicht abgetötet werden. Komposte aus infektiösem Ausgangsmaterial stellen für die landwirtsch. Nutztiere und das Wild die Gefahr einer Seuchenübertragung dar. Nur bei sachgemäßer Kompostierung von unzerkleinertem Müll mit Klärschlamm, von zerkleinertem Müll ohne Klärschlamm und von Müll mit Klärschlamm aus dem Danot-Biostabilisator sind *Salmonella enteritidis, Erysipelothrix rhusiopathiae* und das Psittakosevirus in der üblichen Kompostierungszeit abzutöten. Der Milzbranderreger stirbt dann ab, wenn das Ausgangsmaterial einen H_2O-Gehalt von 40—60% aufweist und die Kompostierung 3 Wochen lang bei Temp. über 55 ° verlief. Temp. über 55 °C sollen möglichst nicht vor Ablauf von 3 Tagen erreicht werden, damit die Milzbrandsporen auskeimen können. Bei zunehmender Anwendung der Kompostierung der Siedlungsabfälle müssen bei Seuchenausbrüchen die Kompostwerke in die Ermittlungen der Veterinärbehörden einbezogen werden. Die Betriebserlaubnis darartiger Werke müßten von dem Ergebnis der veterinärhygienischen Überprüfung des Kompostierungsverfahrens abhängig gemacht werden. Für die Untersuchungen von Komposten auf deren hygienische Unbedenklichkeit müßten durch Hygieniker und Veterinärbehörden Richtlinien bezüglich der anzuwendenden Untersuchungsverfahren erarbeitet werden. H. Busse. 4030.

VIII. PHARMAKOLOGIE, TOXIKOLOGIE

4-64/02-0195 Tauberger, G. und Klimmer, O. R.; Bonn, Univ., Pharmakol. Inst. **Tierexperimentelle Untersuchungen einiger Kobaltverbindungen nach intravenöser Injektion.** Arch. int. Pharmacodynam. Thérap. [Gand, Belgique] **143** (1963) Nr. 1/2. S. 219–239. – 7 Abb., 1 Tab., 34 Lit.

Zur pharmakologischen und toxikologischen Prüfung der Komplexverbindungen Co_2-EDTA und Co-$(Histidin)_2$ sind wäßrige Lösungen dieser Verbinddungen (1,6 mg/ml oder 16 mg/ml) in verschieden hohen Dosen wachen Wistarratten und wachen sowie mit Chloralose in Urethan narkotisierten Katzen i. v. verabreicht worden. Als Vergleich diente $CoCl_2$. Es sind der Blutdruck (A. femoralis), das EKG und die Atmung registriert worden. Es wird gezeigt, daß die auftretenden Blutdrucksenkungen, Hyperventilation und die einer Myocardischämie ähnlichen EKG-Veränderungen auf die Wirkung der Kobaltionen zurückzuführen sind, wobei das Ausmaß der Wirkungen vom stöchiometrischen Kobaltgehalt und der Stabilität der Komplexverbindungen abhängt. Es werden sowohl periphere als auch zentralnervöse Wirkungen beobachtet, die zusammen mit Gefäßschädigungen bei entsprechender Dosierung der Kobaltverbindungen zu einer tödlichen Kobaltvergiftung führen. R. Maune. 4250.

4-64/02-0196 McDonald jun., Robert H. und Goldberg, Leon I.; Atlanta, Ga., Emory Univ., Dep. of Pharmacol.; Dep. of Med., Sect. of Clin. Pharmacol. Analysis of the cardiovascular effects of dopamine in the dog. **(Analyse der cardiovasculären Wirkungen von Dopamin beim Hund.)** J. Pharmacol. exp. Therapeut. **140** (1963) Nr. 1. S. 60–66. – 6 Abb., 17 Lit.

Bastardhunde beiderlei Geschlechts, Kgw. 9–19 kg, werden nach Prämedikation mit Morphin mit einem Gemisch von Urethan und Cloralose narkotisiert. In fast allen Versuchen wird der Vagus beidseitig im Nacken unterbrochen, und die Tiere werden künstlich beatmet. Nach Anbringung einer Meßanordnung nach Walton-Brodie im rechten Ventrikel werden verschiedene Konzentrationen von Dopamin in die V. femoralis injiziert. Es werden der systolische und diastolische Blutdruck, die Pulszahl und die Kontraktionsstärke beobachtet. Dopamin hat in kleinen Dosen (2 bis 4 μg/kg) fast keine Herzwirkungen, in mittleren Dosen (8 bis 16 μg/kg) bewirkt es eine Steigerung der beobachteten Größen, die bei einer Erhöhung der Dosis noch zunimmt (32 bis 64 μg/kg). Aus gleichzeitig angestellten Untersuchungen an perfundierten Extremitäten von Hunden schließen die Vff., daß die Wirk. des Dopamins entweder auf einem Reflex oder auf Beeinflussung des ZNS beruhen dürfte. R. Maune. 4275.

4-64/02-0197 Alexander, Klaus und Horst, Hans G. (unter techn. Mitarb. von Delbarre, Bernard); Heidelberg, Univ., Pharmakol. Inst. **Vergleichende Untersuchungen über die Wirkung von physiologischer Kochsalzlösung und Periston beim hämorrhagischen Schock der Katze.** Archiv int. Pharmacodynam. Thérap. [Gand, Belgique] **143** (1963) Nr. 3/4. S. 514–529. – 5 Abb., 2 Tab., 39 Lit. Zus. in Engl.

Bei Katzen beiderlei Geschlechts wurde durch Blutentnahme (3% des Kgw. innerhalb von 6 Min.) ein hämorrhagischer Schock erzeugt, der durch Infusion der körperwarmen Blutersatzflüssigkeiten behandelt wurde. Dabei konnte durch Zufuhr großer Mengen physiol. NaCl-Lösung der arterielle Blutdruck nachhaltiger stabilisiert werden als mit Periston. Die gleichzeitige i. p. Gabe physiol. NaCl-Lösung führte dazu, die Überlebensrate mit Periston behandelter Katzen von 33% auf 100% zu erhöhen. Eine langfristige Ödembildung nach ausgedehnter Zufuhr der physiol. NaCl-Lösung konnte dabei durch Wassergehaltsbestimmungen in den Organen ausgeschlossen werden. Die physiol. NaCl-Lösung erwies sich in diesen Versuchen als dem Periston bei weitem überlegen. E. Grün. 4280.

4-64/02-0198 Krüger, K.; Leipzig, Karl-Marx-Univ., Klin. und Poliklin. für Kleine Haustiere. **Zur Behandlung der Gastro-Enteritiden des Hundes mit Socatyl.** Kleintier-Prax. **7** (1962) Nr. 6. S. 171–173.

Es wurde bei 57 an Enteritis erkrankten Hunden das Socatyl, ein Kondensationspräparat von Sulfathiazol und Formaldehyd, zur Behandlung erprobt. Da dieses Präparat selbst im alkalischen Medium kaum löslich ist, sind Allgemeinwirkungen kaum zu erwarten, und sie sind auch nicht aufgetreten. Auch Nebenwirkungen sowie Rezidive sind nicht vermerkt worden. Das Präparat scheint besonders zur Therapie von fütterungsbedingten Enteritiden geeignet zu sein. Die drei Arzneimittelformen, Paste, Pulver und Pessarien ermöglichen eine bequeme Applikation. K.-P. Jaksztien. 4290.

4-64/02-0199 Džoljić, M. und Atanacković, D.; Rijeka, Yougoslavie, Univ., Fac. de Med., Inst. de Pharmacodynamie. Action spasmolytique de la pilocarpine. **(Spasmolytische Wirkung von Pilocarpin.)** Arch. int. Pharmacodynam. Thérap. [Gand, Belgique] **140** (1962) Nr. 1/2. S. 29–34. – 5 Abb., 10 Lit.

Vff. konnten auf Grund der von ihnen nach der Methode von Magnus durchgeführten Untersuchungen am isolierten Rattendarm feststellen, daß Pilocarpin eine vorübergehende Erschlaffung des Darmes hervorruft, wenn dieser mindestens eine Min. zuvor durch Carbachol oder Arecolin kontrahiert wurde. Dihydroergotamin und Hexamethonium beeinflußten die spasmolytische Wirkung des Pilocarpins nicht. Pilocarpin rief jedoch keine Erschlaffung des isolierten Darmes hervor, wenn er vorher durch Acetylcholin, Histamin oder Bariumchlorid kontrahiert worden ist. Carbachol und Arecolin riefen keine Erschlaffung des isolierten Darmes hervor, wenn dieser zuvor durch Pilocarpin kontrahiert wurde. Chr. Meinecke. 4290.

4-64/02-0200 Philipp, Jochen; Leipzig, Karl-Marx-Univ., Veterinärmed. Fak., Klin. und Poliklin. für Kleine Haustiere. **Beitrag zur klinischen Verwendung eines Phthalazons (HL 2197) bei Ekzemen des Hundes, und der Versuch einer Beurteilung dieses Präparates an der Histamin-Hautquaddel des Hundes.** Diss. Leipzig **1961** 72 S. – 4 Tab., 59 Lit.

Das Versuchspräparat 2-(2'-Dimethylaminoaethyl)-4-p-chlorbenzyl-phthalazon (1)-HCl (HL 2197), ein Histaminantagonist, erwies sich in Verträglichkeitsprüfungen an Versuchshunden nach oraler und parenteraler Verabreichung als sehr gut verträglich und reizlos. Um einen Vergleich verschiedener Antihistaminsubstanzen vornehmen zu können, wurde eine Testmethode an der Epidermis des Hundes erarbeitet. In den damit durchgeführten Versuchen an 25 Hunden war HL 2197 als Histaminantagonist 3 Standardpräparaten, nämlich AH 3, Soventol und Thiantan eindeutig überlegen. Eine klinische Prüfung wurde an 50 Hunden mit ätiologisch ungeklärten Hautaffektionen vorgenommen. Bei einer durchschnittlichen Behandlungsdauer von 12 Tagen wurden 23 Patienten geheilt, 13 zum Teil geheilt, und 14 sprachen nicht auf die Behandlung an. Pruritus cutaneus, Urticaria und akute Ekzeme waren leichter zu beeinflussen als chronische Ekzeme. Die Durchschnittsdosis bei der oralen Applikation betrug 2–3 Dragees (40–60 mg) pro die.

H. Gürtler. 4300.

4-64/02-0201 Palm, Günter; Hannover, Tierärztl. Hochschule, Klin. für Kleine Klauentiere und Forens. Med.; Ambulator. Klin. **Über die Anwendung von Monzal während normaler und pathologischer Geburten beim Schwein.** Diss. Hannover **1962** 37 S. – 3 Abb., 8 Tab., 31 Lit.

Nach einer kurzen Literaturübersicht über Geburtsdauer und Geburtsstörungen beim Schwein sowie über experimentelle und klinische Untersuchungsergebnisse mit Monzal werden eigene Erfahrungen über die Anwendung von Monzal bei normalen und pathologischen Geburten beim Schwein mitgeteilt. Danach vermag des Spasmolyticum Monzal (Papaverinderivat) nach intramuskulärer Applikation (300 mg) die mittlere Austreibungsdauer bei normalen Geburten gegenüber unbehandelten Kontrollen um 50 Min. (gleich 23,8%) herabzusetzen. Jedoch ist die Differenz in der Austreibungsdauer zwischen monzalbehandelten Tieren und unbehandelten Tieren statistisch nicht signifikant. Die Wirksamkeit von Monzal bei pathologischen Geburten war recht unterschiedlich. Bei der Behandlung der primären und sekundären Wehenschwäche mit Monzal und Oxytocin wurden noch die relativ günstigsten Erfolge erzielt, wobei jedoch häufig die Früchte extrahiert werden mußten. Die intramuskuläre Oxytocindosis konnte bei der kombinierten Anwendung von Monzal und Oxytocin auf 10 V E herabgesetzt werden. Die ungenügende Eröffnung der Cervix ließ sich durch Monzal nicht beeinflussen. Geburtsstörungen, bei denen zwei im Corpus uteri befindliche Früchte angetroffen wurden und als deren eigentliche Ursache unkoordinierte Kontraktionen am Uteruskörper und an den Hornmündungen angesehen werden, traten nach Monzalinjektion und vorausgegangener Extraktion der beiden im Uteruskörper liegenden Ferkel nicht mehr auf. Für die Mehrzahl pathologischer Geburten scheint die Schnittentbindung gegenüber der unsicheren und langwierigen, medikamentellen Geburtshilfe weitgehend vorzuziehen zu sein.

J. Wollrab. 4305.

4-64/02-0202 Erdö, S. Acidózist elöidézö anyagok hatása az állati szervezetre. **(Wirkung von azidogenen Substanzen auf den tierischen Organismus.)** Debreceni mezögazdasági Akad. tudományos Evkönyve [Jb. landwirtsch.-wiss. Akad. Debrecen] **1961** (hrsg. 1962) S. 103–117.

Da die Verabreichung von Sexualhormonen und Antibiotica an Masttiere mit gewissen Gefahren verbunden sein kann, untersuchte Vf. die Wirkung von Ammoniumchlorid und Beta-Naphtoxy-Essigsäure auf die Kgw.-Zunahme und auf die Zusammensetzung der Gewebe von Mastschweinen. Er stellte fest, daß die Verabreichung von Ammoniumchlorid die Gew.-Zunahme nicht erhöhte, sie verschlechterte sich sogar. Auch die Schmackhaftigkeit der aus dem Fleisch der Schweine verfertigten Gerichte wurde geringer. Die Ammoniumchloridbehandlung war auch dann unvorteilhaft, falls geringere Dosen (0,03 bis 0,07 g je kg Lgw.) verabreicht wurden und die dem Organismus nötige Zeit zur Regeneration gewährleistet wurde. Obzwar das pflanzliche Hormon, die Beta-Naphtoxy-Essigsäure in tägl. Dosen von 0,01 g je Kgw.-kg, bei Ratten und Kaninchen die Gewichtszunahme erhöhte, blieb sie in dieser Hinsicht in gleicher oder doppelter Dosis bei Fleischschweinen wirkungslos. Die Beta-Naphtoxy-Essigsäure hatte keinen Einfluß auf den Wassergehalt der inneren Organe sowie auf den Trockensubstanzgehalt und das Frischgew. der endokrinen Drüsen. Gleichzeitig war durch die Wirkung der Beta-Naphtoxy-Essigsäure der Rohfettgehalt der Fleischproben der behandelten Gruppen um 25 bis 26% geringer, ihr Aschegehalt jedoch um 23 bis

47% größer als bei den Kontrollen. Der Trockensubstanz- und Roheiweißgehalt der Fleischproben wies keine Unterschiede zwischen der Versuchs- und Kontrollgruppe auf. Die Verabreichung der Beta-Naphtoxy-Essigsäure hatte einen nennenswerten Einfluß weder auf die Dicke der Speckschicht noch auf das Gewicht der inneren Organe und der Fettware, verbesserte demgegenüber die Schmackhaftigkeit des Fleisches jedoch erheblich. 4320.

4-64/02-0203 Morizono, M.; Kagoshima, Univ., Fac. of Agric., Dep. of Veterin. Med. Effect of iron-dextran solution on baby pigs. **(Die Wirkung der Eisendextranlösung auf Saugferkel.)** J. Japan veterin. med. Assoc. **16** (1963) Nr. 1. S. 9–14. – 8 Abb., 4 Tab., 20 Lit. Orig.: jap., Ausz.: engl.

Saugferkel im Alter von 3–4 Tagen erhielten i. m. 2 ml einer Eisendextranlösung mit 50 mg Fe pro ml. Wachstumsrate und Hb-Werte stiegen deutlich an. Die allg. Krankheitssymptome, wie verminderter Glanz des Haarkleides und Mangel an Vitalität, wurden erheblich gebessert. Nebenerscheinungen wurden nach der Injektion nicht beobachtet. W. Wittig. 4350.

4-64/02-0204 Campbell, E. A.; St. Lucia, Brisbane, Univ. of Queensland, Veterin. School, Dep. of Animal Husbandry. Parenteral iron administration to suckling pigs. I. An investigation of possible iron toxicity. **(Parenterale Eisenanwendung bei Saugferkeln. 1. Mitt. Eine Untersuchung über eine mögliche Eisentoxizität.)** Austral. veterin. J. **39** (1963) Nr. 1. S. 32–34. – 1 Abb., 1 Tab., 15 Lit.

Von Saugferkeln, die 50, 100 oder 150 mg Fe als Eisendextrinkomplex parenteral erhalten hatten, wurden in den folgenden 28 Std. wiederholt Blutproben entnommen und auf den Fe-Gehalt des Blutplasmas untersucht. Der Plasmaeisenspiegel überschritt im allg. nicht die totale eisenbindende Kapazität des Plasmas. Bei einem weiteren Ferkel mit einer totalen eisenbindenden Kapazität des Plasmas von 400 μg/100 ml, dem 50 mg Fe i. v. verabreicht wurde, betrug der Plasmaeisenspiegel 2 Std. nach der Injektion 1050 μg/100 ml; das Ferkel zeigte keine nachteilige Wirkung. An 8 Ferkel wurden bis zu 200 mg Fe parenteral injiziert. Die Gewichtszunahmen waren denen der vergleichbaren Wurfgeschwister ähnlich, und nachteilige Folgen wurden nicht beobachtet. Zum Nachweis erhöhter Gewichtszunahmen bei behandelten Tieren wurden weitere 13 Würfe mit 125 Ferkeln in 2 Gruppen geteilt, von denen die Tiere einer Gruppe 1 ml eines Eisenpräparates mit 50 mg Fe parenteral erhielten, während die zweite Gruppe als Kontrolle diente. Die 8-Wochen-Gewichte der beiden Gruppen unterschieden sich signifikant.
W. Wittig. 4350.

4-64/02-0205 Barsukov, N. A. und Michajlenko, E. I.; Jakut. Staatl. Univ.; Jakutsk, Städt. Veterinärmed. Klin. Lečenie nekotorych vospalitel'-nych zabolevanij ėlektroforezom sul'fanilamidnych preparatov. **(Die Behandlung einiger entzündlicher Erkrankungen mittels Elektrophorese von Sulfonamiden.)** Veterinarija, Moskva **40** (1963) Nr. 2. S. 56–58.

Im Gegensatz zu früheren Methoden werden die Sulfonamidlösungen zur Durchtränkung der hydrophilen Unterlage der aktiven Elektrode in schwacher Salzsäurelösung zubereitet. Die Behandlungsmethode wurde bei infizierten Wunden und geschlossenen eitrigen und anderen Entzündungsprozessen angewandt. Ausführlich werden die Herstellungsmethoden der Lösungen und die Elektrophoresetechnik beschrieben. In den meisten Fällen konnte durch die Behandlungsmethode eine schnelle und vollständige Heilung erzielt werden, besonders dann, wenn sie im akuten Stadium erfolgte. Bei Phlegmonen z. B. kam es nicht zur Eiterung, und operative Eingriffe waren nicht erforderlich. Gute Behandlungsergebnisse wurden auch bei akuten Tendovaginitiden und Synovitiden erreicht. H. Rauch. 4385.

4-64/02-0206 Vogel, Dieter; Leipzig, Karl-Marx-Univ., Veterinärmed. Fak., Med. Tierklin. **Untersuchungen über Blutspiegel und Verträglichkeit des „Salthion liquidum" beim Pferd nach parenteraler Verabreichung.** Diss. Leipzig **1962** 71 S. – 12 Abb., 70 Lit.
Nach intravenöser, subcutaner und intramuskulärer Verabreichung von Salthion liquidium wurden Blut- und in einigen Fällen Harnspiegeluntersuchungen durchgeführt. Auf Grund der Prüfung verschiedener Dosierungen wird eine solche von 10 ml/50 kg Kgw. des Präparates intravenös (1:2 mit Aqua dest. verdünnt) und gleichzeitig 5 ml Salthion liquidum pro 50 kg Kgw. intramuskulär empfohlen. Bei einer Wiederholung der Applikation 6 Std. später wurde ein wirksamer Salthionblutspiegel über 24 Std. (3,8 mg%) erzielt. Die genannten Mengen wurden vom Pferd gut vertragen. Subcutane Injektionen werden infolge ihrer gewebsschädigenden Wirkung abgelehnt. Bei einer intramuskulären Injektion sollte ein Depot 20 ml nicht überschreiten.
H. Gürtler. 4385.

4-64/02-0207 Arbeiter, K.; Hannover, Tierärztl. Hochschule, Klin. für Kleine Klauentiere und Forens. Med.; Ambulator. Klin. **Untersuchungen über die Durchlässigkeit der Schweineplazenta für Sulfamethylphenazol und Sulfachlorpyridazin.** Dtsch. tierärztl. Wschr. **70** (1963) Nr. 13. S. 349–353. – 3 Abb., 3 Tab., 56 Lit. Zus. in Engl.
Zur Schnittentbindung eingelieferte Sauen, bei denen noch lebende Ferkel zu erwarten waren, erhielten 55 bis 115 Min. vor der Operation 55, 70 oder 100 mg/kg Kgw. Sulfamethylphenazol (SMP) oder Sulfachlorpyridazol (SCP) tief i. m. verabreicht. In Blutproben, die vor der Injektion, zu Beginn der Operation, von Nabelblut und z. T. aus dem Herz der Ferkel entnommen werden, wird der Sulfonamidgehalt kolorimetrisch nach Padowetz (1961) bestimmt. Bei der Verabreichung von 100 mg SMP/kg erreicht die Konzentration im Ferkelblut nahezu 12 mg%, während die Konzentration von SCP unter 1 mg% bleibt. Die Konzentration von SMP im Ferkelblut beträgt jeweils etwa zwei Drittel der Konzentration im Blut des Muttertieres. Vielleicht besteht ein Zusammenhang zwischen der Molekülgröße der untersuchten Sulfonamide und der placentaren Durchlässigkeit, da bekannt ist, daß der aktive Transport durch „erleichterte Diffusion" stattfindet, wenn der durch die Zellmembran zu transportierende Stoff als Komplex vorliegt; Sulfonamide haben mit steigendem Molekulargewicht eine wachsende Affinität zu Eiweiß. Damit ließe sich zwanglos die höhere Konzentration des SMP, das ein gegenüber dem SCP größeres Molekulargewicht besitzt, erklären. SMP kann für intrauterine Therapie oder Prophylaxe empfohlen werden.
R. Maune. 4385.

4-64/02-0208 Carlson, S. und Welker, Ch.; Mainz, Johannes-Gutenberg-Univ., Hyg.-Inst. **Fluoreszenzserologische Untersuchungen über die Ursache der toxischen Wirkung von Antibiotika auf Meerschweinchen.** Arch. Hyg. Bakteriol. **147** (1963) Nr. 2/3. S. 201–217. – 6 Tab., 134 Lit. Zus. in Engl., Franz.
In Vorversuchen ist festgestellt worden, daß sich freies und angelagertes Lipopolysaccharid, das mit dem Endotoxin gramnegativer Bakterien wie *E. coli* identisch ist, durch Bildung von Immunpräzipitaten mit fluoreszenzmarkierten Antikörpern im Fluoreszenzmikroskop in Organschnitten nachweisen läßt. Erhalten Meerschweinchen, Kgw. ca. 300 g, 8 Tage lang peroral morgens und abends je 5 mg Terramycin oder Bacitracin in 2 ml Aqua fontana, so treten bereits nach 3 Tagen Krankheitssymptome wie Meteorismus und Gewichtsverlust auf. Bei den getöteten Tieren findet man Gasblähung des Magen-Darm-Traktes, ödematöse Rötungen des Gewebes und maximale Gefäßerweiterung der Organe. Aus dem Ileum der erkrankten Tiere lassen sich *E. coli* züchten, die fast in allen Fällen mit den Immunseren agglutinieren.

In den Organschnitten, vor allem von Darm, Leber, Milz und Niere können fluoreszenzoptisch aktive Immunpräzipitate nachgewiesen werden. Erhalten die Tiere kein Antibioticum, aber *E. coli*-Bouillon, so erhält man die gleichen Ergebnisse wie bei Antibioticafütterung und auch bei i. p. Injektion von Lipopolysaccharid. Es wird geschlossen, daß nach Antibioticafütterung eine sehr starke Vermehrung von *E. coli* stattfinden kann, die zu einer Besiedlung der unteren Dünndarmabschnitte führt. Von dort werden Lipopolysaccharide, die als Endotoxine wirken, resorbiert. Über die Verhältnisse beim Menschen liegen noch keine Untersuchungen vor. R. Maune. 4400.

4-64/02-0209 Klassovskij, L. N.; Mittelasiat. Forsch.-Inst. für Seuchenbekämpf. O nekotorych osobennostjach processa adaptacii k streptomicinu u različnych štammov na iskusstvennych pitatel'nych sredach. (**Zu einigen Besonderheiten des Adaptationsprozesses an das Streptomycin bei verschiedenen Stämmen auf künstlichen Nährböden.**) Antibiotiki, Moskva 8 (1963) Nr. 5. S. 444–449. – 2 Abb., 2 Tab., 5 Lit. Zus. in Engl.

Vorliegende Arbeit beschäftigt sich mit Untersuchungen zur Entwicklung der Streptomycinresistenz 10 verschiedener Stämme des Pesterregers mittels Serienpassagen auf festen Nährböden mit steigenden Antibioticagehalt (0 bis 1000 E/ml). Entsprechend der Reaktion auf das im Nährboden enthaltene Streptomycin kann man bei den einzelnen Stämmen vier Mikroorganismentypen unterscheiden: sensible, schwach resistente, abhängig stark resistente und unabhängig stark resistente, wobei sich die Abhängigkeit auf das Vorhandensein des Antibioticums bezieht. Die Dynamik der Resistenzentwicklung wird schematisch in drei Adaptationstypen zusammengefaßt: 1) vollwertiger Typ – sensible → schwach resistente → abhängig stark resistente Form der Population; 2) Übergangstyp – sensible → schwach resistente → stark unabhängige Form und 3) reduzierter Typ – sensible → stark unabhängige Form. W. Bathke. 4400.

4-64/02-0210 Sudnišnikov, V. A. und Ostašev, S. N.; Perm, Veterinär-Bakteriol. Gebietslab. Opyt polučenija nativnogo biomicina. (**Erfahrungen bei der Gewinnung von nativem Biomycin.**) Veterinarija, Moskva 39 (1963) Nr. 1. S. 63–64.

Zwecks Einsparung von Arbeitszeit, Senkung der Kosten und Beschleunigung der Herstellung von nativen Antibiotica wird im Laboratorium der Vff. unter Berücksichtigung der potentiellen Vermehrungsfähigkeit des Pilzes das Fermentationsmedium sofort mit der Primärkultur beschickt. Die letztere wird im Schüttelapparat im Verlauf von 24–28 Stunden gezüchtet. Es werden 8–10 Kolben mit je 200 ml Kulturflussigkeit auf 450 l Fermentationsmedium verwandt, d. h. um das 10fache weniger, als die bestätigte Methodik für die Verwendung der Sekundärkultur vorsieht. Nach dieser Verfahrensweise wurden bereits 500 t Biomycin erzeugt. Im einzelnen wird die Herstellung der Arbeitskultur und die Beschickung der Fermentatoren mit Mycelmasse im Falle des Mangels an Arbeitskultur beschrieben. H. Rauch. 4400.

4-64/02-0211 Voropaeva, S. D., Gel'gor, V. I. und Lunačarskaja, T. V. Moskau, I. Med. Setschenow-Inst., Lehrstuhl für Mikrobiol. O mechanizme razvitija lekarstvennoj ustojčivosti u stafilokokkov. (**Zur Entwicklung der medikamentösen Resistenz bei den Staphylokokken.**) Antibiotiki, Moskva 8 (1963) Nr. 5. S. 456–460. – 2 Tab., 11 Lit. Zus. in Engl.

Vff. versuchten, mit Hilfe der Transduction eine Erklärung für diese Entwicklung bei den Staphylokokken zu finden. Durch mehrere Passagen antibioticasensibler Staphylokokken mit einem Phagen eines resistenten Stammes gelang es, die Resistenz gegenüber Streptomycin zu entwickeln. Eine Übertragung der Penicillinresistenz mittels Phagen gelang nicht, woraus Vff. schlußfolgern, daß es sich in diesem Fall nicht um eine Transduction handeln kann; sie vermuten, daß hier die Adaptation an erster Stelle stehen muß. Aus Titrationen ist ersichtlich, daß man eine 1500fache Resistenzsteigerung gegenüber Streptomycin erzielen konnte. W. Bathke. 4400.

4-64/02-0212 Ežov, V. I. Dejstvie antibiotikov na vozbuditelja pasterelleza v opytach in vitro i na životnych. **(Über die Wirkung von Antibiotica auf den Erreger der Pasteurellose in vitro und im Tierversuch.)** Antibiotiki, Moskva 8 (1963) Nr. 7. S. 621–625. – 3 Tab., 9 Lit. Zus. in Engl.
Objekte: 93 epizootische und 2 Vaccine-Stämme. Sämtliche Versuchsstämme erweisen sich in vitro gleichermaßen empfindlich gegen Monomycin, Colimycin, Mycerin, Neomycin, Polymycin M, Oleandomycin, Penicillin, Chlortetracyclin und Oxytetracyclin. Im Tierversuch entfalten Monomycin, Polymycin M, Bicillin-3 und Dibiomycin, Colymycin, Mycerin, Neomycin, Bicillin-1 und Oxytetracyclin ausgeprägte therapeutische Wirkung; die erstgenannten vier Antibiotica eignen sich zur prophylaktischen und therapeutischen Anwendung gegen die Pasteurellose landwirtschaftlicher Nutztiere und Vögel. Bei eingetretener Sepsis müssen erheblich größere Dosen zur Anwendung kommen. W. Rawald. 4400.

4-64/02-0213 Gončarova, V. I. Vlijanie antibiotikov na limfoidnye organy ėksperimental'nych životnych. **(Über den Einfluß von Antibiotica auf lymphoide Organe von Versuchstieren.)** Antibiotiki, Moskva 8 (1963) Nr. 7. S. 604 bis 608 – 4 Tab., 19 Lit. Zus. in Engl.
Versuche an Mäusen und Ratten. Aurantin induziert vermindertes Gewicht der lymphoiden Organe proportional zur Dosis (Summenwirkung aus direkter Wirkung auf Lymphgewebe und Stimulation der Nebennierenrinde); makrolide Antibiotica (Secasin, Erythromycin) vermindern das Gewicht der Thymusdrüse (nicht bei adrenalektomierten Tieren); hypertherapeutische Dosen von Penicillin verursachen keine Gewichtsverminderung, zuweilen sogar Gewichtserhöhung von Thymusdrüse und Nebennierenrinde (Hemmung der Ausscheidung aktiver Corticosteroide); Streptomycin hat keinen Einfluß; 10fache Dosis von Mycerin sowie therapeutische Dosen von Tetracyclinen vermindern Gewicht von Thymus und Milz und erhöhen Gewicht der Nebennierenrinde. Die Verminderung des Gewichts lymphoider Organe ist ein Index für die Aktivierung des Hypophysen-Nebennieren-Sytems.
W. Rawald. 4400.

4-63/02-0214 Čumačenko, N. V. und Sokolova, Ė. M. Obrazovanie antitel transplantatom selezenki pod dejstviem antibiotikov. **(Über die Bildung von Antikörpern durch das Transplantat der Milz unter dem Einfluß von Antibiotica.)** Antibiotiki, Moskva 8 (1963) Nr. 7. S. 601–604. – 2 Abb., 1 Tab., 8 Lit. Zus. in Engl.
Versuche mit Penicillin an Kaninchen, mit Tetracyclin an Ratten. Sowohl bei der Donor- als auch bei der Recipienten-Gruppe werden von Milz-Transplantat unter gleichzeitiger Einwirkung therapeutischer Antibiotica-Dosen Antikörper in verschiedenen Stadien der Immunogenese produziert. Die Antibiotica hemmen offensichtlich die Produktion von Agglutininen.
W. Rawald. 4400.

4-64/02-0215 Moroz, A. F. und Šibaeva, I. V.; Moskau Gamaleja-Inst. für Epidemiol. und Mikrobiol. der Akad. der Wiss. der UdSSR, Abt. für Infekt.-Pathol. und Exp. Infekt.-Therapie. Priobretenie bakterijami ustojčivosti k antibiotikam ėritromicinovoj gruppy. **(Entwicklung der bakteriellen Resistenz gegenüber Antibiotica der Erythromycingruppe.)** Antibiotiki, Moskva 8 (1963) Nr. 5. S. 449–456. – 4 Abb., 7 Tab. Zus. in Engl.
Durch in vitro-Versuche auf salzfreiem Fleisch-Pepton-Agar wurde die Entwicklung der Antibioticaresistenz gegenüber Erythromycin, Oleandomycin, Carbomycin und Secacin an 2 Staphylokokkenstämmen getestet (Stamm

Nr. 5 und Stamm „Wood"). Bereits nach 25 Passagen war bei beiden Stämmen eine ausgeprägte Resistenz zu erkennen, die längere Zeit (6–12 Monate) bestehen blieb. Eine Kreuzresistenz wurde nur gegenüber den Antibiotica der Erythıomycingruppe ermittelt, lediglich eine Secacin-resistente Variante wies eine Kreuzresistenz gegen Antibiotica der Neomycinreihe auf. Bei weiteren Teststämmen erkannte man, daß zwei Oleandomycin- und Carbomycin-resistente Stämme sich durch besondere pathogene Eigenschaften auszeichneten, während Stämme, die gegen Erythromycin und Secacin resistent wurden, einen Pathogenitätsverlust im Vergleich zu den Ausgangsstämmen aufwiesen. Die Mehrzahl der resistent gewordenen Stämme konnte schließlich mit dem Phagen 42D (Phagengruppe IV) typisiert werden. Phagen, die die Ausgangskulturen lysierten, sprachen nicht mehr an. Bei resistent gewordenen Stämmen verändert sich der Bedarf an Aminosäuren und anderen Metaboliten. So wachsen diese auf synthetischen Medien ohne Prolin und Argrinin, benötigen aber Thiamin. W. Bathke. 4400.

4-64/02-0216 Dychno, M. M., Kočemasova, Z. N. und Dorožkova, I. R. Izučenie čuvstvitel'nosti mikobakterij k antibiotikam i chimioterapevtičeskim preparatam. **(Zur Untersuchung der Empfindlichkeit von Mykobakterien gegen Antibiotica und chemotherapeutische Präparate.)** Antibiotiki, Moskva 8 (1963) Nr. 7. S. 597–601. – 2 Tab., 19 Lit. Zus. in Engl.

Typische Tuberkel-Mykobakterien von Mensch und Rind erweisen sich gegen PAS, Phthivazid, Canamycin, Aethioninamid, Viomycin, Cycloserin u. a. Präparate empfindlich, gegen Erythromycin resistent. In der Empfindlichkeit gegen die genannten Präparate unterscheiden sie sich – in jeweils anderer spektraler Verteilung – von anderen Mykobakterien, auch von den Tuberkel-Mykobakterien der Vögel. Somit läßt sich dieses Merkmal differenzialdiagnostisch verwerten. W. Rawald. 4400.

4-64/02-0217 Ljubimova, L. K. Protivotrichomonadnaja aktivnost' nekotorych antibiotikov in vitro. **(Über die Wirkung einiger Antibiotica gegen Trichomonaden in vitro.)** Antibiotiki, Moskva 8 (1963) Nr. 7. S. 631–634. – 1 Abb., 1 Tab., 17 Lit. Zus. in Engl.

Objekte: 4 Stämme *Trichomonas vaginalis*, 2 St. *Tr. foetus*, 1 St. *Tr. muris*, 1 St. *Tr. suis*, 1. St. *Tr. nasalis*. Die Polyen-Antibiotica der Heptaen-Gruppe 1831/23, 1762/5, 1445/141, 1453/112 entfalten ausgeprägte Wirkung gegen Trichomonas-Arten, gleichermaßen aber auch gegen Dermatophyten, Hefen und hefeähnliche Pilze (0,5–95,0 μ/ml). Entsprechend der Empfindlichkeit sind drei Gruppen zu unterscheiden. Zur Testung der Präparate genügen 5 Tage Beobachtungszeit. W. Rawald. 4400.

4-64/02-0218 Takeva, Cv. und Božkov, B. Vlijanie kofeina na koncentraciju penicillina v krovi pri vnutrimysečnom vvedenii. **(Zum Einfluß des Coffeins auf die Konzentration des Penicillins im Blute bei intramuskulärer Applikation.)** Antibiotiki, Moskva 8 (1963) Nr. 7. S. 609–611. – 2 Abb., 1 Tab., 6 Lit.

Versuche mit Kaninchen und 10 gesunden Versuchspersonen (ausgeglichen, wenig erregbar). Coffein schafft Voraussetzungen für einen höheren Gehalt des Blutes an Penicillin sowie dessen beschleunigte Ausscheidung (bis zur 120. Minute). Es schafft Bedingungen zur schnelleren Aufnahme, fördert die kapilare Blutzirkulation und verstärkt die Reizbarkeit des reflektorischen Apparates. Zudem werden Bedingungen zur schnelleren Ausscheidung des Penicillins über die Nieren geschaffen. W. Rawald. 4400.

4-64/02-0219 Mndžojan, A. L. und Samveljan, V. M. Svjaź meždu chimičeskim stroeniem i mestnoanestezirujuščim dejstviem sredi nekotorych proizvodnych para-alkoksibenzojnych kislot. Soobščenie I. **(Beziehung zwischen der chemischen Struktur und der lokalanaesthesierenden Wirkung in einigen Para-alkoxybezoëlsäure-Derivaten. 1. Mitt.)** Izvestija Akademii nauk

Armjanskoj SSR. Biologičeskie nauki, Erevan **15** (1962) Nr. 10. S. 3–7. – 2 Abb., 5 Lit. Orig.: russ., Ausz.: armen.
Es wird die homologe Reihe der Amino-Ester der Para-alkoxybenzoësäuren mit der folgenden allgemeinen Formel untersucht:

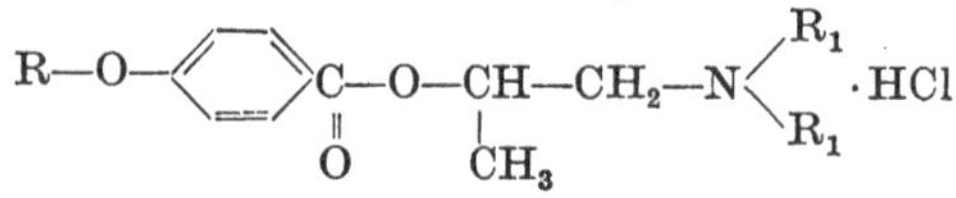

R_1 = Diaethyl- und Dimethylradikale, R = Methyl-, Aethyl-, Propyl-, Isopropyl-, Butyl-, Isobutyl-, Amyl-, Isoamyl-, Hexyl-, Isohexyl-, Heptyl, Oktyl-, Benzyl- und Phenaethylradikale. Ergebnis: Die untersuchten a-Methyl-, v-alkylaminopropylderivate der Para-alkoxybenzoësäuren verfügen über eine ausgesprochen lokalanästhesierende Wirkung. Durch die Fähigkeit, Endanästhesie hervorzurufen, sind die Diaethylaminoverbindungen aktiver als die entsprechenden Dimethylamino-analoge (Radikale R_1). In den Diaethylaminoderivaten mit normalen Kohlenstoffketten erreicht eine Verbindung mit Hexyl-Radikal maximale anästhetische Wirkung, aber in Dimethylamino- eine Verbindung mit Heptyl-Radikal. In beiden Fällen hängt die optimale Größe der anaesthetischen Wirkung nicht nur vom Radikal R im sauren Teil des Moleküls ab, sondern von allen Molekülen insgesamt. Durch die Fähigkeit, Leitungsanästhesie hervorzurufen, sind sich die Diaethylamino- und die Dimethylaminoverbindungen sehr ähnlich, nur bei Isomeren der Dimethylaminoverbindungen wird die anästhetische Aktivität stärker zum Ausdruck gebracht als bei den Diaethylaminen. Die Mehrzahl der Verbindungen der untersuchten homologen Reihe rufen Konjunktivitis beim Kaninchen hervor, erzeugen Hyperämie und Dakryorrhoe. K. Tzschachmann. 4415.

4-64/02-0220 Lang, Ernst M.; Basel, Zool. Garten. **Ein neues Narkosemittel für Menschenaffen.** Nord. Veterinärmed. **14** (1962) Nr. 9. Suppl. Nr. 1. S. 381–382. 4415.

4-64/02-0221 Novikov, V. M., Fortušnyj, V. A. und Šuljak, V. D.; Charkow, Ukrain. Forsch.-Inst. für Exp. Veterinärmed. K metodike opredelenija vitamina B_{12} s ispol'zovaniem Escherichia coli. **(Zur Methodik der Vitamin B_{12}-Bestimmung unter Verwendung von Escherichia coli.)** Mikrobiologija, Moskva **32** (1963) Nr. 2. S. 319–322. – 1 Tab., 11 Lit. Zus. in Engl.
An Stelle der arbeitsaufwendigen und nicht immer streng spezifischen chemischen Bestimmungsmethoden benutzten Vff. einen mikrobiologischen Test, der auf der Verwendung eines Vitamin B_{12}-bedürftigen *Esch. coli*-Stammes und des Indikators nach Andrede basiert. Dem mit gleicher Menge Acetatpuffer und aqua dest. gemischten Blutserum wird 5%ige Natriumnitritlösung zugesetzt, wonach eine Autoklavierung erfolgt (15–20 Min. bei 0,5 atü). Der auf 50 Mill. Keime eingestellte Teststamm *E. coli* 113–3 kommt in Verdünnungsreihen mit dem Indikator nach Andrede und dem Blutserum zur Reaktion; abgelesen wird die Reaktion nach 24 Std. entsprechend dem Farbumschlag infolge Säurebildung. In den Versuchen konnten Vitaminkonzentrationen von 0,000 006 25 g/ml nachgewiesen werden.
W. Bathke. 4430.

4-64/02-0222 Kitaoka, Shigeo und Morii, Tsutomu. Supplementary tests on the effects of new organophosphorus and other compounds as tickicides against Boophilus microplus. **(Ergänzende Untersuchungen über die Wirksamkeit von neuen Organophosphaten und anderen Verbindungen als zeckentötende Mittel gegen Boophilus microplus.)** Nat. Inst. Animal Health Quart. [Tokyo] **3** (1963) Nr. 1. S. 32–35. – 1 Abb., 1 Tab., 7 Lit.
Ergänzend zu einer früheren Vöff. wurden 24 Verbindungen auf ihre insektizide Wirksamkeit geprüft. Örtliche Anwendung fanden: Bithionol, Cyano-

thion, Dimethoat, Dibrom, Nicarbazin, NAV-50, NES-310, NON-1102, NK-0519, Piperonyl butoxyd, Pyrethrin, Shell SD-4294, Telodrin. Als Spray wurden emulgierbare Formen mit Ausnahme des wasserlöslichen Nicotinsulfats verwendet: Delnav, Dibrom, Dimethoat, Elsan, Lebaycid, Mecarbam, Nicotinsulfat, Phosdrin, Pyrethrin, Shell SD-4294, Sevin, Smithion, Thanite. Die chem. Zusammensetzung vorerwähnter Verbindungen wird beschrieben. Der Grad der Wirksamkeit wurde bezogen auf die Eiablage-Intensität der behandelten Zecken im Vergleich zu den unbehandelten Kontrollen und ist tabellarisch ausgewertet. Bithionol, NAV-50, NFE-24, NSF-310 und Piperonyl butoxyd erwiesen sich in einer Konzentration von weniger als 1 mg je g Kgw. bei lokaler Anwendung als unwirksam. Nicotinsulfat und Thanite hemmten die Eiablage teilweise in einer Konzentration von 3%. Bei Konzentrationen unter 1% trat kein hemmender Effekt ein. Pyrethrin und besonders Verbindungen, die Piperonyl butoxyd enthielten, hatten einen deutlich hemmenden Effekt auf die Eiablage, im Gegensatz zu den meisten Organophosphaten, die eine nur unvollständige Hemmung aufwiesen. Nach Anwendung eines Spray mit Dibrom und Lebaycid in einer Konzentration von 0,3% Cyanothion, Dimethoat, Shell SD-04294, Sevin und Phosdrin bei 1%, Delnav, Elsan, Mecarbam und Smithion bei 3% legte eine geringe Anzahl von Zecken , wenn auch sehr unvollständig, Eier ab. Nicotinsulfat und Thanite (3%) waren die am wenigsten wirksamen Verbindungen hinsichtlich der Eiablagehemmung. Pyrethrin war in einer Konzentration von 0,003% vollkommen wirksam.

R. Jungmann. 4450.

4-64/02-0223 Hotson, I. K.; Sydney, New South Wales, Univ., Dep. of Veterin. Pathol. and Bakteriol. Anthelminthics for cattle. **(Wurmmittel für Rinder.)** Austral. veterin. J. **39** (1963) Nr. 4. S. 108–115. 4460.

4-64/02-0224 Brody, Gerald und Wuest, Ernest C.; Quincy, Ill., Moorman Mfg. Co., Parasitol. Res. Lab. Larvicidal activity of dithiazanine iodide administered in feed to pigs with artificial infections of Ascaris suum. **(Larvizide Wirkung von Dithiazaninjodid, welches im Futter an Schweine mit künstlichen Ascaris suum-Infektionen verabreicht wurde.)** Amer. J. veterin. Res. **24** (1963) Nr. 100. S. 460–466. – 2 Abb., 5 Tab., 11 Lit.

Es wurden abgestufte Gaben des Cyanfarbstoffes Dithiazaninjodid zu 0,011 bis 0,08% dem Futter beigemischt und die prophylaktische Wirkung gegen Wanderlarven von *Ascaris suum* geprüft. Zu dem 21 Tage dauernden Überprüfungsverfahren im Labor wurden künstlich infizierte, eben abgesetzte Ferkel verwendet. Eine Dithiazaninjodid-Gabe, die 0,04% und mehr des Futters ausmachte, hemmte die Wanderung von *A. suum*-Larven. Dieses wurde durch Aussonderung von Larven aus dem Dünndarm und Verminderung der Depression von Gewichtszunahmen nach Infektion bewiesen. Leberschäden, die durch die wandernden Larven verursacht werden, konnten auch nicht durch hohe Dithiazaninjodid-Gaben (0,08% pro Futterration) verhindert werden, wenn sie auch geringfügiger waren. Die Bestimmung der Larvenpopulation in Leber und Lunge in gewissen Abständen nach der Infektion bestätigte die Wirkung des Dithiazaninjodids im Verzögern der Wanderung von *A. suum*-Larven. Außerdem war die Larvenanzahl in Leber und Lunge behandelter Tiere bedeutend geringer und die Larven selbst kürzer als jene bei den Kontrolltieren. G. Diez. 4460.

4-64/02-0225 Ross, J. G.; Stormont, Belfast, Min. of Agric., Veterin. Res. Div. Anthelminthic field trials on sheep. 1. A comparison of haloxon and phenothiazine in hogs. **(Anthelminthische Versuche an Schafen in der Praxis. 1. Mitt. Ein Vergleich von Haloxon und Phenothiazin bei Zweijährigen.)** Veterin. Rec. **75** (1963) Nr. 18. S. 467–468. – 1 Tab., 6 Lit.

Ein neues Anthelminthicum – Haloxon (0,0 di-(2-chloraethyl)-0-(3-chlor-4-methylcumarin-7-yl)-phosphat) – wurde mit Phenothiazin hinsichtlich der anthelminthischen Wirksamkeit verglichen. Die Versuche werden an 100 schwarzköpfigen Schafen (Kreuzungen) durchgeführt. 50 Tiere erhielten 600 mg je kg Kgw. Phenothiazin, die restlichen 50 Schafe 50 mg je kg Kgw. Haloxon oral. Die Bewertung der Wirksamkeit erfolgte durch Ermittlung der Eizahlen nach Mc Master vor und 10 Wochen nach der Behandlung sowie durch Gewichtsprüfungen. Darüber hinaus wurden Larvenkulturen angelegt. Die Differenzierung ergab vorwiegend einen Befall mit *Ostertagia* und *Trichostrongylus* spp. Die durchschnittlichen Eizahlen in der Haloxon-Gruppe betrugen vor und nach der Behandlung 425 bzw. 9 je g Faeses, die der Phenothiazin-Gruppe 262 bzw. 294 je g Faeces. Die Anzahl der behandel-Tiere mit weniger als 50 Eiern je g Kot betrug in der Phenothiazin- und Haloxon-Gruppe 11 bzw. 47. Die mit Phenothiazin behandelten Tiere wiesen einen durchschnittlichen Gewichtsverlust von 1,1 lb. auf; in der Haloxon-Gruppe war dagegen ein durchschnittlicher Gewichtszuwachs von 3,9 lb. während der 10wöchigen Beobachtungszeit zu verzeichnen. Die Ergebnisse zeigen, daß Haloxon dem Phenothiazin überlegen ist. Die größere Effektivität wird auf das vermutlich breitere Wirkungsspektrum insbesondere auf *Ostertagia* spp. zurückgeführt. R. Jungmann. 4460.

4-64/02-0226 Pizarro, Ismael C., Cerineo, José Maria de, Bocalandro, Alberto G. und Grimaux, Carlos Alberto. Los garrapaticidas fosforados. Investigación de su actividad frente al Boophilus microplus. **(Die Phosphor-Zeckenmittel. Untersuchung ihrer Aktivität gegenüber Boophilus microplus.)** Rev. Med. veterin. [Buenos Aires] **44** (1963) Nr. 1. S. 13–24. 4460.

4-64/02-0227 Schönberg, F. und Könekamp, R.; Hannover, Tierärztl. Hochschule, Inst. für Tierärztl. Lebensmittelkunde und Milchhyg. **Zum Einfluß handelsüblicher, in Lebensmittelbetrieben gebräuchlicher Desinfektionsmittel auf Laktobakterien; zugleich ein Beitrag zur Desinfektion in der Marinadenindustrie.** Arch. Lebensmittelhyg. **14** (1963) Nr. 4. S. 82–87. – 3 Tab.

Die Verwendung von Hexamethylentetramin bei Fischpräserven ist nunmehr in der BRD bis zum 31. 12. 1963 befristet; mit einer weiteren Verlängerung ist nicht mehr zu rechnen. Man wird also andere Wege in der Marinadenfabrikation suchen müssen. Geeignete Aufgußkonz. von Essigsäure und Salz und geschlossene Kühlkette von + 5 °C bis zum Verbraucher hält die Fischindustrie noch nicht für tragbar, da die Läden noch nicht über solche Kühlmöglichkeiten verfügen. Möglichst keimarme Herstellung der Kaltmarinaden unter Verwendung der erlaubten Zusätze ist der zweite Weg. Es werden die Orte angeführt, an denen der Hering sich mit Keimen infizieren kann; Lactobac. treten wohl erst auf, wenn die Fische in die Umgebung von Menschen kommen. Fischkästen und Raumluft spielen dabei eine bedeutenden Rolle. 8 Desinfektionsmittel wurden überprüft, worüber Einzelheiten mitgeteilt werden; sie töten schon in rel. hohen Verdünnungen Lactobazillen sicher ab, wobei vor allem die Präparate auf Hypochloritbasis stark wirksam sind. Bei Zugabe von Eiweiß macht sich bei den chlorhaltigen Mitteln der Eiweißfehler stark bemerkbar, bei Gebrauchskonz. mit 20% Serumzusatz ist bei Hypochloritmitteln eine Abtötung der Lactobac. nicht mehr zu erreichen, während dies mit Ampholytseifen und quaternären Ammoniumverbindungen mit Ausnahme von Quartasept sicher möglich ist. Bei Verringerung des Serumzusatzes auf 5% fallen die Ergebnisse ähnlich aus, doch wird hierbei mit P_3-flüssig und Quartasept noch eine Abtötung der Laktobac. erzielt. Hölzerne Schneideunterlagen und Tischplatten sollten durch Kunststoff bzw. Stahltische ersetzt werden, tägl. mech. Reinigung aller mit dem Fisch in Berührung kommenden Geräte mit nachfolgender Desinfektion ist notwendig; der Kistendesinfektion ist erhöhte Aufmerksamkeit zuzuwenden.

W. Mathieu. 4480.

4-64/02-0228 Trušin, I. N.; Skrjabin-Unions-Inst. für Helminthol. Chimičeskie sredstva dlja dezinvazii svinarnikov. **(Chemische Mittel zur Desinfektion der Schweineställe.)** Veterinarija, Moskva **40** (1963) Nr. 6. S. 76–78.
Eine erfolgreiche Bekämpfung der Helminthosen in Schweinebeständen ist nur dann möglich, wenn in das System der Sanierungsmaßnahmen die Desinfektion der Stallung und Ausläufe auf der Basis wirksamer und erschwinglicher chemischer Verbindungen einbezogen wird. Über 40 verschiedene chemische Verbindungen wurden an Ascariden-, Trichocephalus-, Metastrongylus-, Oesophagostomum- und Stongyloides-Larven auf ihre ovicide bzw. larvicide Wirkung geprüft. Eine gute ovicide Wirkung entfalteten in vitro der Propylenäther des Monomethyldithiocarbamats in 3%iger, der m-Kresoläther des Methylcarbamats in 5%iger, das Parachlorphenol in 3%iger und eine Phenyltrichloracetat-Emulsion in 1%iger Konzentration. 5%ige Konzentrationen von Di-, Tri-, Tetra- und Pentachlorphenol töteten gewaschene Ascariden-Eier ab. Eine 5%ige Lösung von Methyldithiocarbamat-Natrium vernichtete in vitro 91% aller ansteckungsfähigen und 100% aller nichtansteckungsfähigen Ascariden-Eier. Im Feldversuch dagegen entfalteten 5%ige Lösungen von Methyldithiocarbamat-Natrium als Spray (1000 ml pro m^2) eine abtötende Wirkung auf Ascariden-Eier von 74% (ansteckungsfähige Eier) und 94% (nichtansteckungsfähige Eier), während bei gleicher Dosierung 3%ige Lösungen des technischen Orthochlorphenols eine ovicide Wirksamkeit von 85 bzw. 95% aufweisen konnten. Beide Lösungen töteten Eier von Trichocephalus, Metastrongylus, Oesophagostomum sowie Larven von Oesophagostomum und Strongyloides vollständig ab. D. Ebner. 4480.

4-64t-02-0229 Gaddum, J. H. und Smith, M. W.; Babraham, A. R. C. Inst. of Animal Physiol. A pharmacologically active substance in mammalian tissue extracts. **(Eine pharmakologisch aktive Substanz in Extrakten von Säugetiergeweben.)** Proc. Roy. Soc. [London], Ser. B **157** (1963) Nr. 969. S. 492–506. – 7 Abb., 3 Tab., 33 Lit.
In gereinigten Extrakten von Säugetiergehirn bzw. -darm ist ein pharmakol. aktives Polypeptid enthalten, Substanz P bezeichnet, welche am isolierten Goldfischdarm wirksam wird. In gereinigten Extrakten von Meerschweinchengeweben liegt ihr Gehalt mehr als 1000fach höher, und sie konnte mit Hilfe der Gelfiltration und der Ionenaustauschchromatographie hieraus rein dargestellt werden. Die spektrale Absorption des gereinigten Materials vor und nach der Hydrolyse sowie das Auftreten einer Pentose und des Uracils als Hydrolyseprodukte führten zu der Ansicht, daß es sich um ein Uridinnucleotid handelt. Durch Vergleich der Substanz mit Uridindiphosphat bzw. -triphosphat im biologischen Test und durch Messung der optischen Dichte konnte sie als Uridindiphosphat identifiziert werden. Die pharmakologisch wirksame Dosis beträgt 1 ng, welche Menge in weniger als 5 µg Meerschweinchenleber enthalten ist. E. Grün. 4490.

4-64/02-0230 Janiak, Marian J.; Basel. **Resistenzprüfung der Krankheitserreger gegen Chemotherapeutika.** Schweiz. Arch. Tierheilkunde **105** (1963) Nr. 5. S. 262–268.
Die Arbeit behandelt die allg. Problematik der Resistenzbestimmung neben spez. Hinweisen für die Notwendigkeit der Durchführung der Resistenzprüfung wird auf den Agardiffusionstest und den Verdünnungstest eingegangen und werden folgende Testsubstanzen vorgeschlagen; für grampositive Erreger: Sulfonamide, Penicillin, Tetracycline, Chloramphenicol und Erythromycin; für gramnegative Erreger: Sulfonamide, Streptomycin, Chloromycetin, Tetracydin, Neomycin und evtl. Nitrofurane. Abschließend werden Fragen über das Ergebnis der Therapie nach Resistenzprüfung besprochen. Eine besonderes Augenmerk gilt dabei den Faktoren, die zu einem Versagen dieser Therapie führen, wie ungenügende Dosierung, anatomische Veränderungen wie Abscesse, die das

Therapeuticum nicht an den Herd heranlassen, Inaktivierung des Therapeuticums, Selektion resistenter Mutanten, Florawechsel und Reinfektion. W. Lehmann. 4490.

4-64/02-0231 Yates, C. M. und Gillis, C. N.; Edmonton, Univ. of Alberta, Dep. of Pharmacol.; New Haven, Conn., Yale Univ., School of Med., Lab. of Psychopharmacol. The response of rabbit vascular tissue to electrical and drug stimulation. **(Die Reaktion des Gefäßgewebes von Kaninchen bei elektrischer oder chemischer Stimulierung.)** J. Pharmacol. exp. Therapeut. **140** (1963) Nr. 1. S. 52–59. – 5 Abb., 2 Tab., 20 Lit.
Von männl. Albinokaninchen, Kgw. 2–4 kg, werden nach der Tötung schnell die Aorta und beide A. carot. int. entnommen, mit Krebs-Henseleit-Puffer gewaschen und als Streifen zwischen zwei Silberelektroden in einem Organbad entweder elektrisch oder chem. mit verschiedenen Substanzen stimuliert (l-Epinephrin, l-Norepinephrin, Histamin, Dopamin, Acetylcholin, Piperoxan u. a.). Teile des Gefäßgewebes werden in flüssigem N_2 gefroren, in ihnen werden Catecholamine bestimmt. Es wird festgestellt, daß die normalerweise nach dem Aufhören der elektrischen Reizung entstehende sek. Kontraktion durch Reserpin verhindert werden kann. Gleichzeitig wird die Catecholaminkonzentration in den Gefäßwänden erniedrigt, wobei die Erniedrigung in der Carotis länger anhält als in der Aorta. Nur die durch Piperoxan oder Bretylium verursachte Verhinderung der sekundären Kontraktion kann durch Zugabe verschiedener chem. Substanzen aufgehoben werden, nicht aber die durch Reserpin hervorgerufene. R. Maune. 4490.

4-64/02-0232 Barney, George H. und Wilson, Benjamin J.; Nashville, Tenn., David Lipscomb Coll. A rare toxicity syndrome in ponies. **(Ein seltenes Toxizitätssyndrom bei Ponys.)** Veterin. Med. [Kansas City] **58** (1963) Nr. 5. S. 419–421. – 2 Abb., 1 Tab.
An einer Futtervergiftung erkrankten von 34 Shetland- und Hackney-Ponys 15, von denen 11 nach 7–17 Tagen starben; sie äußerte sich in Mydriasis mit Sehstörungen, Appetitlosigkeit, Polyurie (z. T. mit Hämaturie), intermittierenden Muskelkrämpfen und Schüttelfrost. Im Gehirn waren die Gefäße stark mit Blut gefüllt, die Leber gefleckt und ihre Zellen mäßig degeneriert, das Blut hatte seine Fähigkeit zur Gerinnung verloren. Die therapeutische Anwendung von Calciumgluconat, Antihistaminen und Tranquillizern blieb ohne Erfolg. Die Ursache der Vergiftung wurde bisher nicht erkannt. Vermutet werden Samen von *Datura stramonium* und *Ipomoea sp.* W. Goldbach. 4640.

4-64/02-0233 Széky, A. und Szábo, I. **Über die Diagnostik und Pathogenese der Kochsalzvergiftung von Schweinen und das Vorkommen der eosinophilzelligen Meningitis und Encephalitis.** Acta veterin. Acad. Sci. hung. **12** (1962) Nr. 3. S. 319–341. – Aus: Ung. Agrar-Rdsch. **1963** Nr. 3.
Die eosinophile Meningitis und Encephalitis der Schweine wurde seit 1950 in annähernd 100 Fällen immer im Zusammenhang mit Kochsalzvergiftungen beobachtet. Die histol. Gehirnuntersuchung bietet daher bei der Diagnostik der bei Schweinen häufig vorkommenden Kochsalzvergiftung eine wertvolle Hilfe. Die eosinophilzellige Infiltration ist von einer verschieden schweren und ausgedehnten Schädigung der Nervenzellen begleitet. Je progressiver die entzündliche Infiltration in Erscheinung tritt, desto weniger ausgeprägt sind die regressiven Veränderungen und umgekehrt. Die eosinophile Entzündung bleibt immer auf die graue Substanz der Gehirnrinde und auf die diese bedeckenden Gehirnhautregionen beschränkt und unterscheidet sich von den auf anderer Grundlage zur Entwicklung gekommenen, z. B. von der virusbedingten Encephalitis nicht nur in ihrem ausgeprägt eosinophilzelligen Charakter, sondern auch in der Lokalisation der Veränderungen. Es wird die Ansicht vertreten, daß beim Erscheinen der eosinophilen Zellen und

beim Zustandekommen der regressiven Veränderungen der Nervenzellen sowie bei der Ödementwicklung außer der Elektrolytwirkung der Na-Ionen auch die Störung in der Blutversorgung und die mit ihr einhergehende Anoxie sowie das Hypothalamus-Hypophysen-Nebennierenrindensystem eine Rolle spielen. Die Ursache für die Lokalisation der Veränderungen ist noch nicht geklärt. 4650.

4-64/02-0234 Whittem, J. H. und Murray, L. R.; Alice Springs, Northern Territory Adm., Animal Ind. Branch. The chemistry and pathology of Georgina River poisoning. **(Chemie und Pathologie der „Georgina Fluß"-Vergiftung.)** Austral. veterin. J. **39** (1963) Nr. 4. S. 168–173. – 4 Abb., 2 Tab., 14 Lit.

Hülsen und Blätter von *Acacia georginae* führen bei Schafen und Rindern in Australien zu Vergiftungen (Fluoracetat-Ion). Vff. beschreiben natürliche und experimentelle Vergiftungsfälle an Schafen. Diese erhielten 0,055 bis 0,22 (ab 0,1 letal) mg Kalium-Fluor-acetat (I)/kg Kgw. sowie wäßrigen Blattextrakt aus 7,3–14,6g Trockensubstanz (entspricht wieder 0,1–0,22 mg (I), da ein kg trockenes Pflanzenmaterial 2,5 mg organisch gebundenes Fluor enthält). Rinder erhielten wäßrigen Extrakt aus frischen Zweigen. Meerschweinchen: Zunächst wie bei Rindern (Extrakt aus 5 g/100 g Kgw. letal); dann 0,75 mg (I)/kg Kgw. Die Pflanzen zeigen starke Toxizitätsunterschiede in verschiedenen Regionen sowie jahreszeitliche Schwankungen bei Material aus derselben Gegend. Starke Citronensäureakkumulation durch (I) in Herz und Nieren. Pathologische Befunde: Zwei Arten von Myocardschäden: 1) (akute Fälle); bei Betrachtung des Epicards gelegentlich unregelmäßig durchschimmernde nekrotische Bezirke, während bei der Sektion das Myocard selbst auch gefleckt war; 2) bei zuvor gesunden Tieren makroskopisch sichtbare Vernarbungen, die in einigen Fällen durch die ganze Herzwand gingen und bis zu 1 cm Durchmesser besaßen. Histopathologie: akute multiple Myocardschädigung, gefolgt durch zelluläre Reaktion (begann durch interstitielle Flüssigkeitsausscheidung – später Lymphocyten – und Histiocytenanreicherung; vereinzelt Proliferation der Muskelkerne). In nicht bedrohlichen Fällen Reparation durch Bindegewebe. Die starken Landschaftsunterschiede im Giftgehalt von *Acacia* dürften ihre Ursachen im wasserlöslichen Fluor haben (übriger Nährstoff- und Spurenelementgehalt normal). Selbstvergiftung verhindert durch wasserlöslichen Fluorkomplex; herrscht Mangel am Komplexbildner oder wird zu viel Fluor aufgenommen, sterben die Bäume ab. H. Liebenow. 4650.

4-64/02-0235 Rahn, H.-W.; Berlin, Humboldt-Univ., Veterinärmed. Fak., Inst. für Pharmakol. und Pharmaz. **Über den Nachweis chlorierter Bicycloheptene und ihrer im Stoffwechsel entstehenden Umwandlungsprodukte.** Arch. int. Pharmacodynam. Thérap. [Gand, Belgique] **144** (1963) Nr. 1/2. S. 126 bis 143. 4670.

4-64/02-0236 Scharner, Erhard; Leipzig, Karl-Marx-Univ., Veterinärmed. Fak., Inst. für Veterin.-Pharmakol. und Toxikol. **Beitrag zur Wismutintoxikation beim Tier unter besonderer Berücksichtigung des spektralanalytischen Wismutnachweises.** Diss. Leipzig **1962** 78 S. – 16 Abb., 141 Lit.

Die Organe von 50 gesunden Schlachtschweinen wurden spektralanalytisch mit Hilfe eines Zeiß-Universalspektrographen unter Verwendung von Spektralkohlen als Trägerelektroden auf das Vorkommen von Wismut untersucht. Das Emissionspektrum des Elementes ist ein linienarmes Spektrum, bei dem die einzelnen Spektrallinien stärker hervortreten. Es konnten jedoch keine Wismutlinien gefunden werden. In Versuchen an Meerschweinchen wurde Wismut nach oräler und parenteraler Applikation in verschiedenen Organen nachgewiesen und mittels der stärksten Wismutlinie mit der Wellenlänge 3067,72 Å mengenmäßig abgeschätzt. Dabei wiesen die Nieren den höchsten

Gehalt auf, unabhängig davon, ob die Verbindungen oral, subcutan oder intramuskulär verabreicht wurden. Die Nieren sollten daher bei Tieren mit dem Verdacht einer Wismutintoxikation zur Untersuchung herangezogen werden. H. Gürtler. 4710.

4-64/02-0237 Wagenaar, G.; Utrecht, Diergeneeskundige Fac., Klin. voor Inwendige Ziekten. Een geval van chronische loodvergiftiging bij kalveren. **(Ein Fall von chronischer Bleivergiftung bei Kälbern.)** Tijdschr. Diergeneeskunde **88** (1963) Nr. 13. S. 826–834. – 4 Lit. Zus. in Engl., Franz., Dtsch.

Im Winter 1961/62 verenden in einem Bauerngehöft 4 Kälber nach einer Krankheitsdauer von 6 Wochen bis zu einigen Mon., nachdem bereits 1960 ein gleicher Todesfall bei 1 Kalb festgestellt worden war. Die Kälber werden apatisch, trinken weniger und zeigen Pica-Erscheinungen. Durch die Sektion werden eine Nephritis interstitialis chronica und eine urämische Endocarditis der linken Vorkammer nachgewiesen. Die bakteriol. Untersuchung verläuft negativ. Bei dem 4. Todesfall wird erst an eine Hg-Vergiftung gedacht; die chem. Untersuchung ergibt jedoch eine Pb-Vergiftung. In der Leber des Kalbes werden 2 mg Pb pro kg und in der Nierenrinde 25 mg ermittelt, bei einem anderen Kalb 49,7 mg Pb pro kg Leber. Es stellt sich schließlich heraus, daß der Besitzer im Jahre vorher eine alte angestrichene Tür im Kälberstall angebracht hat, die die Kälber immer beleckt haben. Sie enthält 18,6% Pb. Dadurch ist eine chronische Pb-Vergiftung mit einer Nephritis interstitialis und Urämie entstanden. E. Tempel. 4720.

4-64/02-0238 McEwen, J. E.; Aberdeen, North of Scotland Coll. of Agric., Marischal Coll., Agric. Chem. Dep. The seasonal incidence of lead poisoning in the North of Scotland. **(Die jahreszeitliche Abhängigkeit von Bleivergiftungen in Nordschottland.)** Veterin. Rec. **75** (1963) Nr. 20. S. 515–516. – 2 Tab., 2 Lit.

Die Bleivergiftungen zeigen eine jahreszeitliche Abhängigkeit in Nordschottland (über 55% der Jahresfälle im Apr.-Juni) verglichen mit denen in Irland (Febr.-Apr.). In Schottland werden vorwiegend Rinder betroffen, in Irland Kälber. Das um 2 Mon. verschobene Maximum an Todesfällen wird durch Temperaturunterschiede erklärt (in Schottland bleiben die Tiere länger im Stall). Bleikonzentrationen der Nieren; von 26,1% positiven Fällen = 140 Nieren (Zeitraum 1955–1961) besaßen 51 einen Gehalt von 25–50 ppm; 6 zwischen 200–300 und 6 darüber (max. 388 ppm). Der Rest (77 Nieren) lag zwischen 50–200 ppm. Als positiv wurde jeder Bleigehalt mit mehr als 25 ppm gewertet. H. Liebenow. 4720.

4-64/02-0239 Khan, M. H., Avery, R. J. und Dueck, H. P.; Lethbridge, Alberta, Canada Agric. Res. Stat.; Canada Dep. of Agric., Animal Diseases Res. Inst., Health of Animals Div., Animal Pathol. Lab. Toxicity of evin (1-naphthyl-N-methyl-carbamate) to cattle grubs, lice, and cattle. **(Toxizität von Sevin [1-Naphthyl-N-methylcarbamat] für Rinderdassellarven, Läuse und Rinder.)** Canad. J. comparat. Med. veterin. Sci. **26** (1962) Nr. 10. S. 234 bis 237. – 3 Tab., 9 Lit.

Sevin (Hersteller: Union Carbide, Canada Ltd.) ist ein Mittel einer neuen Insektizid-Serie, welches eine größere cholinerge Wirk. auf Insekten als auf Säugetiere hat. Es wirkt als Kontakt- und/oder als Magengift mit guten nachwirkenden Eigenschaften. Sevin ist gegen eine Anzahl von Tierherden-Parasiten als wirksam erkannt worden. So z. B. gegen die Hornfliege *Haematobia irritans*, die Winterzecke *Dermatocentor albipictus*, die beißende Laus der Ziege *Bovicola caprae*, die saugende Laus der Ziege *Linognathus stenopsis*, die Kükenmilbe *Dermanyssus gallinae*, die nördliche Geflügelmilbe *Ornithonyssus sylviarum*, die Körperlaus der Küken *Menacanthus stramineus*, die Federschaftlaus *Menopon gallinae* und die Schweinelaus *Haematopinus suis*.

In diesen Versuchen wurde Sevin angewendet zur Bekämpfung der Rinderläuse *Haematopinus eurysternus* und *Bovicolar bovis* und der Rinderdassellarven von *Hypoderma lineatum* und *H. bovis*. Ein teilweiser oder kompletter Spray des Tierkörpers mit 0,5%igem Sevin war wirksam gegen Läuse. Eine Applikation tötete die Läuse und verhinderte für 17–20 Wochen einen Wiederbefall. Eine dermale oder parenterale Verabreichung von Sevin an das Wirtstier erbrachte keine larvizide Wirkung auf die Dassellarven, die gerade im Körper wandern. Auch zeigte das Präparat keine tödliche Wirkung auf im Rücken der Rinder encystierte Larven. Die Sevin-Sprays hatten keinen sichtbaren Einfluß auf die allgemeine Gesundheit der Rinder. Lokale i. m.-Injektionen waren schmerzhaft und verursachten bei 4 der behandelten Rinder eine Woche lang Lahmheit. Eine ausgesprochene Entzündung oder Abszeßbildung entstand nicht. G. Diez. 4720.

4-64/02-0240 Ģolodov, I. I. O zabolevanii svinej aspergillotoksikozom. **(Zur Aspergillus-Toxikose bei Schweinen.)** Svinovodstvo, Moskva **17** (1963) Nr. 3. S. 46.

Vf. berichtet über Aspergillus-Toxikosen bei Schweinen in 2 größeren Beständen. Als Infektionsquelle wurde in beiden Fällen ein Futtergemisch ermittelt, daß stark toxische Aspergillus-Pilze (*A. flavus*, *A. fumigatus*) enthielt. Häufige Regenfälle während der Ernte hatten zu einer hochgradigen Anreicherung geführt. Vorwiegend 3–7 Monate alte Tiere erkrankten nach einer Incubation von 2–3 bzw. 3–5 Tagen; in einem Bestand von 7000 zeigten 3200 klinische Merkmale, die durch Schwäche, Bewegungsstörungen, Krämpfe und Paresen, Inappetenz, Diarrhoe und Abmagerung gekennzeichnet waren. Die Körpertemperatur blieb normal, und der Tod trat nach 30–40 Std. ein. Die Therapie mit Coffein, Dextrose und Wasser ad libitum blieb bei schwer erkrankten Tieren erfolglos. Es wird eine sorgfältige Trocknung der Futtermittel gefordert. W. Bathke. 4730.

4-64/02-0241 Radeleff, R. D., Jackson, J. B., Buck, William B., Younger, R. L., Weidenbach, C. P. und Roberts, R. H.; Kerrville, Tex., U. S. Dep. of Agric., A. R. S., Animal Disease and Parasite Res. Div.; Entomol. Res. Div. Toxicity studies of Bayer 21/199 in livestock. **(Toxizitätsuntersuchungen mit Bayer 21/199 bei Nutztieren.)** J. Amer. veterin. med. Assoc. **142** (1963) Nr. 6. S. 624–631. — 12 Tab.

In zahlreichen Versuchen an insgesamt 518 Tieren (Rinder, Schafe, Pferde, Ziegen, Schweine) erweist sich das Organophosphorpräparat Bayer 21/199 (chem. Bezeichnung wird angegeben) als verhältnismäßig untoxisch. Beim Besprühen mit 0,25 bis 4%iger Lösung, i. v. Injektion (1 bis 3 mg/kg), oder i. m. Injektion (2,5 bis 15 mg/kg) oder oraler Applikation (1 bis 20 mg/kg Kgw.) treten nur in einigen Fällen, vor allem bei jungen Tieren, Vergiftungserscheinungen auf, obwohl der Blutcholinesterase-Gehalt stets mehr oder weniger stark erniedrigt ist. Schafe und Ziegen sind etwas empfindlicher als die anderen untersuchten Tierarten. Zur Vermeidung von Schäden wird empfohlen, Schafe, Ziegen und Kälber (unter 3 Mon.) mit 0,25%iger Lösung, Rinder (älter als 6 Mon.), Schweine (älter als 4 Mon.) und Pferde (älter als 2 Jahre) mit 0,5%iger Lösung in wöchentlichen Abständen zu besprühen. Bei Angoraziegen und bei Schafen läßt sich mitunter ein leichter Gew.-Verlust, der aber keine nachteiligen Folgen hat, nicht vermeiden. R. Maune. 4740.

IX. INNERE MEDIZIN, NICHT INFEKTIÖSE KRANKHEITEN, INFEKTIONSKRANKHEITEN

4-64/02-0242 Stevens, A. J.; Cambridge. Modern trends in animal health and husbandry. The use of laboratory diagnosis. **(Neuzeitliches im Tiergesundheitswesen und der Tierhaltung. Die Anwendung der Labordiagnostik.)** Brit. veterin. J. **118** (1962) Nr. 12. S. 504–512. — 1 Tab., 2 Lit.

Oft wird die Frage gestellt, ob sich die Methoden der Diagnostik auf maschinellem Wege so verschärfen lassen, daß sie die Fähigkeiten des Gedächtnisses und die Bestrebungen des Diagnostikers beträchtlich zu überflügeln vermögen. Beim menschlichen Patienten stellt der Arzt bereits bei der Anamnese Erwägungen an, welche Bedeutung den Schilderungen des Kranken im einzelnen beizumessen ist. Eine math. Auswertung der wiss. Bedeutung der einzelnen Faktoren für die Diagnose wird in vielen Fällen nicht möglich sein. Bei allem Wert der Labordiagnose kann auf den klinischen Befund nicht verzichtet werden, und man muß sich über den durch die Zeitdauer bis zur Befunderhebung und durch die Technik am Befunde erlittenen Verlust an Exaktheit sorgfältig Rechenschaft ablegen. Die vorstehende Problematik wird für die Tiermedizin am Beispiele der Diagnostik der Enterotoxaemie der Schafe beleuchtet. Das Ergebnis stellt einen Trend mit folgenden beiden Entwicklungsmöglichkeiten unter Beweis. Einmal stehen uns modernste technische Verfahren, wie bestimmte serol. Tests, die Leberbiopsieproben und die Elektrophorese zur Verfügung. Zweitens ist mit beträchtlich größeren Erfolgsaussichten die Organisation und die Anwendung bereits bekannter Verfahren erheblich zu verbessern. Solche Maßnahmen haben zum Ziele, in möglichst kurzer Zeit möglichst viele (und genaue, der Referent) Ergebnisse bei einem Minimum an Kosten und Arbeitsaufwand zu liefern.

H. Busse. 4962.

4-64/02-0243 Dekker, N. D. M.; Utrecht, Fac. der Diergeneeskunde, Klin. voor Inwendige Ziekten. Het nut van rectaal eyploreren. **(Der Nutzen von rektalen Untersuchungen.)** Tijdschr. Diergeneeskunde **88** (1963) Nr. 11. S. 713–718. 4962.

4-64/02-0244 Schlossarek, U.; München. **Zytoplasmatische Therapie akuter und chronischer Erkrankungen bei Hunden und Katzen.** Berliner Münchener tierärztl. Wschr. **76** (1963) Nr. 9. S. 169–172.

Bei der Frisch- oder Trockenzellentherapie kommt es nur zu einer sehr geringen therapeutischen Wirk. Es sind deshalb verhältnismäßig große Mengen notwendig, die parenteral verabreicht werden müssen, um eine Besserung, besonders von Alterserkrankungen zu erreichen. Hier ist aber die Gefahr der Nebenwirkungen auf Grund des Fremdeiweißes so groß, daß der therapeutische Effekt demgegenüber in keinem Verhältnis steht. Bei der cytoplasmatischen Therapie werden nach besonderem Verfahren aufgeschlossene Zellsubstanzen, die bis zur Molekülgröße zurückgehen, verwendet, so daß bei der Therapie nur geringe Mengen verabreicht werden brauchen, um eine merkliche Besserung zu erzielen. Diese „Revit-Organ-Präparate" werden von den wichtigsten Organen als Trockensubstanz in den verschiedenen Stärkegraden geliefert. Der Vf. hat gute Erfolge bei Hunden, vor allem bei den im höheren Alter häufig vorkommenden Leber- und Nierenerkrankungen gesehen. Nebenwirkungen wurden nicht beobachtet. Es werden umfangreiche Überprüfungen dieser Therapie angeregt.

K.-P. Jaksztien. 4990.

4-64/02-0245 Hopf, Klaus H.; München. **Die Aërosoltherapie im Anwendungsbereich der tierärztlichen Praxis.** Prakt. Tierarzt **44** (1963) Nr. 6. S. 227–228. 230.

Die seit längerer Zeit geübte Aërosoltheraphie wird als bekannt vorausgesetzt. Da sich diese Behandlungsmethode auch in der Veterinärmedizin immer mehr durchsetzt, werden Indikationen dafür angegeben. Es ergeben sich lokale und allgemeine Medikamentwirkungen. Voraussetzung ist, daß bei der Vernebelung die Teilchengröße möglichst klein ist. Bei dem verwendeten Oxyparatvernebeler, der abgebildet ist, liegt diese Teilchengröße bei 2,0 bis 5,0 μ. Es wird bei der Inhalation eine gleichmäßigere Konz. eines Stoffes im Blut gegenüber der i. v. Applikation festgestellt. Zur Anwendung kommen Antibiotica und Chemotherapeutica sowie Spasmolytica, Antiphlogistica und Sekretolytica. K.-P. Jaksztien. 4990.

4-64/02-0246 Schubert, H.; Oldenburg, Kuratorium für Rindergesundheitsdienst. **Neuzeitlicher Rindergesundheitsdienst erfordert eine Zusammenarbeit zwischen Tierarzt und Tierzüchter.** Zuchthyg., Fortpflanzungsstör. Besam. Haustiere **7** (1963) Nr. 3/4. S. 131–145.
Der Rindergesundheitsdienst, dem in erster Linie die Gesunderhaltung der Herden als Voraussetzung für die Leistung obliegt, hat auch in Zukunft noch weitgespannte Aufgaben zu bewältigen. Die bisherigen Erfolge zeigen, daß der eingeschlagene Weg richtig ist und auch die noch offene Probleme zufriedenstellend gelöst werden können, wenn bestimmte Voraussetzungen dafür vorliegen. Dazu gehört u. a. die fortwährende Verbesserung der Diagnostik und der Seuchenbekämpfung. Der Staat muß wirksame Seuchenschutzbestimmungen erlassen, die Bekämpfung regeln und selbst mit Geldmitteln einspringen. Überaus wichtig ist die vertrauensvolle Zusammenarbeit zwischen Züchtern und Tierärzten, die ihre gemeinschaftliche Aufgabe konsequent bis zum endgültigen Erfolg durchzuführen haben. Darüber hinaus muß eine Organisation vorhanden sein, die Tierärzte und Züchter zusammenführt, die Maßnahmen koordiniert, die Brücke zum Tierhalter schlägt und den Boden für die Prophylaxe bzw. Sanierung vorbereitet. F. Schaetz. 5020.

4-64/02-0247 Magnier, M.; Songeons/Oise. Sur un cas d'ascite chez la vache. **(Über einen Fall von Ascites bei einer Kuh.)** Bull. mens. Soc. vétérin. prat. France **47** (1963) Nr. 5. S. 246–247. 5055.

4-64/02-0248 Tammemagi, L. und McGavin, M. D.; Yeerongpilly, Queensland Dep. of Agric. and Stock, Animal Res. Inst. Drenching gun fatalities in pigs. **(Behandlungsschäden nach intratrachealer Injektion bei Schweinen.)** Austral. veterin. J. **38** (1962) Nr. 11. S. 542–543. — 1 Abb., 5 Lit.
Derartige, durch Anwendung der Pistolenspritze entstandene Schäden sind bei Schweinen bisher in Australien nicht vorgekommen. Ein Farmer bei Brisbane behandelte 50 $2^1/_2$ bis 3 Mon. alte Läuferschweine mit einem Piperazinpräparat mit Hilfe des genannten Instrumentes. 12 von 24 behandelten Tieren gingen nach der Behandlung ein. Aufgrund des Sektionsbefundes haben mehrere Faktoren zum Verenden der Tiere beigetragen; als Sekundärursachen sind die Perforation der Wand des Schlundkopfdivertikels, das Pharynxoedem, eine Toxämie und die übliche Schluckpneumonie anzusehen. In mehreren Fällen wurde *Pseudomonas aeruginosa* als bakteriol. Befund bei den verendeten Schweinen gefunden. H. Busse. 5060.

4-64/02-0249 Krogh, Nils; Oslo, Veterin. Coll. of Norway, Dep. of Internal Med. Clinical and microbiological studies on spontaneous cases of acute indigestion in ruminants. **(Klinische und mikrobiologische Untersuchungen bei Spontanfällen von akuter Indigestion bei Wiederkäuern.)** Acta veterin. scand. **4** (1963) Nr. 1. S. 27–40. — 2 Tab., 14 Lit. Zus. in Norw., Dtsch.
Fünf Fälle — 3 Milchkühe, 2 Schafe — von Spontanindigestion als Folge von Überfütterung mit leicht verdaulichem Futter werden einzeln beschrieben. Mit Ausnahme eines leichten Falles wurde Anstieg der Milchsäure und Abfall der Alkalireserve im Blut oder Anstieg des Blutzuckers und des Rest-N gefunden, während sich Serum-Ca, -P und -Mg in normalen Bereichen bewegten. Die bakteriol. Untersuchung des Pansensaftes ergab mit Ausnahme des leicht verlaufenden Falles eine starke Erhöhung der Flora an grampositiven Kokken und Stäbchen und Schwund der celluloseverdauenden Bakterien und Protozoen. Innerhalb von 6 Tagen stellte sich die normale Pansenflora wieder ein. In dem leichter verlaufendem Fall wurde eine starke Erhöhung der Streptococcenflora festgestellt. Die pH-Werte im Pansen waren anfangs erniedrigt. Die Abnahme der gramnegativen und cellulosever-

dauenden Bakterien und Protozoen ist hierauf zurückzuführen. In der ausführlichen Diskussion wird darauf hingewiesen, daß sowohl die klinischen Erscheinungen als auch die mikrobiellen Veränderungen im Pansen große Ähnlichkeit mit denjenigen zeigen, die experimentell beim Schaf nach Überfütterung mit leicht verdaulichen Kohlenhydraten ausgelöst wurden.

W. Seffner. 5065.

4-64/02-0250 Krogh, Nils; Oslo, Veterin. Coll. of Norway, Dep. of Internal Med. Identification of the gram-positive rumen flora of cattle and sheep in clinical cases of acute indigestion. **(Bestimmung der grampositiven Pansenflora in klinischen Fällen akuter Indigestion bei Rindern und Schafen.)** Acta veterin. scand. 4 (1963) Nr. 1. S. 41–51. – 4 Tab., 14 Lit. Zus. in Norw., Dtsch.

An 3 Kühen, 2 Kälbern und 2 Schafen wurde experimentell durch Überfüttern eine akute Indigestion erzeugt. Nur eine der Kühe, die klinisch milder erkrankt war, zeigte einen signifikanten Anstieg der Streptococcenflora. 12 der 13 von dieser Kuh näher untersuchten Streptococcenstämme waren amylolytisch und zeigten die für *Str. bovis* charakteristischen Eigenschaften. Der 13. Stamm war nicht amylolytisch und glich dem *Str. inulinaceus*. Von den 6 Tieren, die klinisch stärker erkrankt waren, wurden 117 Stämme Lactobacillae näher bestimmt. Sie wurden 40 × als *L. brevis*, 22 × als *L. fermenti*, 45 × als *L. bifidus* und 10 × als eine Variante von *L. delbrueckii* bestimmt.

W. Seffner. 5065.

4-64/02-0251 Sattler, H. G.; Bad Langensalza/Thür., Bezirkstierklin. **Zur Blinddarmerweiterung beim Rind.** Wiener tierärztl. Mschr. 50 (1963) Nr. 5. S. 497–514. – 10 Abb., 2 Tab., 25 Lit.

Die Dilatatio caeci wird als selbständige Blinddarmkrankheit angesehen, deren Wesen in einer Erweiterung des Blinddarmes bei gleichzeitig vermehrter Füllung mit flüssigem Darminhalt besteht. Als Krankheitsursache werden Innervationsstörungen angenommen. Vf. berichtet über 4 Fälle von Blinddarmerweiterung der Kuh, die innerhalb von 3 Jahren zur Beobachtung kamen. Es handelte sich um 2 Höhenfleckvieh- und 2 schwarzbunte Rinder, deren Alter zwischen 3 und 12 Jahren schwankt. Hinweise, daß die Krankheit vorwiegend z. Z. der Geburt auftritt, können nicht bestätigt werden. Bei Klinikeinlieferung wurde anamnestisch sowohl über plötzliches als auch über allmähliches Futterversagen berichtet, auch die Flüssigkeitsaufnahme war wechselnd. Milchrückgang, verringerter oder fehlender Kotabsatz, leichte bis höchstens mittelgradige Kolikerscheinungen in 3 und geringfügig rezidivierende Tympanie in 2 Fällen sind weitere Symptome des klinischen Bildes. Hinzu kommen herabgesetzte oder völlig sistierte Magendarmtätigkeit. Die Diagnose wird durch die Rektaluntersuchung fundamentiert, typisch ist ein großes, ballonartiges, caudal abgerundetes, eindrückbares Gebilde, das rechts von der Medianlinie vor dem Becken zu palpieren ist. Schmerzen löst die Untersuchung nicht aus. Differentialdiagnostisch sind Blinddarm- und Gebärmutterdrehungen, Ileus anderer Darmteile, traumatische Indigestion, Labmagenerweiterung, -verlagerung und -verdrehung auszuschließen. Bis auf Hinweise für das Vorliegen einer Exsiccose bei 2 Tieren brachte die Laboratoriumsuntersuchung keine Ergebnisse von diagnostischer Bedeutung. Therapeutisch ist nur chirurgisches Vorgehen erfolgreich. Operiert wurde am stehenden Tier auf der rechten Seite. Wichtig ist die extraabdominale Verlagerung von Blinddarmteilen; das Verbringen des Omentum majus nach kranial oder die abdominale Enterocentese des Caecums können vorher notwendig werden. Nach Enterotomie, Entfernung des Darminhaltes und intracaecaler Verabreichung einer Kohle-Sulfonamidaufschwemmung erfolgte der Darmverschluß mittels Tabakbeutelnaht, die durch querverlaufende Nähte gesichert werden kann. Abspülen des Darmes mit körperwarmer

0.9%iger Kochsalzlösung, intraabdominale Rückverlagerung in die physiol. Lage, antibiotische Versorgung der Bauchhöhle und Verschluß derselben schlossen sich an. 2 Tiere waren bereits 5 Tage p. op. wieder hergestellt. Bei den übrigen 2 Rindern machte sich eine längere Behandlung notwendig, die Bekämpfung der Intoxikation stand dabei im Vordergrund. Die Prognose wird von dem Zeitpunkt der Operation nach Krankheitsbeginn und dem Allgemeinbefinden zu dieser Zeit bestimmt. H. Haase. 5080.

4-64/02-0252 Schmitt, A. H.; Nürnberg. **Zur Kasuistik des intrabronchialen Fremdkörpers beim Hund.** Kleintier-Prax. 7 (1962) Nr. 6. S. 173–174. Es werden 5 Fälle bei Hunden beschrieben, bei denen intrabronchiale Fremdkörper vorlagen. In zwei Fällen wurden Pneumonien behandelt, die ständig rezidivierten, um schließlich nach Fistelbildung an der Brustwand, aus denen Kornähren entfernt werden konnten, abzuheilen. In den drei anderen Fällen gelang die Entfernung der Ähren mit Hilfe des Bronchoskops. In allen Fällen, wo plötzlicher Husten ungeklärter Genese auftritt, wird zur Bronchoskopie geraten. K.-P. Jaksztien. 5103.

4-64/02-0253 Brunner, F.; Wien. **Ein Beitrag zur Anwendung von Erythromycin in der Kleintierpraxis.** Kleintier-Prax. 7 (1962) Nr. 6. S. 175–176. Es werden zwei Pneumoniefälle bei Hunden berichtet, bei denen alle Sulfonamide und Antibiotica versagt haben. Als letzter Versuch wurde Erythromycin in öliger Suspension injiziert. Es trat schnelle Besserung und Heilung ein. Ein Gleiches wurde bei einer an Meningitis nach Mittelohrentzündung erkrankten Katze beobachtet. K.-P. Jaksztien. 5103.

4-64/02-0254 Hamlin, Robert L., Marsland, William P., Rudy, Richard L. und Drenan, David M.; Columbus, Ohio State Univ., Dep. of Veterin. Physiol. and Pharmacol.; Dep. of Veterin. Surgery; Tallmadge, O. Atypical clinical findings in a dog with pulmonic stenosis. **(Atypische klinische Befunde bei einem Hund mit Pulmonarstenose.)** J. Amer. veterin. med. Assoc. **142** (1963) Nr. 5. S. 520–524. – 6 Abb., 9 Lit.
Die Pulmonarstenose ist eine häufige, angeborene Herzerkrankung mit typischen Symptomen: systolisches Geräusch mit stärkster Intensität über dem linken 2.–3. Zwischenrippenraum in der Mittellinie der Rippen, ein „Beben" an gleicher Stelle, Hervortreten des rechten Ventrikels, Pulmonarkonus und Pulmonararterie auf dem Röntgenbild und Veränderungen im QRS-Komplex. Betreffender Hund, ein weibl. Drahthaarfoxterrier, zeigte bei einer Routineuntersuchung ein präcordiales Schwirren, das im 4. Intercostalraum, ¾ der Rippenlänge vom Sternum entfernt, seine größte Intensität besaß. Über der Herzspitze waren 2 Herztöne mit einem späten systolischen Geräusch hörbar. Über dem 4. Intercostalraum wurde ein ganz systol. an- und abschwellendes Geräusch mit der Spaltung des 2. Herztones festgestellt. Röntgenaufnahmen zeigten eine leichte dorsale Verlagerung der Trachea und Verdichtung des linken cranialen Herzrandes. Ein laterales Angiocardiogramm konnte durch Herzkatheterisierung in den rechten Ventrikel hergestellt werden; die Stenose der Pulmonarklappe, eine starke Dilatation der Pulmonarschlagader, aber keine Erweiterung des rechten Ventrikels wurden sichtbar. 7 Tage nach der Katheterisierung wurde eine Brock-Pulmonarklappenerweiterung erfolgreich ausgeführt. Der Durchmesser der verengten Klappe wurde auf 3 mm geschätzt. Die abnorme Lage des Herzgeräusches kann durch Ausbildung eines „Blindsackes" dorsal der Pulmonararterie erklärt werden. H. Trolldenier. 5130.

4-64/02-0255 Goyings, L. S., Schirmer, R. G. und Langham, R. F.; East Lansing, Michigan State Univ., Dep. of Veterin. Pathol.; Small Animal Clin., Dep. of Surgery and Med. Chronic congestive splenomegaly (Banti-like syndrome) in a dog. **(Chronische kongestive Splenomegalie [Banti-ähn-**

liches Syndrom] bei einem Hund.) J. Amer. veterin. med. Assoc. **142** (1963) Nr. 5. S. 514–519. – 4 Abb., 1 Tab., 12 Lit.
Das Banti-Syndrom (passive Hyperämie, Milzanämie, Hepatolienale Fibrose) ist eine bekannte klinische Erkrankung des Menschen und ist durch Splenomegalie, Anämie, Leukopenie, Thrombocytämie und gastro-oesophageale Varicen gekennzeichnet. Die Ursache wird in Toxinen, infektiösem Agens, Parasiten vermutet, die das Milzparenchym zerstören. Ein 4jähriger weibl. Schäferhund zeigte wechselndes Erbrechen, Abmagerung und zeitweise blutigen Durchfall. Das Differentialblutbild ergab starke Eosinophilie (52%). Eine Probelaparotomie offenbarte Neoplasmen von 8–10 mm ⌀ auf der Serosa der Eingeweide. Histologisch wurde bei einer Biopsie Bindegewebe mit Lymphocytenherden in eosinophilen Infiltraten gefunden. Nach einem Jahr wurde der Hund wieder mit Erbrechen, Gewichtsverlust, erhöhter Temperatur, Ascites vorgestellt. Bei der 2. Probelaparotomie wurde die dreifach vergrößerte Milz entfernt. Sie war schwerer schneidbar, die Trabekeln auffällig, Venen leicht dilatiert, die Kapsel verdickt. Histopathologisch waren die Malpighischen Körperchen atrophiert, ohne Keimzentren, die Pulpahohlräume dilatiert und verdickt, haemorrhagische Bezirke und „siderotische" Knötchen nachweisbar. Die Ursache konnte nicht ermittelt werden. Andere Krankheiten wie Hämatome, Neoplasmen, passive Hyperämie durch Herzfehler müssen differentialdiagnostisch einbezogen werden.
H. Trolldenier. 5150.

4-64/02-0256 Pires, Antonio. Insuficiencia de los miembros y de las articulaciones. **(Funktionelle Schwäche der Gliedmaßen und Gelenke.)** Rev. Med. veterin. [Buenos Aires] **43** (1962) Nr. 6. S. 363– 366. 5165.

4-64/02-0257 Behrens, H.; Hannover, Landwirtschaftskammer, Tiergesundheitsamt. **Beitrag zum Vitamin A-Mangel des Schafes.** Dtsch. tierärztl. Wschr. **69** (1962) Nr. 18. S. 522–525. – 29 Lit.
An zwei Fällen wird beschrieben, daß es auch in Deutschland unter ungünstigen Fütterungsbedingungen zu einem Vit. A-Mangel bei Schafen kommen kann. Durch carotinarme Fütterung der Mutterschafe kam es bei Lämmern und abgesetzten Böcken zu Vit. A-Mangelsymptomen, die durch subcutane Applikation einer wasserdispersen Vit. A-, D- und E-Kombination kurzfristig beseitigt werden konnten. H. Schmandke. 5205.

4-64/02-0258 Weissmann, Gerald, Uhr, Jonathan W. und Thomas, Lewis; New York City, Univ., School of Med., Dep. of Med. Acute hypervitaminosis A in guinea pigs. I. Effects on acid hydrolases. **(Akute Vitamin A-Hypervitaminose bei Meerschweinchen. 1. Mitt. Wirkungen auf die sauren Hydrolasen.)** Proc. Soc. exp. Biol. Med. **112** (1963) Nr. 2. S. 284–287. – 3 Abb., 1 Tab., 11 Lit.
Durch perorale Verabfolgung hoher Dosen Vit. A-Säure (2×80 mg tägl.) an Meerschweinchen wurde eine akute Hypervitaminose erzeugt. Unter diesen Bedingungen ist die Aktivität der sauren Phosphatase, der β-Glucuronidase und des Kathepsins in einem Leberpräparat (das bei 15000 g Nichtsedimentierbare eines Leberhomogenats in 0,25 M Saccharose) vermindert. Aus der lysosomreichen Fraktion der Leber wird in das Incubationsmedium erhöht β-Glucuronidase und Kathepsin abgegeben, außerdem erfolgt im Serum eine Zunahme der β-Glucuronidase. Letztere Ergebnisse werden als ein direkter Effekt der hohen Vit. A-Dosis auf die Lysosome gedeutet.
H. Schmandke. 5205.

4-64/02-0259 Uhr, Jonathan W., Weissmann, Gerald und Thomas, Lewis; New York City, Univ., School of Med., Dep. of Med. Acute hypervitaminosis A in guinea pigs. II. Effects on delayed-type hypersensitivity. **(Akute Vitamin A-Hypervitaminose bei Meerschweinchen. 2. Mitt. Wirkungen**

auf die verzögerte Überempfindlichkeit.) Proc. Soc. exp. Biol. Med. **112** (1963) Nr. 2. S. 287–291. — 3 Tab., 16 Lit. 1. Mitt. vgl. vorst. Ref.
Die Erzeugung der Hypervitaminose beim Meerschweinchen vermindert die verzögerte Überempfindlichkeit und die Arthus-Reaktivität nach intradermaler Injektion von Diphtherietoxin. Eine Wirk. des Vit. A auf die Clearance des Bakteriophagen Φ X 174 oder auf die Antikörperbildung wurde nicht beobachtet. Die Unterdrückung der entzündlichen Reaktion der Meerschweinchenhaut durch die akute Hypervitaminose beruht evtl. auf einem direkten Einfluß auf die Lysosome. H. Schmandke. 5205.

4-64/02-0260 Azen, E. A. und Schilling, R. F.; Madison, Univ. of Wisconsin, Med. School, Dep. of Med. Role of the spleen in acetylphenylhydrazine (APH) anemia in rats. **(Die Rolle der Milz in der Acetylphenylhydrazin-Anämie bei Ratten.)** J. Lab. clin. Med. **62** (1963) Nr. 1. S. 59–71. 5272.

4-64/02-0261 Rude jun., T. A.; Madison, Wisconsin State Dep. of Agric., Centr. Animal Diagnostic Lab. Salmonella typhimurium infections in cattle. **(Salmonella typhimurium-Infektionen beim Rind.)** J. Amer. veterin. med. Assoc. **142** (1963) Nr. 7. S. 751–753. — 1 Tab., 3 Lit.
Im allgemeinen kommen *S. typhimurium*-Infektionen beim Rind in USA nicht häufig vor. In den Monaten Sept. bis März werden Erkrankungen, hervorhervorgerufen durch *S. typhimurium*, bei 9 erwachsenen Rindern und 37 Kälbern festgestellt. Sie haben wäßrigen, übelriechenden Durchfall und länger anhaltende erhöhte Temperatur. Im vorgeschrittenen Stadium wird Blut und Schleim in den Faeces beobachtet. Bei den Milchkühen sinkt die Milchleistung. Durch Sektion werden folgende pathologisch-anatomischen Veränderungen nachgewiesen: Enteritis mit Blutungen in der Mucosa, Ulcera und Blutungen im Labmagen, Schwellung der Mesenteriallymphknoten, Pneumonie, Pleuritis, bei einzelnen außerdem Pericarditis fibrinosa, myocardiale Blutungen, Milzschwellung und Peritonitis fibrinosa. In den meisten Fällen läßt sich *S. typhimurium* durch die kulturelle Untersuchung in Leber, Milz und Darm ermitteln. Die Ursache der Infektion läßt sich nicht ergründen. Die verschiedenartigen Behandlungsmethoden scheinen den Verlauf der Krankheit nur wenig zu beeinflussen. E. Tempel. 5360.

4-64/02-0262 Süveges, T. und Tóth, I. Adatok a juh Salmonella abortus ovis okozta elvetélésének hazai elöfordulásához és járványtanához. **(Beiträge zum Vorkommen und zur Epizootiologie des durch Salmonella abortus ovis verursachten Verwerfens bei Schafen.)** Magyar Állatorvosok Lapja [Ung. veterinärmed. Bl.] **17** (1962) Nr. 11. S. 401–405. — Aus. Ung. Agrar-Rdsch. **1963** Nr. 3.
In den Jahren 1958 bis 1962 wurden im Tiergesundheitsamt Miskole aus 110 Beständen stammende 199 abortierte Schaffeten untersucht. In 46 (41,8%) dieser Bestände konnte nachgewiesen werden, daß das seuchenhafte Verwerfen durch eine Infektion mit *Salmonella abèrtus ovis* bedingt war Salmonellen konnten von 129 (64,8%) der 199 untersuchten Feten isolietr werden. Auf Grund der Antigenstruktur sowie der biochem. Aktivität der isolierten Stämme erwiesen sie sich alle als *Salmonella abortus ovis*. Verseuchte Bestände wurden nur in der Nähe der Nordgrenze des Landes in Staatsgütern und Produktionsgenossenschaften von 5 Kreisen festgestellt. Im allgemeinen verwarfen 10 bis 20% der Mutterschafe, in einigen Fällen aber 40 bis 60% der trächtigen Tiere. Die meisten (35) Bestände, in denen die Infektion festgestellt wurde, bestanden aus Mutterschafen, die als trächtige Tiere von Einzelbauern aufgekauft wurden. Die Seuche wurde nur in 9 Stammzuchten beobachtet. In einigen Beständen wurden die Mutterschafe auf natürliche Weise gedeckt, die Salmonelleninfektion wurde aber auch in Herden beobachtet, in denen seit Jahren regelmäßig künstlich besamt wurde. In den

ersten Fällen verwarfen sowohl junge als auch ältere Schafe, in den darauffolgenden Jahren aber betraf die Krankheit nur erstlammende Tiere. Die einmal verworfenen Schafe zeigten sich als immun. Zu Beginn konnten nur sporadische Abortusfälle beobachtet werden. Das Verwerfen wurde erst 10 bis 14 Tage nach den ersten Fällen häufiger. Im Gegensatz zu Angaben in der Fachlit. fanden Vff. keinen Beweis dafür, daß der Erreger durch Schafböcke eingeschleppt wurde. Höchstwahrscheinlich wurde der Krankheitserreger durch trächtige Schafe in die Bestände eingeschleppt. Klinische Erscheinungen sowie makro- und mikroskopische pathologische Veränderungen können in der Differentialdiagnostik des Leidens nicht verwertet werden. Die Diagnose kann ausschließlich nur durch Isolierung des Keimes aus den abortierten Feten und Eihäuten gesichert werden, die serol. Untersuchung der Blutsera der Mutterschafe kann aber die Diagnose ebenfalls unterstützen. Ausgehend von Infektionsversuchen an Versuchstieren, der Infektion von trächtigen Schafen mit den isolierten Stämmen, serol. Untersuchungen sowie praktischen Beobachtungen, äußern Vff. die Meinung, daß *Salmonella abortus ovis* als ein fakultativ pathogener Keim betrachtet werden muß. Da weder Immunisierungsverfahren noch eine Behandlungsmöglichkeit, mit der die Verluste in verseuchten Beständen eingeschränkt werden könnten, bekannt sind, muß das Hauptaugenmerk auf die Verhinderung der Einschleppung des Krankheitserregers und die Vorbeugung gegen inklinierende Faktoren gelegt werden. 5360.

4-64/02-0263 Mair, N. S. und Harbourne, J. F.; Leicester, Public Health Lab. Serv.; Leeds, Min. of Agric., Veterin. Investigation Centre. The isolation of Pasteurella pseudotuberculosis from a bovine foetus. **(Die Isolierung von Pasteurella pseudotuberculosis bei einem Rinderfetus.)** Veterin. Rec. **75** (1963) Nr. 22. S. 559–561. – 2 Tab., 12 Lit.

Bei Meerschweinchen und Puten werden durch *Pasteurella pseudotuberculosis* Epizootien verursacht. Sporadische Infektionen treten bei Kaninchen, Hasen, Küken, Ziegen, Ferkeln, Katzen, Hunden, Ratten, Feldmäusen, Maulwürfen, Tauben, Kanarienvögeln, Sperlingen und Amseln auf. Trotz dieser weiten Verbreitung bei Haus- und Wildtieren ist *Pasteurella pseudotuberculosis* bisher noch nicht bei Rindern nachgewiesen worden. Eine Jersey-Färse abortiert im 6. Mon. Der Fetus weist keinerlei pathologisch-anatomische Veränderungen auf. Aus dem Mageninhalt wird *Past. pseudotuberculosis* isoliert. Blutproben dieser Färse sowie von 5 anderen Färsen, die im gleichen Stall stehen, werden auf Agglutinine gegenüber dem bovinen Stamm sowie 8 anderen Serotypen und Subtypen von *Past. pseudotuberculosis* untersucht; dabei reagieren 3 Färsen positiv gegen den bovinen Stamm und gegen IA und IB, nicht aber gegen die anderen. In Kot- und Milchproben dieser Tiere sowie einer Elster und 4 Sperlingen kann *Past. pseudotuberculosis* nicht ermittelt werden. E. Tempel. 5465.

4-64/02-0264 Fiocre, Bernard; Vailly, Cher. À propos de brucellose bovine. **(Über die Rinderbrucellose.)** Bull. mens. Soc. vétérin. prat. France **47** (1963) Nr. 5. S. 249–254. 5475.

4-64/02-0265 Müller, Günter; Leipzig, Karl-Marx-Univ., Veterinärmed. Fak., Inst. für Veterin.-Mikrobiol. und Tierseuchenlehre. **Zur immunologischen Bedeutung von Gelenkaffektionen brucelloseinfizierter Rinder — eine literarische Studie, verbunden mit experimentellen Untersuchungen.** Diss. Leipzig **1962** 86 S. – 10 Tab., 164 Lit.

Durch Untersuchungen von 98 blut- oder milchserologisch positiv reagierenden Schlachtkühen ohne klinische Anzeichen von Affektionen am Bewegungsapparat konnte mittels Titervergleich von Blutserum und Synovia festgestellt werden, daß in der Synovia normaler Gelenke von infizierten Kühen ein gewisser Antikörpergehalt, meist geringer als der des Blutes, vorhanden sein kann, der wahrscheinlich aus dem Blut stammt. Bei 19 Tieren wurde Titergleichheit oder ein erhöhter Synoviatiter festgestellt. Es wird für wahrscheinlich gehalten, daß die erhöhten Agglutininwerte durch örtliche Antikörperbildung in den Gelenken nach Einwirkung von Brucellenantigen entstanden sind, ohne daß die in den Gelenken angesiedelten Brucellen klinische Veränderungen hervorrufen. Bei zehn Tieren aus chronisch brucelloseverseuchten Beständen mit Bursitis praecarpalis konnten ebenfalls hohe Synoviatiter festgestellt werden. Vf. vertritt die Ansicht, daß das örtliche Haften der Infektion, bewiesen durch erhöhte örtliche Antikörperbildung, einen wesentlichen Faktor für die Entstehung von Gelenk-, Bursen- und Sehnenscheidenveränderungen beim Rind im Verlauf der Brucellose darstellt, daß aber auch noch andere Faktoren (mechanische Irritationen, Dispositionen) eine Rolle spielen müssen. H. Gürtler. 5475.

4-64/02-0266 Jacotot, H. und Virat, B.; Paris, Inst. Pasteur, Serv. de Microbiol. Animale. Vaccination contre l'infection charbonneuse par injection de bactéridies tuées en excipient huileux. **(Vaccinierung gegen Milzbrand durch Injektion von in öliger Flüssigkeit abgetöteten Bakterien.)** Ann. Inst. Pasteur **104** (1963) Nr. 6. S. 822–826. – 2 Tab., 1 Lit. Zus. in Engl.
Bacillus anthracis, vor allem solcher ohne Kapsel, erzeugt bei Kaninchen und kleinen Wiederkäuern Immunität, wenn er durch Formalin abgetötet und an Paraffinöl gebunden wird. Bei Zimmertemperatur bleibt diese Eigenschaft 3 Mon., bei einer Temperatur von +4 °C 6 Mon. erhalten. Bei tödlicher Infektion schützt er Kaninchen 3 Mon., kleine Wiederkäuer 4–6 Mon. Menche Tiere dieser Gattungen bleiben fast ein ganzes Jahr geschützt. Wenn abgetötete, an ein öliges Milieu gebundene Tuberkelbakterien hinzugefügt werden, so wird die schützende Wirkung bei Kaninchen verstärkt, aber nicht bei den kleinen Wiederkäuern. Sobald die Bazillen an ein Gemisch von Olivenöl und Arlacel gebunden werden, verlieren sie die Fähigkeit, zu immunisieren. E. Tempel. 5515.

4-64/02-0267 Kucsera, Gy. **Untersuchung einiger Faktoren, die die Titration der Virulenz von Schweinerotlauf-Bouillonkulturen beeinflussen.** Acta veterin. Acad. Sci. hung. **12** (1962) Nr. 3. S. 295–298. – Aus: Ung. Agrar-Rdsch. **1963** Nr. 3.
In Titrationsversuchen an Mäusen wurde nachgewiesen, daß die Virulenz von Schweinerotlaufbakterien-Bouillonkulturen von folgenden Faktoren stark beeinflußt wird: 1) vom Verdünnungsmedium; 2) von der zwischen der Zubereitung der Verdünnungen und der Impfung verstrichenen Zeit und 3) von der Temperatur, bei der die Verdünnungen bis zur Impfung aufbewahrt werden. Von der mit Pferdefleischbouillon pH 7,4 verdünnten Rotlaufkultur werden die Mäuse in einer um den Exponenten von etwa 2,5 höheren Verdünnung als bei Verdünnung mit physiol. Kochsalzlösung getötet. Mit Wasser verdünnte Kulturen erleiden, unter Zimmertemperaturen aufbewahrt, bereits innerhalb einer Std. eine wesentliche Titersenkung, die bei Kühlungstemperatur nicht eintritt. Die Titersenkung läßt sich auch vermeiden, wenn die Kulturverdünnungen mit Bouillon zubereitet werden. Weitere Untersuchungen ergaben, daß in physiol. Kochsalzlösung suspendiert tausendmal mehr Bakterien als in Bouillon suspendiert erforderlich sind, um das Verenden der Maus herbeizuführen. 5530.

4-64/02-0268 Kucsera, Gy. Halakból izolált uj szerotipusu sertésorbáncbaktériumtörzs. **(Aus Fischen isolierter neuer Rotlaufbakterien-Serotyp.)** Magyar Állatorvosok Lapja [Ung. veterinärmed. Bl.] **17** (1962) Nr. 11. S. 431 bis 432. – Aus: Ung. Agrar-Rdsch. **1963** Nr. 3.
Bei gehäuften Verlusten von Schweinen, die mit rohen Fischen gefüttert wurden, konnte als Krankheitsursache der Erreger des Schweinerotlaufs

nachgewiesen werden. Aus den Organen der eingegangenen Schweine sowie von den Kiemen und Muskeln der zur Fütterung der Schweine verwendeten Fische konnten Schweinerotlaufbakterien isoliert werden. Der Serotyp der 4 Stämme, die zur Typisierung eingesandt wurden, wurde in der Präzipitationsprobe geprüft. Die beiden aus eingegangenen Schweinen isolierten Stämme gehörten dem Serotyp A, der aus der Muskulatur eines Fisches stammende aber dem B-Typ an. Der aus den Kiemen eines Fisches isolierte Stamm erwies sich dem N-Typ zugehörig. Dieser Stamm gab mit A_1, A_2, B_1 B_2, C_1 und D typenspez. präzipitierenden Seren keine Reaktion, die Agglutination durch hyperimmunes Rotlaufserum bewies aber, daß es sich um einen Stamm der *E. rhusiopathiae* handelte. Das Extrakt, das aus den Bakterienkörpern dieses Stammes gewonnen wurde, konnte nur durch das homologe Serum präzipitiert werden, das in Kaninchen durch Immunisierung mit diesem Stamm gewonnen wurde; mit anderen Seren aber gab es keine Präzipitationsreaktion. Auf Grund dieser Ergebnisse konnte festgestellt werden, daß der aus den Kiemen eines Fisches isolierte Stamm einen neuen Serotyp des Schweinerotlaufbakteriums darstellt. Es wird vorgeschlagen, diesen als Typ E zu bezeichnen. Der Stamm verfügt über keine hämagglutinierende Fähigkeit, bei intracutaner Verabfolgung erwies er sich für Schweine als nicht pathogen und war nur mäßig pathogen für Mäuse. 5530.

4-64/02-0269 Hatakeyama, Hideo, Yugi, Hiroyuki, Nemoto, Hisashi und Honda, Michiaiki. An outbreak of Johne's disease among sheep in Japan. **(Ein Ausbruch von Johnescher Krankheit bei Schafen in Japan.)** Nat. Inst. Animal Health Quart. **3** (1963) Nr. 1. S. 21–31. – 7 Abb., 6 Tab., 11 Lit.

Es wird über die Untersuchungsergebnisse bei 22 Schafen berichtet. Zum Johnin-Test wurden 0,1 ml eines selbst hergestellten Johninpräparates intradermal injiziert, und nach 72 Std. wurde die Reaktion gemessen. Ein Grenzwert für die Hautdickenzunahme wird nicht mitgeteilt, da die Ergebnisse aller Methoden im Zusammenhang beurteilt werden. Dem Johnin-Intradermaltest wird aber große Beachtung geschenkt. In positiv bewerteten Fällen lag die Zunahme der Hautdicke zwischen 6 und 14 mm. An serol. Methoden wurden die KBR und die passive Hämagglutinationsreaktion angewendet. Bei ersterer wurden Titer zwischen 1:5 und 1:40 und bei der an zweiter Stelle genannten Methode Titer zwischen 1:32 und 1:256 festgestellt. Histol. wurde eine Proliferation von Epitheloidzellen mit säurefesten Stäbchen in Darm und Mesenteriallymphknoten bei 5 Schafen beobachtet. Drei dieser Schafe litten an Abmagerung und Durchfall. Eine Proliferation von Epitheloidzellen ohne säurefeste Stäbchen hatten 8 Schafe. Nur zwei dieser Schafe zeigten leichte klinische Symptome. Ohne pathol. Erscheinungen waren 9 Schafe, bei denen die ersten Hauttest-Ergebnisse eine Dickenzunahme von 6–10 mm hatten, aber bei Wiederholungen meist negativ wurden. Durch kulturelle Untersuchung auf Taylor-Medium bei 6monatiger Beobachtung wurde *Mycobacterium paratuberculosis* aus 17 Schafen isoliert.

W. Lehmann. 5590.

4-64/02-0270 Ristic, Miodrag und Watrach, A. M.; Urbana, Univ. of Illinois, Coll. of Veterin. Med., Dep. of Pathol. and Hyg. Anaplasmosis. VI. Studies and a hypothesis concerning the cycle of development of the causative agent. **(Anaplasmose. 6. Mitt. Untersuchungen und eine Hypothese bezüglich des Entwicklungscyclus des Krankheitserregers.)** Amer. J. veterin. Res. **24** (1963) Nr. 99. S. 267–277. – 6 Abb., 14 Lit. 5. Mitt. vgl. LZ. Abt. IV **8** (1963) Nr. 1. S. 183.

Der Verlauf einer Anaplasmose-Infektion wurde bei einem 9 Mon. alten Bullen, der mit 60 ml Blut (68 % der Erythrocyten waren infiziert) infiziert worden war, verfolgt. Tägl. wurden Blutproben entnommen und mit Fluorescein vorbehandeltem Anti-Anaplasma-Globulin gefärbt. Der Elektronenmikroskopie diente ein Philips M-100 Mikroskop. Es konnten 4 Entwicklungsstadien beobachtet werden. 1) Anfangsstadium, bestehend aus Initialkörpern; 2) gemischte Entwicklungsstadien, bestehend aus Initial- und Marginalkörpern; 3) starkes Wachstum, Übertragungsstadien; 4) massive Teilungsstadien mit einem Vorherrschen von Marginalkörpern. Das erste Auftreten von Initialkörpern wurde 5 Tage nach der Infektion gefunden. Marginalkörper traten zusammen mit Initialkörpern 10 Tage nach der Infektion auf. Im späteren Verlauf der Infektion bestanden die Marginalkörper aus 8–10 Initialkörpern. Diese dringen in den Erythrocyten durch dessen Membran ein; die Vermehrung erfolgt durch Zweiteilung. Vff. stellen die Hypothese auf, daß die vollständige Entwicklung von Anaplasmen sich in ausgereiften Erythrocyten vollzieht und behaupten, daß die Zweiteilung der Initialkörper sowie ihre direkte Übertragung auf die Erythrocyten die Art der Entwicklung dieses Erregers vollständig erklärt. R. Jungmann. 5680.

4-64/02-0271 Dietrich, W.; Frankfurt/M. **Leptospireninfektionen beim Hund.** Kleintier-Prax. 7 (1962) Nr. 7. S. 201–209.

Neben einer kurzen Kasuistik einiger beispielhafter Leptospireninfektionen wird darauf eingegangen, daß wenigstens 5, wenn nicht mehr Leptospirentypen bei einer solchen Infektion beim Hund festgestellt werden können. Besonders 2 Typen, die *L. grippo-typhosa* und die *L. saxkoebing* sind prozentual relativ hoch beteiligt. Die Herstellung einer wirksameren Vaccine wird angeregt. K.-P. Jaksztien. 5705.

4-64/02-0272 Gillespie, R. W. H. und Ryno, Joanne; Pullman, Washington State Univ., Coll. of Veterin. Med., Dep. of Veterin. Sci.; Washington Agric. Exp. Stat., Dep. of Veterin. Microbiol. Leptospirosis in cattle may not spread to associated muskrats. **(Die Leptospirose der Rinder in Verbindung mit Vorkommen von Bisamratten.)** Amer. J. veterin. Res. **24** (1963) Nr. 100. S. 634 bis 638. – 1 Tab., 6 Lit.

Vff. konnten keine Beziehungen zwischen der Leptospirose der Rinder und verschiedener Nagetiere, vor allem Bisamratten, finden. Bisamratten aus Flüssen, welche durch die Ausscheidungen infizierter Rinder mit *L. pomona* verseucht waren, wiesen keine Antikörper gegen diesen und auch andere Serotypen auf, auch dann nicht, wenn in Wasserproben durch den Tierversuch Leptospiren nachgewiesen wurden. Auf infizierten Weiden gefangene Nagetiere wiesen ebenfalls keine Antikörper gegen Leptospiren auf. In Infektionsversuchen prüften die Autoren die Empfindlichkeit von Ratten gegenüber Leptospiren, 100 virulente Leptospiren (*L. pomona*) waren erforderlich, um eine Ratte mit Erfolg i. p. zu infizieren, 10 Leptospiren i. p. erwiesen sich als wirkungslos. D. Schimmel. 5710.

4-64/02-0273 Münker, W.; Gießen, Justus-Liebig-Univ., Veterinärhyg. und Tierseuchen-Inst. **Die Leptospirosen der Haustiere und ihre Bedeutung als Infektionsquelle für den Menschen.** Zbl. Veterinärmed., R. B **10** (1963) Nr. 3. S. 256–262.

Übersicht über das Vorkommen von Leptospiren bei Nage- und Haustieren und kurze Beschreibung der Klinik bei Haustieren. Danach werden die Ergebnisse von serol. Untersuchungen an Blutproben von Tieren, die am Schlachthof Frankfurt/Main und Gießen zur Schlachtung kamen, mitgeteilt. Von 1500 Schlachtrindern hatten 18 Tiere (= 1,2%) einen Titer von 1:400 und höher mit den Typen *L. canicola* (9). *L. pomona*, *L. sejroe* (je 2) und je einmal mit *L. australis A* und *B*, *L. bovis*, *L. grippotyphosa*, *L. icterohaemorrhagiae*. Von 1500 Schlachtschweinen wiesen 23 Tiere (= 1,5%) einen Titer von 1:400 und höher auf, hier überwog *L. icterohaemorrhagiae* (14 mal). Die Untersuchung von 1499 Schafseren ergab 96mal positive Antikörpertiter von 1:400 und höher (6,4%). Dominierend war hier *L. sejroe* mit 81 Seren (84,38%). Bei allen untersuchten Tierarten wurden pathologisch-anatomische Veränderungen, die für Leptospirose sprachen, nicht gefunden. Da bei Tieren Leptospirentiter nachgewiesen wurden, muß auch im hessischen Raum mit dem Vorkommen von Leptospirenerkrankungen beim Menschen gerechnet werden. L. Stoll. 5735.

4-64/02-0274 Schellner, H.; Schleißheim bei München, Bayer. Landesanst. für Tierseuchenbekämpf. **Grundsätzliches zur Toxoplasmose.** Zbl. Veterinärmed., R. B **10** (1963) Nr. 3. S. 226–230.

Die Toxoplasmose ist bei Tier und Mensch in allen Erdteilen festgestellt worden. Neben dem Tier können auch vom Tier stammende Lebensmittel für die Erkrankung der Menschen an Toxoplasmose von Bedeutung sein. Es werden Lit. über das Vorkommen von Toxoplasmen in Schweine- und Geflügelfleisch gemacht, ferner können Eier und Milch als Infektionsquelle in Frage kommen. Die Durchseuchung der Tiere erfolgt meist latent, die Begriffe Toxoplasmose-Infektion und Toxoplasmose-Erkrankung sind scharf voneinander zu trennen. Von Bedeutung ist daher eine exakte Toxoplasmose-Diagnostik. Vf. konnte im Raum München häufig eine Uveitis toxoplasmotica feststellen, und zwar waren im Jahr 1959 von 59 menschlichen Uveitiden 22 durch Toxoplasmen bedingt. Diagnose durch den Serofarbtest. L. Stoll. 5740.

4-64/02-0275 Geissler, H.; Gießen, Justus-Liebig-Univ., Veterinärhyg. und Tierseuchen-Inst. **Beitrag zur Diagnostik der Toxoplasmose.** Zbl. Veterinärmed., R. B **10** (1963) Nr. 3. S. 231–234.

Zur Diagnose der Toxoplasmose stehen bis jetzt folgende Methoden zur Verfügung: der mikroskopische Nachweis, der Tierversuch, der Serofarbtest, der Intradermaltest und die Komplementbindungsreaktion. Vf. setzt sich mit den vorgenannten Methoden kritisch auseinander und erwähnt entsprechende Lit. Ein weiterer Weg zum Nachweis der Toxoplasmen ist die Verwendung markierter, fluoreszierender Antikörper. L. Stoll. 5740.

4-64/02-0276 Loeffler, K.; Hannover, Tierärztl. Hochschule, Klin. für Kleine Haustiere. **Zur Klinik der Toxoplasmose.** Zbl. Veterinärmed., R. B **10** (1963) Nr. 3. S. 235–240.

Während bei Pferd und Ziegen Toxoplasmoseerkrankungen noch nicht beobachtet werden konnten, sind bei Hund, Rind und Schaf wiederholt Krankheitsfälle beschrieben worden. Symptome beim Rind sind Dyspnoe, Husten, Nasenausfluß, Fieber sowie Zittern des Kopfes und des Halses. Der Tod tritt nach 2–6 Tagen ein. Ein ähnlicher Krankheitsverlauf wird für die Toxoplasmose des Schafes beschrieben. Das am häufigsten beschriebene Krankheitsbild ist die Toxoplasmose des Hundes, die mit einem therapieresistenten Durchfall, einer Conjunctivitis und häufig mit einer Pneumonie einhergeht. Bei Katzen wurden Toxoplasmoseerkrankungen mit Pneumonie und encephalitischen Erscheinungen beschrieben. L. Stoll. 5740.

4-64/02-0277 Poljakov, A. A. und Baranenkov, M. A.; Unions-Forsch.-Inst. für Veterinärmed. Hyg. Veterinarno-sanitarnye meroprijatija pri listerioze. **(Veterinärhygienische Maßnahmen bei der Listeriose.)** Veterinarija, Moskva **40** (1963) Nr. 6. S. 70–73.

Vff. beschäftigen sich mit der Tenazität des Erregers und geben folgende Kriterien an: verschmutzte Stallwand (innen) im Sommer 25 Tage und im Winter 130; im Wasser bei 7–28 °C bis zu 70 Tagen, bei 2 °C und im Eis bis zu 5,5 Monate; infiziertes Futter im Frühjahr-Sommer 75 Tage und im Herbst–Winter 135 Tage; Humuserdboden im Sommer 33 Tage, im Herbst-Winter 5 Monate; letztere Werte treffen auch für Tierleichen zu. Die Des-

infektion muß diese Werte beachten. Folgende Mittel werden empfohlen: 3%ige heiße Natronlauge (Exposition: 3 Std.), 2%ige Formalinlösung (Exp.: 5 Std.), 6%ige heiße Kreolinemulsion (Exp.: 5 Std.). Chlorkalk (2% aktives Chlor) u. a. Zur Gerätedesinfektion empfiehlt man Chlorkalk (wie oben), 1%ige Formalinlösung sowie 10%ige calcinierte Soda (2 Std.). Die Luftdesinfektion – sie hat nur bei dichten Stallungen Sinn – soll mit Aërosolen erfolgen, wobei Formalin und Kreolin der Vorzug zu geben ist. Zur Fliegenbekämpfung soll den Aërosolen DDT oder Chlorophos zugesetzt werden. Zur Desinfektion von Häuten und Fellen werden Spezialrezepturen angegeben. Infizierte Futtermittel werden 10–15 cm hoch ausgebreitet und mit 0,8%iger Formalinlösung behandelt. (6 l je 100 kg Getreide). Der Dung ist im Verlauf eines Monats biothermisch zu entkeimen. Neben der Desinfektion sind durchgreifende Ratten- und Zeckenbekämpfungsmaßnahmen einzuleiten.
W. Bathke. 5760.

4-64/02-0278 Bakulov, I. A. Novye dannye po diagnostike, terapii i profilaktike listerioza. **(Neue Resultate der Diagnostik, Therapie und Prophylaxe der Listeriose.)** Veterinarija, Moskva **40** (1963) Nr. 6. S. 42–47.
Vf. gibt in vorliegender Arbeit eine ausführliche Literaturübersicht der in den Jahren 1960–1962 im In- und Ausland über die Listeriose erschienenen Arbeiten. Neben den Problemen der Epizootiologie dieser Zoonose und der Tenazität des Erregers in der Umwelt werden bakteriologische und serologische Diagnostik sowie Therapie und Prophylaxe an Hand der vorhandenen Arbeiten beschrieben. Als wichtigste Aufgabe wird bei der Listeriose der landwirtschaftlichen Nutztiere die Entwicklung spezifischer Immunpräparate, insbesondere Vaccinen, angesehen. W. Bathke. 5760.

4-64/02-0279 Marica, D., May, I. und Bucurescu, S. Observaţii epizootologice şi terapeutice în listerioză la porcine. **(Epizootiologische und therapeutische Beobachtungen bei der Schweinelisteriose.)** Lucrările ştiinţ. Inst. Patol. Ig. animală **12** (1963) S. 263–272. – 2 Abb., 2 Tab., 14 Lit. Zus. in Russ., Engl., Franz.
Die Listeriose verlief in den 3 untersuchten Schweinebeständen enzootisch oder sporadisch. Es erkrankten Saugferkel und Jungläufer, nicht aber ältere Tiere. Außer Störungen des Zentralnervensystems wurden Durchfall, Conjunctivitis und Hautveränderungen beobachtet. Der Krankheitsausbruch wurde durch Stressfaktoren begünstigt (Futterumstellung, Transport). Die Krankheit wurde durch Schweine aus anderen Beständen eingeschleppt, in einem Fall konnten Zusammenhänge zu einer Herdenerkrankung bei Schafen festgestellt werden. Die Verabreichung von Sulfadimecin an alle Tiere des erkrankten Bestandes führte zur Tilgung des Krankheitsherdes.
J. May. 5760.

4-64/02-0280 Charton, A., Lecoanet, J., Faye, P. und Patte, F.; Alfort, École Nat. Vétérin., Chaire de Pathol. du Bétail, Lab de Rech. Etiologie d'une enzootie de listériose ovine. **(Ätiologie einer Schaflisteriose-Enzootie.)** Recueil Méd. vétérin. **138** (1962) Nr. 11. S. 927–940. – 1 Tab., 14 Lit.
Vf. beobachteten zwei Enzootien in einer Herde, von denen die eine mit Aborten, die andere mit Encephalitiden einherging, ohne daß ein causaler Zusammenhang festgestellt werden konnte. Die Agglutination ist zwar kein sicheres Mittel zur Diagnose der Listeriose, kann aber einen klinischen Verdacht bestätigen; jedoch sind lediglich Titer über 1:160 als beweisend anzusehen. Es wird angenommen, daß *L. m.* saprophytär von vielen Tieren beherbergt wird und die Krankheit sich bei verschiedenen Umständen entwickeln kann. Der Auffassung, daß importierte Tiere eine einheimische Herde infizieren, wird entgegengetreten. H. Linsert. 5760.

4-64/02-0281 Kiss, S. und Pesti, L. Ujabb megfigyelések és immunizálási kisérletek a juh listeriosisával kapcsolatban. II. Vemhes juhok immunizálása. **(Neuere Beobachtungen und Immunisierungsversuche bei der Listeriose der Schafe. 2. Mitt. Immunisierung trächtiger Schafe.)** Magyar Állatorvosok Lapja [Ung. veterinärmed. Bl.] **17** (1962) Nr. 11. S. 405–406. – Aus: Ung. Agrar-Rdsch. **1963** Nr. 3. 1. Mitt. vgl. LZ. Abt. IV **7** (1962) S. 2132.

Als Ergänzung der früher veröffentlichten Untersuchungesergebnisse der Vff. werden weitere Angaben über Immunisierungsversuche gegen die Listeriose der Schafe beschrieben. Durch zweimalige Injektion einer Vaccine, die abgetötete, absorbierte Bakterien enthielt, wurden 4185 Mutterschafe im frühen Trächtigkeitsstadium immunisiert, 6284 trächtige Schafe aber blieben als Kontrollen ungeimpft. Von den nichtgeimpften erwachsenen Tieren gingen 26, von den immunisierten aber nur 3 an Listeriose ein. Von den Lämmern, die von nichtgeimpften Schafen stammten, gingen 38, von jenen aber, die von immunisierten Schafen stammten, nur 7 an Listeriose ein. Bei 5 nichtgeimpften und 2 geimpften Mutterschafen sowie bei 3 von nichtgeimpften Schafen stammenden eingegangenen Lämmern wurde eine bakteriol. Untersuchung durchgeführt. Aus den nichtgeimpften erwachsenen Tieren wurden – mit einer Ausnahme – Listerien isoliert. Auch aus 2 von 3 Lämmern konnten Listerien gezüchtet werden. Die öfter wiederholte bakteriol. Untersuchung des Gehirns der 2 geimpften erwachsenen Tiere führte zu einem negativen Ergebnis. Trotzdem wurde ihre Erkrankung, auf Grund der klinischen Erscheinungen, als Listeriose betrachtet. Die Ergebnisse deuten dahin, daß die Lämmer von Mutterschafen, die während ihrer Trächtigkeit immunisiert werden, bereits im Fetusalter eine bestimmte Resistenz gegenüber der Listeriose erwerben. Diese Resistenz erstreckt sich auch noch auf die erste Periode ihres postnatalen Lebens. Auf Grund ihrer Versuchsergebnisse äußern Vff. die Meinung, daß die durch sie entwickelte Vaccine zur Senkung der durch die Listeriose bei erwachsenen Schafen und Lämmern verursachten Verluste geeignet ist. 5760.

4-64/02-0282 Egošin, I. S. und Šergin, Ju. K.; Kirgis. Forsch.-Inst. für Tierzucht und Veterinärmed. Likvidacija infekcionnogo atrofičeskogo rinita svinej v chozjajstvach. **(Tilgung der infektiösen atrophischen Rhinitis der Schweine im Betrieb.)** Veterinarija, Moskva **40** (1963) Nr. 6. S. 38 bis 40. – 1 Abb., 1 Tab.

Vff. überprüften in Kirgisien verschiedene Sanierungsverfahren bei der infektiösen atrophischen Rhinitis. Der Austausch des gesamten infizierten Bestandes mit gesunden Schweinen ist nur in Betrieben mit 500–1000 Schweinen vertretbar. Die Merzung hat im Herbst zu beginnen; wenn die Mast der vorhandenen Tiere im folgenden Sommer in Weidelagern erfolgt, kann das Verfahren nach 12 Monaten abgeschlossen sein. In größeren Betrieben ist die Methode ökonomisch nicht vertretbar. Das zweite Verfahren, die gesonderte Haltung der einzelnen Alters- und Produktionsgruppen ist nur in den Betrieben gerechtfertigt, die über vier gesondert liegende Schweineställe verfügen; bei diesem Verfahren sind alle klinisch kranken Tiere sofort zu tilgen. Die vier Stallungen werden folgendermaßen besetzt: 1) Stammsauen und Eber über 2 Jahre; 2) eigene Nachzucht; 3) erstgebärende Sauen und 4) Mast (mit Isolator). Weiterhin überprüften Vff. die Behandlung neugeborener Ferkel mit verschiedenen Medikamenten bei gleichzeitiger Tilgung kranker Tiere. Hier erwies sich die intranasale Behandlung der Ferkel mit 1%iger Biomycinlösung am wirksamsten (erste Behandlung 5–6 Tage p. p.: 1 ml; zweite Behandlung im Alter von 30–40 Tagen: 1,5 ml; dritte Behandlung beim Absetzen: 2 ml). Die Sanierungszeit beträgt hier 1½ Jahre. Durch Einrichtung von Weide-Sommerlagern kann nicht nur die Infektion getilgt, sondern auch das Reproduktionsgeschehen gesteigert werden. W. Bathke. 5767.

X. HÄMATOLOGIE

4-64/02-0283 Schmitt, J. und Righton, M.; Frankfurt/M., Zool. Garten. **Hämatologische Befunde bei Pinguinen.** Nord. Veterinärmed. **14** (1962) Nr. 9. Suppl. Nr. 1. S. 305–313. – 5 Abb., 3 Tab., 6 Lit.
Pinguine sind in den Zoologischen Gärten oft Sorgenkinder, weil sie sich nur schwer an das Klima unserer Breiten und an die veränderte Ernährung gewöhnen können. Zur Verbesserung der diagnostischen Möglichkeiten wurden an 15 Pinguinen aus 5 Arten hämatologische Mittelwerte festgestellt: 18,5 g% ± 1,1 g%Hb, 2,48 Mill. ± 4300 Erythrocyten, 14200 ± 3000 Leukocyten. Im Differentialblutbild zeigten sich größere Streuungen: Pseudo-Eosinophile 57,3 ± 11,9, Eosinophile 3,0 ± 2,1, Basophile 2,2 ± 1,7, Lymphocyten 35,0 ± 11,6 und Monocyten 2,5 ± 2,0. Aus 7 Pinguinseren wurde ein Mittelwert von 5,4 g% Gesamteiweiß ermittelt. Elektrophoretisch wurden aus 13 Proben 46,7 ± 5,8% Albumin einschließlich Präalbumin ermittelt, 18,9 ± 2,7% Alpha-Globuline, 10,2 ± 1,5% Beta-Globulin und 24,2 ± 4,2% Gamma-Globuline. Für die einzelnen Pinguinarten werden typische Pherogramme graphisch dargestellt. E. Wiesner. 5910.

4-64/02-0284 Kraft, H.; München, Univ., Med. Tierklin. **Blutuntersuchungen beim europäischen Seehund (Phoca vitulina L.).** Nord. Veterinärmed. **14** (1962) Nr. 9. Suppl. Nr. 1. S. 174–179. – 1 Tab., 14 Lit.
Von insgesamt drei 4 Mon. alten weiblichen Seehunden wurde durch Anritzen der stark vaskularisierten Epidermis Blut zur Untersuchung gewonnen. In morphologischer Hinsicht sind kaum nennenswerte Unterschiede gegenüber dem Blut anderer Säugetierarten festzustellen. Der größere Erythrocytendurchmesser ist sicherlich mit dem größeren Sauerstoffverbrauch der Seehunde, besonders beim Tauchen zu erklären. Beim Differenzieren handelt es sich um ein granulocytäres Blutbild, und alle weiblichen Tiere wiesen bei 1,5 bis 3% der neutrophilen Granulocyten Trommelschlägel auf. Die vielfach behauptete Gerinnungsunfähigkeit des Robbenblutes konnte Vf. in keinem Falle bestätigen, zumindestens dann nicht, wenn die Umgebung der Wunde trocken war. Bei Austreten des Blutes auf nasse Haut tritt eine Hämolyse ein, die Gerinnungsunfähigkeit vortäuschen kann.
E. Wiesner. 5910.

4-64/02-0285 Neumann, H.-J., Brunstermann, A. und Kühn, H.-J.; Kiel, Landwirtschaftskammer Schleswig Holstein, Inst. für Tiergesundh. **Erfahrungsbericht über den Einsatz eines elektronenoptischen Blutkörperchenzählgerätes in der Rinderleukose-Diagnostik.** Tierärztl. Umschau **18** (1963) Nr. 7. S. 338–341. – 4 Abb., 8 Lit.
Vff. berichten über den rationellen Einsatz elektronenoptischer und mechanischer Arbeitsgeräte im Labor, im Rahmen der Rinderleukosediagnostik. Für die Erythrocyten- und Leukocytenzählung kommt ein Coulter-Counter-Gerät (Modell D) zur Anwendung. Die Zelldifferenzierung erfolgt mit Hilfe der Leukodiff-Geräte. Als Antikoagulans wird nach besten Erfahrungen Heparin empfohlen. Mit der ausführlich geschilderten Arbeitsorganisation im Labor. ist es möglich, wöchentlich 800– bis 900 vollständige hämatologische Diagnosen zu stellen. Es wird ausdrücklich darauf hingewiesen, daß die Anwendung automatischer Zählgeräte die erforderliche Blutbilddifferenzierung nicht ausschließt. W. Verter. 5924.

4-64/02-0286 Ramakrishnan, P. und Barnabas, J.; Ahmednagar, India, Ahmednagar Coll., Dep. of Biochem. Investigations on the heterogeneity of the vertebrate haemoglobins. **(Untersuchungen zur Heterogenität des Wirbeltierhämoglobins.)** Acta physiol. pharmacol. neerl. **11** (1962) Nr. 3/4. S. 328–342. – 3 Abb., 1 Tab., 25 Lit.
Ausgehend von den verschiedenen Anschauungen hinsichtlich der Vielfältigkeit des Hb beim Menschen, werden verschiedene Tier-Hb analysiert. Die

Untersuchungen werden mit Hilfe der Cyanmethämoglobinbestimmung, der Papier-Stärkegel- und Stärkeblockelektrophorese vorgenommen. Eine Heterogenität des Hb wird bei Büffeln, Ziegen, Ratten, Hühnern, Enten, Krähen Eulen, Schildkröten und Fröschen festgestellt. Rinder, Schafe, Schweine, Kaninchen, Fledermäuse, Tauben, Rebhühner, Schlangen und Süßwasserfische zeigten dagegen ein homogenes Hb. Die Untersuchungen zeigen, daß das Hb der Wiederkäuer eine große Resistenz gegen Alkali aufweisen kann. Die Nagetiere haben dagegen ein Hb, das eine geringe Alkaliresistenz besitzt. W. Verter. 5926.

4-64/02-0287 Frei, Y. F., Perk, K. und Danon, D.; Rehovot, Israel, Hebrew Univ., Fac. of Agric., Weizmann Inst. of Sci. Correlation between osmotic resistance and fetal hemoglobin in bovine erythrocytes. **(Die Korrelation zwischen der osmotischen Resistenz und dem fetalen Hämoglobin der Rindererythrocyten.)** Exp. Cell Res. **30** (1963) Nr. 3. S. 561–568. – 4 Abb., 1 Tab., 16 Lit.

Für die Untersuchungen standen 18 klinisch gesunde Kälber der Friesisch-Holsteinischen Rasse zur Verfügung. Die verwendeten 8 männl. und 10 weibl. Tiere wurden vom Tag der Geburt in wöchentlichen Abständen untersucht, bis die osmotische Resistenz der Erythrocyten der der erwachsenen Tiere entsprach. Die Untersuchungen erstreckten sich aus diesem Grunde über ca. 2 bis 3 Mon. Die Kurve der osmotischen Resistenz der Erythrocyten verlief vom Tag der Geburt an in zweigipfliger Form, wodurch auf das Vorhandensein von zwei Erythrocytenpopulationen hingewiesen wurde. Der erste Gipfel stimmte mit dem Verlauf bei erwachsenen Tieren überein und entsprach ca. 20% der gesamten Erythrocytenanzahl. Diese Erythrocytenpopulation zeigte in der nachfolgenden Zeit einen ständigen und regelmäßigen Anstieg, während sich die zweite, osmotisch resistentere Population, mit dem Alter der Tiere verringerte. Die Muster der Hb-Elektrophorese ließen erkennen, daß am Tage der Geburt ca. 80% Fetal-Hb vorhanden ist, welches sich bis zum völligen Verschwinden allmählich verringerte. Das Verschwinden des Fetalhämoglobins fiel mit dem Verschwinden der osmotisch resistenteren Erythrocytenpopulation zeitlich zusammen. Die weniger osmotisch resistente Erythrocytenpopulation älterer Tiere enthält hauptsächlich oder ausschließlich Erwachsenenhämoglobin. W. Verter. 5926.

4-64/02-0288 Dassat, P. und Sartore, G.; Parma, Univ., Ist. di Zootecn. Gen.; Torino, Osservatorio di Genetica Animale. Haemoglobin and potassium blood types in Sardinian sheep of Italy. **(Hämoglobin- und Kalium-Bluttypen bei sardinischen Schafen in Italien.)** Zootecn. e Veterin. **18** (1963) Nr. 1/2. S. 17–18. – 2 Tab.

Es wird über die Ergebnisse der Prüfung der Hämoglobin- und Kalium-Bluttypen bei Schafen der sardinischen Rasse in Italien berichtet. Die Tiere gehören zu der besten Milchrasse Italiens und liefern sowohl Milch als auch Fleisch. Die Untersuchungen erstreckten sich über 2 Jahre. Die Ergebnisse wurden unter Berücksichtigung der 3 Hämoglobintypen (A, AB, B) in 2 Tab. dargestellt. Der Hämoglobincharakter der Rasse ist polimorph, der Kaliumcharakter jedoch nicht. Es wurde festgestellt, daß Tiere mit Hämoglobintyp A höhere Mittelwerte der Kaliumkonz. aufweisen als Tiere mit den Hämoglobintypen AB und B. Eine signifikante Differenz besteht jedoch nicht. Aus den Ergebnissen der Hämoglobin- und Kaliumtypen werden mögliche Einwirkungen durch Entwicklungsfaktoren dieser Rasse erwähnt.
W. Verter. 5926.

4-64/02-0289 Schapira, G., Dreyfus, J. C. und Kruh, J.; Paris, Hospital des Enfants-Malades, Lab. de Rech. de Biochim. Méd. The interconversion of amino acids after their incorporation into haemoglobin and myosin. **(Die Umwandlung von Aminosäuren nach ihrem Einbau im Hämoglobin und Myosin.)**

Biochem. J. **82** (1962) Nr. 2. S. 290–297. – 11 Abb., 1 Tab., 27 Lit. Aus: Dok.-Dienst Kernforsch. u. Kerntechn.
Ratten, die bei proteinarmer Diät gehalten wurden, erhielten i. p. Injektionen von (2-^{14}C)-Glycin und (3-^{14}C)-Phenylalanin (je 4 μc pro 100 g Kgw.) und wurden zu verschiedenen Zeiten zwischen 2 und 62 Tagen nach der Injektion getötet. Untersucht wurden vor allem das Hämoglobin der roten Blutzellen und das Myosin des Muskels. Die nach Hydrolyse des Globins erhaltenen Aminosäuren wurden nach Überführung in Dinitrophenolderivate bzw. nach Absorption an Kohle und Elution chromatographisch getrennt. Die spezifischen Aktivitäten von Glycin und Serin bzw. Phenylalanin und Tyrosin wurden gemessen und verglichen. Nach etwa 30 Tagen ist das Verhältnis der spezifischen Aktivitäten von Serin zu Glycin bzw. von Tyrosin zu Phenylalanin gleich eins. Es wird nachgewiesen, daß die sich daraus ergebende Umwandlung von Glycin in Serin bzw. von Phenylalanin in Tyrosin erst nach dem Einbau in das Globin stattgefunden haben kann, vermutlich nach Freisetzung in einem lokalen Pool vor der Reincorporation. Dieser lokale Pool steht mit dem allgemeinen Pool der Aminosäuren nicht in Verbindung. Die bei der Untersuchung des Myosins erhaltenen Resultate sind ähnlich.
E. Liß. 5926.

4-64/02-0290. Perutz, M. F.; Cambridge, England, Brit. Med. Res. Council's Lab. of Molecular Biol. X-ray analysis of hemoglobin. **(Die Röntgenstrahlenanalyse des Hämoglobins.)** Science [Washington] **140** (1963) Nr. 3569. S. 863–869.
Mit Hilfe der dreidimensionalen Röntgenstrahlenanalyse wird der Aufbau des Hb-Moleküls beim Menschen und beim Pferd untersucht. Das Säugetier-Hb besteht aus einer Eiweißverbindung mit einem Mol.-Gew. von 64500. Vier von den 10000 Atomen sind Eisenatome, die an Protoporphyrine gebunden sind. Die restlichen Atome sind in 4 verschiedenen Polypeptidketten enthalten, von denen jede über 140 Aminosäuren besitzt. Der Unterschied des Pferde-Hb zum menschlichen Hb besteht in der geringeren Anzahl von Aminosäuren. Bei der Untersuchung von sauerstoffreiem Hb und von Oxy-Hb konnte festgestellt werden, daß die Verbindung des Hb mit O_2 zu einer deutlichen Strukturveränderung im Hb-Molekül führt. Oxy-Hb zeigt hierbei einen höheren Gehalt an isomorphen schweren Atomen. W. Verter. 5926.

4-04/02-0201 Gráf, F. und Takácsi-Nagy, L.; Budapest, Ungarn, II. Med. Univ.-Klin. **Die neurohumorale Regulation der Erythropoiese.** Folia haematol. [Leipzig] **80** (1963) Nr. 2. S. 129–137. – 2 Abb., 37 Lit.
Ausgehend vom Zusammenhang zwischen Hypophyse und Erythropoiese wurde die Rolle der Hypophyse beim Zustandekommen der echten Polycythämie und der symptomatischen Polyglobulie studiert. Es wurde versucht, die Hypophysenfunktion, die Sekretion gewisser Trophormone der Hypophyse, durch entsprechende Mittel zu vermindern. Die Ergebnisse zeigten, daß hierbei auch die erythropoietische Aktivität und Erythropoietinerzeugung gehemmt werden können. Sehr geeignet erwiesen sich Follikelhormone auch in Kombination mit Gelbkörperhormonen und Parahydroxypropiophenon. Largactil war teilweise, männl. Sexualhormon nicht wirksam. In einer weiteren Versuchsreihe wurde der Erythropoietingehalt im Plasma von polycythämischen Patienten bestimmt. Die erythropoietische Aktivität des Plasmas wurde mit der biologischen Methode von Borsooks durch den Anstieg der Reticulocytenzahl der Testtiere ermittelt. Auf Grund der durchgeführten Untersuchungen konnte festgestellt werden, daß die erythropoietische Aktivität des Plasmas bei Polycythämie größer ist als im normalen Plasma. Die reaktive Erhöhung des Erythropoietinspiegels nach einer Blutentnahme ist bei Polycythämikern ebenfalls größer als bei gesunden Personen. W. Verter. 5940.

4-64/02-0292 Cline, Martin J. und Berlin, Nathaniel I.; Bethesda, Md., Nat. Inst. of Health; Nat. Cancer Inst., Metabolism Serv. Erythropoiesis and red cell survival in the hypothyroid dog. **(Die Erythropoiese und die Erythrocytenlebenszeit bei der Hypothyreose des Hundes.)** Amer. J. Physiol. **204** (1963) Nr. 3. S. 415–148. – 3 Tab., 24 Lit.

Es wird über Veränderungen des Blutvol., des Erythrocytenvol., der Umsatzrate des Plasma- und Erythrocyteneisens sowie der Erythrocytenlebenszeit nach radioaktiver Zerstörung der Schilddrüse berichtet. Als Versuchstiere dienten 7 erwachsene Bastardhunde beiderlei Geschlechts mit einem Gew. von 15 und 28 kg. Im peripheren Blut wurde die Reticulocytenzahl mit der Methylenblaumethode, der Hb-Gehalt mit der Cyanmethämoglobinmethode, der Mikrohämatokrit nach Streimia und das Serumeisen nach der Methode von Botwell und Mallett bestimmt. Die Schädigung der Schilddrüse erfolgte mit radioaktivem ^{131}J. Die sich nach der Schädigung langsam entwickelnde Anämie ist die Folge einer verminderten Erythrocytenbildung. Die Lebenszeit der Erythrocyten wurde durch die Schädigung der Schilddrüse nicht verändert. Die Serumeisenkonz. war bei 5 Tieren vermindert. Vit. B_{12} war bei der Behandlung der Anämie unwirksam. W. Verter. 5940.

4-64/02-0293 Halvorsen, S.; Oslo, Norway, Univ., Anatom. Inst., Pediatric Res. Lab.; Rikshospitale, Neurophysiol. Lab. Effect of ACTH on erythropoiesis in the rabbit. **(Die Wirkung des ACTH auf die Erythropoiese beim Kaninchen.)** Acta physiol. scand. **58** (1963) Nr. 1. S. 30–39.

Durch elektrische Reizung der Hypothalamusregion läßt sich beim Kaninchen die Erythropoiese stimulieren. Ein direkter nervöser Einfluß auf das Knochenmark wird abgelehnt. Die Erythropoiese soll durch humorale Stoffe, womöglich durch einen spez. „erythropoiesis stimulating factor“ (ESF), ausgelöst werden. Die Wirkung des ACTH als eventuellen ESF wird untersucht. ACTH-Injektionen über 2 u. 4 Wochen appliziert, führen zu einer Erhöhung der Erythrocytenmenge, des Hämatokritwertes, des Hb-Gehaltes und der Reticulocytenzahl, wie sie auch bei anderen Tierarten beobachtet wird. Die Werte nach Hypothalamusreizung werden dabei nicht erreicht. Außer ACTH müssen nach Hypothalamusreizung noch weitere Hormone der Hypophyse an der Erythropoiese beteiligt sein. H. J. Gußmann. 5940.

4-64/02-0294 Smith, L. H. und McKinley jun., T. W.; Oak Ridge, Tenn., Oak Ridge Nat. Lab., Biol. Div. Erythrocyte survival in guinea pigs. **(Die Erythrocytenlebenszeit bei Meerschweinchen.)** Proc. Soc. exp. Biol. Med. **111** (1962) Nr. 3. S. 768–771. – 1 Abb., 9 Lit.

Die Lebenszeit der roten Blutkörperchen beim Meerschweinchen wird mit Hilfe von ^{51}Cr markierten Erythrocyten bestimmt. Als Versuchstiere dienen männl. und weibl. Meerschweinchen im Alter von 2 bis 3 Mon. mit einem Gewicht von 700–800 g. Den Tieren wurde durch Venenpunktion 1–2 ml Blut entnommen, welches mit Heparin und $Na_2{}^{51}CrO_4$ vermischt wurde. Die Einwirkung des Chroms dauerte 60–70 Min., dann wurden 40 Vol.-Teile 0,9%iger NaCl zugefügt und zentrifugiert. Das Erythrocytensediment wurde mit Salzlösung auf das normale Blutvolumen verdünnt und in die Jugularvene injiziert. Die weiteren Blutproben wurden 24 Std. und dann in Abständen von 7 Tagen für 10 Wochen nach der Injektion von Cr-markierten Erythrocyten entnommen. Die Bestimmung der Lebenszeit erfolgte aus der Stärke der Radioaktivität nach der Formel von Eadie und Brown. Die Radioaktivität lag bei autologen und isologen Zellen nach 16 Tagen bei 50% des Ausgangswertes. Am 66. Tag war eine Restaktivität von 5% feststellbar. Die Aktivitätsabnahme zeigte zwischen autologen und isologen Zellen keine signifikante Differenz. Aus diesen Angaben läßt sich eine Lebensspanne der Meerschweinchenerythrocyten von 80–90 Tagen ermitteln. Bei homologen Erythrocyten war die Aktivität bereits am 12. Tag um die Hälfte gesunken. Die Restaktivität von 5% war am 46. Tag feststellbar.

W. Verter. 5955.

4-64/02-0295 Wollrab, J. und Lichtner, T.; Berlin, Humboldt-Univ., Veterinärmed. Fak., Tierklin. für Geburtshilfe und Fortpflanzungsstör. **Über die chromosomale Geschlechtsbestimmung bei Haustieren und das Verhalten geschlechtsspezifischer Neutrophilenkernanhänge bei normalgeschlechtlichen, kryptorchen und intersexen Schweinen.** Zuchthyg., Fortpflanzungsstör. Besam. Haustiere **7** (1963) Nr. 3/4. S. 241–253.

Nach einer kurzen Erläuterung der Methoden der chromosomalen Geschlechtsbestimmung folgt eine zusammenfassende Betrachtung der bisher bei den Haustieren gemachten Feststellungen. Es wird dann über eigene Untersuchungen über das hämatomorphol. Geschlecht bei Schweinen berichtet. Es kommen wohl bei beiden Geschlechtern Drumsticks vor, doch lassen sich auf Grund deutlicher zahlenmäßiger Unterschiede in der Häufigkeit des Auftretens mit einer großen, allerdings aber nicht absoluten Sicherheit, Geschlechtsdiagnosen aus dem Blutbild stellen. Die Kryptorchiden verhalten sich blutmorphol. eindeutig männl. Bei den Intersexen ist weder allgemein, noch bei bestimmten Zwitterformen eine einheitliche Reaktion zu ermitteln. — Weiterer Ausbau und Verfeinerung der Methodik sind aus zuchthygienischen Gründen wünschenswert, um z. B. das genetische Geschlecht von Intersexen ermitteln, eine pränatale Geschlechtsdiagnose stellen oder bei multiparen Tieren das pränatale Geschlechterverhältnis klären zu können.

F. Schaetz. 5982.

4-64/02-0296 Hawk, H. W., Turner, G. D. und Brinsfield, T. H.; Beltsville, Md., U. S. Dep. of Agric., A. R. C., Animal Husbandry Div., Dairy Cattle Res. Branch. Endocrine control of vascular permeability and induced leukocytic emigration in the rabbit uterus. **(Die endokrine Kontrolle der Gefäßpermeabilität und der induzierten Leukocytenemigration im Uterus des Kaninchens.)** Amer. J. veterin. Res. **24** (1963) Nr. 100. S. 595–601. — 3 Tab., 22 Lit. Zus. in Interlingua.

Die Permeabilität der Gefäße im Uterus des Kaninchens wurde auf Grund der Verfärbung des Gewebes nach Injektion von Trypanblau beurteilt. Dabei wurde festgestellt, daß eine hohe Permeabilität der Gefäße der Serosa und Mucosa des Uterus und der Vagina bei Tieren im Oestrus und bei ovarektomierten, mit Oestradiol behandelten Kaninchen, eine mittlere bei pseudoträchtigen und ovarektomierten, mit Progesteron behandelten Tieren und die geringste bei ovarektomierten Kontrollen zu beobachten ist. 2–4 Std. nach der Inoculation von *Escherichia coli* in das Uteruslumen erhöhte sich die Gefäßpermeabilität des Endometriums deutlich bei brünstigen und ovarektomierten aber wenig bei pseudoträchtigen Tieren. Das zeigt an, daß Progesteron die Reaktion der Gefäße hemmt. Die Permabilität der Serosagefäße erhöhte sich dagegen bei allen Tieren. Die Leukocytenemigration entsprach der Permeabilität der endometrialen Gefäße. Sie war am größten bei brünstigen, mittel bei ovarektomierten und am geringsten bei pseudoträchtigen Tieren. Das Ausmaß der Leukocytenemigration scheint daher mehr von der endokrinen Kontrolle der Gefäßpermeabilität abhängig zu sein. E. Grün. 5990.

4-64/02-0297 Talbot, Richard B. und Swenson, Melvin J.; Ames, Iowa State Univ., Coll. of Veterin. Med., Dep. of Physiol. and Pharmacol. Measurement of porcine plasma volume, using T-1824 dye. **(Die Bestimmung des Plasmavolumens des Schweines unter Verwendung von T-1824-Farbe.)** Amer. J. veterin. Res. **24** (1963) Nr. 100. S. 467–471. — 3 Abb., 3 Tab., 14 Lit. Zus. in Interlingua.

Vff. untersuchten die Anwendbarkeit der Evans Blau-Verdünnungsmethode zur Bestimmung des Plasmavolumens beim Schwein. Sie weisen darauf hin, daß infolge der hohen Eigenabsorption des Schweineserums eine Ablesung der Farbkonzentration direkt im Serum einen erheblichen Fehler aufweist, der durch Extraktion des Farbstoffs aus dem Serum vermieden werden kann. Die Ausscheidung des Farbstoffs aus dem Blutstrom erfolgt im Vergleich zu anderen Tierarten beim Schwein sehr schnell. Trotzdem ist sie während der 1. Std. nach der Injektion konstant und folgt einer Abfallkurve erster Ordnung. Daher kann man diese Methode zur Bestimmung des Plasmavolumens des Schweines anwenden. E. Grün. 6040

4-64/02-0298 Kekwick, R. A.; London, England, Lister Inst. The serum proteins of the fetus and young of some mammals. **(Die Serumproteine des Fetus und der Jungen einiger Säugetiere.)** Advances Protein Chem. **14** (1959) S. 231–254. 6060.

4-64/02-0299 Chowdhury, F. H. und Johnson, P.; Cambridge, Great Britain, Dep. of Colloid Sci. Physico-chemical studies on bovine γ-globulin. **(Physikalisch-chemische Untersuchungen an Rinder-γ-Globulin.)** Biochim. biophysica Acta [Amsterdam] **66** (1963) Nr. 2. S. 218–228. — 7 Abb., 3 Tab., 25 Lit.

Vf. beschreiben Fluoreszenz-Depolarisationsuntersuchungen an Rinder-γ-Globulin. Die Untersuchungen wurden nicht nur in einem neutralen pH-Bereich, sondern auch in Gegenwart von Harnstoff und Lithiumbromid durchgeführt. Die Reagentien dienten dazu, die innere Struktur eines Eiweißkörpers grundlegend zu ändern. Um die Interpretation der Ergebnisse zu fördern, wurden ferner parallel dazu Messungen über die Sedimentationsgeschwindigkeit und die optische Drehung in einigen Wellenlängenbereichen angestellt. Beschrieben werden: das Rinder-γ-Globulin, die Pufferlösungen, die Fluoreszenzfarbe und ihre Reaktion mit dem Eiweiß, die Depolarisation der Fluoreszenz, die optische Drehung und die Sedimentation. Die Fluoreszenz-Depolarisationsmessungen in neutraler Lösung ergaben Drehungsverminderungszeiten, die viel geringer waren als man von den translationellen dynamischen Eigenschaften der Moleküle erwartet hatte. 6 M Harnstoff verursachte nur eine geringe weitere Reduktion in der Relaxationszeit. Mit der einfachen Dispersion von Werten unter λ_c (2130 Å) und bis b_0 wurde durch die optischen Drehmessungen angedeutet, daß die nicht polarisierenden Aminosäurereste für die Prüfung der Helixstruktur innerhalb des Innenteils der Moleküle wichtig sind. Ein beträchtliches Maß von innerer Flexibilität verbleibt aber noch außerhalb dieses Innenteils. LiBr wirkte auf das Rinder-γ-Globulin. komplex. In Anlehnung an den geringen Wechsel der Drehungsmöglichkeiten des Moleküls bei niedrigen LiBr-Konzentrationen, erschien bei höheren LiBr-Konzentrationen eine gegensätzliche Tendenz. Darüber hinaus wurde bei einer Konzentration von 5 M LiBr eine beträchtliche Reduktion in der Löslichkeit beobachtet. Chr. Garlt. 6065.

4-64/02-0300 Lynch, Thomas J. und Moloney, William C.; Cambridge, Holy Ghost Hospital, Res. Lab.; Boston, Mass., Tufts Univ., Med. School, Boston City Hospital, Dep. of Med., Hematol. Lab. Observations on serum B_{12} and folate activity in normal and leukemic rats. **(Beobachtungen zur B_{12}- und Folsäureaktivität im Serum von normalen und leukämischen Ratten.)** Blood **21** (1963) Nr. 6. S. 764–768. — 3 Tab., 8 Lit.

Die Untersuchungen zur Vit. B_{12}- und Folsäureaktivität im Serum wurden an Ratten dreier verschiedener Rassen durchgeführt. Die Tiere erhielten während der Zeit der Versuche normale Nahrung und wurden einer Bestrahlung des gesamten Körpers mit Röntgen-Strahlen bis zu 450 r ausgesetzt. Die so behandelten Tiere erhielten ferner 180 mg 3-Methylcholanthren verabreicht. Eine weitere Versuchsgruppe erhielt eine Vit. A-arme Nahrung; das Befinden dieser Tiere war ausgezeichnet. Im Serum normaler Ratten wurde eine ähnliche B_{12}-Aktivität gefunden wie beim Menschen, die der

Folsäure lag dagegen wesentlich höher. Die bestrahlten und mit 3-Methylcholanthren behandelten Tiere wiesen keine signifikante Änderung der genannten Aktivitäten auf. Bei den Vit. A-arm ernährten Tieren fiel eine erheblich verminderte B_{12}-Aktivität auf. Acht Ratten mit myelogener Leukose zeigten keine Veränderung der B_{12}-Werte im Serum, der Folsäurespiegel war nur unbedeutend verringert. Zwei Tiere mit akuter lymphatischer Leukose und Leberschädigung hatten eine erhöhte B_{12}-Aktivität, während die Folsäurewerte etwas unter dem Normalspiegel lagen. W. Verter. 6115.

4-64/02-0301 Stoitschkov, J.; Sofija, Bulgarien, Forsch.-Inst. für Hämatol. und Bluttransfusion. **Veränderungen der Blutbildung beim Ersatz des Blutes.** Folia haematol. [Leipzig] **80** (1963) Nr. 3. S. 305–309. — 3 Abb.
Das rote und weiße Blutbild sowie das Sternalmark wird bei insgesamt 77 Hunden bis zum 30. bzw. 40. Tag nach der Austauschtransfusion mit einem Blut-Dextran-Gemisch, das einer Menge von 2 Volumina des zirkulierenden Blutes des Empfängers entsprach, untersucht. Nach dem Eingriff wurde eine Anämie beobachtet, bei der die Erythrocyten durchschnittlich auf 57% ihres Ausgangswertes abfielen. Die Hämoglobin- und Hämatokritwerte zeigten ein entsprechendes Verhalten. Von der 6. bis 24. Std. nach dem Eingriff nahmen die Erythrocyten im peripheren Blut wieder ständig zu. Die Ausgangswerte wurden bis zum 30. oder 50. Tag nach der Transfusion erreicht. Im Knochenmark zeigte sich eine Aktivierung der roten Reihe, die um den 15. Tag am stärksten ausgeprägt war. Im weißen Blutbild wurde zuerst eine Leukopenie mit Linksverschiebung bis zu den Myelocyten beobachtet. Danach trat eine neutrophile Leukocytose und eine Lymphopenie auf. Um den 3. bis 6. Tag trat ferner eine Monocytose als Audsruck einer Reizung des RES ein. Vierzehn Tage nach der Transfusion normalisierte sich das weiße Blutbild wieder. Die experimentellen Untersuchungen zeigten, daß die Austauschtransfusion mit Blut-Dextran-Gemisch die Blutbildung nicht schädigt und durch die erhöhte Produktion eines erythropoietischen Faktors die Erythropoiese anregt. W. Verter. 6121.

4-64/02-0302 Popdimitrov, I.; Sofija, Bulgarien, Forsch.-Inst. für Hämatol. und Bluttransfusion. **Über die antigenen und häm dynamischen Eigenschaften eines fermentativ aufbereiteten Rinderserums.** Folia haematol. [Leipzig] **80** (1963) Nr. 3. S. 310–315. — 4 Tab.
Vf. berichtet über die Anwendung und Verträglichkeit eines neu entwickelten Plasmaersatzpräparates, welches durch fermentative Hydrolyse des Serumeiweißes aus Rinderserum gewonnen wurde. Das Präparat OHS weist folgende günstige Daten auf. Eiweiß 5,0 bis 5,2 g%, pH-Wert 7,4 bis 7,6, relative Viskosität 1,7, kolloidosmotischer Druck 300 bis 330. Die Toxizitätsuntersuchungen ergaben, daß bei dem fermentativ bearbeiteten heterogenen Serum kein toxischer Effekt auftritt. Der hämodynamische Effekt, der bei sechs Hunden untersucht wurde, war mit günstigen Veränderungen verbunden. Der Blutdruck normalisierte sich z. B. bereits während der Infusion und erreichte in einigen Fällen sogar 10–15 mm höhere Werte als die Ausgangsdaten. Das Schlagvolumen stieg nahe bis zum Ausgangswert, und die Atmung erfolgte wieder im normalen Rhythmus. Bei den Tieren konnten keine Schockzustände infolge der Infusion des proteinhaltigen Plasmaersatzpräparates beobachtet werden. Die Untersuchungen der Veränderungen der Erythrocytenzahl, des Hämoglobins und des Hämatokrits zeigten indirekt, daß das Präparat verhältnismäßig lange in der Blutbahn verbleibt. W. Verter. 6121.

4-64/02-0303 Seraphimov-Dimitrov, W.; Sofia, Bulgarien, Forsch.-Inst. für Hämatol. und Bluttransfusion. **Blutersatz mit Blut-Dextran-Lösung, seine Möglichkeiten und Aussichten.** Folia haematol. [Leipzig] **80** (1963) Nr. 3. S. 296–304. — 5 Abb., 2 Tab.

Es wird über Erfahrungen beim Blutersatz mit einem Blutgemisch, das zu gleichen Teilen mit 6%iger Dextranlösung verdünnt ist, berichtet. Mit der Verdünnung des Blutes sollen die Menge des verwendeten Blutes herabgesetzt und die antitoxischen Eigenschaften des verwendeten Blutes vermehrt werden. Bei der Austauschtransfusion mit der Blut-Dextran-Lösung kommt es zu Veränderungen im kapillaren Anteil des Blutkreislaufes. So konnte z. B. eine Beschleunigung der Gewebeclearance beobachtet werden, als die Resorption aus dem Muskel- und Unterhautgewebe an Meerschweinchen untersucht wurde. Die Verwendung einer Blut-Dextran-Lösung gewährleistet eine Auswaschung des extracellulären Raumes von 40 bis 55%. Beim Blutersatz mit einer Blut-Dextran-Lösung muß ferner darauf geachtet werden, daß der Erythrocytengehalt nicht unter 50% liegt, da sonst eine kompensatorische Steigerung der Funktion erforderlich ist, die für den kranken Organismus eine zusätzliche Belastung bedeutet. Im weißen Blutbild kommt es zu typischen Veränderungen, die sich durch eine beginnende Leukopenie und einer späteren Leukocytose sowie durch eine protrahierte Monocytose und Lymphopenie charakterisieren. Ferner wurde eine bis zum 30. Tag nach der Austauschtransfusion währende Verminderung der Phagocytosetätigkeit beobachtet. In Experimenten an insgesamt 81 Hunden wurde festgestellt, daß der Ersatz eines doppelten Blutvolumens durch eine Blut-Dextran-Lösung unschädlich ist. Die therapeutische Wirksamkeit des Verfahrens ist bei Tieren, die subletale Röntgenstrahlendosen erhalten haben, gut. Der Blutersatz durch Ganzblut bleibt unter diesen Bedingungen unwirksam. W. Verter. 6121.

4-64/02-0304 Dabczewski, Zbigniew S.; Dublin, Agric. Inst., Animal Product. Div. The hereditary blood properties in cattle. **(Die erblichen Bluteigenschaften des Rindes.)** Irish veterin. J. **16** (1962) Nr. 8. S. 141–152. — 43 Lit.
In einer Lit.-Übersicht werden die genetische Individualität der roten Blutkörperchen und der erbliche Polymorphismus des Hb und der Serumproteine besprochen. Nach Definition der Grundbegriffe wird die Forschungsgeschichte der Blutgruppeneigenschaften beschrieben. Die Rolle der Blutgruppen des Rindes für Transfusionszwischenfälle wird erläutert und die Bedeutung der Bluteigenschaften für die Elternschaftsanalyse, die Identifizierung bestimmter Individuen, der Nachweis von Sterilität bei weibl. zweigeschlechtlichen Zwillingskälbern und die Feststellung der Monocygotie von Zwillingskälbern für wiss. Untersuchungen dargestellt. Auf die großenteils noch unklaren Zusammenhänge zwischen Blutgruppen und züchterisch-ökonomischen Eigenschaften des Rindes wird eingegangen. Schließlich werden die bisher bekannten Hb-Typen bei den verschiedenen Rinderrassen sowie die Serumtransferrine und ihre wiss. und praktische Bedeutung besprochen. G. Becker. 6125.

4-64/02-0305 Schmitt, J.; Frankfurt/M., Zool. Garten. **Die Blutgruppen der Pongiden.** Nord Veterinärmed. **14** (1962) Nr. 9. Suppl. Nr. 1. S. 353 bis 357. — 1 Tab., 5 Lit.
Es wird an Hand des Schrifttums und eigener Untersuchungen ein Überblick über das derzeitige Wissen auf dem Gebiet der Blutgruppen-Serologie der Menschenaffen gegeben. Die bisherigen Literaturangaben beschränken sich fast ausschließlich auf das ABO-System. Vf. untersuchte selbst 12 Schimpansen, 8 Flachland-Gorillas, 5 Bonobos und 10 Orang-Utans. Bei insgesamt 163 zusammengestellten Untersuchungen bei Schimpansen wurde 123mal (86%) die serologische Gruppe A ermittelt, 20mal (14%) Gruppe 0, Rezeptor B bisher nie mit Sicherheit. Bei 6 Bonobos wurde 5mal A und 1 mal 0 gefunden, 23 Flachlandgorillas zeigten sämtlich B, und von 34 Orang-Utans waren 12 A, 11 B und 11 AB. Im MN-System kann als Besonderheit gelten, daß bei Schimpansen und Bonobos regelmäßig ein kräftiges M-Antigen nachweisbar ist. Im Rh-System lassen sich zwischen den einzelnen Gattungen der Menschenaffen keine Unterschiede erkennen. E. Wiesner. 6125.

4-64/02-0306 Waters, Nelson F. und Burmester, B. R.; East Lansing, Mich., U. S. Dep. of Agric., A. R. S., Animal Husbandry Res. Div., Regional Poultry Res. Lab. Mode of inheritance of resistance to induced erythroblastosis in chickens. **(Vererbungsform der Resistenz gegenüber induzierter Erythroblastose bei Küken.)** Poultry Sci. **42** (1963) Nr. 1. S. 95–102. – 8 Abb., 7 Lit.

Die verwendeten Küken stammen von 2 nicht verwandten Linien 9 und 15 der Weißen Leghorn, die bereits seit 22 Jahren im Lab. ohne Zufuhr von außen gezüchtet worden sind. In den Versuch werden 1280 Küken beiderlei Geschlechts eingestellt. Im Alter von 14 Tagen werden sie mit 0,2 ml einer Aufschwemmung des Stammes RPL 12 i. v. infiziert. Da die meisten Tiere innerhalb von 100 Tagen daran zugrundegehen, werden die Versuche innerhalb dieser Zeit beendet. Die makroskopischen Veränderungen sind so ausgeprägt, daß histol. Untersuchungen nicht notwendig sind. Die 2 Inzuchtlinien gehen von 8 Hähnen und 33 Hennen aus. Die 27 Nachkommen-Familien werden durch reziproke Kreuzungen innerhalb dieser Linien gewonnen. Die Versuchsergebnisse zeigen, daß die Resistenz gegenüber induzierter Erythroblastose von einem einzigen Paar von autosomen dominanten Genen bedingt wird. Es wird bewiesen, daß genetische Resistenz oder Empfänglichkeit der 2 experimentell verursachten Neoplasma-Krankheiten wie das Rous-Sarkom und die Erythroblastose von spez. Gen-Paaren bedingt werden. Es muß angenommen werden, daß sich andere Virusstämme anders verhalten. In diesen Versuchen spielen die Virusdosis sowie der Kükenstamm eine wichtige Rolle.
E. Tempel. 6130.

4-64/02-0307 Rudzīte, V.; Inst. für Exp. und Klin. Med. der Akad. der Wiss. der Lett. SSR. Peroral'noe dejstvie triptofana na kartinu krovi pri lejkopenijach. **(Der perorale Einfluß von Tryptophan auf das Blutbild bei Leukopenien.)** Izvestija Akademii nauk Latvijskoj SSR, Riga **1963** Nr. 5. S. 113–120. – 3 Tab., 9 Lit. Orig.: russ., Ausz.: engl., lett.

Bei insgesamt 50 Menschen mit verschiedenen Erkrankungen wird die Wirkung von Tryptophan auf das Blutbild untersucht. Bei klinisch gesunden Personen erhöht sich die Menge der Leukocyten nach peroraler Verabreichung von 0,1 g Trytpophan pro Tag im Verlauf von 10 Tagen. Bei Kranken mit bösartigen Neubildungen und Thyreotoxikosen, verbunden mit einer Leukopenie, kommt es zu einer Erhöhung der Leukocyten und Thrombocyten. Mit dem Ansteigen der Gesamtleukocytenwerte wird eine gleichzeitige Erhöhung der segmentkernigen Neutrophilen, der Lymphocyten und der Monocyten beobachtet. Bei Rheumakranken mit einer Leukopenie führte die Verabreichung von 0,1 g Tryptophan zu keiner Veränderung in der Anzahl und Zusammensetzung der Leukocyten. Die orale Zuführung von 0,1 g Tryptophan pro Tag für die Dauer von 10 Tagen hat keinen Einfluß auf die Blutsenkung, die Erythrocytenanzahl, die stabkernigen Neutrophilen, die basophilen und eosinophilen Leukocyten. W. Verter. 6135.

4-64/02-0308 Niepage, H.; Berlin-Dahlem, Univ., Klin. und Poliklin. für Kleine Haustiere. **Zur Frage der Norm hämatologischer Werte beim Hund.** Berliner Münchener tierärztl. Wschr. **76** (1963) Nr. 10. S. 185–188. – 6 Abb., 5 Lit. Zus. in Engl.

Die Arbeit hat die zweckmäßige Abgrenzung normaler Blutbildwerte gegenüber pathol. Veränderungen zum Inhalt. Nach Ansicht des Vf. dürften die Werte von klinisch gesund erscheinenden Hunden nicht ohne weiteres als normal angesehen werden, da hierbei regelmäßig ein bestimmter Teil von Reagenten gestellt wird. Der hierdurch hervorgerufene Fehler kann auch durch die Anzahl der untersuchten Tiere nicht ausgeglichen werden. Das Sammeln von Merkmalswerten zur Bestimmung der Norm kann abgebrochen werden, wenn sich die Normalwerte als Teil der Verteilungskurve in der

Häufigkeitsverteilung deutlich herausheben. Reaktionen klinisch gesunder Tiere werden noch deutlich, wenn man Merkmalswerte in Betracht zieht, die an den 68% Bereich der Normalverteilung angrenzen. Der praktische Wert dieser Erkenntnis liegt darin, daß auch einzelne Werte, die nicht besonders extrem sind, interpretiert werden können. Man kann sie als abnorm erkennen, wenn korrelierte Merkmale gleichzeitig eine entsprechende Tendenz aufweisen. W. Verter. 6140.

XI. VIRUSKRANKHEITEN

4-64/02-0309 Andžaparidze, O. G. und Bogomolova, N. N.; Moskau, Forsch.-Inst. für Viruspräparate. Chroničeskaja infekcija kletok virusom kleščevogo ėncefalita. Soobščenie 2. Svojstva virusa, vydelennogo iz chroničeski inficirovannych kul'tur. **(Chronische Infektion von Zellen mit dem Zekkenencephalitis-Virus. 2. Mitt. Eigenschaften des aus chronisch infizierten Zellkulturen isolierten Virus.)** Voprosy virusologii, Moskva 8 (1963) Nr. 1. S. 40–43. – 3 Tab., 6 Lit. Zus. in Engl. 1. Mitt. vgl. 4–64/01–0362.
Vff. berichten über die Eigenschaften eines aus chronisch infizierten Hep-2-Zellkulturen isolierten Zeckenencephalitis-Virusstammes. Der Erreger wurde 24 Monate hindurch kontinuierlich von den mit dem „Sofin"-Stamm infizierten Hep-2-Zellen reproduziert. Die Virustiter waren in der Kulturflüssigkeit in der Regel höher als in den Zellen. Wurde dem Nährmedium das Serum entzogen, ließ sich anschließend das infektiöse Agens weder in der Kulturflüssigkeit noch in den Zellen nachweisen. Nach Zugabe von Serum konnte es wieder in den Kulturen festgestellt werden. Im Vergleich zum Originalstamm unterschied sich das aus den chronisch infizierten Zellen isolierte Virus einerseits durch eine verminderte Aktivität im Mäuseorganismus, andererseits durch eine verstärkte destruktive Wirksamkeit in verschiedenen Zellkulturen. R. Kokles. 6210.

4-64/02-0310 Levkovič, E. N. und Zasuchina, G. D. Dal'nejšee ėksperimental'noe izučenie tkanevoj kul'tural'noj vakciny protiv kleščevogo ėncefalita. **(Weitere experimentelle Untersuchungen über die Zeckenencephalitis-Gewebekultur-Vaccine.)** Voprosy virusologii, Moskva 8 (1963) Nr. 1. S. 56–60. – 6 Tab., 8 Lit. Zus. in Engl.
In Gewebekulturen aus Hühnerembryonen wurden ausreichend hohe Titer mit dem Zeckenencephalitis-Virus erzielt, wenn Suspensionen von Gehirnen infizierter Mäuse und Rattensäuglingen, aber auch von Gewebekulturen zur Inoculation verwendet wurden. Der Zusatz von Albumin aus menschlichem Serum zum Wachstumsmedium förderte die Akkumulation von Virus und dessen Stabilität, ohne andererseits die Immunogenität der Vaccinen zu beeinflussen. Aluminiumhydroxyd-Adsorbat-Vaccinen zeigten eine vergleichsweise höhere immunogene Wirksamkeit als entsprechende native Impfstoffe. Mit Formalin bei 4 °C behandelte Vaccinen waren nicht frei von aktivem Virus, auch nicht nach einer zusätzlichen kurzeitigen Erhitzung bei 37 °C. Die Impfstoffe wiesen keine wesentlichen Veränderungen auf, wenn sie statt einer drei- einer sechstägigen Einwirkung der Temperatur von 37 °C ausgesetzt wurden. In Vaccinen, die unter Verwendung von Gehirnsuspensionen hergestellt wurden, sind Proteine nach der Roberts-Stolnikow-Methode nicht festzustellen gewesen. R. Kokles. 6210.

4-64/02-0311 Schäfer, Werner; Tübingen, Germany, Max-Planck-Inst. für Virusforsch. Structure of some animal viruses and significance of their components. **(Struktur einiger Tierviren und der Nachweis ihrer Komponenten.)** Bacteriol. Rev. 27 (1963) Nr. 1. S. 1–17.
Eingehende Übersicht über die Virusstruktur und -entwicklung, dargestellt an einem Virus der Col. SK-Gruppe (ME-Virus) und zwei Viren der Influenza-Gruppe (Hühnerpest und NDV); ihre Größe beträgt 24 bzw. 70–80 und

120–180 mμ Sie enthalten RNS mit einem Mol.-Gewicht von 2 Mill., umgeben von einer Proteinhülle, die Influenzaviren, außerdem Kohlenhydrate, Lipoide und Neuraminidase. Ihr zentrales „g"- oder „internal s"-Antigen ist ein 15 mμ breiter, leicht zerfallender Nucleoproteid-Faden, ihr Hämagglutinin 30–35 mμ große, sternförmige, mit „spikes" besetzte Gebilde. Letztere finden sich auch auf der Außenhülle mit Abmessungen von 30–40mal 100–120 Å. Das ME-Virus ist ein sphäroider Polyeder mit Protein-Untereinheiten (UE) von 40–50 Å im Durchmesser. Die phenolextrahierte RNS (Sed. Konst. 30 S) ist infektiös, während die 17 S-RNS des Hühnerpestvirus unwirksam ist. Nicht infektiös ist auch das nur serologisch erfaßbare gruppenspezifische g-Antigen und das virusspezifische immunisierende Hämagglutinin. Bei der Vermehrung des ME-Virus in L-Zellen steigt die extrahierbare RNS und das Virusprotein 1–2 Std. p. i. an. Das Virusantigen ist erst 3 Std. p. i. im Cytoplasma nachweisbar, während infekt. Partikel 1–1½ Std. später erscheinen. Die allgemeine Proteinsynthese wie die RNS-Synthese im Kern sinkt kurz nach der Infektion, während der RNS-Gehalt des Cytoplasmas stark ansteigt. Versuche mit p-Fluorophenylalanin (FPA) zeigen, daß offenbar virusinduziertes Protein für die Neubildung von Virus-RNS notwendig ist. Die Markierung der cytoplasmatischen RNS mit ^{32}P und nachfolgendem Abbau durch Ribonuclease und chromatographischer Aufarbeitung (Scholtissek) ergab einen Anstieg zelleigener RNS 4–6 Std. p. i. („messenger"-Funktion ?). Das Hühnerpestvirus dringt, nachdem es sich mit den „spikes", an die Zellwand angeheftet hat, in die Zelle ein, wobei das s-Antigen (Virusnucleoproteid) frei wird. Das Schicksal des Hämagglutinins ist noch unbekannt. Zusatz von FPA innerhalb einer Std. p. i. hemmt die Virusvermehrung, später nicht. Neues, durch s-Antigen-Antiserum präzipitierbares Virusnucleoprotein erscheint zuerst im Zellkern, später im Cytoplasma, wobei bei seinem Transport ein FPA-empfindlicher Zellbestandteil beteiligt ist. Das Hämagglutinin entsteht kurz darauf im Cytoplasma. Es gleicht in Struktur und Zusammensetzung normalen Zellmikrosomen (Virusmikrosomen). Nach Abbau ihrer Lipoidmembranen ergaben sich biologische und physikalische Ähnlichkeiten mit den „spikes" der Virushülle. Offenbar haben die inkompletten Virusformen einen anderen Entstehungsmechanismus. Beide Virusbestandteile werden an oder in der Zellmembran zum Virion vereinigt, wobei sie eine zelleigene Lipoidhülle erhalten. Während der NDV-Reproduktion konnten ebenfalls Virusmikrosomen und -innenkomponenten aus der Wirtszelle isoliert werden. Praktische Folgerungen bei der Herstellung von Vaccinen und einer zweckmäßigen Inaktivierung von Viren der Influenza- und der Herpes-Gruppe sowie von kleineren Viren werden diskutiert. W. Vetterlein. 6225.

4-64/02-0312 Kok, I. P. und Skuratovskaja, I. N.; Kiew, Inst. für Zool. der Akad. der Wiss. der Ukrain. SSR. Temperaturnaja zavisimost' vjazkosti vysokopolimernoj ribonukleinovoj kisloty nasekomych, zaražennych virusom, soderžaščim dezoksiribonukleinovuju kislotu. **(Temperaturbedingte Abhängigkeit der Vicsosität einer hochmolekularen Ribonucleinsäure aus Insekten, die mit einem Desoxyribonucleinsäure-haltigen Virus infiziert wurden.)** Biochimija, Moskva 28 (1963) Nr. 2. S. 258–263. – 3 Abb., 28 Lit. Zus. in Engl.

Der bereits früher durch die Vff. geführte Nachweis der infektionstüchtigen RNS im Organismus der mit dem DNS-haltigen Virus der nuclearen Polyedrose (Wipfselsucht) infizierten Seidenspinner wird als direkter Hinweis auf die mögliche Übergabe der genetischen Transformation von der RNS auf die DNS gewertet. Mittels Phenolextrahierung in der Kjeldahl-Apparatur und anschließender Fällung mit 3 M NaCl sowie Aethanolreinigung gelingt die RNS-Gewinnung, die weniger als 0,5% DNS (im Verhältnis zur RNS) aufweist. Ein Temperatureffekt besteht bei dieser RNS, da die Erwärmung zur

Erhöhung der Viscosität führt. Eine Unterbrechung der polymeren Ketten der hochpolymeren RNS tritt hierbei nicht ein. Man ermittelte, daß die Infektiosität der RNS bei verschiedenen Incubationsbedingungen weitaus eher erlischt als der Temperatureffekt. Das spricht dafür, daß lediglich eine kleine und zugleich labile Fraktion der RNS für den biologischen Effekt, für die DNS-Synthese sowie für den Aufbau des Eiweißes neuer Viruspartikel bei infizierten Insekten verantwortlich ist. W. Bathke. 6225.

4-64/02-0313 Hearn jun., Henry J. und Rainey, Cullen T.; Fort Detrick, Md., U. S. Army Biol. Lab. Cross-protection in animals infected with group A arboviruses. **(Kreuzweise Schutzwirkung bei Tieren nach Infektion mit Arbor-Viren der Gruppe A.)** J. Immunol. [Baltimore] **90** (1963) Nr. 5. S. 720 724.
Nach der Immunisierung von Tieren mit Virusstämmen der *Arbor-A*-Gruppe wird bei der Reinfektion auch mit heterologen Erregern der gleichen Gruppe eine gewisse Schutzwirkung beobachtet. Zur Erforschung dieses Phänomens untersuchten Vff. die kreuzweise Schutzwirkung zwischen dem Venezuelan Equine Encephalomyelitis (VEE)-, Eastern Equine Encephalomyelitis (EEE)- und Semliki Forest (SF)-Virus an Laboratoriumstieren nach i. p., s. c. oder aërogener Immunisierung. Die Injektion eines attenuierten VEE-Virusstammes vermochte Meerschweinchen gegen letale Dosen des EEE- und SF-Virus zu schützen. Eine zweimalige Applikation von lebendem SF-Virus schützte die Tiere gegen niedrige Dosen des VEE- oder EEE-Virus. Mit dem attenuierten VEE-Virusstamm vaccinierte Mäuse wiesen einen Resistenzmechanismus mit einer anfänglichen nichtspez. Interferenzphase und einer folgenden spez. Phase auf. Letztere schloß eine teilweise spezifische Widerstandsfähigkeit unbekannter Art und rel. langer Dauer ein, die die kreuzweise Schutzwirkung unter den *Arbor-Viren* der Gruppe A manifestierte.
R. Kokles. 6280.

4-64/02-0314 Damminger, K. und Neumann, H.-J; Marburg/L., Philipps-Univ., Strahleninst., Abt. für Strahlenbiol. und Isotopenforsch.; Kiel, Landwirtschaftskammer Schleswig-Holstein, Inst. für Tiergesundh. **Über die Diagnostik der Rinderleukose. 1. Mitt. Vergleichende Untersuchungen von Rinderblutproben mit Hilfe einer konventionellen hämatologischen Methode und einer elektronischen Meßmethodik.** Berliner Münchener tierärztl. Wschr. **76** (1963) Nr. 10. S. 188–191. – 4 Abb., 3 Tab., 4 Lit. Zus. in Engl.
Die Bedeutung der elektronischen Zellzählung und Zellmessung für eine schnelle und sichere Diagnose der Rinderleukose wird untersucht. Die verwendete Gerätekombination besteht aus einem EEL-Blutzellzählgerät und einem RCL-256-Kanal-Analysator. Beim Einsatz des Gerätes in der Hämatologie werden folgende Genauigkeitsgrenzen ermittelt. Erythrocyten: Maximale Abweichung der Einzelmessung vom Mittelwert $\pm$ 1,25%, bei der Leukocytenzählung $\pm$5,68% und bei der Thrombocytenzählung $\pm$6,05%. Für die Untersuchung werden 0,01 cm^3 Heparinblut benötigt. Zählungen 24 Std. nach der Blutentnahme wiesen keine Differenz gegenüber der sofortigen Zählung auf. Die Versuche wurden an insgesamt 984 Kühen aus Tbc- und brucellosefreien Beständen vorgenommen, aus denen Tiere wegen tumoröser Leukose geschlachtet wurden. Die elektronische Methode wurde verglichen mit der konventionellen mikroskopischen Blutuntersuchung. Mit beiden Methoden wurde übereinstimmend in 23% der Fälle Leukose oder Leukoseverdacht ermittelt, in 60% leukosenegative Werte. Mit der elektronischen Methode wurde zusätzlich in 4% der Fälle ein Leukoseverdacht und in 4% der Fälle eine Leukose festgestellt. Die herkömmliche Untersuchung zeigte in 6% ein verdächtiges und in 3% ein positves Ergebnis, während die elektronischen Resultate negativ waren. Die Diagnose „Leukose“ mit der elektronischen Methode wurde mit Hilfe der Zellzahl und der Größenverteilungskurve gestellt. W. Verter. 6288.

4-64/02-0315 Rojahn, A. und Tolle, A.; Göttingen, Univ., Tierärztl. Inst.; Niedersächs. Tierseuchenbekämpfungsdienst. **Die Verwendung des elektronischen Partikelzählgerätes „Coulter-Counter", (Modell D) zur hämatologischen Diagnostik der Leukose des Rindes. 2. Mitt.** Mh. Tierheilkunde **15** (1963) Nr. 4. Rindertuberkulose, Brucellose Leukose **12** S. 75–80. – 1 Abb., 5 Tab., 8 Lit. 1. Mitt. vgl. LZ. Abt. IV **8** (1963) Nr. 11. S. 2356.
Auf Grund zahlreicher Untersuchungen wurde die Genauigkeit der Blutkörperchenzählung mit dem Coulter-Counter im Vergleich zur Kammerzählung dargestellt. Bei der Ermittlung der Streuungsbreite des elektronischen Partikelzählgerätes mußte die angesetzte Verdünnung auf 2 Fläschchen verteilt werden, da die Zellen offensichtlich nach einer Einwirkungsdauer des elektrischen Stromes von 4–5 Min. – 10fache Zählung – geschädigt wurden. Die aus allen Blutproben berechnete Standardabweichung des Coulter-Gerätes beträgt s = 201,2 Partikel. Der Variationskoeffizient betrug bei den Leukocytenzählungen 1,82%, bei den Erythrocytenzählungen 0,5%. Dieser niedrige Wert resultiert daraus, daß das Gerät stets mit der gleichen Streuung pro Zählung arbeitet, die bei niedrigeren Partikelkonz. prozentual stärker zum Ausdruck kommt. Außer der Streuungsbreite gehören zum Gesamtfehler des Coulter-Zählverfahrens noch Pipettier- und Pipettenfehler. Unter Berücksichtigung des Gesamtfehlers ergibt sich eine durchschnittl. Standardabweichung von s = 422 Partikel. Demgegenüber beträgt die Standardabweichung bei dem gesamten Kammerzählverfahren s = 1190 Partikel. Der Vorteil des elektronischen Zählgerätes besteht ferner darin, daß die Leukocytenzahl in 1 mm^3 Blut in 1 Min. bestimmt werden kann. W. Verter. 6288.

4-64/02-0316 Becker, Lutz; Leipzig, Karl-Marx-Univ., Veterinärmed. Fak., Med. Tierklin. **Über Serumeisenbestimmungen bei Rindern aus Leukosebeständen.** Diss. Leipzig **1962** 111 S. – 14 Tab., 97 Lit.
Serumeisenbestimmungen nach Ramsay wurden unter Verwendung von 151 Seren von Rindern aus 5 Leukosebeständen vorgenommen. Sowohl bei gesunden als auch bei hämatologisch leukoseverdächtigen oder -kranken Tieren ließ sich keine signifikante Beziehung zwischen der Höhe des Serumeisenspiegels und dem hämatologischen Befund nachweisen. Bei vier klinisch und hämatologisch manifestierten, tumorösen Leukosen war die Höhe des Serumeisenspiegels nicht verändert. H. Gürtler. 6288.

4-64/02-0317 Weber, Wilfried T. und Marshak, Robert R.; Philadelphia, Univ. of Pennsylvania, School of Veterin. Med. A correlative study of bone marrow and peripheral blood in bovine lymphosarcoma. **(Vergleichende Untersuchungen von Knochenmark und peripherem Blut an Rindern mit Lymphosarkomatose.)** Amer. J. veterin. Res. **24** (1963) Nr. 100. S. 515–524.
Von 21 Milchkühen wurde das Knochenmark, das teils durch Aspiration aus der 10. Rippe ca. 10 cm unterhalb der Wirbelsäule (13 Fälle), teils durch histol. Schnitte (8 Fälle) gewonnen wurde, mit dem peripheren Blut verglichen. Die in allen Fällen klinisch diagnostizierte Lymphosarkomatose wurde durch die Obduktion bestätigt. Bei den Ausstrichen wurde die Färbung nach Wright, bei den entkalkten Schnitten die nach Giemsa oder mit H. E. vorgenommen. In den Knochenmarksausstrichen wurden 1000 Zellen oder mehr ausgezählt, um Irrtümer bei der Deutung zu vermeiden. Änderungen des Lymphocytenanteils im Knochenmark traten bei geringen Abweichungen im peripheren Blut nicht auf. Nur bei ausgeprägter Lymphocytose, beobachtet an einem extremen Fall mit 240.000 Leukocyten und 98% Lymphocyten, war der Lymphoblasten- und Lymphocytenanteil im Mark erhöht. In den anderen Fällen lag keine Signifikanz vor. Dagegen wurde eine Anämie beobachtet. Sie soll nicht durch Proliferation der Lymphocyten im Mark und die dadurch bedingte Verdrängung der Erythrocyten und ihrer Vorstufen entstehen, sondern auf einen autoimmunen, haemolytischen Pro-

zeß zurückgeführt werden, der sich mit der Lymphosarkomatose ausbildet. Ähnliches ist aus der Humanmedizin bekannt. Das Knochenmark ist zur Diagnostizierung der Lymphosarkomatose nicht brauchbar.

H. J. Gußmann. 6288.

4-64/02-0318 Rademacher, Rudolf, Čelikovská, Gita, Dohnal, Václav und Jurák, Evžen. Případ leukózy u dánských červinek. **(Ein Leukosefall bei dänischem Rotvieh.)** Veterinářství **13** (1963) Nr. 3. S. 131–134. – 6 Abb., 4 Tab.

Nach einem allgemeinen Bericht über neue Erkenntnisse über die Leukose des Rindes werden zwei Leukosefälle beschrieben, die im Jahre 1962 bei 2 im Jahre 1959 aus Dänemark (Bezirk Aarhus, der nach Bendixen stark mit Leukose verseucht war) importierten Kühen vorgekommen sind. Die Erkrankung zeigte sich in beiden Fällen etwa einen Monat nach dem Abkalben (Indigestion, Tympanie), und man vermutete zunächst eine traumatische Bauchfellentzündung mit Lebererweiterung. Die präscapulären, supramammären, mesenteralen, lumbalen und sacralen Lymphknoten bei der einen Kuh waren stark vergrößert, bei der anderen Kuh waren es die präscapulären und prägenualen Lymphknoten, und in beiden Fällen fand man histologisch in den exstirpierten Lymphknoten Veränderungen, die für lymphatische Leukämie sprachen. Diese wurde auch durch eine Blutuntersuchung bestätigt, die näher beschrieben wird. Der Zustand der ersten Kuh besserte sich vorübergehend nach einmonatiger Therapie, dann verschlimmerte er sich plötzlich nach Monaten wieder, und die Kuh mußte notgeschlachtet werden. Die zweite Kuh wurde mit Rücksicht auf ihren ungünstigen Gesundheitszustand sofort nach der Harn- und Blutuntersuchung notgeschlachtet. Das Blutbild wurde nach der Methode von Götze und Bendixen untersucht. Bei der Sektion fand man neben den Veränderungen an Lymphknoten auch eine Degeneration des Herzmuskels und Lebervergrößerung sowie Pansen- und Labmagendilatation, verbunden mit einer Pansenverdickung, jedoch ohne Fremdkörper. Die importierte Rotviehherde wird weiter beobachtet und untersucht.

ČSSR/ÚVTI. 6288.

4-64/02-0319 Murphy, William H., Herlocher, M. Louise und Griep, John; Ann Arbor, Univ. of Michigan, Dep. of Bacteriol. Immunization of C 58 mice to line I_b leukemia. **(Immunisation von C 58-Mäusen gegen den Leukämiestamm Ib.)** J. infect. Diseases **112** (1963) Nr. 1. S. 28–36. – 3 Abb., 6 Tab., 21 Lit.

Mit einer isologen Linie maligner Lymphoidzellen (Ib) wurden Untersuchungen über die Fähigkeit zur immunol. Reaktion bei C 58-Mäusen, die eine hohe spontane Leukämierate aufweisen, angestellt. Eine erfolgreiche Immunisierung war bei der Verwendung von 10^8 Zellen/cm^3, die 9–14 Min. einer Temperatur von 46 °C ausgesetzt waren, möglich. In gleicher Weise erhitzte Zellen in geringerer Quantität (10^6) immunisierten nur 5% der Mäuse. Die Immunität setzte mit dem 2. Tage nach der Impfung ein und währte etwa 10 Wochen. Während bei ungeschützten C 58-Mäusen eine einzelne Zelle Leukämie und den Tod innerhalb von 15 Tagen zur Folge hat, überlebten diese Mäuse nach der Schutzimpfung mit 10^7 LD_{100}Zellen der Ib-Linie. Lebende Zellen waren zur Erzeugung der Immunität nicht erforderlich. Das Serum immuner C 58-Mäuse war weder in vitro gegenüber Ib-Zellen cytotoxisch noch bewirkte es in vivo eine passive Immunität. Ein Schutz ließ sich jedoch mit Gewebesuspensionen oder zellreichem Ganzblut immuner Mäuse erzeugen.

G. Becker. 6297.

4-64/02-0320 Precerutti, Alfredo und Law, Lloyd W.; Bethesda, Md., Nat. Cancer Inst. Isolation for a murine leukaemogenic virus P-LLV. **(Isolierung eines bei Mäusen Leukämie erzeugenden Virus P-LLV.)** Nature [London] **198** (1963) Nr. 4882. S. 801–803. – 1 Tab., 16 Lit.

Von einer C 3 Hf/Bi-Maus, die am 10. Lebenstag Poliomavirus injiziert bekommen hatte und mit 5,5 Mon. an einer Leukämie erkrankte, konnte ein leukämogenes Agens isoliert werden. Durch weitere Versuche (s. c. Übertragung auf andere Mäusestämme, Filtration, Ultrazentrifugation u. a.) wurde das Virus näher charakterisiert und die Befunde vergleichend mit den Eigenschaften anderer von Mäusen isolierter Leukämieviren (Moloneyvirus, Rauschervirus, Breyer-Moloneyvirus u. a.) diskutiert.

W. Wittmann. 6297.

4-64/02-0321 Nastag, E.; Bucarest, R. P. R. Acad., Inst. of Inframicrobiol. Experimental investigations in human leukemia attempts at transmission to the hybrid white mouse. **(Experimentelle Untersuchungen zur Übertragung menschlicher Leukämie auf die Laboratoriumsmaus.)** Neoplasma **10** (1963) Nr. 1. S. 61. 6297.

4-64/02-0322 Heinig, A.; Insel Riems, Friedrich-Loeffler-Inst. der Dtsch. Akad. der Landwirtsch.-Wiss. zu Berlin. **Beitrag zur Variabilität des Maul- und Klauenseuche-Virus.** Arch. exp. Veterinärmed. **16** (1962) Nr. 5. S. 977–1089. – 3 Abb., 34 Tab., 177 Lit.

Im Verlauf der MKS-Epizootien treten neben den in der Regel sehr stabilen zeitweise atypische Stämme auf, die durch die serologische Untersuchung allein als solche nicht zu erkennen sind. Das Vorkommen derartiger Stämme ist von großer praktischer Bedeutung, da sie meistens die typenhomologe Immunität durchbrechen. Ferner besitzen sie selbst nur ein sehr schlechtes Immunisierungsvermögen und sind auch zur Herstellung komplementbindender Seren ungeeignet. Es wird vorgeschlagen, die atypischen Stämme wieder im Sinne Trautweins als „Varianten" zu bezeichnen und Stämme, die gemeinsame Grundeigenschaften mit bekannten Typen aufweisen, sich aber von diesen durch serol. und immunol. Unterschiede auszeichnen, nicht mehr als „Varianten", sondern als „Untertypen" zu benennen. Das MKS-Virus besitzt 2 Partikeln mit komplementbindenden Eigenschaften, das thermolabile und das thermostabile. Beide Partikeln haften ursprünglich am Virusteilchen und lösen sich erst im Laufe der Lagerung, um als sogenanntes lösliches Antigen in Erscheinung zu treten. Ein MKS-Stamm ohne thermostabiles komplementbindendes Antigen wurde eingehend untersucht. Er zeigte hinchtlich seiner infektiösen, pathogenen und immunogenen Eigenschaften keine Unterschiede gegenüber zugehörigen Stämmen mit dem stabilen Antigen. Der Verlust des thermostabilen komplementbindenden Antigens kann vermutlich durch zahlreiche „Kurzpassagen" eintreten, wie sie auch im praktischen Seuchengeschehen vorkommen. Das Auftreten derartiger Stämme kann die Ursache für das so häufige Versagen der Komplementbindungsreaktion auch bei in ausreichender Menge und im frischen Zustand eingesandtem Zungenvirus sein. Das erstmals beim MKS-Virus nachgewiesene thermolabile komplementbindende Antigen wird bei Temperaturen von 45–48 °C zerstört.

A. Heinig. 6345.

4-64/02-0323 Lucam, Félix, Fedida, Maurice und Dannacher, Guy; Lyon, Lab. de Virol. Animale. Mesure de l'immunité antiaphteuse postvaccinale du bœuf, par épreuve sur le cobaye. **(Die Bestimmung der Immunität der Rinder nach der MKS-Impfung durch die Prüfung an Meerschweinchen.)** C. R. hebd. Séances Acad. Sci. **256** (1963) Nr. 13. S. 2945–2947. – 2 Tab., 6 Lit.

Analog dem von Lucam an Rindern ermittelten Schutzindex „K" bestimmten die Vff. den Index „C" an Meerschweinchen, der gleichfalls Rückschlüsse auf die Schutzwirkung von MKS-Vaccinen gestattet. Dazu erhielten 4 Gruppen von je 7 Meerschweinchen im Gewicht von etwa 400 g je 0,5 ml Vaccine s. c. 3 Wochen p. v. wurden alle Meerscheinchen mit je 0,5 ml einer Virusverdünnung (10^{-2}, 10^{-4}, 10^{-5}, 10^{-6}) intradermoplantar infiziert und der Virustiter (VG_{50}), der 50% der Tiere generalisiert erkranken ließ, berechnet. Bei nicht vorbehandelten Meerschweinchen wurde dieser Titer (TG_{50}) in gleicher Weise ermittelt. Der Index C ist der Quotient VG_{50}: TG_{50}. Werte von C $< 10^{0,7}$ sprechen für ungenügende, von $10^{0,7}$–10^{1} für ausreichende und von 10^{1} und darüber für gute Wirksamkeit. A. Heinig. 6345.

4-64/02-0324 Schneider, B. und Bengelsdorff, H. J.; Marburg/L., Behringwerke AG. **Untersuchungen über Ausscheidung und Passierung eines MKS-Impfvirusstammes im Rahmen von Rinderversuchen.** Zbl. Veterinärmed., R. B **10** (1963) Nr. 1. S. 80–90. – 3 Tab., 9 Lit.
Vff. prüften die Virusausscheidung bei Rindern, die mit einem attenuierten A_4-Virus i. m. geimpft waren, sowie bei mit diesen Tieren in Kontakt gehaltenen Rindern. Die geimpften Rinder schieden das Virus bis zum 6. Tag p. v. mit dem Speichel und mit der Milch aus. Aus dem Harn konnte nur unregelmäßig Virus isoliert werden. Eine Ausscheidung mit dem Kot erfolgte dagegen nicht. Die Kontakttiere schieden das Virus zwischen dem 6. und 10. Tag nach Versuchsbeginn aus. Von 4 mit Speichel und Harn der Kontakttiere geimpften Rindern schieden 3 gleichfalls Virus aus. Bei den zugehörigen Kontaktrindern konnte in den Ausscheidungen kein Virus nachgewiesen werden. Alle Rinder der 1. und 2. Passage sowie 2 von 4 Rindern der 3. Passage erwiesen sich nach der Testinfektion als immun, während die Tiere der 4. Passge generalisiert erkrankten. Das attenuierte Impfvirus erfuhr somit nach Rinderpassagen keine Virulenzsteigerung, sondern eher eine weitere Abschwächung, so daß in praxi eine Passagierung des Impfvirus über 3 Rinderserien hinaus kaum stattfindet.
A. Heinig. 6345.

4-64/02-0325 Cunha, Raymundo G. und Honigman, Moyses N.; Rio de Janeiro, Brazil, Pan Amer. Foot-and-Mouth Disease Center. A comparison of serum tests in mice for the detection of foot-and-mouth disease antibody. **(Ein Vergleich der Serumtests an Mäusen für den Nachweis der MKS-Antikörper.)** Amer. J. veterin. Res. **24** (1963) Nr. 99. S. 371–375.
Die zu verschiedenen Zeiten p. i. entnommenen Seren infizierter Rinder wurden an 7–8 Tage alten Säuglingsmäusen im Serumschutztest und im Neutralisationstest auf ihre homologen und heterologen Antikörpertiter geprüft. Der Neutralisationstest erwies sich empfindlicher als der Schutztest, während letzterer spez. war und deshalb von den Vff. zur Bestimmung des wirklichen Antikörperbildes bei Rindern bevorzugt wird. A. Heinig. 6345.

4-64/02-0326 Poplewska, J. und Asso, M. J. Transmission du virus aphteux des souriceaux nouveau-nés expérimentalement infectés aux mères allaitantes; conséquences immunologiques. **(Die Übertragung des MKS-Virus von künstlich infizierten Säuglingsmäusen auf die Mutter; immunologische Folgerungen.)** Bull. Acad. vétérin. France [N. S.] **35** (1962) Nr. 8. S. 299–302. – 1 Tab., 6 Lit.
Mit MKS i. p. infizierte weibl. Mäuse erwiesen, ohne klinisch zu erkranken, im Serum und in der Kolostralmilch Antikörpertiter auf, und ihre Nachkommen waren für das MKS-Virus weniger empfänglich. Mäuse, die die Kadaver ihrer infizierten Säuglinge fraßen, hatten geringere Antikörpertiter, und ihre späteren Nachkommen zeigten sich gleichfalls weniger empfänglich. Dagegen konnten bei intranasal infizierten Mäusen nur geringe Antikörperwerte ermittelt werden, und ihre Nachkommen waren für das MKS-Virus voll empfänglich. Mütter, denen es verwehrt wurde, die Kadaver ihrer infizierten Säuglingsmäuse zu fressen, hatten keine Antikörper.
A. Heinig. 6345.

4-64/02-0327 Dubois, M. und Cauchy, L.; Poitiers, Fac des Sci., Stat. Biol. Notes de cardiologie clinique. VI. Essai de reproduction expérimentale des différentes modalités cliniques de la fièvre aphteuse. **(Klinische Beob-**

achtungen bei Herzerkrankungen. 6. Mitt. Versuche, die verschiedenen klinischen Formen der Maul- und Klauenseuche hervorzurufen.) Recueil Méd. vétérin. **138** (1962) Nr. 12. S. 1103–1119. – 11 Abb. 5. Mitt. vgl. LZ. Abt. IV 8 (1963) Nr. 10. S. 2158.

Vff. versuchen, experimentell die verschiedenen klinischen Formen der MKS zu erzeugen und mit Hilfe des EKG bei diesen infizierten Tieren die eintretenden Veränderungen am Herzen zu registrieren. Sie unterscheiden folgende Formen der MKS: plötzlichen Tod ohne Krankheitsanzeichen; die akute Form mit spez. Blasen und Fieber; den subakuten Verlauf, meist ohne Fieber, teils verborgen verlaufend, und die stumme Infektion. Bei Jungtieren (Kälbern und Ferkeln) kennen sie noch den „septikämischen" Verlauf ohne Bildung von Blasen. Es wurden 7 erwachsene Rinder, 4 Schweine von 80 kg, 4 Kälber, 1–3 Wochen alt, und 4 Ferkel, ungefähr 3 Mon. alt, infiziert. Bei den Jungtieren wurden EKG tägl. während der ersten zehn Tage aufgenommen, dann in weiteren Zwischenräumen, soweit die Tiere noch lebten. Bei den erwachsenen Rindern und Schweinen erfolgte dieser Vorgang dreimal wöchentlich. Bei einem Rind mit einer Generalisation stieg der Quotient $\frac{T}{QRS}$ von 0,6 auf 1 an. Zur gleichen Zeit traten Extrasystolen und 3 Wochen nach der Infektion das Wolff-Parkinson-White-Syndrom auf. 5 Rinder mit einer erheblich schwächeren Infektionsdosis erkrankten nicht klinisch und zeigten keine oder nur geringgradige Veränderungen im EKG. 4 Kälber starben einige Tage nach der Infektion. Sie hatten erhebliche Pulsbeschleunigung und Störungen in der Herzautomatie und der Erregungsleitung. Die Schweine bekamen eine generalisierte MKS und eine mäßige Tachycardie. Bei den Ferkeln wurden entweder schwere Tachycardien und Erregungsleitungsstörungen oder eine negative T-Zacke ohne starke Veränderung des Pulses beobachtet. Die Herzveränderungen waren bei den Ferkeln bereits vor dem Fieberanstieg festzustellen. A. Meyer. 6355.

4-64/02-0328 Rossi, Francisco A. Valor del título infectante en la preparación de vacunas antiaftosas. **(Der Wert des Infektiositätstiters bei der Herstellung von Maul- und Klauenseuche-Vaccine.)** Gac. veterin. [Buenos Aires] **23** (1961) Nr. 136. S. 375–378.

Wenngleich durch zahlreiche Forscher auf die Wichtigkeit des Infektiositätstiters bei der Herstellung der MKS-Vaccine hingewiesen wurde und Übereinstimmung darüber herrschte, daß sie einen guten Titer besitzen muß, besteht keine Berechtigung, einen bestimmten Titer festzusetzen. Vf. zitiert einen Ausschnitt aus den Beschlüssen der 9. Konferenz der Permanenten Kommission für MKS des O. I. E. in Paris (Mai 1960), wonach sich die untersuchten Methoden zur Kontrolle der Vaccine noch im Versuchsstadium befinden. „Nur das ökonomische Gefühl glaubt und rechtfertigt, daß die Maus, das Meerschweinchen, das Kaninchen, der Hamster, das junge Huhn, die Gewebekulturen auf die gleiche Art reagieren können wie das Rind, das Schwein oder das Schaf". Es werden vom Vf. Erfahrungen aufgezeigt, die diese Meinung rechtfertigen. K. Tzschachmann. 6360.

4-64/02-0329 Bülow, Vicco v.; Tübingen/N., Bundesforsch.-Anst. für Viruskrankh. der Tiere. **Untersuchungen über Wesen und Leistungsfähigkeit des Serumschutztestes an Säuglingsmäusen bei der Maul- und Klauenseuche.** Zbl. Veterinärmed., R. B **10** (1963) Nr. 1. S. 67–79. – 3 Abb., 1 Tab., 18 Lit.

Vergleichende Prüfungen des Serumschutz- und des Neutralisationstestes an Säuglingsmäusen ergaben eine geringere Empfindlichkeit des Serumschutztestes, der jedoch bessere Rückschlüsse auf die klinische Wirksamkeit der Immunseren ermöglicht. Der Schutztiter ist nur in geringem Maße von der Testviruskonzentration abhängig. A. Heinig. 6360.

4-64/02-0330 Brühann, W.; Hannover. **Über Maßnahmen zur Bekämpfung der Maul- und Klauenseuche der Schweine.** Dtsch. tierärztl. Wschr. **70** (1963) Nr. 9. S. 229–235. – 1 Abb., 16 Lit.
Vf. berichtet über Erfahrungen bei der Bekämpfung der MKS der Schweine im Regierungsbezirk Hannover während der MKS-Epizootie 1961/62 in Westdeutschland. – Mangelnde Anzeigefreudigkeit der Besitzer bei Schweine-MKS, ungenügende Desinfektionsmaßnahmen, Verleih von Säcken, in denen Futtermittel tierischer Herkunft transportiert wurden, geringer Impfschutz durch Anwendung der beim Rinde üblichen Aluminiumhydroxyd-Adsorbat-vaccine, Vielfalt und Unübersichtlichkeit der Vorschriften sowie bestehende Rechtsunsicherheit beeinträchtigen den Bekämpfungserfolg. – Es wird unter anderem vorgeschlagen, sofortige Anzeige von MKS-Erstausbrüchen in Schweinebeständen zu prämieren und Schlußreinigung und -desinfektion kostenlos durch besonderes Desinfektionspersonal mit geeigneten Geräten durchführen zu lassen. D. Weyhe. 6360.

4-64/02-0331 Albu, T., Gheorghiu, I., Niţoiu, I. und Cormuş, D. Acţiunea unor seruri heterologe nespecifice asupra infecţiei şi imunităţii în pesta porcină. **(Der Einfluß von einigen nichtspezifischen heterologen Seren auf die Infektiosität und Immunität in der Schweinepest.)** Lucrările ştiinţ. Inst. Seruri Vaccinuri Pasteur – Bucureşti **6** (1962) S. 101–108. – 2 Tab., 25 Lit. Zus. in Russ., Franz., Dtsch.
Die Verimpfung von nichtspez. heterologen Seren (5 ml Rotlaufserum von Pferden und 10 ml Pasteurrellaserum von Rindern gewonnen) auf schweinepestempfindliche Tiere im Zeitpunkt der Virusinfektion ruft bei einigen Tieren eine Sensibilität mit Verkürzung der Incubationsdauer, bei anderen einen schwachen Schutz, der den Krankheitsverlauf verlängert, hervor. Bei mit inaktivierten Impfstoffen geimpften Schweinen haben die gleichen Seren in der selben Dosis 21 Tage nach der Impfung eine leichte depressive Wirk. auf die aktive Immunität zur Folge. F. Luntz. 6360.

4-64/02-0332 Kamphans, S. und Schneider, B.; Marburg/L., Behringwerke AG. **Praktische Erfahrungen bei der Immunisierung des Schweines gegen Maul- und Klauenseuche.** Dtsch. tierärzt. Wschr. **70** (1963) Nr. 1. S. 1–3. – 2 Tab., 5 Lit.
Im Experiment bleiben nur ca. 50% der mit MKS-Vaccinen geimpften Schweine nach einer 14–30 Tage p. v. erfolgten Infektionsbelastung immun. Aus der Praxis liegen bei Einsatz von MKS-Konzentratvaccinen günstigere Erfolge vor. – Vff. teilen in dem Zusammenhange Immunisierungsergebnisse aus einem Praxisfall mit, bei dem im Zeitraum von 6 Wochen zweimal MKS auftrat. – Bei 128 Schweinen brach Anfang 1962 MKS vom Typ C aus. Am zweiten Tage nach Feststellung der ersten Symptome wurden drei Tiergruppen gebildet. Eine Gruppe (42 Tiere) blieb unbehandelt, die zweite (78 Tiere) erhielt monovalente Konzentratvaccine (10 ml) und die dritte (8 Tiere) MKS-Hochimmunserum (40 ml). Die nicht behandelten Kontrollen erkrankten zu 79%, die aktiv immunisierten zu 42% und die Tiere der dritten Gruppe gar nicht. – Beim zweiten Seucheneinbruch im selben Bestand (mit veränderter Tierzusammensetzung) wurden bereits am ersten Tage nach Seuchenfeststellung in getrennten Gruppen Konzentratvaccine (5 ml und 10 ml) und Hochimmunserum (20 ml) verwendet. Die Vaccine schützte die geimpften Tiere bis zu 80%. Die mit Hyperimmunserum behandelten Schweine erkrankten nicht an MKS. D. Weyhe. 6360.

4-64/02-0333 Schultz, H.; Hannover. **Die viricide Wirkung der Huminsäuren im Torfmull auf das Virus der Maul- und Klauenseuche.** Dtsch. tierärztl. Wschr. **69** (1962) Nr. 21. S. 613–166.
Vf. berichtet über Desinfektionsmaßnahmen mit Torfmull bei der MKS der Schweine. Durch sofort nach Feststellung der Krankheit einsetzende und

wiederholte Anwendung von Torfmull konnte die Seuche bei erkrankten Tieren innerhalb von 4 Tagen zum Stehen gebracht werden. Diese Desinfektionsmaßnahmen beschränken sich nur auf Schweine, Stallabteilungen und -gänge (keine Desinfektionsmatten vor Stall und Hof!). Im Seuchengehöft wurden die Schweine außerdem geimpft. Nach Anwendung des Torfmulls sind weder Neuerkrankungen noch Seuchenausbreitung vorgekommen. Die Dauer der Gehöftsperre konnte je nach Bestandsgröße auf 16, 14 und 12 Tage herabgesetzt werden. – Auf Grund dieser Beobachtungen muß eine sofortige lokale Vernichtung des ausgeschiedenen MKS-Virus durch die Huminsäuren des Torfmulls (pH 2,5) angenommen werden. D. Weyhe. 6360.

4-64/02-0334 Ramon, G. Le système de l'abattage et l'éradication de l'épizootie aphteuse (À propos de procès-verbal de la séance du 17 mai 1962). **(Das System der Abschlachtung und die Ausrottung der MKS [Protokollauszug von der Sitzung am 17. 5. 62].)** Bull. Acad. vétérin. France [N. S.] **35** (1962) Nr. 8. S. 291–294. – 1 Tab., 2 Lit.
Der Verlauf der MKS in Frankreich seit der Einführung der generellen Abschlachtung der erkrankten und ansteckungsverdächtigen Tiere wird analysiert und auf die Bedeutung der Abschlachtung für die Seuchenbekämpfung hingewiesen. A. Heinig. 6360.

4-64/02-0335 Sapre, S. N., Moghe, R. G., Bhagwat, S. V., Chaudhry, P. G. und Purohit, B. L.; Poona, Disease Investigation Sect.; Bombay, Veterin. Coll. A note on observations and investigations into an outbreak of swine fever in Bombay (Maharashtra). **(Eine Notiz über Beobachtungen und Untersuchungen eines Ausbruchs von Schweinepest in Bombay [Maharashtra].)** Indian veterin. J. **39** (1962) Nr. 10. S. 527–534.
Es wird über einen Seuchenausbruch bei Schweinen im Gebiet um Bombay berichtet, der auf Grund des klinischen Bildes, der pathologisch-anatomischen Veränderungen der verendeten Schweine und auf Grund des Neutralisationstests mit der europäischen Schweinepest identisch ist. Bei experimentellen Untersuchungen konnten unter anderem folgende Beobachtungen notiert werden. Die Krankheit besitzt eine hohe Kontagiosität mit einer 100%igen Mortalitätsrate. Die Incubationszeit bei künstlicher Infektion variiert zwischen drei und sechs Tagen. Das Virus befällt sowohl die einheimischen Landrassen als auch die Kreuzungsrassen jeden Alters. Zur Bekämpfung der Schweinepest wird der Einsatz einer im eigenen Lande hergestellten Kristallviolettvaccine empfohlen. H. Bergmann. 6382.

4-64/02-0336 Dunne, H. W.; Unversity Park, Pennsylvania State Univ. Field and laboratory diagnosis of hog cholera. **(Praxis- und Laboratoriumsdiagnose der Schweinepest.)** Veterin. Med. [Kansas City] **58** (1963) Nr. 3. S. 222–239. – 29 Abb., 21 Lit.
In der Praxis ist die Diagnose „Schweinepest" sehr schwierig zu stellen. Besonders zu beachten sind die Epidemiologie, die klinischen Erscheinungen, die Thrombocytopenie und die Leukopenie. Der Taylor Test (Amylase) ist nicht immer eindeutig. Die endgültige Diagnose kann oft erst durch Heranziehung von Laboratoriumsmethoden gestellt werden. Für diese Untersuchungen ist ein Vorbericht mit epidemiol. Bemerkungen und Beschreibung der klinischen Veränderungen von großer Bedeutung. Mit Hilfe der Sektion und der histopathol. Untersuchung gelangt man am besten zum Ziel. Folgende pathologisch-anatomischen Veränderungen werden ermittelt: septikämische Blutungen in Niere, Harnblase, Lymphknoten, Epiglottis oder Kehlkopf, periphere Blutungen in den Lymphknoten (vor allem in der pharyngealen und submaxillaren Region), Infarkte in der Milz, Darm (Boutons) und Gallenblase, anormale Verkalkung der Rippen. Charakteristisch für Schweine über 5 Wochen sind mononucleäre perivasculäre Infiltrate und Endothelproliferationen im Gehirn, die in 85–95% der Schweinepestfälle vor-

handen sind. Bei jüngeren Tieren werden die gleichen Gehirnveränderungen bei der Virus-Encephalitis der Ferkel festgestellt. Spez. Einschlußkörperchen sind im Herzmuskel, Leberzellen und Lymphknoten zu finden. Die Differenzierung gegenüber degenerierten Lymphocyten in den Lymphknoten ist oft schwierig. Zum Nachweis der chronischen Form der Schweinepest müssen noch andere Methoden herangezogen werden: die Hämagglutination, Hämagglutinationshemmungstest, Gewebekultur, Nachweis des Virus oder der Antikörper durch den Agargel-Diffusions-Test. Darstellung des Virus durch Antikörper-Fluoreszenz-Test, Tierversuch. E. Tempel. 6385.

4-64/02-0337 Wynohradnyk, V., Cîrsteţ, I., Dorobantu, R., Coman, I., Feţeanu, A. und Popovici, V. Cercetări de serodiagnostic în unele viroze animale. Serodiagnosticul în pesta porcină şi în boala lui Aujeszky. **(Untersuchungen über die Serumdiagnose bei einigen Tierviros en. Die Serumdiagnose bei Schweinepest und Aujeszkyscher Krankheit.)** Lucrările ştiinţ. Inst. Patol. Ig. animală **12** (1963) S. 215–228. – 6 Abb., 49 Lit. Zus. in Russ., Engl., Franz.

Bei Schweinepest und Aujeszky'scher Krankheit wurde die Anwendbarkeit der Komplementbindungsreaktion, der Serumpräzipitation in Agar, der passiven Hämagglutination, der Adsorption des konglutinierten Komplementes und der passiven Cutisanaphylaxie zum Auffinden von Antigenen in infizierten Organen überprüft. Verwendet wurden Immunserum, mit verschiedenartigem Virusmaterial auf Schweinen und Kaninchen (Morbus Aujeszky) zubereitet, und Antigene aus Lymphknoten pestkranker Schweine, aus Hirnsubstanz von pseudowutkranken Tieren (Schweinen, Schafen, Kaninchen oder Mäusen) sowie aus Gewebekulturen der betr. Viren. Anwendbare Resultate wurden bei Schweinepest nur mit Hilfe der Serumpräzipitation auf Agar erhalten (Serum mit Schweineblut auf Kaninchen hergestellt, Lymphknotenextrakte als Antigen), während bei der Aujeszky'schen Krankheit mit den 5 überprüften Methoden keine zufriedenstellenden Resultate erzielt wurden. J. May. 6385.

4-64/02-0338 Dubanský, Vladimír und Jeřábek, Jan. Další poznatky o použitelnosti amylázové a hemolytické zkoušky v diagnostice muro prasat. **(Weitere Erfahrungen mit der Anwendbarkeit der hämolytischen Amylaseprobe in der Diagnostik der Schweinepest.)** Veterinářství **13** (1963) Nr. 4. S. 154–157. – 2 Tab.

Um die Verläßlichkeit der hämolytischen und Amylaseprobe für die Diagnostik der Schweinepest zu beurteilen, verwendete man die Ergebnisse von Proben aus 2 Schweinegruppen, von denen die eine Gruppe vacciniert und teilweise auch mit Kristallviolettvaccine revacciniert und dann nach Ablauf von 165 bzw. 135 Tagen mit dem Pestvirus infiziert wurde, während die zweite Gruppe mit lapinisiertem Virus geimpft war. Bei der ersten Gruppe wurden mehr positive und zweifelhafte Ergebnisse durch die Amylaseprobe (60%) als durch die hämolytische Probe (20%) positiv nachgewiesen. Bei der zweiten Gruppe war die Amylasprobe vom 8. Tage nach der Virusapplikation negativ, die hämolytische Probe blieb während der ganzen Beobachtungsdauer (30 Tage) zweifelhaft oder positiv. Es scheint, daß die Ergebnisse der beiden Proben vom immunen Zustand der infizierten Schweine abhängig sind; die Spezifität der beiden Reaktionen muß durch weitere Forschung ausgewertet werden. ČSSR/ÚVTI. 6385.

4-64/01-0339 Tubiash, Haskell S.; Greenport, Long Island, N.Y., U.S. Dep. of Agric., A. R. S., Animal Disease and Parasite Res. Div., Plum Island Animal Disease Lab. Quantity production of leukocyte cultures for use in hemadsorption tests with African swine fever virus. **(Quantitative Herstellung von Leukocytenkulturen, die für den Hämadsorptionstest mit dem Virus der Afri-**

kanischen Schweinepest Verwendung finden.) Amer. J. veterin. Res. **24** (1963) Nr. 99. S. 381–384. – 5 Abb., 1 Tab., 11 Lit.

Nach einer Beschreibung der Herst. der Leukocytenkulturen durch spontane Sedimentation heparinisierten Schweineblutes wird auf den Hämadsorptionseffekt eingegangen. Dieser wird 24 Std. nach der Beimpfung der 24–48 Std. alten Leukocytenkulturen mit dem Virus der Afrikanischen Schweinepest deutlich. Auf Grund bereits durchgeführter Vorversuche war mittels der Leukocytenkulturen auch eine Unterscheidung zwischen dem Virus der klassischen Geflügelpest und der Newcastle-Disease möglich.

W. Wittmann. 6385.

4-64/02-0340 Juhász, M. Van-e immunobiólogiai rikonság a hazai sertéspestisvirus és a szarvasmarha virus okozta fertőző hasmenésének egyik okozója között? **(Besteht eine immunologische Verwandtschaft zwischen dem ungarischen Schweinepestvirus und einem der Erreger der Virusdiarrhoe des Rindes?)** Magyar Állatorvosok Lapja (Ung. veterinärmed. Bl.) **17** (1962) Nr. 12. S. 443–444. – Aus: Ung. Agrar-Rdsch. **1963** Nr. 3.

In Einschichtkulturen von Bullenhodengewebe konnte nachgewiesen werden, daß das Blutserum von Schweinen, die gegen Schweinepest immunisiert wurden, die cytopathogene Wirksamkeit des Erregers der Virusdiarrhoe des Rindes (Stamm Oregon C24V) in Serumverdünnungen von 1:4 bis 1:8 neutralisierte. Serumproben von normalen Schweinen zeigten keine ähnliche Wirksamkeit. Die Ergebnisse bestätigten die Feststellungen ausländischer Forscher, nach denen zwischen den Viren der Schweinepest und dem Oregon-Stamm der Virusdiarrhoe des Rindes eine Antigenverwandtschaft besteht. 6385.

4-64/02-0341 Alboiu, M., Rusu, V., Bîrnaure, Gh. und Simon, M. De (unter Mitarb. v. Gurău, Gh. N.) Cercetări asupra rezistenței virusului pestos porcin uscat prin pulverizare (atomizare). **(Untersuchungen über die Resistenz des mittels Atomisierung getrockneten Schweinepestvirus.)** Lucrările științ. Inst. Seruri Vaccinuri Pasteur – București **6** (1962) S. 109–115. – 1 Tab., 11 Lit. Zus. in Russ., Franz., Dtsch.

Das Schweinepestvirus wurde durch Atomisierung bei 120 °C $^1/_{30}$–$^1/_{60}$ Sek. lang getrocknet und im Kühlschrank bei (+4 °C bis +8 °C) 686 Tage aufbewahrt. Als Kontrolle galt eine Probe des Schweinepestvirus, dem keine Konservierungssubstanzen hinzugefügt wurden. Nach 524 und 686 Tagen der Konservierung wurde auf jungen Schweinen, die gegen Schweinepest nicht geimpft waren, eine vergleichende Titration vorgenommen, aus der hervorging, daß das Schweinepestvirus einer Temp. von +120 °C, $^1/_{30}$–$^1/_{60}$ Sek. lang widersteht. Bei Aufbewahrung im Kühlschrank bei +4 °C bis +8 °C für 686 Tage konnte mittels dieses Materials die Krankheit wieder reproduziert werden, wobei 1 ml einer 10^{-4} Verdünnung intramuskulär eingespritzt wurde. Schweinepestvirus ohne Zugabe von Konservierungsmittel, das 686 Tage im Kühlschrank aufbewahrt war, erzeugt experimentell die Krankheit nach i. m. Injektion von 1 ml, in der Verdünnung von 10^{-4}. Nach einer Aufbewahrung von 686 Tagen im Kühlschrank (bei +4 °C bis +8 °C) wurde kein Unterschied der pathogenen Eigenschaften des atomisierten und nichtatomisierten Schweinepestvirus festgestellt (ohne Konservierungsmittel).

F. Luntz. 6385.

4-64/02-0342 Simon, M. De, Nica, A. und Covînea, Vl. Contribuții la folosirea ca adjuvant a uleiului de parafină în hiperimunizarea antipestoasă a porcilor. **(Beiträge zur Anwendung des Paraffinöls als Adjuvans in der Hyperimmunisierung gegen die Schweinepest.)** Lucrările științ. Inst. Seruri Vaccinuri Pasteur – București **6** (1962) S. 75–84. – 3 Tab., 15 Lit. Zus. in Russ., Franz. Dtsch.

Schweine die mit 0,25 ml Schweinepestblut, das in 25 ml Paraffinöl emulgiert war, s. c. geimpft wurden und nach 8 Tagen mit denselben Antigenmengen wieder geimpft wurden, ergaben ein Schweinepestserum, das annähernd die Wirksamkeit das der hyperimmunisierten Kontrollen hatte. Gemäß der gültigen Produktionsprotokolle werden die Kontrollen einmalig mit 8–9 ml Blut/kg Kgw. i. v. geimpft. Der Schutzwert des Serums ist umgekehrt proportional der Blutungsanzahl gefallen, obwohl das Ergebnis der 3. Blutung hinreichend befriedigend war (0,33 bei der Reihe mit Paraffinöl, gegenüber den Kontrollen mit 0,31). Obwohl die Methode aus ökonomischen Gründen sehr vorteilhaft ist und die bisherigen Untersuchungen beweisen, daß man mit ihr ein wirksames Serum erhalten kann, erachtet man es als notwendig, daß die Versuche an einer größeren Anzahl von Schweinen fortgesetzt werden.
F. Luntz. 6395.

4-64/02-0343 Popescu, Ar., Nica, A. und Simon, M. De. Influenţa filtrării asupra concentraţiei proteinelor din serul antipestos porcin. **(Der Einfluß der Filtration auf die Konzentration der Proteine des Schweinepestserums.)** Lucrările ştiinţ. Inst. Seruri Vaccinuri Pasteur – Bucureşti **6** (1962) S. 85–91. – 1 Abb., 2 Tab., 19 Lit. Zus. in Russ., Franz., Dtsch.
Das 5% o-phenolisierte Schweinepestserum ist in großen Mengen durch den Asbestfilter „Columbit S. K. S. II" 6mal filtriert worden. Die Bestimmung der Serumproteine mittels Elektrophorese ergab, daß die Phenolisierung des Serums die elektrophoretische Migration nicht beeinflußte. Die Gesamtkonz. der Serumproteine hat eine geringe Abnahme erfahren, die direkt proportional zur Anzahl der Filtrierungen steht. Die α- und β-Globuline haben während der 6 Filtrierungen nur unbedeutende Variationen gezeigt. Die Gammaglobuline haben bis zur dritten Filtrierung ihre Konz. beibehalten, um nachher allmählich abzusinken und nach der 6. Filtration nur 74% des Anfangswertes zu erreichen. Zur Herstellung eines mikroflorafreien und klaren Schweinepestserums kann die industrielle Filtration 3 mal wiederholt werden, ohne daß dabei ein Nachteil für die Serumglobulinkonzentration bzw. den Serumschutzwert entsteht. F. Luntz. 6395.

4-64/02-0344 Marini, José Alberto. A proposito de un supuesto brote de peste porcina. **(Maßnahmen bei einem vermutlichen Ausbruch von Schweinepest.)** Rev. Med. veterin. [Buenos Aires] **43** (1962) Nr. 6. S. 343–347. 6395.

4-64/02-0345 York, C. J., Bittle, J. L., Burch, G. R. und Jones, D. E.; Indianapolis, Ind., Pitman-Moore Co., Forschungsabt. **Eine wirksame Hundestaupe-Gewebekulturvaccine.** Kleintier-Prax. **7** (1962) Nr. 7. S. 187–191.
Im Gegensatz zu den bisher verwendeten Staupevirus-Lebendvaccinen, die auf Ei adaptiert sind, wurde hier ein sorgfältig ausgewählter Staupevirusstamm als Gewebekultur gezüchtet, der vorher durch 30 Eipassagen modifiziert wurde. Bei den 105 Hunden, die mit dieser Vaccine geimpft wurden, ergab sich serologisch ein immunbiologischer Titer im Schnitt von 1:125000 je 0,05 ml Serum. Dieser Titer wurde bei der geringen Menge von 1,0 ml Vaccine erreicht. Umgerechnet gegenüber den eidaptierten Vaccinen ergibt sich bei der Gewebekulturvaccine eine 30fache Überlegenheit. Zurückzuführen ist das vermutlich auf die im Verhältnis zur Eiadaption sehr geringe Menge von Fremdeiweiß. Günstig ist weiterhin, daß die Gewebekulturvaccine ohne Beeinträchtigung mit Hcc.-Vaccine kombiniert werden kann.
K.-P. Jaksztien. 6445.

4-64/02-0346 Livingston jun., Charles W. und Moore, Richard W.; Sonora, Texas Agric. Exp. Stat.; College Station, A. & M. Coll. of Texas, Agric. Exp. Stat., Dep. of Veterin. Microbiol. Cytochemical changes of bluetongue virus on tissue cultures. **(Cytochemische Veränderungen in der Gewebekultur durch das Bluetongue-Virus.)** Amer. J. veterin. Res. **23** (1962) Nr. 95. S. 701–710. – 9 Abb., 3 Lit.

Ein anläßlich einer Epizootie isoliertes Bluetongue-Virus konnte in Hühnerembryonen, Schafnierenzellkulturen und in einem permanenten Zellstamm (McCoy Synovialzellen) gezüchtet werden. Dabei war es möglich, mit Hilfe der Acridinorangefärbung von mit Virus beimpften McCoy-Synovialzellen die Virusreifung in den Zellen nach Virusinoculation zu verfolgen, da im Cytoplasma rotleuchtende (RNS-haltige), sich schnell vergrößernde Bezirke auftraten. Ebenso war durch Behandlung der Zellkulturen mit fluoreszenzmarkierten Antikörperseren eine Virusvermehrung in Zellplasma nachweisbar.
W. Wittmann. 6455.

4-64/02-0347 Schulze, P. und Benndorf, E.; Insel Riems, Friedrich-Loeffler-Inst. der Dtsch. Akad. der Landwirtsch.-Wiss. zu Berlin. **Elektronenmikroskopische Untersuchungen am Aujeszky-Virus in der Gewebekultur.** Arch. exp. Veterinärmed. **17** (1963) Nr. 3. S. 623–631.
Ferkelnieren-Zellkulturen wurden mit Aujeszky-Virus infiziert und elektronenmikroskopisch untersucht. Die Virusentwicklung setzt im Zellkern ein, wo verschiedene Bildungsstadien zu erkennen sind. Die Rolle des Cytoplasmas bei Virusaufbau und Transport ist noch ungeklärt. Die ausgereiften Elementarkörperchen im extracellulären Raum messen 160 mμ im Durchmesser. Die Zugehörigkeit dieses Virus zur Herpesvirusgruppe wird hinsichtlich Morphologie und Entwicklung diskutiert. P. Schulze. 6458.

4-64/02-0348 Jansen, Jac.; Utrecht, Rijksuniv., Inst. voor Veterin. Virul. De pokkenvirussen. **(Die Pockenviren.)** Tijdschr. Diergeneeskunde **88** (1963) Nr. 11. S. 698–705. – 9 Lit. Zus. in Engl., Franz., Dtsch.
Vf. bespricht in seinem Vortrag anläßlich des Universitätstages zu Utrecht die Gruppe der Pocken- und pockenartigen Viren mit ihren immunologischen Beziehungen und ohne in die Tiefe einzelner Erkrankungen zu gehen. Zunächst wird ein geschichtlicher Überblick der Variolation und Vaccination beim Menschen gegeben. Das Variola-Virus ist mit dem Alastrim-Virus nahe verwandt, weist jedoch keine Beziehungen zu dem Windpocken-Virus auf. Beim Rind kommt ein eigenes Virus, das cow-pox-Virus vor, das auf der bebrüteten Chorioallantoismembran des Hühnereies ein vom Vaccine-Virus deutlich zu unterscheidendes Wachstum zeigt. Sowohl das cow-pox-Virus als auch das Vaccine-Virus verursachen eine gutartige Erkrankung des Rindes. Das Virus des Melkerknotens zählt nicht zur Gruppe der Pocken- und pockenartigen Viren. Auch beim Pferd kommen Erkrankungen durch Vaccine- oder cow-pox-Virus vor, während bei Hund und Katze Pocken nicht bekannt sind. Die genannten Viren weisen eine immunol. Verwandschaft zu dem Virus der Kaninchen-Pocken sowie dem Ektromelie-Virus auf und werden zu einer Gruppe zusammengefaßt. Eine andere Gruppe umfaßt die der Geflügelpocken-Viren (1. Hühnerpocken-, 2. Taubenpocken-, und 3. Kanarienvogelpocken-Virus). Außer diesen 2 Gruppen gibt es eine 3. Virus-Gruppe, deren Viren keine immunisatorische Verwandschaft zu den bereits genannten Säugetierpocken-Viren aufweisen, die jedoch Symptome hervorrufen, welche weitgehend mit denen der echten Pocken übereinstimmen, weswegen sie als pockenartige Viren bezeichnet werden. Es sind dieses die Viren der Schafpocken, des Exanthema nodularis bovis, des Ecthyma contagiosum, der Ziegenpocken und der Schweinepocken, zwischen denen zum Teil enge immunol. Beziehungen (z. B. Schafpocken und Exanthema) bestehen. Die Virusteilchen der echten Pocken-Viren haben stets die Form eines Kubus, im Gegensatz dazu sind die der pockenartigen Viren eiförmig.
W. Kuhlmann. 6463.

4-64/02-0349 Berbinschi, C. Cercetăria cu privire la modificarea patogenității virusului bolii lui Aujeszky, din suspensiile de creer virulent saponinat. **(Untersuchungen über die Pathogenitätsveränderungen des Virus der Aujeszky-**

schen Krankheit aus Suspensionen von virulentem Hirn und Saponin.) Lucrările ştiinţ. Inst. Patol. Ig. animală 12 (1963) S. 345–354. – 4 Tab., 8 Lit. Zus. in Russ., Engl., Franz.

Überprüfungen der Pathogenität des Virus der Aujeszkyschen Krankheit aus Suspensionen von virulentem Schafhirn haben gezeigt, daß diese nach Hinzufügung einer gewissen Menge Saponin für Kaninchen nach i. m. Verabreichung apathogen wurden. Die pathogene Eigenschaft verschwand sofort nach Zugabe von Saponin, gleichgültig ob der Kontakt „in vitro" oder „in vivo" stattfand. Die zur Neutralisierung einer virulenten Suspension notwendige Saponinmenge hängt direkt von der Menge der verwendeten Gehirnmasse ab. Saponin wirkt als Adjuvans, daß sich mit der Hirnsubstanz verbindet. Im Falle virulenter Suspensionen neutralisiert diese Komplexierung die pathogene Wirkung des Virus der Aujeszkyschen Krankheit für Kaninchen.

J. May. 6458.

4-64/02-0350 Romanenko, V. F. und Gavrilov, V. I.; Kusminki, Gebiet Moskau, Unions-Inst. für Exp. Veterinärmed.; Staatl. Tarassewitsch-Kontroll-Inst. für Med. Biol. Präparate. Adaptacija virusa ospy ovec k kul'turam kletok KÉM-La. **(Die Adaptation des Schafpockenvirus an Gewebekulturen aus KEM-La-Zellen.)** Voprosy virusologii, Moskva 8 (1963) Nr. 1. S. 48–52. – 1 Abb., 2 Tab., 11 Lit. Zus. in Engl.

Vff. gelang die Adaptation des Schafpockenvirus an die Gewebekulturen aus KEM-La-Zellen. Das Virus vermehrte sich in der genannten Kultur und hatte einen diffusen cytopathischen Effekt. Es wurde ein Titer von 10^5 TCD_{50}/ml in der Gewebeflüssigkeit erreicht. E. Wittmann. 6465.

4-64/02-0351 Schitt, C. Rindom und Jenson, Chr. Hyldgaard; Aarhus, Denmark, Univ., Aarhus Kommunehospital, Dep. of Neurol.; Inst. of Gen. Pathol. Isolation of a virus from the diarrhea-bovine mucosal disease. **(Virusisolierung bei Virusdiarrhoe-Mucosal-Disease des Rindes.)** Acta veterin. scand. 4 (1963) Nr. 1. S. 52–63. – 3 Abb., 4 Tab., 22 Lit.

Aus Nasal- und Rektalabstrichen eines an Muscosal-Disease erkrankten 4jährigen Rindes wurde ein Virus isoliert, dessen Eigenschaften für eine Zugehörigkeit zur Parainfluenza-Gruppe sprachen. Das Virus ist sensitiv gegen eine Behandlung mit 20% Aethylaether bei +4 °C/18 Std., es passiert Millipore-Filter mit Porenweiten von 450 mμ, jedoch nicht solche von 100 mμ Porenweite. Die Infektiosität des Agens war bei 37 °C nach 6 Tagen völlig aufgehoben, während bei Zimmertemperatur über etwa 11 Tage um mehr als 90% Infektiositätsverlust eintritt. Bei –20 °C konnte das Virus mehr als 11 Wochen ohne Titerverlust aufbewahrt werden. Das Isolat ist ferner bei intracerebraler Applikation pathogen für Babymäuse, wobei eine LD_{50} von $10^{-4,3}$ beobachtet wurde. Für 10tägige Hühnerembryonen war das Virus apathogen. Auf Kälbernierenkulturen führte das Virus zu ausgeprägten, im Original wiedergegebenen cytopathologischen Veränderungen, wobei jedoch keine intranucleären oder intracytoplasmatischen Inclusionen nachweisbar waren. Für menschlicheAmnion- und Fibroblastkulturen sowie für L-Zellen und Hühnerembryozellen bestand keine cytopathogene Wirkung. In Meerschweinchen-Nierenkulturen erreichte das Virus einen geringeren Titer als in Kälbernierenkulturen, wo der Titer in der 7. Passage $10^{-7,3}$ KID_{50} erreichte. Hämagglutinationsversuche gaben mit Erythrocyten vom Rind, vom Menschen (Gruppe 0), Meerschweinchen und Huhn entsprechend der Reihenfolge abnehmende Titer. Im Kreuzneutralisationstest gelang eine Abgrenzung gegenüber ECHO-10-, IBR-, Pneumo-Enteritis- und Virusdiarrhoe-Virus. In der Diskussion wird die Differentialdiagnose gegenüber diesen Erregern sowie gegenüber den ebenfalls mäusepathogenen Coxsackie-Viren besprochen. Die Pathogenität für Babymäuse wird unter Vorbehalt als Hinweis für eine Zugehörigkeit des

Erregers zur Parainfluenza-1-Gruppe gedeutet. In einem Addendum wird jedoch über eine spätere Identifizierung des Isolates als Typ3 berichtet.

E. Hahnefeld. 6485.

4-64/02-0352 Jansen, Jac.; Utrecht, Rijksuniv., Inst. voor Veterin. Virul. De infectieuze rinotracheitis en de infectieuze pustuleuze vulvo-vaginitis van het rund. **(Die infektiöse Rhinotracheitis und die infektiöse pustulöse Vulvovaginitis des Rindes.)** Tijdschr. Diergeneeskunde 88 (1963) Nr. 12. S. 757–762. — 6 Lit. Zus. in Engl., Franz., Dtsch.

Eine Umfrage des Vf. bei den Provinzialen Tiergesundheitsdiensten ergab, daß die infektiöse Rhinotracheitis in den Niederlanden bisher nicht aufgetreten ist. Die infektiöse pustulöse Vulvovaginitis gelangte nicht eindeutig zur Beobachtung. So traten in Süd-Holland und in Limburg Kranheitsbilder auf, die das Vorkommen dieser Erkrankung nicht ausschließen. Es wurde deshalb der Vf. gebeten, hierüber zu berichten. Demnach sind beide Krankheiten durch ein Virus verursacht und stellen lediglich 2 verschiedene Verlaufsformen dar. Die infektiöse Rhinotracheitis tritt häufig in der kälteren Jahreszeit auf und befällt insbesondere stark gemästete Rinder. Die Incubationszeit beträgt 4–6 Tage. Entweder verläuft die Krankheit fast symptomlos, oder es zeigt sich eine etwa zehntägige Krankheitsdauer (Morbidität bis zu 75%, Mortalität bis zu 10%). Selten verenden die Rinder bereits wenige Std. nach dem Auftreten der ersten Symptome. Die Sektion ergibt stinkendes, mucopurulentes Exsudat und flache Ulcera im Respirationstrakt, gelegentlich auch Veränderungen der Schleimhaut im Digestionstrakt und Pneumonie. Das Virus läßt sich in der Gewebekultur züchten und ist mit dem Diarrhoe-Virus der Rinder verwandt. Es besitzt gute immunisatorische Eigenschaften. Geimpfte Rinder scheiden kein Virus aus. Differentialdiagnostisch sind zu beachten: Rinderpest, Mucosal disease, bösartiges Katarrhalfieber und Virus-Diarrhoe.

W. Kuhlmann. 6485.

4-64/02-0353 Oghinianov, D.; Sofia, Bulgaria, Veterin. Virus Res. Inst. Ricerche sierologiche sull'aborto ovino da virus. **(Serologische Untersuchungen über den Virusabort der Schafe.)** Zooprofilassi [Rom] 18 (1963) Nr. 2. S. 107 bis 114. — 11 Lit.

In fünf vom Virusabort der Schafe befallenen Beständen wurden mittels Komplementbindungsreaktion (KBR) die Mutterschafe untersucht; dabei zeigten diejenigen, die verlammt hatten, eine zwischen 80% und 100% schwankende, positive Reaktion, während die KBR bei den anderen Mutterschafen des Bestandes die 50%-Grenze nicht überschritt. Der Antikörpertiter stieg in den ersten Tagen nach dem Abort rasch an, um im 3.–4. Mon. nach der Ansteckung einen Höchststand zu erreichen. Späterhin sank der Titer auf 1:8–1:32 gegen Ende der folgenden Gravidität. Die Lämmer der infizierten Mutterschafe bildeten nur Antikörper, wenn sie das Colostrum der Mutter aufgenommen hatten. K. Reinhardt. 6485.

4-64/02-0354 Grünbaum, E.-G.; Berlin, Humboldt-Univ., Chirurg. Tierklin.; Wusterhausen/Dosse, Bezirkstierklin. **Ein Beitrag zur Behandlung der infektiösen Klauenentzündung (Moderhinke) der Schafe.** Mh. Veterinärmed. 18 (1963) Nr. 2. S. 63–70. — 3 Tab., 200 Lit.

Zur Behandlung der Moderhinke haben sich in den letzten Jahren folgende Medikamente bewährt (Zusammensetzung der Medikamente auf S. 65 der Veröffentlichung angegeben): 1. Moderhinkesalbe Knoll, 2. Lotagen (Byk, Gulden), 3. 10%ige Kupfersulfatlösung, 4. 0,5%ige Lösung des Xanthocillin-Komplexes in Triaethylenglykol (Brevicid Bernburg). 5 Schafherden, sämtlich Merinoschafe, in Wasserlandschaften bei feuchtem Klima und anmoorigen Weiden wurden behandelt. Standortverhältnisse vor und nach der Behandlung waren die gleichen. Die angewandte Behandlungsmethode blieb konstant. Die Moderhinkesalbe Bernburg hatte einen Heilerfolg von 98,4%, die Moderhinkesalbe Knoll einen solchen von 96,0%. Beide weisen aber den Nachteil einer schlechten Haftung auf blutigen Wundflächen auf. Der Heilerfolg bei Lotagen betrug 64,8%. Es ist leicht anwendbar sowie gut in der Schorfbildung und der Blutstillung. Die Haftung der Salbe wurde durch Mullstreifen, die an den trockenen Stellen der Klauen angeklebt waren, vorteilhaft unterstützt. Bei $CuSO_4$-Behandlung betrug der Heilerfolg 59,2 und bei Xanthocillin-Lösung 30,4%. Hygienischen Maßnahmen kommt besondere Bedeutung zu.

H. Busse. 6485.

XII. TUBERKULOSE UND IHRE BEKÄMPFUNG

4-64/02-0355 Nassal, J.; Freiburg/Br., Tierhyg. Inst. **Die Tuberkulose des Geflügels und ihre Bedeutung für Mensch und Tier.** Zbl. Veterinärmed., R. B **10** (1963) Nr. 3. S. 209–215.

Die Bedeutung des *Mycobact. avium* für die tuberkulöse Erkrankung von Mensch und Tier ist in letzter Zeit in zunehmendem Maße in den Vordergrund des medizinischen Interesses getreten. Von über 3000 mit Hilfe der Kehllappenprobe erfaßten bäuerlichen Hühnerbeständen, mit einem Bestand von etwa 70000 Hühnern, erweisen sich 50% der Bestände und 8% der Hühner als infiziert. Bei Tuberkulinisierungen von 73000 Hühnern in 187 Wirtschaftsgeflügelbetrieben wurden 30% der Bestände und 0,6% der Hühner als infiziert erkannt. Von 563 Mycobakterienstämmen, die von tuberkulösen Menschen isoliert wurden, wurde in 7,6% der Fälle *Mycobacterium avium* als alleiniger Erreger differenziert. Bei landwirtsch. exponierten Personen fanden sich die aviären Mycobakterien zu 8,4%, bei nicht landwirtsch. exponierten zu 6,6%. Die aviären Infektionen erfolgen bei der Landbevölkerung aërogen und alimentär, in der Stadt dagegen überwiegend alimentär. Auch für das Rind und Schwein stellt die Geflügel-Tbc eine ständig zunehmende Gefahr dar. Für die Veterinärmedizin ergeben sich daher zum Schutze der Gesundheit von Mensch und Tier Konsequenzen, die in der Ermittlung der tatsächlichen Verbreitung der Geflügel-Tbc, in der baldmöglichsten Tilgung der Geflügel-Tbc und in der Bekämpfung der aviären Infektion, wo auch immer sie auftritt, bestehen.

J. Otta. 6514.

4-64/02-0356 Ippen, R.; Berlin, Dtsch. Akad. der Wiss., Inst. für Vergleichende Pathol. **Die spontane Tuberkulose bei Kaltblütern.** Nord. Veterinärmed. **14** (1962) Nr. 9. Suppl. Nr. 1. S. 183–192. 6514.

4-64/02-0357 Radkovský, Josef und Švandová, Eva. Statistické hodnocení tuberkulínových testů u skotu. **(Statistische Bewertung der Tuberkulinreaktionen beim Rind.)** Veterinářství **13** (1963) Nr. 4. S. 169–180. – 12 Abb., 8 Tab., 24 Lit.

Auf Grund der mit der statistischen Bewertung der Tuberkulinreaktionen bei Menschen gesammelten Erfahrungen wird über einige Spezialfragen berichtet, die sich auf die derzeit gültige Bewertung der Massentuberkulinisierung beim Rind beziehen. Um die positiv und negativ reagierenden Tiere genauer zu unterscheiden, werden bei einer Tuberkulinisierung, die im Rahmen der WHO-Aufgaben im Kreise Kolin an 258 Kühen und Färsen unternommen wurde, die allergische Intensität bei Tuberkulin, Intensität der Falteninduration, die Wirkungsweise verschiedener Tuberkuline, Standardisierung und Dosierung des Tuberkulins, Fehler durch ungenügende Dichtung der Spritzen, Ablesen der Reaktionsergebnisse und Genauigkeit der Cutimeter, die Frage der Bewertung von Simultantesten zwecks Differenzierung der Infektion mit bovinem und aviärem Typus und teilweise auch die Frage der Allergie bei bestimmten Tieren untersucht. Es wird vorgeschlagen, die statistische Bewertung der Tuberkulinisierungsergebnisse zu präzisieren.

ČSSR/ÚVTI. 6522.

4-64/02-0358 Pavlas, Milan. Některé připomínky k alergenodiagnostice tuberkulózy skotu. **(Einige Bemerkungen zur allergischen Diagnose der Rinder-Tbc.)** Veterinářství **13** (1963) Nr. 4. S. 148–152. – 4 Abb., 2 Tab.

In der Tschechoslowakei verwendet man zur Tuberkulinisierung das Standard-Tuberkulin Koch (vet.) mit genügender Aktivität, weil man immer noch mit zahlreichen nur bedingt gesunden Zuchten rechnen muß und weil es notwendig ist, auch eine herabgesetzte Allergie der Tiere nachzuweisen. Informativ wurden auch die Ergebnisse des PPD-Tuberkulins verglichen, das sich mit größerer Genauigkeit standardisieren läßt. Um die Ergebnisse vergleichen zu können, wurden 94 spontan infizierte Tiere intradermal an zwei Stellen tuberkulinisiert, beide vertikal übereinander am vorderen Schulterblattrand, und ferner an zwei horizontal nebeneinander am Hals liegenden Stellen. Dabei wurden die Angaben über höhere Reaktibilität der Haut des vorderen Halsteiles (durchschnittliche Reaktionszahl war 5,5 mm) als am hinteren Halsteil und am Schulterblattvorderrand bestätigt. Die höhere Empfindlichkeit der Haut des vorderen Halsteils ist von nichtspezifischem Charakter und leidet oft unter mechanischer Reizung. Diese Gegend ist daher für die intradermale Probe nicht geeignet. Die geeignetste Stelle ist dagegen der mittlere Teil des vorderen Schluterblattrandes. Der Umfang der Anschwellung bei der Intradermalprobe war in der Regel der Anschwellung der Hautfalte direkt proportional. Beim Vergleich der Meßresultate der Hautfaltenanschwellung bei 86 Tieren mit dem Hauptner-Cutimeter und dem tschechoslowakischen Cutimeter Prema stellte man keine wesentlichen Unterschiede fest. ČSSR/ÚVTI. 6522.

4-64/02-0359 Röder, K. H.; München-Pasing. **Ursachen der unspezifischen Tuberkulinreaktion.** Tierärztl. Umschau **18** (1963) Nr. 7. S. 343–344.

Mit Abschluß des Tbc-Bekämpfungsverfahrens gewinnt das Problem der unspez. Tuberkulinreaktion immer mehr an Bedeutung. Als Ursache unspezifischer Reaktionen können Trächtigkeit, Brunst, eitrige Prozesse, Standortwechsel, Futterumstellung, Dermatitiden, Aktinomykose, Paratuberkulose, körperliche Anstrengungen, Fütterungsfehler und Brucellose ermittelt werden. Vf. bespricht verschiedene Ursachen und beschreibt Symptome der unspez. Tuberkulinreaktion. J. Otta. 6522.

4-64/02-0360 Christoforov, L. und Sivovsky, I. **Untersuchung nichtspezifischer Tuberkulinreaktionen.** Int. Z. Landwirtsch. [Sofia/Berlin] **1963** Nr. 2. S. 87–88.

Vf. berichten, daß man durch serol. Untersuchungen mit Hilfe der KBR über 90% der nichtspez. Tuberkulinreaktionen bei Rindern von spez. unterscheiden kann. Bei serol. Untersuchungen der Seren von Tieren, die nicht spez. auf Tuberkulin reagiert hatten, wurde bei 99,5% ein negatives Ergebnis bezüglich Tbc festgestellt. Das Antigen wurde dabei unter Verwendung von Rindertuberkelbakterien durch Zerstörung delipoidierter Erreger mit 40%igem Harnstoff hergestellt. Bis zu 44% der Seren von Tieren mit unspez. Tuberkulinreaktion zeigten ausgeprägte Reaktionen der Komplementbindung mit einem aus Geflügeltuberkelbakterien hergestellten Antigen. Nicht spez. Reaktionen der Komplementbindung in den Seren gesunder Tiere wurden in wenigen Fällen (0,35–0,40%) beobachtet. J. Otta. 6532.

4-64/02-0361 Tudoriu, C. D., Ionică, C., Cambir, S., Moldovan, G. und Predoiu, I. Cercetări asupra tipizării tulpinilor de bacili ai tuberculozei izolate de la animale. **(Untersuchungen über die Typisierung der von Tieren isolierten Stämme des M. tuberculosis.)** Lucrările ştiinţ. Inst. Patol. Ig. animală **12** (1963) S. 39–55. – 3 Abb., 6 Tab., 27 Lit. Zus. in Russ., Engl., Franz.

Auf Grund der bei 24 Stämmen des *Mycobacterium tuberculosis* durchgeführten Typenbestimmungen werden die zur Routinebestimmung notwendigen

Testuntersuchungen besprochen. Bei Rindern wurden 11 Stämme des Typus bovinus und 1 Stamm des Typus avium identifiziert, während alle von Hühnern und Schafen isolierten Stämme dem Typus avium angehörten und Resistenz gegenüber den antituberkulösen Chemotherapeutica zeigten.

J. May. 6530.

4-64/02-0362 Brosbe, Edwin A., Sugihara, Paul T. und Smith, C. Richard; Long Beach, Calif., Veterans Adm. Hospital. Growth characteristics of Mycobacterium avium and group. III. Nonphotochromogenic mycobacteria in HeLa cells. **(Wachstumsmerkmale von Mycobacterium avium. 3. Mitt. Nichtphotochromogene Mycobakterien in HeLa-Zellen.)** J. Bacteriol. **84** (1962) Nr. 6. S. 1282–1286. – 6 Abb., 3 Tab.

Die nahe Verwandtschaft von *Mycobacterium avium* mit den nichtphotochromogenen Mycobakterien gaben Veranlassung, das Verhalten derselben in HeLa-Zellen zu überprüfen. I. allg. wuchsen die aviären Stämme langsamer als die Battey-Stämme, wobei 10 von 17 aviären und 3 von 12 Battey-Stämmen länger als 7 Tage benötigten, ehe reichliches intracelluläres Wachstum festzustellen war. Es konnten bei allen Stämmen mit wechselnder Häufigkeit sich verzweigende Fäden beobachtet werden. Die Verzweigungen erfolgten dabei rechtwinklig und wurden besonders bei den Battey-Stämmen und vom Schwein isolierten aviären Stämmen gesehen. Auf Grund dieser Beobachtungen ergibt sich, daß die Wachstumsstärke und Wachstumsform von aviären und Battey-Stämmen in HeLa-Zellen nicht hinreichend spez. sind, um die Unterscheidung der beiden Species voneinander zu erleichtern.

J. Otta. 6530.

4-64/02-0363 Rotov, V. I. Bakteriologična diagnostyka tuberkul-ozu ptyci. **(Die bakteriologische Diagnostik der Tuberkulose des Geflügels.)** Socialistyčne tvarynnyctvo, Kyïv **34** (1962) Nr. 12. S. 46–48.

Es wurden 662 Proben von tuberkulösen Hühnern bakterioskopisch (Ziehl-Neelsen-Färbung) und bakteriologisch (Anzüchtung auf Petragnani- und Besredka-Nährböden) untersucht. In 171 Fällen waren Mycobakterien nur kulturell nachweisbar, während in 6 Ziehl-Neelsen-Ausstrichen von Organen, aus denen die Anzüchtung nicht gelang, die Erreger mikrospkopisch festgestellt werden konnten. Am besten bewährte sich die Bearbeitung des Untersuchungsmaterials nach der von Hohn angegebenen Methode. Auch die Röhrenknochen sind in den bakteriologischen Untersuchungsgang mit einzubeziehen. Die bakterioskopische Untersuchung soll der kulturellen vorangehen. Bei negativ verlaufender bakterioskopischer Untersuchung tuberkuloseverdächtigen Materials muß in jedem Falle die Kultivierung auf Nährböden eingeleitet werden. G. Hille. 6530.

4-64/02-0364 Hauduroy, P. und Tanner, F.; Lausanne, Inst. d'Hyg. À propos de l'isolement, à partir de la terre, des bactériophages actifs contre les mycobactéries. **(Aus dem Boden isolierte Bakteriophagen, die aktiv gegen Mycobakterien sind.)** Ann. Inst. Pasteur **104** (1963) Nr. 6. S. 826–829. – 2 Tab., 2 Lit. Zus. in Engl.

In sterilisierten Bodenproben lassen sich Bakteriophagen, die aktiv gegenüber Mycobakterien sind, nicht ermitteln. Dieses Ergebnis wird nicht beeinflußt, wenn man destilliertes Wasser, schnell wachsende Mycobakterien oder Tuberkelbakterien, gewaschen oder nicht, oder eine Mischung beider hinzufügt. Auch dann lassen sich keine Bakteriophagen nachweisen, wenn man den nicht sterilisierten Bodenproben keine Mycobakterien beigibt. Bakteriophagen sind in nicht sterilisierten Bodenproben stets vorhanden, wenn diesen schnell wachsende Mycobakterien oder ein Gemisch dieser mit Tuberkelbakterien zugesetzt worden sind. Diese Bakteriophagen erweisen sich gegenüber schnell wachsenden Mycobakterien als aktiv. E. Tempel. 6543.

4-64/02-0365 Diano, M. C. Le vétérinaire et la prophylaxie de la tuberculose bovine. **(Der Tierarzt und die Prophylaxe der Rindertuberkulose.)** Bull. mens. Soc. vétérin. prat. France **47** (1963) Nr. 5. S. 247–249. 6560.

4-64/02-0366 Wagener, K.; Hannover, Tierärztl. Hochschule, Inst. für Mikrobiol. und Tierseuchen. **Die Tilgung der Rindertuberkulose in ihrer Bedeutung für die Landwirtschaft und Veterinärmedizin.** Dtsch. tierärztl. Wschr. **70** (1963) Nr. 7. S. 173–176.

Vf. gibt einen Überblick über die Bekämpfung der Rinder-Tbc in der Bundesrepublik Deutschland, die am 27. 1. 63 mit der Tilgung ihren Abschluß fand. Die Bekämpfung der Rinder-Tbc, mit dem Ziele der Förderung der Tiergesundheit zur Steigerung der wirtsch. Leistungen der Tierbestände und des Schutzes der menschlichen Gesundheit, veranschaulicht in einzigartiger Weise die Doppelfunktion der tierärztlichen Wissenschaft und Praxis. Vf. zieht anschließend Bilanz und stellt den 2 Md. DM als Passiva, die für die Bekämpfung der Rinder-Tbc aufgewendet wurden, die Aktiva gegenüber. So bedeutet die Tbc-Tilgung einmal den Wegfall des auf 275 Mill. DM jährlich bemessenen Schadens infolge von Rinder-Tbc. Sie bedeutet ferner einen Wertzuwachs je Rinderbestand um etwa 30% und einen Leistungszuwachs insofern, als die Erzeugung je Rind, gemessen an kg Getreidewert, von 1956 bis 1960 beim Rind um 22% und beim Schwein um 20% gestiegen ist. Abgesehen von der fleischhygienischen Wirkung der Tbc-Bekämpfung auf die Volksgesundheit, konnten durch die Tilgung die Verluste durch beanstandete tuberkulose Schlachtrinder und -schweine seit 1950 von 35% auf 0,25% bei Rindern und 0,08% bei Schweinen gesenkt werden. Ferner wird die Tbc-Tilgung günstige volksgesundheitliche Auswirkungen zeigen, da immerhin 30% der Organtuberkulosen und 11% aller Tbc-Formen des Menschen durch den Typ *bovinus* verursacht wurden. Aufgabe der Zukunft wird es sein, die sanierten Bestände vor Reinfektion zu schützen, was eine verständnisvolle Zusammenarbeit insbesondere zwischen Human- und Veterinärmedizin erfordert.

J. Otta. 6560.

4-64/02-0367 Schliesser, Th.; München, Ludwig-Maximilians-Univ., Inst. für Mikrobiol. und Infektionskrankh. **Die Bekämpfung der Rindertuberkulose in der Bundesrepublik – Rückblick und Ausblick.** Zbl. Veterinärmed., R. B **10** (1963) Nr. 3. S. 203–208.

Nachdem am 31. 12. 1961 in der Bundesrepublik Deutschland 99,7% der Rinderbestände amtlich anerkannt Tbc-frei waren, kann die Rinder-Tbc praktisch als getilgt angesehen werden. Damit ist in 10 Jahren ein Erfolg erzielt worden, der in der Geschichte der Tierseuchenbekämpfung kaum seines gleichen hat. Das freiwillige, staatlich geförderte Bekämpfungsverfahren wurde in der Erkenntnis durchgeführt, daß die Tuberkulinprobe das sicherste und leistungsfähigste Verfahren zur Erkennung infizierter Rinder darstellt, und daß alle tuberkulinpositiven Rinder mehr oder weniger als Keimausscheider und Ansteckungsquelle anzusehen sind. Hinsichtlich der Auswirkungen der Sanierung steht der gesundheitliche Fortschritt an erster Stelle. Ferner wirkt sie sich günstig auf die Fleischversorgung aus und bedeutet besonders für die Landwirtsch. einen gewaltigen Wertzuwachs. Aufgabe der Zukunft wird es sein, Reinfektionen zu verhüten, wobei als Infektionsquelle in erster Linie an menschliche Ausscheider zu denken ist. Auch die Bedeutung der Ansteckungen Tbc-freier Rinder durch andere Mycobakterienarten darf nicht unterschätzt, sollte aber auch nicht überschätzt werden. Der erzielte Sanierungserfolg wird durch die jährliche Kontrolle der Tbc-freien Bestände mit Hilfe der Tuberkulinprobe gesichert. J. Otta. 6560.

4-64/02-0368 Lipnicki, Janusz; Varsovie, Min. de l'Agric., Dép. Vétérin. La lutte contre la tuberculose bovine en Pologne. **(Der Kampf gegen die**

Rindertuberkulose in Polen.) Bull. Office int. Épizooties **59** (1963) Nr. 3/4. S. 363–370. – Zus. in Engl., Span.

Zuerst wurde im Jahre 1936 nach der Methode von Bang ein Versuch zur Bekämpfung der Rinder-Tbc in Polen gemacht. Rinder mit offener Tbc wurden geschlachtet und entschädigt. Der Versuch wurde 1949 weitergeführt, war aber ebenfalls nicht von Erfolg. 1959 wurde ein 15-Jahresplan aufgestellt. Der Staat gab 110 Mill. Zloty. Die Untersuchungen werden mit dem in Polen produzierten Tuberculin PPD mit einer Dosis von 10000 E in 0,2 ml pro Injektion durch intradermale Injektion an der linken Halsseite durchgeführt. Es werden nur die Bestände bestimmter Wojewodschaften, aller Staatsdomänen auf amtlicher und einiger Gegenden auf freiwilliger Basis untersucht. Besonders in den wenig verseuchten Gebieten des Ostens werden die Reagenten zwangsläufig abgeschlachtet. Jetzt läuft der Kampf um die Tbc-Freimachung in den Wojewodschaften Bialystok, Lublin, Rzeszow, Krakow und Gdansk. Die Reagenten werden geschätzt und innerhalb von 3 Mon. geschlachtet. Mehr als 57000 Tiere wurden geschlachtet und entschädigt. Diese Kosten verhinderten die Ausdehnung des Verfahrens auf ganz Polen. In allen Staatsgütern mit hohem Verseuchungsgrad werden nach dem Bang'schen Verfahren die Reagenten abgetrennt, positive Tiere bis 18 Mon. sofort der Schlachtung zugeführt, die übrigen positven nach und nach eliminiert. Die Kälber werden isoliert, erhalten 5 Tage Colostrum, dann Milch gesunder Kühe oder abgekochte Milch verdächtiger Kühe, die in vorgeschriebenen Erhitzern sterilisiert wird. Wenn alle Tiere eines Bestandes die erste Tbc-Probe, die zweite Probe nach 30–45 Tagen und die dritte nach 2½ Mon. negativ bestanden haben, wird der Betrieb als Tbc-frei anerkannt. Die Tierpfleger haben einen Gesundheitspaß und werden alle 6 Mon. untersucht. Tiere mit bakteriol. festgestellter offener Tbc (Lunge, Euter, Genitalorgane) werden geschlachtet und zu $^4/_5$ ihres Wertes entschädigt. In einigen Gegenden besteht noch ein ähnliches Verfahren auf Kosten des Besitzers oder der Versicherung. Alle in Polen auf Tbc untersuchten Tiere werden registriert und durch eine nummerierte Ohrmarke gekennzeichnet. Reagenten werden mit einer Lochzange mit einem dreieckigen Ausstich gekennzeichnet. Veterinärwesen und Gesundheitwesen informieren sich gegenseitig über alle Fälle von Tbc bei Rindern, auch von Reaktions-Tbc und von allen Fällen offener Lungen-Tbc bei Rinderhaltern. Polen hofft 1975 frei von Rinder-Tbc zu sein.

K. Preißler. 6560.

4-64/02-0369 Villegas Delgado, Miguel; Caracas, Venezuela, Min. de l'Agric. et de l'Élevage, Div. de la Santé Animale. Épizootologie et prophylaxie régionale de la tuberculose bovine (dans les Amériques). **(Epizootiologie und regionale Prophylaxe der Rindertuberkulose in Amerika.)** Bull. Office int. Épizooties **59** (1963) Nr. 3/4. S. 381–397. – Zus. in Span.

In allen Ländern Lateinamerikas steht vor den Tierärzten die große Aufgabe, die Rinder-Tbc aus wirtsch. Gründen und zum Schutze der Menschen vor Ansteckung zu tilgen. Nach den Erfahrungen in den USA und nach dem Tbc-Gutachten der Weltgesundheitsorganisation von 1950 haben in Venezuela das Gesundheits- und das Landwirtschaftsministerium 1952 einen Beschluß zur Einleitung des Kampfes gegen die Tbc gefaßt. Die Methode beruht auf der intradermalen Tuberkulinisierung in die rechte untere Schwanzfalte und die linke Schamlippe bei weibl. und in die untere rechte Schwanzfalte und die perianale Schleimhaut bei männl. Rindern. Nach 48–72 Std. wird abgelesen und alle 60 Tage die Untersuchung wiederholt. Reagenten werden am linken Masseter mit einem „T" gebrannt, erhalten eine Ohrmarke ins rechte Ohr und kommen zur Schlachtung, wo ein genauer Befund erhoben wird. Die Besitzer werden entschädigt, wobei aber der Erlös des Fleisches abgezogen wird. Zur Anerkennung als Tbc-freier Bestand genügt bei von vornherein Tbc-freiem

Bestand eine Untersuchung, beim Auffinden von Reagenten sind zwei aufeinanderfolgende negative Untersuchungen erforderlich, später dann jährlich 1 Wiederholungsuntersuchung. 1954 begann in den am wenigsten verseuchten (bis 2%) Staaten die Tilgungsaktion. Immer weitere Gebiete wurden einbezogen und sogar von vornherein Tbc-freie große Gebiete gefunden. Von 1954–1961 verringerte sich der Prozentsatz der Reagenten von 3,46% auf 0,40%, desgleichen der Prozentsatz der bovinen Tbc des Menschen von 4,88% auf 0,52% der Tbc-Fälle. Wie in anderen Ländern auch, störten bei fortgeschrittener Tilgung falsche Nichtreagenten (anergische Tiere) und falsche Reagenten (unspez. Reaktionen). Die Tbc-Tierärzte dürfen nicht nur tuberkulinisieren und ablesen, sie müssen auch die Schlachtbefunde der von ihnen untersuchten Tiere kennen, müssen Desinfektionen anordnen, Entscheidungen treffen, Anergie und unspez. Reaktionen erkennen, dürfen nicht der Routine verfallen und sollen ganz in ihrem Amt aufgehen. Eine statistische Kontrolle muß die Ergebnisse festhalten. Die Leistungen europäischer Länder mit hoher Anfangsverseuchung werden anerkannt. K. Preißler. 6560.

XIII. CHIRURGIE

4-64/02-0370 Glauser, Gualterio F. J. O. und Bustamante, Roberto A. Algunas observaciones sobre el tratamiento por osteosintesis en las fracturas de las extremidades del perro. **(Einige Beobachtungen über die Behandlung von Knochenbrüchen an Extremitäten des Hundes durch Osteosynthese.)** Rev. Med. veterin. [Buenos Aires] **44** (1963) Nr. 1. S. 27–41. 6634.

4-64/02-0371 Garlt, Chr.; Rostock, Mecklenburg, Bezirkstierklin. **Die operative Behandlung eines Unterkieferbruches bei einer Kegelrobbe (Halichoerus grypus Fabricius.)** Nord. Veterinärmed. **14** (1962) Nr. 9. Suppl. Nr. 1. S. 166–169. 6634.

4-64/02-0372 Christoph, H.-J. und Mehlhorn, B.-I.; Leipzig, Karl-Marx-Univ., Klin. und Poliklin. für Kleine Haustiere. **Untersuchungen über die Desinfektion der Haut des Hundes vor subkutanen Injektionen.** Kleintier-Prax. **8** (1963) Nr. 4. S. 75–79.

Auf Grund eingehender bakterieller Untersuchungen über das Vorhandensein von Keimen auf der Haut und dem Haar beim Hund kommen Vff. zu dem Schluß, daß eine Desinfektion der Haut beim Hund vor der Injektion erforderlich erscheint, schon um Haftpflichtfälle zu vermeiden.
K.-P. Jaksztien. 6730.

4-64/02-0373 Worbes, Helmut; Leipzig, Karl-Marx-Univ., Veterinärmed. Fak., Klin. und Poliklin. für Kleine Haustiere. **Die Verwendung des Dextrans als Blutersatz während operativer Eingriffe am Hund.** Diss. Leipzig **1962** 139 S. – 10 Abb., 211 Lit.

Nach Darlegungen über die Indikation zum Blutersatz mit Dextran, die Eigenschaften, Wirkung und das Verhalten des Dextrans im Organismus und den Einfluß des Präparates auf die Blutgerinnung wird über die Anwendung von Dextran bei 29 Hunden verschiedener Rassen im Verlaufe von Operationen berichtet. Das Präparat hat sich als Blutflüssigkeitsersatz beim Hund bewährt und ist besonders bei Operationen, bei denen ein größerer Blutverlust zu erwarten ist, zu empfehlen. Vier nicht entblutete Versuchshunde erhielten Dextran in Mengen von 50, 100 und 2mal je 10 ml pro kg Kgw. Dabei wurde insbesondere auf den Kreislaufbefund sowie Veränderungen der Blutungs- und Gerinnungszeit geachtet. H. Gürtler. 6740.

4-64/02-0374 Marolt, J., Brudnjak, Z., Vukelić, E. und Andrašić, N.; Zagreb, Univ., Fac. of Veterin. Med., Inst. for Pathol. and Therapy; Inst. for Infectious and Invadive Diseases. Specific ophthalmia of cattle. **(Spezi-**

fische Ophthalmie beim Rind.) Zbl. Veterinärmed., R. A **10** (1963) Nr. 4. S. 286–294.

Aus Jugoslawien wird erstmalig über eine bisher unbekannte endogene innere Augenentzündung bei Rindern berichtet. Die Ergebnisse beruhen hauptsächlich auf der Untersuchung von 520 Schlachtrindern verschiedener Rassen und unterschiedlichen Alters. Es wurden klinische Untersuchungen und epizootiol. Beobachtungen sowie Laboruntersuchungen von Blut und Material aus erkrankten Augen und auch biol. Tests angestellt. Klinisch gleicht das Bild dem der periodischen Augenentzündung der Pferde. Die Erkrankung tritt vorwiegend bei Rindern in großen Zuchtherden und in solchen Beständen auf, wo die Tiere auf engem Platz zusammengedrängt sind. Die Störungen in den Hilfsorganen des Auges sind nicht immer typisch. Dadurch kann der exsudative Prozeß im Bulbus vielfach unbeachtet bleiben. Durch Exsudatübertragung aus der vorderen Augenkammer konnte die Erkrankung in gleicher Art und Weise am gesunden Rind wieder erzeugt werden. Die äußeren Umstände, die zum Ausbruch der Krankheit führen, die negativen Resultate der bakteriol. und parasitol. Untersuchung von Material aus den erkrankten Augen lassen an eine Virusinfektion denken. O. Dietz. 6753.

4-64/02-0375 Bodingbauer, Joseph; Vienna, Veterin. Univ., Dep. of Histol. and Embryol. Oligodontia and polyodontia in prehistoric dogs. **(Oligodontie und Polyodontie bei prähistorischen Hunden.)** Veterin. Rec. **75** (1963) Nr. 26. S. 668–672. 6762.

4-64/02-0376 Korte, G.; Frankfurt/M. **Der Antibiotika-Test und die Therapie der Otitis externa beim Hund.** Kleintier-Prax. **7** (1962) Nr. 7. S. 209–212.

Da die Otitis externa beim Hunde etwa 23% aller zur ambulatorischen Behandlung vorgestellten Patienten ausmacht, wurde eine selektierte Applikation von Medikamenten angestrebt, um die Behandlungsdauer zu verkürzen. Mikrobiologische Untersuchungen, mikroskopisch und durch Kultur, wurden regelmäßig durchgeführt und danach Resistenzproben angelegt, um das optimal wirksame Medikament zu ermitteln. Staphylokokken und *Pseudomonas sp.* waren die am stärksten vertretenen Erreger. Während bei den Staphylokokken die Antibiotica meist ausreichten, waren *Pseudomonas sp.* sehr resistent. Hier mußten Corticosteroide unterstützen. Auf die Bedeutung der Staphylokokkose als Zoonose wird hingewiesen.
K.-P. Jakisztien. 6774.

4-64/02-0377 Glauser, Gualterio F. J. O., Bustamante, Roberto A. und Rodriguez, Alberto. Intento de correccion por tratamiento quirurgico de un defecto de aplomo en el perro. **(Versuch zur Berichtigung einer Gleichgewichtsstörung bei einem Hund durch chirurgische Behandlung.)** Rev. Med. veterin. [Buenos Aires] **44** (1963) Nr. 1. S. 43–46. 6774.

4-64/02-0378 Smidt, D.; Göttingen, Univ., Inst. für Tierzucht und Haustiergenetik. **Erfahrungen mit der Enthornung erwachsener Rinder verschiedener Rassen.** Dtsch. tierärztl. Wschr. **70** (1963) Nr. 12. S. 322.

Die Erfahrungen mit der Enthornung von 39 Rindern verschiedener Rassen im Alter zwischen 1½ und 3 Jahren – z. T. tragend – werden beschrieben. Die Enthornungen wurden nach der von Rosenberger empfohlenen Methode vorgenommen. Nach beiderseitiger N.-cornualis-Anästhesie wurden die Stirnhaare geschoren und der Hornsaum gereinigt, rasiert und jodiert. Darauf wurden die Hörner mit einem etwa 1 cm breiten Hautring an der Hornbasis mit Hilfe einer Drahtsäge abgesetzt. Die Blutstillung erfolgte mit einem Thermokauter. Der Heilungsprozeß beim Gelbvieh war schneller abgeschlossen und dauerte nur etwa 3–5 Wochen, während der völlige Verschluß der

Stirnhöhle bei den Schwarzbunten etwa 2 Wochen länger in Anspruch nahm. Größere Komplikationen traten — abgesehen von 4 Fällen leichter Sinusitis — nicht auf. O. Dietz. 6783.

4-64/02-0379 Knight, Gordon C.; London, Roy. Veterin. Coll. Transthoracic oesophagotomy in dogs: A survey of 75 operations. **(Transthorakale Oesophagotomie bei Hunden. Ein Überblick über 75 Operationen.)** Veterin. Rec. **75** (1963) Nr. 10. S. 264–265. — 1 Tab., 5 Lit.
Die Obstruktion des Oesophagus im Thorax entsteht durch Knochenteile, die sehr häufig von der 4. bis zur 9. Rippe oder im Mageneingang liegen. Anamnese und Symptome des Erbrechens sind oft diagnostisch eindeutig, aber eine Röntgenaufnahme soll zur Größen- und Lagebestimmung erfolgen. Eine Extraktion kann mit Faßzangen versucht werden, die durch Einführung eines Endoskopes oder Tubus usw. unterstützt werden kann. In vielen Fällen sind blinde Maßnahmen in der Speiseröhre nicht ausführbar, da häufig die Knochenspitzen die Schleimhaut ein- oder mehrmalig durchstoßen haben. Nach Erfahrung des Vf. ist die Extraktion per os mit mehr Risiko behaftet als die thorakale Oesophagotomie. Letztere sollte bei der Diagnose sogleich und nicht nach vergeblichen Extraktionsversuchen ausgeführt werden. Die Operation wird kurz umrissen: Resektion einer Rippe, Anlegen einer Naht am Oesophagus über dem Fremdkörper, Ausfüllung der Brusthöhle um die Operationsstelle mit saugendem Material, Absaugen der Flüssigkeit im Oesophagus durch eine Kanüle und Sonde per os. Der Pneumothorax wird durch Lungenaufblähung und Kanüle mit Tabaksbeutelnaht verhindert. In 9 Jahren wurden 75 Operationen, bei einem Tier 2mal, ausgeführt. 11 Hunde starben während oder nach dem Eingriff, Ursachen waren: Pleuritis, Pneumonie, Pneumothorax, Herzstillstand nach Brustkorbverschluß, Cardiopasmus. Ungefähr 85% überlebten den Eingriff. H. Trolldenier. 6792.

4-64/02-0380 Funkquist, B.; Stockholm, Sweden, Roy. Veterin. Coll., Dep. of Surgery. Thoraco-lumbar disk protrusion with severe cord compression in the dog. I. Clinical and patho-anatomic observations with special reference to the rate of development of the symptoms of motor loss. **(Thoracolumbaler Bandscheibenvorfall mit schwerer Rückenmarkskompression beim Hund. 1. Mitt. Klinische und pathologisch-anatomische Beobachtungen mit besonderer Berücksichtigung der Entwicklungsgeschwindigkeit der motorischen Ausfallsymptome.)** Acta veterin. scand. **3** (1962) Nr. 3. S. 256–274. — 2 Abb., 3 Tab., 29 Lit. Zus. in Schwed., Dtsch.
Versuche zeigten, daß eine erfolgreiche Dekompression der Bandscheibe von der Entwicklungsgeschwindigkeit der Kompression abhängt. Wenn letztere in ein oder wenigen Minuten entsteht, muß die Dekompression innerhalb zweier Stunden ausgeführt werden. Tabellen geben über weitere Zeiträume Auskunft. Von 1959–1961 wurden 230 Hunde mit thoracalem oder lumbalem Bandscheibenvorfall behandelt, von 205 Tieren konnte der Zeitraum zwischen dem Einsetzen der Symptome bis zur Gehunfähigkeit bestimmt werden. Dabei zeigten sie sehr unterschiedliche Symptome und pathologisch-anatomische Veränderungen. 21 starben oder wurden innerhalb der ersten 7 Tage bei aufsteigender Paralyse, 46 weitere nach mehr als einer Woche mit einer Paralyse getötet. Insgesamt traten bei 113 von 205 Tieren in einer unterschiedlichen Periode von 24 Std. bis zu 3 Wochen vor den motorischen Ausfallsymptomen Schmerz oder Abneigung zum Laufen auf. Diskusvorfällen von Typ 1 und 2 (pilzförmig, und mit einem Ausläufer) gehen häufig längere Prodromalsymptome, auch mit früheren Anfällen, voraus, während es beim Typ 3 (starke Verbreitung des Bandscheibenmaterials im epiduralem Raum) keine älteren, einengenden, proliferativen Prozesse an der Bandscheibe gibt. Die Häufigkeit der Rückenmarkserweichung ist beim Typ 3 am größten.
H. Trolldenier. 6801.

4-64/02-0381 Funkquist, B.; Stockholm, Sweden, Roy. Veterin. Coll., Dep. of Surgery. Thoraco-lumbar disk protrusion with severe cord compression in the dog. II. Clinical observations with special reference to the prognosis in conservative treatment. **(Thoraco-lumbaler Bandscheibenvorfall mit schwerer Rückenmarkskompression beim Hund. 2. Mitt. Klinische Beobachtungen mit besonderer Berücksichtigung der Prognose bei konservativer Behandlung.)** Acta veterin. scand. 3 (1962) Nr. 4. S. 317–343. – 10 Tab., 18 Lit. Zus. in Schwed., Dtsch. 1. Mitt. vgl. vorst. Ref.

271 Hunde aus Stockholm, Hälsingborg und Skara mit der klinischen Diagnose eines Bandscheibenvorfalls und der Unmöglichkeit, auf den Hinterbeinen zu stehen, wurden einer klinischen Behandlung u. a. mit B-Komplex, Butazolidin oder Irgapyrin unterzogen. Von 116 Hunden wurden in Stockholm innerhalb von 12 Std. 24, innerhalb dreier Tage 82, die restlichen innerhalb einer Woche erstmalig klinisch untersucht. Von den 3 Kliniken wurden 36,9% bzw. 45,7% bzw. 47,2% soweit hergestellt, daß sie ohne oder mit Bewegungsstörungen laufen konnten. 82 Hunde aus Stockholm wurden nach einer unterschiedlichen Beobachtungszeit getötet, 78 von ihnen zeigten eine totale sensible und motorische Paralyse. Von 52 Hunden, die wieder mit den Hinterbeinen laufen lernten, behielten 32 Bewegungsstörungen von verschiedenem Grad zurück, Hyperreflexie trat bei 22 total gelähmten Tieren nach 1 bis 2 Wochen durch Berühren der Oberschenkelhaut auf, von diesen wurden 17 nach 1–8 Wochen wegen infauster Prognose getötet. Die restlichen 5 waren nach 7–10 Mon. noch auffallend unsicher. Die Rückkehr der willkürlichen Bewegung wird anfangs durch rhythmische Bewegungen der Hinterbeine bei Benutzung der Vorderbeine gesehen, dann setzten Kriech- und Aufstehversuche ein. Zuletzt wird die Unsicherheit bei schnellem Laufen in scharfen Kurven beobachtet. H. Trolldenier. 6801.

4-64/02-0382 Stöber, M.; Hannover, Tierärztl. Hochschule, Richard-Götze-Inst., Klin. für Rinderkrankh. **Käfig-Magnet (Model Rinderklinik Hannover) zur Vorbeuge der traumatische nIndigestion des Rindes.)** Dtsch. tierärztl. Wschr. 70 (1963) Nr. 1. S. 3–6.

Durch die zunehmende Rationalisierung und Technisierung der Landwirtsch. kommt es beim Rind heute eher häufiger als früher zur Aufnahme von metallischen Fremdkörpern. In der tierärztlichen Praxis stellt die fremdkörperbedingte Hauben-Bauchfellentzündung mit ihren Folgen und Komplikationen in Ländern mit intensiver Landwirtsch. nach wie vor eine der häufigsten Krankheiten des Rindes dar. Es ist wichtig, das Augenmerk immer wieder auf die Prophylaxe zu richten. Es sind Verweilmagneten entwickelt worden, die nach oraler Verabreichung im Netzmagen liegenbleiben und hier die aufgenommenen ferromagnetischen Fremdkörper sammeln. Um zu verhindern, daß die am Magneten haftenden Fremdkörper die Schleimhaut des Netzmagens berühren, wurde ein Plastikgehäuse entwickelt, das aus sechs Gitterstäben und zwei endständigen halbrunden Polkappen besteht und den Magneten wie ein zylindrischer Käfig umgibt. Innerhalb der Stäbe befindet sich rings um den Magneten ein zylindermantelförmiger Hohlraum zur Aufnahme der Fremdkörper. Die Oberfläche des Käfigs ist glatt. Seine Gestalt und Größe wurden so bemessen, daß er leicht durch den Schlund abgleiten und trotzdem möglichst viele und große Fremdkörper unterbringen kann (Länge 11 cm, Durchmesser 3,5 cm). Das Eingeben des Käfig-Magneten erfolgt ohne Schwierigkeiten mit einem Pillengeber nach Thiro, der zu diesem Zweck mit einer etwas größeren Kammer versehen wurde. Der günstigste Zeitpunkt für die Magnet-Eingabe ist das Alter von 1½ bis 2½ Jahren. Der Verbleib des Käfig-Magneten im Tier ist mit einem Taschenkompaß leicht festzustellen. Die Verträglichkeit der Käfig-Magneten erwies sich in allen Fällen als gut. Der Käfig-Magnet kann 93% der üblicherweise vorkommenden gefährlichen ferromagne-

tischen Fremdkörper in unschädlicher Weise innerhalb des Käfigs anlagern. Eine therapeutische Wirkung bei bereits bestehender Reticuloperitonitis traumatica kann von dem Käfig-Magneten dagegen nicht erwartet werden.
O. Dietz. 6807.

4-64/02-0383 Noordsy, J. L. und Trotter, D. M.; Manhattan, Kansas State Univ. A modified rumen fistula technic for chronic tympanitis. **(Eine modifizierte Pansenfisteltechnik bei chronischer Tympanie.)** Veterin. Med. [Kansas City] **58** (1963) Nr. 6. S. 498–499. – 9 Abb.
In der linken Flanke des Rindes wird ein kreisförmiges Hautstück mit einem Durchmesser von 4–5 cm entfernt. Die darunterliegende Muskulatur wird stumpf durchstoßen und gespreizt. Nach Perforation des Bauchfells wird der darunterliegende Pansen kuppelartig durch diese Wunde vorgelagert und zirkulär an der Haut fixiert. Dann wird die Kuppel des Pansen reseziert, und die Ränder werden wiederum mit der Haut vernäht. Auf diese Art und Weise entsteht eine Art Ventilverschluß. O. Dietz. 6807.

4-64/02-0384 Bakema, R. J. und Munnik, A. J. van der; Zuidlaren. Een geval van Hernia diafragmatica bij een koe op stal. **(Ein Fall von Zwerchfellhernie bei einer Kuh im Stall.)** Tijdschr. Diergeneeskunde 88 (1963) Nr. 11. S. 719–720. 6810.

4-64/02-0385 Groot, B. de; Zeist, Netherlands, Res. Inst. for Animal Husbandry Schoonoord. A case of unilateral cryptorchism of a probably nongenetic nature in the bull. **(Ein Fall eines einseitigen Kryptorchismus wahrscheinlich nicht genetischer Natur beim Bullen.)** Z. Tierzücht. Züchtungsbiol. **78** (1963) Nr. 3. S. 287–290.
Einer der Partner eines Bullenzwillingspaares, das als eineiig diagnostiziert worden war, zeigte einen einseitigen Kryptorchismus. Als das Tier 18 Mon. alt war, ließ man es in die künstliche Vagina absamen und gewann dreimal pro Woche Sperma. Die durchschnittl. Samenmenge, umgerechnet zur Menge der Nebendrüsenflüssigkeit, sowie die Durchschnittzahl der Samenfäden im Ejakulat des kryptorchen Bullen waren zwei Drittel der Werte des normalen Partners, während die durchschnittl. Samendichte, der Prozentsatz beweglicher Samenfäden sowie die Art der Beweglichkeit und ihre Morphologie gleich waren. Der einzelne normale Hoden zeigte also eine normale Entwicklung. Im Alter von 21 Mon. wurde der Bulle geschlachtet. Die Abweichung wurde verglichen mit anderen Beispielen von Geweben, die während der Embryonalentwicklung migrieren und während dieses Prozesses beachtlichen, nicht genetischen Einflüssen unterworfen sind. Aus Analogie wurde dieser Kryptorchismusfall auf ein nicht genetisches Zufallsereignis während der fetalen Periode zurückgeführt, den sog. „developmental noise" nach Waddington (1957). O. Dietz. 6818.

4-64/02-0386 Bollwahn, W.; Hannover, Tierärztl. Hochschule, Klin. für Kleine Klauentiere und Forens. Med.; Ambulator. Klin. **Ergebnisse mit verschiedenen Kastrationsmethoden bei älteren Ebern mit besonderer Berücksichtigung der Wundnaht.** Dtsch. tierärztl. Wschr. **69** (1962) Nr. 22. S. 650–653.
Die im Laufe der Zeit entwickelten chirurgischen Kastrationsmethoden sind aus dem Bestreben heraus entstanden, eine möglichst komplikationslose postoperative Phase zu gewährleisten. Es sollen vor allem Nachblutungen und Wundinfektion vermieden werden. Zur Prüfung der in der Literatur empfohlenen Kastrationsmethoden wurden in den letzten Jahren die Kastranden nach verschiedenen Methoden operiert. Zur Verfügung standen innerhalb von 3½ Jahren insgesamt 94 ältere Eber im Gewicht von 100–400 kg und 119 jüngere Eber in der Gewichtsklasse von 50–100 kg. Die Kastration erfolgte nach 4 verschiedenen Methoden, und zwar: 1) Anlegen eines Schnittes in der Regio pubis, aus der beide Hoden nach Eröffnung des jeweiligen Proc. vag. entfernt wurden; 2) Eröffnung des Scrotums und des Proc. vag. durch zwei parallel

zur Rhaphe scroti angelegte Schnitte, die nach dem Absetzen der Hoden nach distal erweitert wurden; 3) Eröffnung des Scrotums und des Proc. vag. durch zwei möglichst kleine, prallel zur Rhaphe scroti verlaufende Schnitte, die nicht erweitert wurden; 4) Eröffnung des Scrotums und des Proc. vag. durch zwei möglichst kleine, parallel, zur Rhaphe scroti verlaufende Schnitte, die nach dem Absetzen der Hoden mit 2 oder 3 Knopfheften mit doppelter Durchstechung und seitlicher Knüpfung verschlossen wurden. Eine vergleichende Gegenüberstellung der nach den verschiedenen Kastrationsmethoden eingetretenen postoperativen Komplikationen zeigt die eindeutige Überlegenheit der Kastration mit abschließender Wundnaht gegenüber den anderen angewandten Methoden. Nach Anwendung der ersten drei der angegebenen Kastrationsmethoden ohne abschließende Wundnaht traten bei älteren Ebern in etwa 50% der Fälle Komplikationen in der Wundheilung auf, von denen 2 tödlich verliefen.
O. Dietz. 6818.

4-64/02-0387 Zeller, R.; Berlin-Dahlem, Univ., Klin. für Pferdekrankh. **Beitrag zur Bauchchirurgie beim Pferd.** Berliner Münchener tierärztl. Wschr. **76** (1963) Nr. 12. S. 238–240.
Es wird die wichtigste Literatur über die Bauchchirurgie beim Pferd innerhalb der letzten 20 Jahre zitiert. Die Mortalität bei und nach solchen Operationen ist immer noch sehr hoch. Vf. berichtet über die Exstirpation einer mannskopfgroßen Eierstockscyste bei einem Reitpferd und über die Operation eines Dünndarmileus bei einer Traberstute. Dieser Ileus war wahrscheinlich durch einen Volvulus bedingt. Im ersten Fall erfolgte die Exstirpation der mannskofpgroßen Eierstockscyste durch Flankenschnitt. Die Laparotomie bei dem zweiten Patienten erfolgte in Rückenlage, caudal vom Nabel in der Linea alba. Beide Pferde konnten geheilt werden und erreichten ihre frühere Leistungsfähigkeit wieder. O. Dietz. 6820.

4-64/02-0388 Wirstad, H. F.; Oslo, Norway, Veterin. Coll. Fractures of the proximal phalangeal sesamoid bones. **(Gleichbeinfrakturen.)** Veterin. Rec. **75** (1963) Nr. 20. S. 509–513.
Sesambeine sind kleine Knochen, die in Bänder oder Sehnen eingelagert sind. Manche derartigen Knochen besitzen einseitige Gelenkflächen. Die Anzahl und das Vorkommen von Sesambeinen ist bei den einzelnen Säugetieren sehr unterschiedlich. Das Känguruh hat z. B. keine Patella. Die Gleichbeine sind enchondralen Ursprungs. Die Ossifikation geht von verschiedenen Ossifikationszentren aus. Es ist lange darüber diskutiert worden, ob Sesambeine ein Periost besitzen oder nicht. Die Blutversorgung der Gleichbeine ist sehr spärlich. Die Funktion der Gleichbeine bzw. des Strahlbeines ist beim Pferd recht gut verständlich. Strahlbein- und Patellafrakturen sind beim Pferd sehr selten. Der Beugesehnen- und Gleichbeinbandapparat beim Pferd wird beschrieben. Bei Trabern treten die Gleichbeinfrakturen öfter an den Hintergliedmaßen, bei Rennpferden mehr an den Vordergliedmaßen auf. Die meisten Tiere erkranken im Alter zwischen 2 und 4 Jahren. Auf Grund der Gleichbeinstruktur und der Gleichbeinbelastung sind die meisten Gleichbeinfrakturen Horizontalbrüche, wobei die Bruchlinie parallel zu den Trabekeln verläuft. Die Symptome bei Gleichbeinfrakturen werden beschrieben. Das Fesselgelenk erkrankt selten oder nur geringgradig mit. Bei der Diagnostik kann die Leitungsanaesthesie als auch die Sehnenscheideninjektion eingesetzt werden. Am sichersten ist die Röntgendiagnostik in 3 verschiedenen Ebenen mit der isolierten Darstellung eines jeden Gleichbeines. Eine restitutio ad integrum kann nicht erzielt werden. Innerhalb von 10 Jahren wurden 82 Gleichbeinfrakturen bei 62 Pferden beobachtet. In den letzten Jahren wurde die Fragmentresektion nach der von Churchill 1956 angegebenen Weise angewandt. Bis auf einen Fall trat immer Heilung p.p. ein. Eine endgültige Beurteilung dieser Therapie ist noch nicht möglich. O. Dietz. 6833.

4-64/02-0389 Sahu, S. und Mohanty, J.; Bhubaneswar, Orissa Veterin. Coll., Dep. of Surgery. An improved method of horn amputation. **(Eine verbesserte Hornamputationsmethode.)** Indian veterin. J. **40** (1963) Nr. 5. S. 304 bis 308.
Die Enthornung bzw. die Hornamputation ist eine beim Rind weit verbreitete Operationsmethode. Dabei hat die von Wilson bereits 1952 propagierte Lappenmethode sich immer mehr durchgesetzt und verdrängt die einfache Methode durch Absägen des Hornes am Horngrund. Der Vf. hat diese Methode weiter dadurch verbessert, daß er gleichzeitig eine Unterbindung der Hornarterie vornimmt und dadurch die Blutung bei der eigentlichen Operation auf ein Minimum einschränkt. Die N. cornualis-Anästhesie erfolgt auf die übliche Weise. Oberhalb der Injektionsstelle wird ein Hautschnitt bis zur Hornbasis gelegt. Neben dem Nerv und der Vene liegt die Arterie, die doppelt unterbunden und dann durchtrennt wird. Das Horn wird an seiner Basis spindelförmig umschnitten. Dann erfolgt durch Säge die Amputation an der Hornbasis. Die Haut wird durch Naht vereinigt. Es erfolgt Heilung p.p. Die Methode ist besonders bei Hornfrakturen bzw. Hornzapfenverletzungen geeignet. O. Dietz. 6783.

4-64/02-0390 Sevelius, Fritz und Tufvesson, Gunnar; Hälsingborg, Sweden, Animal Hospital; Stockholm, Roy. Veterin. Coll. Treatment for fractures of the sesamoid bones in horses. **(Behandlung von Gleichbeinfrakturen bei Pferden.)** J. Amer. veterin. med. Assoc. **142** (1963) Nr. 9. S. 981 bis 988.
Der erste klassische Bericht über die klinischen Symptome und die Behandlung von Gleichbeinfrakturen erschien 1949. Weitere Publ. liegen aus den Jahren 1951, 1956, 1957 und 1960 vor. Die Vff. geben eine Übersicht über insgesamt 41 Gleichbeinfrakturen bei 37 Pferden, die in den Jahren 1957 bis 1961 beobachtet wurden. Die Erkrankung tritt häufiger an den Vordergliedmaßen bei Vollblütern, seltener an den Hintergliedmaßen bei Arbeitspferden auf. Die beobachteten Gleichbeinfrakturen wurden auf 3 verschiedene Arten behandelt, und zwar konservativ, durch Tenotomie des Gleichbeinbandes des frakturierten Gleichbeines, und durch Resektion des kleineren Bruchstückes. Die Resektion des Bruchstückes wurde in 14 Fällen durchgeführt. Dies scheint die Methode zu sein, die die besten Erfolgsaussichten gewährleistet. Wird die Operation unter streng aseptischen Verhältnissen ausgeführt, so erfolgt eine komplikationslose Heilung, und die Tiere können innerhalb von 4 Mon. wieder ins Training genommen werden. Bei der konservativen Behandlung, die bei 14 Fällen durchgeführt wurde, ist mit einer Wiederherstellung nach 1–1½ Jahr zu rechnen. Werden derartige Patienten zu früh in Arbeit genommen, kann es erneut zur Dislokation kommen. Der Heilverlauf sollte in diesen Fällen durch Röntgenuntersuchungen in regelmäßigen Abständen überwacht werden, um bei weiterer Fragmentdislokation doch noch die Resektion des Fragmentes auszuführen. Die Tenotomie, die in 10 Fällen durchgeführt wurde, erfordert ebenfalls eine sehr lange Rekonvaleszenz. Die Tenotomie wird empfohlen bei distalen Absprengfrakturen an den Gleichbeinen und dann, wenn das proximale Bruchstück größer als ein Drittel des gesamten Gleichbeines ist. – Eine lokale Cortisonbehandlung ist bei Gleichbeinfrakturen kontraindiziert. Der Bruchspalt wird dadurch breiter, und mit einer Frakturheilung ist nicht zu rechnen. O. Dietz. 6833.

4-64/02-0391 Ficus, H. J.; Bremen. **Die Pfannendachplastik als Hilfsmittel zur stabilen Reposition reluxierender Hüftgelenksluxationen.** Kleintier-Prax. 8 (1963) Nr. 1. S. 5–7. – 5 Abb.
Die anatomischen Verhältnisse am Hüftgelenk des Hundes stellen den Tierarzt häufig vor die schwer lösbare Aufgabe einer dauerhaften Reposition subchronischer oder chronischer Luxationen. Blutige Repositionen haben nicht

oft befriedigende Erfolge gezeigt, woran die Unmöglichkeit einer absoluten Ruhetherapie post operationem mit die Schuld trägt. Es liegt der Gedanke nahe, daß eine Verbreiterung des Pfannendaches zur Kompensation des Schadens führen muß. Die Verbreiterung der Auflagefläche, als Pfannendachplastik bezeichnet, ist chirurgisch keineswegs schwierig zu lösen. Das Gelenk wird freigelegt. Mit Hilfe eines in der Schneide schwach gekrümmten Meißels schlägt man nun in einem gewissen Abstand vom Pfannendachrand zirkulär ein, so daß man das Pfannendach behutsam nach ventral abbiegen kann. Diese neue Position muß noch fixiert werden. Dies kann durch Verkeilung eines aus der zugehörigen Darmbeinsäule entnommenen Knochenspanes geschehen. Andererseits kann dazu ein sog. „Kieler Span." Verwendung finden. Der „Kieler Span" ist ein vom Tier gewonnenes Knochenmaterial, das gewebefreundlich ist. Einheilungen wurden innerhalb von 4–6 Wochen beobachtet. – Die Patienten zeigten bisher keinerlei Neigung zu Reluxationen. Eine gewisse Schonung sollte für das erste Halbjahr nach dem Eingriff angeraten werden. O. Dietz. 6842.

4-64/02-0392 Bühner, F.; Eisenach. **Probleme um den „Humankegel". Beeinflußt seine geplante Einführung in die Veterinärmedizin die Arbeitsproduktivität des Tierarztes?** Medizintechnik **3** (1963) Nr. 4. S. 125–126.
Ein jeder aus der staatlichen Leitung, aus dem Handel und aus der Injektionsspritzenproduktion muß wissen, daß abweichend von der Humanmedizin die tierärztliche Praxis bei den landwirtschaftlichen Nutztieren alle anderen Applikationsformen zugunsten der Injektion zurückstellt, wenn damit der gewünschte therapeutische Effekt erzielt werden kann. Es ist so, daß heute jeder Praktiker täglich bei nahezu jedem Patienten mehr als eine Injektion durchführt. Das addiert sich bei Reihenbehandlungen bis mehrere hundert Male täglich. Diese entscheidende Bedeutung der Injektion in der Veterinärmedizin gibt daher auch kleinen Veränderungen am Instrumentarium besonderes Gewicht. Deshalb ist die Frage der Zweckmäßigkeit eines neuen Spritzenkegels ein außerordentlich wichtiges Problem. Es ist eine entscheidende Frage, ob der Tierarzt seine alltäglich verwendeten dickflüssigen, öligen Lösungen und Emulsionen bei Normdosen von 10, 20 und 30 ml durch einen engen Kegel der humanen Record-Norm (H) quälen muß oder durch den Veterinärkegel (V) mit 300% größerem Querschnitt. Weitere schwerwiegende Fraktoren, die gegen die geplante Einführung des „Humankegels" anstelle des „Veterinärkegels" sprechen, werden angeführt. Die Einführung des H würde die tierärztliche Arbeitsproduktivität wesentlich herabsetzen und darüber hinaus ganze Arbeitsbereiche, wie z.B. einen wesentlichen Teil der Sterilitätsbekämpfung, paralysieren. Alle bekannt gewordenen Argumente zur Einführung des H sind nicht stichhaltig, einige sogar falsch. Aus diesem Grunde muß Kritik an der bisherigen Arbeitsweise der für den tierärztlichen Instrumentenbau verantwortlichen Stellen geübt werden. O. Dietz. 6871.

4-64/02-0393 Schleiter, H.; Leipzig, Karl-Marx-Univ., Chirurg. Univ.-Klin. **Erfahrungen mit dem Behandlungsstand für Rinder.** Medizintechnik **3** (1963) Nr. 4. S. 122–124.
Es werden die Nachteile der bisher bekannten Zwangs- und Beschlagsstände für Rinder aufgezeichnet. Von Kästner wurde ein Rinderbehandlungsstand konstruiert. Dieser Behandlungsstand stellt eine Rohrkonstruktion auf einer mit Profileisen eingerahmten Holzbodenplatte dar. Die vier Standsäulen sind zur besseren Haltbarkeit oben diagonal miteinander verbunden. An den beiden vorderen Standsäulen befindet sich ein nach oben schwenkbares Kopfgatter. Nach hinten zu wird der Behandlungsstand durch einen seitlich schwenkbaren und in der Höhe verstellbaren Querholm abgeschlossen. Durch das Einhängen eines oder zweier zusätzlicher Längsholme kann man bei schmalen Tieren die seitliche Bewegungsmöglichkeit weiter einschränken. Die wei-

tere Fixierung erfolgt durch Brustgurt und gepolsterte Schenkelkette. Die Vorderbeine können an Schwenkarmen befestigt werden. Der hintere Querholm trägt in der Mitte ein schwenkbares Aggregat, das durch Hebelwirkung ein müheloses und für das Tier schonendes Anheben eines Hinterbeines gestattet. Der Stand bietet sich für die Behandlung von Klauenkrankheiten und bei allen Eingriffen bzw. Untersuchungen, wo eine sichere Fixation des stehenden Tieres erwünscht ist (Besamung, FK-Operation, Kaiserschnitt, Entfernung von Fremdkörpern aus dem Schlund usw.) an. In der Röntgendiagnostik hilft der Stand Personal einsparen und dient somit dem Strahlenschutz. O. Dietz. 6872.

4-64/02-0394 Harthoorn, A. M.; Kabete, Kenya, Univ. of East Africa, Roy. Coll., Dep. of Physiol. Neuroleptic narcosis: an approach to anaesthesia in large animals. **(Neuroleptische Narkose, ein Fortschritt in der Betäubung von großen Haustieren.)** Nature [London] **198** (1963) Nr. 4885. S. 1116.

Die Narkose bei den großen Klauentieren bleibt gefährlich. Barbiturate und ähnliche Anaesthetica müssen sorgfältig nach Kgw. dosiert gegeben werden. Die Mortalität infolge Atemstillstandes ist groß, verglichen mit der bei den kleinen Haustieren. Das Abwerfen ist bei vielen Tieren ein Problem und kann zu Verletzungen und zum Tode führen. Teilweise können diese Gefahrenmomente durch Verabreichung von Succinylcholin oder Gallamin verhindert werden. — Ein neues Neurolepticum ist unter der Bezeichnung Phencyclidin entwickelt worden. Seine Anwendung ist u.a. bei Affen, Ziegen und anderen Tieren beschrieben worden. Phencyclidin wirkt psychomotorisch. Die Tiere werden gedämpft, die meisten Reflexe bleiben erhalten. Phencyclidin-Kombinationen wurden in den letzten zwei Jahren vor allem bei großen Wildtieren in der freien Bahn eingesetzt. Das Neurolepticum wurde mit Morphin oder mit Diaethyltambuten kombiniert gegeben, um den Synergismus auszunutzen. In einigen Fällen wurde auch Scopolamin als Parasympathicolyticum oder in einigen Fällen Chlorpromazin als Tranquillizer zusätzlich gegeben. Kleinere chirurgische Eingriffe konnten unter dieser Betäubungskombination an Elefanten, Rhinos, Giraffen, Büffeln sicher und gefahrlos ausgeführt werden. Eine Überdosierung ist praktisch nicht zu befürchten. O. Dietz. 6876.

4-64/02-0395 Rex, M. A. E.; Sydney, New South Wales, Univ., Veterin. School. Observations on safe anaesthesia in the horse using thiopentone sodium. **(Beobachtungen über sichere Narkosen beim Pferde durch Anwendung von Thiopenton-Natrium.)** Austral. veterin. J. **39** (1963) Nr. 5. S. 196–199.

Es wird über 31 Pferdenarkosen an der Tierärztl. Hochschule in Sydney berichtet. Die Gefahren, die beim Narkotisieren von Pferden bestehen, werden aufgezeichnet. Dabei wird besonders auf die Bedingungen eingegangen, unter denen in Australien auf dem Lande gearbeitet werden muß. Das medikamentöse Niederlegen mit Succinylcholin wird wegen der dabei bestehenden Gefahren abgelehnt. In vorliegenden Fällen wurden zur Praemedikation Phenothiazinderivate verabreicht. Die Narkose wurde in 28 Fällen mit Thiopenton, in 3 Fällen mit Chloralhydrat eingeleitet. Bei den meisten Operationen wurde die Narkose dann durch Chloroform unterhalten. Die angewandte Kombination hat sich bewährt. O. Dietz. 6876.

4-64/02-0396 Taylor, P. F.; Echuca, Victoria. Thiopentone anaesthesia in horses. **(Thiopenton-Anästhesie bei Pferden.)** Austral. veterin J. **39** (1963) Nr. 4. S. 122–125. 6876.

4-64/02-0397 Gerber, H. und Freudiger, U.; Bern, Univ., Veterin.-Chirurg. Klin., Kleintierklin. **Beurteilung einiger Sedierungs- und Narkoseverfahren bei Hund und Katze.** Schweiz. Arch. Tierheilkunde **105** (1963) Nr. 7. S. 371–399.

Im vorliegenden Bericht werden die an der Berner chirurgischen Kleintierklinik gebräuchlichen Anaesthesieverfahren zusammengestellt, geordnet nach den verwendeten Medikamenten und nach der Indikation zu den verschiedenen Eingriffen. Intubationsnarkosen blieben fast ausschließlich auf die Thoraxchirurgie beschränkt. Das Beibehalten einfacher und bewährter Verfahren sichert dem Klinikbetrieb eine gewisse Kontinuität. Bei weitem der Großteil aller Operationen beim Hund werden im analgetischen Dämmerschlaf durchgeführt, der mittels der Kombination von Phenothiazin und Morphinderivaten hervorgerufen wird und wenn nötig durch Lokal- oder Leitungsanästhesie oder durch ein Barbiturat in eine eigentliche reflexlose Narkose überführt wird. – Die Kombination von Largactil (Chlorpromazin) und Polamivet (Methadon) wurde vor der Einführung von Combelen häufig zur Erzielung eines analgetischen Dämmerschlafes verwendet. Aus einer Zusammenstellung geht hervor, daß in 176 Fällen mit Largactil/Polamivet allein eine ausreichende Toleranz erreicht werden konnte. Fast 30% aller Fälle erwiesen sich als ungenügend anaesthesiert. 336 Operationen wurden mit guter bis sehr guter Schmerzausschaltung allein mit Combelen/Polamivet durchgeführt. – Nach der Einführung von Combelen wurde dieses Neuroplegicum öfters allein zur Dämpfung verwendet für kleinere Eingriffe, und besonders auch wurden diagnostische und therapeutische Maßnahmen unter Combelenwirkung durchgeführt. Nachdem Combelen, allein angewendet, nicht zu befriedigen vermochte, wurde Dextromoramid eingesetzt. Dextromoramid ist dem Methodon in seiner Wirkungsstärke mehrfach überlegen. – Bei der Katze gelangt zur Vollnarkose ausschließlich ein Barbiturat zur Anwendung, und zwar Pentobarbital in der Form von Ventanarcol. Die verschiedenen Verfahren zur Narkotisierung von Hunden und Katzen wurden anhand eines Materials von 1223 Hunden, und 391 Katzen beurteilt. Der Einfluß der Indikation zur Operation auf die Narkosequalität wird untersucht, die aufgetretenen Zwischenfälle und Todesfälle innerhalb von 10 Tagen nach der Operation werden besprochen. Es zeigte sich, daß zur Erzeugung eines analgetischen Dämmerschlafes beim Hund die Kombination von Combelen/Polamivet der Verwendung von Largactil/Polamivet überlegen ist. Die Injektion hat nach der Wirkung zu erfolgen. Bei alten, geschwächten Hunden ist Vorsicht am Platz. Zur Dämpfung von Hunden erwies sich die Anwendung von Combelen, gemischt mit Dextromoramidium, im Vergleich mit der alleinigen Applikation von Combelen als deutlich überlegen. Bei der Katze wird besonders für die Verwendung von Pentobarbital eingetreten. Das benutzte Ventanarcol vermag nicht gänzlich zu befriedigen, da auch schwache Abwehrreaktionen bei der Katze erheblich unangenehmer sind als beim Hund. O. Dietz. 6876.

4-64/02-0398 Bolz, W. und Sommer, H.; Hohenheim, Landwirtsch. Hochschule, Tierklin., Inst. für Tierheilkunde. **Die Abhängigkeit der Atmung, des Blutsauerstoffgehaltes und des Kreislaufes von der Injektionsgeschwindigkeit intravenöser Polamivetgaben beim Hund.** Dtsch. tierärzt. Wschr. **70** (1963) Nr. 10. S. 270–274. – 3 Abb., 15 Lit. Zus. in Engl.

Im Gegensatz zum Aether, der seine Wirkung in der Reihenfolge Großhirn, Rückenmark, Medulla oblongata entfaltet, wirkt Polamivet in der Reihenfolge Großhirn, Hirnstamm und Kleinhirn, Rückenmark. Erhalten Hunde i.v. Injektionen (0,5 ml/kg) von Polamivet, so tritt je nach Injektionsgeschwindigkeit eine Atemdepression, die bis zum kurzzeitigen Atemstillstand führen kann, ein; gleichzeitig erhöht sich die Herzfreqeunz erheblich. Im arteriellen Blut sinkt der HbO_2-Anteil bei langsamerer (5 Min.) Injektion auf 70%, bei schnellerer (2–3 Min.) auf 45% ab. Im venösen Blut bleibt der HbO_2-Anteil im ersteren Falle nahezu gleich, in letzterem Falle sinkt er auf 30% ab. Es sind zwar klinisch noch keine Komplikationen beobachtet worden, jedoch ist es zu empfehlen, bei Kreislaufschäden und bei älteren Hunden eine Beatmung vorzunehmen und bei schnellerer Injektion stets etwa 10 Min. zu warten, bis sich Atmung und Kreislauf normalisiert haben, ehe Allgemeinnarkotica gegeben werden. R. Maune. 6876.

4-64/02-0399 Funkquist, B.; Stockholm, Sweden, Roy. Veterin. Coll., Dep. of Surgery. Decompressive laminectomy for cervical disk protrusion in the dog. **(Dekomprimierende Laminektomie bei cervicaler Bandscheibenhernie des Hundes.)** Acta veterin. scand. **3** (1963) Nr. 1. S. 88–101. – 6 Abb., 21 Lit. Zus. in Schwed., Dtsch.

Bandscheibenvorfälle am Hals sind hauptsächlich mit Schmerzen bei Bewegungen und geringerem Beweglichkeitsverlust begleitet. An 2 Versuchshunden wurde die Laminektomie im Bereich der Halswirbel ausgeführt, um den Einfluß der postoperativen Heilungsvorgänge auf den Wirbelkanal zu beobachten. An 9 erkrankten Hunden (u.a. 7 Dackel) zwischen 2–9 Jahren wurde die gleiche Operation ausgeführt. Schmerzen der Halsregion mit Aufhebung des normalen Laufens und einiger Reflexe entstand bei 2 Hunden plötzlich, bei den restlichen 7 in 1 bis 11 Tagen. 5 dieser Hunde zeigten zum Operationstermin einen stark angegriffenen Zustand mit beginnender Dehydratation. Bei Röntgenaufnahmen zeigten alle Tiere einen oder mehrere verkalkte Disci an den Halswirbeln. Eine Myelographie mit Kontrast „U" ergab bei allen 8 Fällen eine Kompression des subarachnoidalen Raumes, jedoch bestand keine direkte Beziehung zwischen dem Grad der Obstruktion für die Kontrastpassage und den klinischen Symptomen. Bei den Versuchshunden traten in den ersten Tagen p.op. Schmerzen bei der Bewegung des Halses auf, die sich in der Beobachtungszeit verloren. Das Myelogramm war normal. Der Defekt des Wirbelkanals wurde durch zellarmes Bindegewebe ohne Kompression des Rückenmarks ausgefüllt. Zwei der erkrankten Hunde starben nach der Operation innerhalb der ersten 3 Tage. Die anderen entwickelten sich nach anfänglicher Unsicherheit beim Laufen und Schmerzen am Hals normal. H. Trolldenier. 6786.

4-64/02-0400 Hapke, H.-J.; Hannover, Tierärztl. Hochschule, Pharmakol. Inst. **Bericht über zwei Narkosezwischenfälle bei Hunden.** Kleintier-Prax. 8 (1963) Nr. 1. S. 1–2.

Bei zwei Hunden, die in flacher Chloralose-Narkose lagen, trat nach Erhöhung des extrathoracalen Druckes durch Anlegen einer „Thoraxmanschette" eine plötzliche Hypotension, Asystolie und ein Atemstillstand auf. Durch trans- bzw. intrathoracale Herzmassage, künstliche Beatmung sowie Anwendung von Sympathicomimetica, Analeptica und Atropin konnten die Symptome blockiert werden. Eine Reproduktion dieser Zwischenfälle im Experiment gelang nicht. Die Thoraxkompression hat an Ratten einen hämodynamisch bedingten Kreislaufstillstand zur Folge. Es wird gefolgert, daß solche atem- und kreislaufdepressiven Effekte durch unbekannt gebliebene prädisponierende Faktoren bei sensibilisierten Tieren verstärkt werden können. O. Dietz. 6898.

4-64/02-0401 Schlaaff, S.; Leipzig, Karl-Marx-Univ., Klin. und Poliklin. für Kleine Haustiere. **Spezielle Verfahren in der Röntgendiagnostik und ihre Verwendungsmöglichkeiten beim Hund. 1. Mitt.: Tomographie.** Mh. Veterinärmed. **18** (1963) Nr. 12. S. 473–478. – 7 Abb.

Bei allen Röntgenbildern handelt es sich um Summationsbilder, die alle darstellbaren Einzelheiten des Organismus, unabhängig davon, in welcher Entfernung sie sich vom Film befinden, auf dem Röntgenfilm übereinander projizieren. Einen räumlichen Eindruck kann man bis zu einem gewissen Grad erreichen, indem man Aufnahme und Durchleuchtung mit Drehung des Objektes kombiniert. Auch Aufnahmen in verschiedenen Ebenen vermögen einen gewissen räumlichen Eindruck zu verschaffen. Die größte Bedeutung für eine exakte röntgenologische Untersuchung dreidimensionaler Körper, wie es ein lebender Organismus darstellt, hat die Tomographie. Mit Tomographie wird jede Untersuchungstechnik bezeichnet, durch welche die Detailerkennbarkeit nur einer bestimmten Gewebsschicht erhalten bleibt, während die darunter- und darüberliegenden Schichten durch entsprechende Bewegungen der Röntgenröhre und des Filmes oder des Patienten verwischt werden. Jede tomographische Technik muß folgende Grundbedingungen erfüllen. Der Film und die zu untersuchende Objektebene müssen während der Bewegung zueinander parallel verbleiben. Das Verhältnis von Focus-Film-Abstand und Objekt-Film-Abstand muß während der Bewegung konstant bleiben. Die Bewegungen der Röntgenröhre, des Pateinten oder des Filmes müssen so eingerichtet werden, daß die Abbildung der zu untersuchenden Struktur stets auf die gleiche Filmstelle erfolgt. — Für die Untersuchungen am Hund wurde ein Zusatzschichtgerät DZ 102 des VEB Transformatoren- und Röntgenwerkes Dresden, das mit dem Flachblendentisch und der Aufnahmeröhre des 6-Ventil-Apparates D 1000 des gleichen Werkes gekoppelt wird, angewandt. Mit der angegebenen Methode ist man in der Lage, die Diagnostik des Thorax und des Skelettsystems weiter zu verbessern. O. Dietz. 7000.

4-64/02-0402 Schebitz, H. und Engelhardt, F.; Hannover, Tierärztl. Hochschule, Klin. für Pferde. **Zur Röntgenuntersuchung des Karpalgelenkes vom Pferd.** Tierärztl. Umschau **18** (1963) Nr. 8. S. 416–418.

Eine der Voraussetzungen für die Deutung von röntgenologisch nachweisbaren Veränderungen ist die Kenntnis der normalen Röntgenanatomie. Veränderungen im Bereich des Carpalgelenkes kommen relativ häufig vor. Die Deutung ist wegen der Überlagerungen schwierig. Bei der Untersuchung des Carpalgelenkes sollten grundsätzlich 2 Aufnahmen in verschiedenen Ebenen angefertigt werden. Ob die eine Aufnahme bei dors.-vol. oder vol.-dors. und die andere bei lat.-med. oder umgekehrten Strahlengang anzufertigen ist, wird von der Fragestellung abhängen. Um die Folienschärfe gering zu halten, wird unter Inkaufnahme einer längeren Belichtungszeit eine feinzeichnende Folie benutzt und zur Ausschaltung der Streustrahlung eine Buckyblende verwendet. Der Zentralstrahl soll in beiden Ebenen senkrecht auf die Mitte des mittleren Gelenksspaltes und senkrecht auf die Kassette auftreffen. Bei dieser Einstellung und einem Focus-Film-Abstand von 1–1,2 m ist die Verzeichnung der zum Teil kompakten Knochen am geringsten. In der ersten Abbildung ist das rechte Carpalgelenk bei dorso-volarem Strahlengang dargestellt. Die ergänzenden Umrißzeichnungen der einzelnen Knochen sind mit 1–9 numeriert und wurden auf eine Folie gezeichnet. Auf Grund dieser Umrißzeichnungen sind zu erkennen und werden dargestellt: die distale Radiusepiphyse, das Os carpi radiale, das Os carpi intermedium, das Os carpi accessorium, das Os carpi ulnare, das Os carpale secundum, das Os carpale tertium, das Os carpale quartum et quintum und die Ossa metacarpalia 2,3 und 4. Die zweite Abbildung zeigt das rechte Carpalgelenk. bei lat.-med. Strahlengang. — Die Unterschiede, die sich bei dorso-volarem Strahlengang gegenüber der Aufnahme bei vol.-dors. Strahlengang ergeben, werden aufgezeichnet. Bei med.-lat. Strahlengang ergeben sich im Vergleich zur Aufnahme bei lat.-med. Strahlengang zusammengefaßt folgende Unterschiede: a) Abnahme der Schattenintensität und Vergrößerung der filmfernen Knochen; b) deutliche Darstellung des filmnahen Bereiches und c) Abweichung in der Lage der Schatten zueinander. O. Dietz. 7000.

4-64/02-0403 Henschel, E.; Berlin-Dahlem, Univ., Inst. für Röntgenol., Tierzahnheilkunde und Veterin.-Orthopädie. **Möglichkeiten der cerebralen und peripheren Angiographie.** Berliner Münchener tierärztl. Wschr. **76** (1963) Nr. 11. S. 210–214.

Blutgefäße lassen sich normalerweise auf dem Röntgenbild nicht von den sie umgebenden Weichteilen unterscheiden. Nur der thoracale Teil der Aorta macht eine Ausnahme. Alle anderen Teile des Blutgefäßsystems können nur röntgenologisch näher untersucht werden, wenn in die betreffenden Gefäße ein Kontrastmittel injiziert wird, das sich mit dem Blutstrom mischt und mit ihm in die zu untersuchenden Gefäßabschnitte abfließt. Diese Untersuchungsmethode wird „Angiographie" genannt. Zur rein morphol. Diagnostik genügt im allgemeinen eine Röntgenaufnahme, die zum Zeitpunkt der optimalen Kontrastfüllung des zu untersuchenden Gefäßabschnittes exponiert wird. Bei der „Serienangiographie" wird in Zeitabständen von 1–2 Sek. der jeweilige Füllungsgrad der Gefäße im Röntgenbild festgehalten. Zu dieser Untersuchungsmethode bedarf es aber eines Röntgengerätes, das kleinste Belichtungszeiten in den genannten kurzen Zeitabständen erlaubt. Die cerebrale Angiographie wird in Narkose durchgeführt. Die Indikation besteht bei Verdacht auf cerebrale Prozesse und Durchblutungsstörungen. Bei der cerebralen Angiographie werden neuerdings die Carotisgefäße nicht angetastet, sondern über ein Katheter, der von der A. brachialis eingeführt wird, wird die A. carotis com. bzw. A. vertebralis gezielt dargestellt. Weiterhin werden einige retrograde Katheterisierungen der A. femoralis mit dem Seldinger Besteck gezeigt. Es wird die Gefäßzeichnung bei bösartigen Tumoren demonstriert. Bei der Darstellung der peripheren Venen bedient man sich der transossalen Methode. Eine Sternal-Punktionsnadel wird in den distal vom Untersuchungsgebiet befindlichen Knochen bis in die Spongiosa eingeschlagen. 5–10 ml gut körperwarmes Urografin werden unter Druck injiziert. Am Ende der Injektion wird der erste Film exponiert, die folgenden Filme in Abständen von 10 bis 20 Sek. — Die periphere und cerebrale Angiographie ist eine zusätzliche Untersuchungsmethode, die unter bestimmten Gesichtspunkten unsere Diagnosestellung erleichtert. Ihre Anwendung in der klinischen Veterinärmedizin dürfte in vielen Fällen eine Bereicherung der spez. Diagnostik bedeuten.

O. Dietz. 7000.

4-64/02-0404 Henschel, E. und Gastinger, W.; Berlin-Dahlem, Univ., Inst. für Röntgenol., Tierzahnheilkunde und Veterin.-Orthopädie; Berlin-Britz. Städt, Krankenhaus, Orthopäd.-Chirurg. Abt. **Beitrag zur Arteriographie der Aa. carotis und vertebralis beim Hund.** Berliner Münchener tierärztl. Wschr. **76** (1963) Nr. 12. S. 241–243. — 6 Abb.

Für die Blutversorgung des Gehirns beim Hunde ist im Gegensatz zum Menschen die A. carotis int. nicht von entscheidender Bedeutung. Dieses Gefäß erfährt nach seinem Abgang an der Teilungsstelle der A. carotis com. eine erhebliche Reduzierung seines Lumens. Da bei früheren Untersuchungen nicht in jedem Falle eine optimale Kontrastfüllung der Hirngefäße gelang, wurde nach einem anderen Weg der cerebralen Angiographie gesucht. Dieser bot sich beim Hunde über die A. vertebralis an. Eine isolierte Darstellung der A. vertebralis sin. gelingt beim Hunde über die A. brachialis sinistra. Über die A. brachialis dextra wird die entsprechende Vertebralarterie zusammen mit beiden Carotiden sichtbar gemacht. Für eine Kontrastfüllung des ganzen Gehirns wird man daher die rechte Seite bevorzugen, während die linksseitige Vertebralis-Angiographie das Gefäß und sein Versorgungsgebiet selektiv erkennen läßt. Die A. brachialis wird in ihrem tastbaren Abschnitt medial am distalen Humerusanteil freigelegt. Mit der zum Seldinger-Besteck gehörenden, 1,6 mm starken Punktionskanüle wird das Gefäß in zentripetaler Richtung punktiert, ein PVC-Katheter mit innen liegendem Spiralmetall-Katheter, etwa 8–1 cm – je nach Größe des Hundes — vorgeschoben, so daß die Katheterspitze in der A. brachiocephalica zu liegen kommt. Nach Entfernung des Metallkatheters wird unter maximalem Druck körperwarmes, 60%iges Urografin durch den Katheter injiziert. Auf die starke Schlängelung der A. basialis beim lebenden Hunde wird hingewiesen. O. Dietz. 7000.

XIV. HUF-, KLAUEN- UND ZEHENKRANKHEITEN, HUF- UND KLAUENBESCHLAG

4-64/02-0405 Dixon, R. T.; Sydney, Univ., Veterin. School. The nature of injuries causing foot lameness in fast-gaited horses. **(Die Art der Veränderungen bei Huflahmheiten von Sportpferden.)** Austral. veterin. J. **39** (1963) Nr. 5. S. 177–186. – 6 Abb., 15 Tab.

Irrtümer bei der Diagnose von Huflahmheiten sind beim Pferd häufiger als angenommen wird. Es wird ein Überblick über die Huflahmheiten bei Galopp- und Trabrennpferden aus den Jahren 1959, 1960 und 1961 aus der Klinik der Univ. Sydney gegeben. Insgesamt wurden 155 Pferde untersucht und behandelt. Soweit möglich wurde ein genauer Vorbericht aufgenommen. Die Tiere wurden im Schritt und Trab beurteilt. Die manuelle Untersuchung erfolgte vom Huf bis zum Schultergelenk. Die Hufuntersuchung erfolgte durch Zangendruck und Perkussion nach Abnahme des Eisens. Die Röntgenuntersuchung der Zehe wurde in zwei Ebenen durchgeührt. Das Strahlbein wurde nach der von Oxspring angegebenen Technik dargestellt. Bei der Hufuntersuchung ist die vergleichende Palpation und Perkussion mit dem gesunden Bein notwendig, um diagnostische Hinweise zu erhalten. Sofern bei der Hufuntersuchung kein eindeutiger Befund erhoben werden konnte, wurde durch Anaesthesie der Rami volares der Nn. volares versucht, das Leiden auf das hintere Drittel des Hufes zu lokalisieren. Von den 155 untersuchten Pferden litten insgesamt 42 an Huflahmheiten. Nur in 5 Fällen traten diese Huflahmheiten an den Hintergliedmaßen auf, 37mal waren eine oder beide Vordergliedmaßen erkrankt. 8 Tiere litten an Hufverletzungen und einer dadurch hervorgerufenen Ostitis des Hufbeines, viermal lag eine Hufbeinfraktur, neunmal eine chronische Hufrollenentzündung, elfmal eine Ostitis des Hufbeines bzw. seiner Äste ohne äußeres Trauma, viermal Exostosen, einmal Veränderungen am Proc. extensorius des Hufbeins und fünfmal Veränderungen der volaren Foraminae am Strahlbein, die als Vorstufe der Hufrollenentzündung anzusehen sind, vor. Es wird nochmals besonders darauf verwiesen, daß die chronische Hufrollenentzündung sehr leicht mit einer Schulterlahmheit verwechselt und falsch behandelt wird. Für die exakte Diagnose und eine zweckmäßige Therapie sollte die Röntgenuntersuchung nicht unterlassen werden. O. Dietz. 7139.

4-64/02-0406 Kagan, F. I. und Solomatin, V. I.; Staatl. Wiss. Inst. für Veterinärmed. Arzneimittelprüf. Lečenie biomicinom i terramicinom krupnogo rogatogo skota i ovec, bol'nych nekrobacillezom. **(Die Behandlung von an Nekrobazillose erkrankten Rindern und Schafen mit Biomycin und Terramycin.)** Veterinarija, Moskva **40** (1963) Nr. 3. S. 53–54.

Die Nekrobazillose der Rinder und Schafe war – nach Ansicht der Vff. – noch vor einigen Jahren eine schwer zu beeinflussende Erkrankung, weil die entsprechenden Präparate und Behandlungsmethoden nicht bekannt waren. Vff. beschreiben dann die verschiedenen Versuche, die von 1956–1961 in mehreren Betrieben zur Heilung der Nekrobazillose durchgeführt wurden. Dabei kamen die Präparate allein in 2%iger Lösung in einer Menge von 3 (Rind) bis 5 (Schaf) mg je kg Kgw. über mehrere Tage intramuskulär zur Anwendung. Weiterhin wurden sie auch lokal nach chirurgischer Behandlung oder zur Durchtränkung von Verbänden zur Anwendung gebracht. – Die besten Ergebnisse und die kürzeste Behandlungsdauer wurden erzielt bei der chirurgischen Versorgung der erkrankten Glieder, mit Anlegung eines Verbandes, welcher mit einem der Präparate gelöst in Lebertran getränkt wurde, der drei- bis fünfmaligen i.m.-Injektion von Biomycin oder Terramycin (3 mg/kg Kgw.) und der Verbringung der erkrankten Tiere in eine weiche Box bei guter Fütterung und guten stallhygienischen Verhältnissen. E. Werner. 7144.

XV. GEBURTSHILFE, KRANKHEITEN DER MUTTERTIERE UND DER NEUGEBORENEN

4-64/02-0407 Hofmann, W. **Wandlungen in der Geburtshilfe beim Rind an der veterinär-ambulatorischen Klinik in Bern in den letzten 91 Jahren (1871 bis 1961).** Schweiz. Arch. Tierheilkunde **105** (1963) Nr. 1. S. 1–13.

An Hand einer Auswertung von 4851 Geburtshilfen, die in der Zeit von 1871 bis 1961 von der veterinär-ambulatorischen Klinik in Bern geleistet wurden, werden die Fortschritte in der tierärztlichen Geburtshilfe dargestellt. Der Berichtszeitraum läßt sich hinsichtlich der angewandten geburtshilflichen Verfahren in 3 Abschnitte einteilen. 1. Die Periode der manuellen Korrektur von Lage-, Stellungs- und Haltungsanomalien, von Uterustorsionen und der parforce Extraktion ohne wesentliche Unterstützung durch geeignete Instrumente (1871–1925). Die Verluste an Muttertieren waren relativ hoch. Sie betrugen bis 1910 noch 25% und sanken von da an bis 1925 auf 15% ab. 2. Im Zeitraum von 1926–1953 kam zusätzlich die Embryotomie mit Fingermessern, Ketten- und Drahtsägen sowie geeigneten Embryotomen in Anwendung. Allerdings ist die Embryotomie nur relativ selten ausgeführt worden. Unter den insgesamt 4851 Geburtshilfen in 91 Jahren finden sich nur 175 Embryotomien (= 3,6%). Die geringe Embryotomiefrequenz wird vor allem darauf zurückgeführt, daß bei den Schweizer Rinderrassen bis vor einigen Jahren absolut und relativ zu große Kälber selten waren. Die Abgänge an Muttertieren nach Embryotomie betrugen 25%, die Gesamtverluste in diesem Zeitraum 15%. 3. Seit 1953 datiert die Periode der Sectio caesarea, der Einführung der modernen Bakteriostatica, Hormonpräparate und Anaesthetica. In diesem Zeitabschnitt ist der größte Fortschritt in den geburtshilflichen Methoden und Erfolgen zu erkennen. Bei Einbezug aller Geburten außer der Schnittentbindung sanken die Notschlachtungen der Muttertiere auf 2,9% ab, die der späteren Schlachtungen auf 3,3 % (zusammen 6,2%). Insgesamt wurden 381 Kaiserschnitte durchgeführt. Unter den Indikationen stehen absolut und relativ zu große Früchte mit 287 Tieren = 75,3% an erster Stelle. Es folgen Torsionen mit 11%, Enge der weichen Geburtswege mit 7,4% und Enge des knöchernen Geburtsweges mit 3,9%. Von den 381 Kaiserschnittieren kamen 7 (= 1,8%) zur Notschlachtung. 14 mußten später, teils auf Grund anderer zur Zeit der Operation bereits vorhandener Leiden geschlachtet werden, so daß die Gesamtverluste 5,5% betrugen. Durch die Sect. caes. könnten 90% der vor der Operation noch lebenden Kälber auch lebend entwickelt werden. Bei 42 Tieren wurde die Schnittentbindung zur Behebung einer durch die üblichen Methoden nicht lösbaren Torsio uteri angewandt; hierbei betrugen die Verluste 6 Muttertiere = 14%. J. Wollrab. 7250.

4-64/02-0408 Rüsse, I. und Rüsse, M.; München, Univ., Gynäkol. und Ambulator. Tierklin. **Die Lage des Kalbes während der Gravidität.** Tierärztl. Umschau **18** (1963) Nr. 6. S. 309–313.

Untersuchungen an 1356 Uteri von im 2.–9. Mon. trächtigen Rindern haben in 59,2% eine Rechtshorngravidität ergeben. Das Überwiegen der Rechtshorn- gegenüber der Linkshorngravidität beruht auf der höheren Ovulationsfrequenz des rechten Ovars. Das Corpus luteum graviditatis befand sich bis auf 2 Ausnahmen jeweils am Ovar des trächtigen Hornes. Bei Feten mit einer SSL von 2–60 cm (relatives Fruchtalter 2–7 Mon.) fiel auf, daß die Vorderendlagen gegenüber den Hinterendlagen mit 55,2% nur gering überwogen. Feten mit einer Scheitel-Steiß-Länge von 63–94 cm wurden dagegen zu 95% in Vorderendlage angetroffen. Bemerkenswert war außerdem die Feststellung, daß bei jungen Früchten (2–60 cm SSL) die Nabelschnur sehr häufig 2–3mal oder auch mehrfach gedreht war, während sie bei älteren Kälbern nur selten gedreht war. Aus diesen Befunden wird gefolgert, daß die endgültige Einstellung der Frucht in die bleibende Lage erst bei einer SSL von 60 cm, d.h. bei einem Fruchtalter von etwa 7 Mon. erfolgt. Bis zum 7. Mon. der Trächtigkeit scheint eine Wendung der Frucht möglich zu sein. Die Frucht paßt sich den jeweils gegebenen Raumverhältnissen im Uterus an, die von den Tonusschwankungen im Myometrium beeinflußt werden. Warum die Frucht schließlich in Vorderendlage liegen bleibt, ist noch ungeklärt. Jedenfalls darf angenommen werden, daß die Einstellung der Frucht in Vorderendlage als normal zu betrachten ist. J. Wollrab. 7260.

4-64/02-0409 Goswami, S. K. und Bhattacharya, S.; Mohanpur Post, Nadia District, West Bengal, Centr. Livestock Res., Breeding Stat. Environmental causes of variation in gestation length of Hariana cattle. **(Umweltursachen von Abweichungen in der Trächtigkeitsdauer beim Hariana-Rind.)** Indian veterin. J. **40** (1963) Nr. 5. S. 289–296. 7260.

4-64/02-0410 Dijkstra, R. G.; Friesland, Lab. van de Gezondheitsdienst voor Vee. Het aborteren tengevolge van Aspergillus fumigatus bij runderen. **(Aborte durch Aspergillus fumigatus bei Rindern.)** Tijdschr. Diergeneeskunde **88** (1963) Nr. 9. S. 563–567. – 2 Abb., 1 Tab., 7 Lit. Zus. in Engl., Franz., Dtsch.

Im Zeitraum vom 1. Mai 1957 bis 1. Mai 1962 wurde bei der Untersuchung von etwa 24000 abortierten Rinderfeten 252mal *Aspergillus fumigatus* in Magen und Caecum nachgewiesen. Der Prozentsatz ist in den letzten Jahren etwas angestiegen. Die Aborte traten am häufigsten im 6. bis 8. Trächtigkeitsmonat auf. Die meisten Fälle wurden in den Mon. Dez. bis Febr. beobachtet. Die 99 Betriebe, in denen vom 1.5.1961 bis 1.5.1962 Aborte durch *Aspergillus fumigatus* nachgewiesen wurden, liegen über ganz Friesland verstreut. Mehr als 1 Fall je Betrieb wurde nicht beobachtet. Eine Umfrage in den 99 Betrieben ergab folgendes: 54% der Rinder waren künstlich besamtworden; 20% zeigten Retentio secundinarum nach dem Abort; 73% der wieder gedeckten Rinder waren 6 Monate nach dem Verkalben wieder trächtig geworden; in 50% der Betriebe war während der Stallperiode 1961/62 schimmeliges Heu oder schimmelige Silage gefüttert worden. Die Aufnahme schimmeligen Futters scheint die Ursache des Auftretens dieser Aborte zu sein. W. Wittig. 7275.

4-64/02-0411 Bertrand, M. Les avortements de la vache. Enquête épidémiologique. **(Epidemiologische Untersuchung der Verkalbefälle bei Kühen.)** Bull. Soc. Sci. vétérin. Méd. comparée Lyon **65** (1963) Nr. 1. S. 21–30. – 32 Lit.

Die wirtsch. Bedeutung des Verkalbens der Rinder ist unbestreitbar. In Ländern ohne Brucelloseprophylaxe verkalben ca 10% der graviden Kühe, in Ländern mit erfolgter Brucelloseausschaltung verkalben nur noch 2% bis 5%. Neben der Brucellose und anderen Infektionskrankheiten gibt es auch zahlreiche nichtinfektiöse Ursachen des Verkalbens. Zahlreiche dominante oder rezessive Mutationen sind mit einem Letalfaktor gekoppelt, wobei nur die heterozygoten Kälber lebend geboren werden und regelmäßig 25% homozygote Kälber als Embryo oder Fetus absterben. Äußere Ursachen wie Unfall, Überanstrengung, Erkältung sind bei der Kuh selten. Zwillingsträchtigkeit scheint nur bei der Stute den Abort zu begünstigen. Der Mangel an gewissen Nährstoffen führt nur in der ersten Hälfte der Gravidität zum Fruchttod und meist zur Resorption, während in der 2. Hälfte die Entwicklung des Fetus auch auf Kosten der Mutter weitergeht. Der embryonale Fruchttod kommt zu 20 bis 30% bei Ratten und Mäusen, zu 10% bei der Stute, zu 15–20% bei der Kuh und 30–40% bei der Zuchtsau vor und wird meistens falsch gedeutet als Sterilität. Unter den infektiösen Ursachen des Aborts bei der Kuh steht die Brucellose in noch verseuchten Gebieten mit 20–50% an der Spitze. Die Trichomonaden sind als Geschlechtskrankheit mit der Einführung der künstlichen Besamung sehr zurückgetreten. Die Vibriose dagegen bleibt immer

noch aktuell. Die bakteriol. Feststellung von *Vibrio fetus* und die Prüfung der Katalase-Aktivität sind am sichersten. Die zunehmende Einführung der künstlichen Besamung drängt aber auch in Frankreich die Vibriose zurück. Die Leptospirosen sind nur in USA, UdSSR und Israel als Ursachen von Aborten bekannt. Die abortive Wirkung des Q-Fiebers und der Neo-Rickettsiosen ist unkonstant und nicht geklärt. Das Verwerfen bei Listeriose ist nur ein ziemlich seltenes Symptom dieser Krankheit bei Rindern, Schafen, Ziegen und Schweinen. Die Tbc ist häufiger Sterilitäts- als Abortusursache. Salmonellose als Verkalbeursache wird ebenfalls sehr selten (*S. abortus bovis*) angetroffen. Die Rolle der Colibakterien ist noch nicht geklärt, aber möglicherweise bedeutend, des gleichen die der parasitären Ursachen. Toxoplasmose wird ganz selten gefunden. Nur in England werden Mykosen als Abortus-Ursachen ermittelt. In der Diskussion wird von Pierre die Wichtigkeit des embryonalen Fruchttodes bestritten und im Sinne einer Produktionssteigerung die Selektion der Zuchttiere auf Zwillingsträchtigkeit oder Doppellenderkälber zur quantitativen oder qualitativen Verdoppelung der Produktion vorgeschlagen.
K. Preißler. 7275.

4-64/02-0412 Brewer, R. L. und Kliest, G. J.; Urbana, Ill.; Gary, Ind. Uterine prolapse in the mare. **(Gebärmuttervorfall bei der Stute.)** J. Amer. veterin. med. Assoc. **142** (1963) Nr. 10. S. 1118–1119. 7275.

4-64/02-0413 Jivoin, P., Leluţiu, C., Bărzoi, D., Păunescu, G., Sotiriu, E., Berindan, M., Moldovan, G., Boguş, V. und Burlan, C. Cercetări asupra unor focare de avorturi la porcine cu L. canicola. **(Untersuchungen in Zentren mit Verwerfen durch L. canicola bei Schweinen.)** Lucrările ştiinţ. Inst. Patol. Ig. animală **12** (1963) S. 141–157. – 1 Abb., 4 Tab., 22 Lit. Zus. in Russ., Engl., Franz.
In 3 Schweinebeständen mit Verwerfen durch *L. canicola* wurden epizootiologische, bakteriologische und therapeutische Untersuchungen durchgeführt. Die Krankheitseinschleppung kam durch Hunde (2 Bestände) und infizierte Schweine (1 Bestand) zustande. Mangelhafte Hygiene und Fütterungsmängel begünstigten den Krankheitsauftritt. Zu Beginn der Abferkelperiode trat bei den Sauen explosives Verwerfen auf. Fand die Infektion während der ersten Trächtigkeitshälfte statt, so kam es zur Immunisierung der Sauen, und die Trächtigkeit verlief normal. Die vorbeugende Anwendung von Dihydrostreptomycin und Immunserum bei hochträchtigen Sauen ergab gute Resultate. Aus den infizierten Schweinebeständen wurden 7 Stämme *L. canicola* (3 aus Feten und 4 von trächtigen Sauen) isoliert. J. May. 7275.

4-64/02-0414 Shirlaw, J. F. und Ashford, W. A.; Kabete, Veterin. Res. Lab. A case of abortion in a ewe due to Salmonella typhimurium. **(Ein Fall von Verlammen bei einem Mutterschaf durch Salmonella typhimurium.)** Veterin. Rec. **75** (1963) Nr. 23. S. 587–588. 7275.

4-64/02-0415 Kirchshofer, Rosl; Frankfurt/M., Zool. Garten. **Das Verhalten der Giraffengazelle, Elenantilope und des Flachland-Tapirs bei der Geburt; einige Bemerkungen zur Vermehrungsrate und Generationenfolge dieser Arten im Frankfurter Zoo.** Z. Tierpsychol. **20** (1963) Nr. 2. S. 143–159. 7300.

4-64/02-0416 Germann, P.; Saanen. **Gynäkologie und Geburtshilfe bei Ziegen und Schafen.** Schweiz. Arch. Tierheilkunde **105** (1963) Nr. 1. S. 52–58.
Nach einleitenden Bemerkungen über die Anatomie und Physiologie der Geschlechtsorgane bei Ziegen und Schafen beschäftigt sich Vf. mit einigen gynäkologischen und geburtshilflichen Problemen und den Möglichkeiten ihrer Behandlung. Krankheiten der Ovarien sind klinisch meist nur zu vermuten. Bei vermuteter Cystenbildung führten Choriongonadotropinbehandlungen (Chorioman) zum Verschwinden der Symptome. Endometritiden und Vaginitiden lassen sich durch desinfizierende Scheidenspülungen und gegebe-

nenfalls durch unspezifische Eiweißtherapie günstig beeinflussen. Anaphrodisie als Begleitsymptom von Mangelerscheinungen bei Einzelhaltung ist nicht selten. Bei Konzeptionsstörungen ist jedoch immer an ein Versagen des männlichen Partners (Hypoplasie, Samenstauung) zu denken. Habituelle Scheidenvorfälle werden durch Verschluß der Scheide mit starken Nylonfäden versorgt. Geburtsstörungen lassen sich häufig durch konservative Maßnahmen (Berichtigung, Extraktion, Aufdrehen von allerdings seltenen Uterustorsionen am an den Hinterextremitäten hochgehobenen Muttertier) beheben. Bei konservativ nicht beeinflußbaren Geburtsschwierigkeiten ist die Schnittentbindung angezeigt. Absolute Indikationen für den Kaiserschnitt sind absolut oder relativ zu große Früchte, anderweitig nicht beeinflußbare Zervixenge sowie nicht aufdrehbare Torsio uteri. Vf. bevorzugt bei der Schnittentbindung die senkrechte Eröffnung der Bauchhöhle in der linken Flanke. Bei Mehrlingsträchtigkeiten ergeben sich mitunter Schwierigkeiten bei der Entwicklung der Früchte aus dem nicht eröffneten Uterushorn auf Grund des kleinen Corpus uteri. Die Prognose des Kaiserschnittes ist bei frühzeitiger Durchführung sowohl quo ad vitam als auch quo ad conceptionem günstig. Als Störungen der Nachgeburtsperiode kommen vorwiegend Uterusvorfälle (Prognose nach Reposition nicht ungünstig), Nachgeburtsverhaltungen (intensive Antibiose) und Gebärparese (spricht auf die allgemeinen Behandlungsmethoden gut an) in Frage. Bei Schafen treten jedoch mitunter prognostisch ungünstige Trächtigkeitstoxikosen (Leberveränderungen) auf.

J. Wollrab. 7325.

4-64/02-0417 Niggli, H. B.; Zollikon. **Die Geburtshilfe beim Fleischfresser.** Schweiz. Arch. Tierheilkunde **105** (1963) Nr. 1. S. 47–52.

Einleitend wird kurz auf geburtshilfliche Probleme und auf die Schwierigkeiten der Trächtigkeitsdiagnose bei Fleischfressern aus der Sicht des Praktikers eingegangen. Auf Grund der nicht seltenen Scheinträchtigkeit erlauben nur die Palpation von Früchten oder Röntgenaufnahmen (nicht Durchleuchtungen) sichere Aussagen über eine bestehende Trächtigkeit, allerdings ist hierdurch eine Diagnose erst von der 7. Graviditätswoche ab möglich. Die normale Geburt bei Hunden verläuft meist ohne Komplikationen. Lediglich bei Siamkatzen und kurzköpfigen Zwerghunderassen wird häufiger ein tierärztliches Eingreifen nötig. Vf. warnt vor der Verabreichung zu hoher Dosen von Wehenmitteln zur Intensivierung der Gebärmutterkontraktionen bei Wehenschwäche. Dosen von 1–2 IE eines reinen Oxytocinpräparates (Syntocinon-Sandoz) sind im allgemeinen ausreichend. Auf Grund der Schwierigkeiten der geburtshilflichen Diagnose sollte bei Geburtsstörungen der Kaiserschnitt rechtzeitig durchgeführt werden. Zangenextraktionen werden abgelehnt. Indikationen für eine frühzeitige Vornahme des Kaiserschnitts sind Inguinalhernien, verlängerte Trächtigkeitsdauer bei Einfrüchtigkeit bei Siamkatzen und Zwerghunderassen sowie dunkelgrüner Vaginalausfluß vor oder während der Geburt. Abgestorbene Früchte stellen keine Kontraindikation für die konservative Schnittentbindung dar. Die Technik der Sectio caesarea (Linea alba) wird kurz beschrieben. Zur Narkose wird für Praxisverhältnisse die intravenöse Verabreichung von maximal 0,5 ml Polamivet pro kg Kgw., die lansgam erfolgen soll (3–4 Min.), empfohlen, da sie im allgemeinen eine ausreichende Analgesie ergibt und die Feten nicht schädigt.

J. Wollrab. 7325.

4-64/02-0418 Klöppel, Günther; Frankfurt/M., Zool. Garten. **Schwergeburt bei einem See-Elefanten.** Nord. Veterinärmed. **14** (1962) Nr. 9. Suppl. Nr. 1. S. 161–163. 7327.

4-64/02-0419 Chappat, M. P.; Vitteaux, Côte-d'Or. L'hydropisie des enveloppes foetales chez la vache, sa cure par opération césarienne. **(Die**

Behandlung der Eihautwassersucht bei der Kuh durch den Kaiserschnitt.) Bull. mens. Soc. vétérin. prat. France **46** (1962) Nr. 8. S. 274–287.
Die bisherige Therapie der Eihautwassersucht in Form des Versuches einer Geburtseinleitung durch Anwendung von HHL-Hormonen führte meist zu keinem Erfolg, sondern nach 48 Std. zum Tode oder zur Notschlachtung. Die Tierkörper wurden außerdem wegen hochgradiger Wäßrigkeit verworfen. Der Vf. unterzog deshalb 5 Kühe, davon 2 nach erfolgloser Hormontherapie und 3 ohne weitere Vorbehandlung dem Kaiserschnitt. Alle 5 wurden geheilt, gemästet und gut verwertet. Die Krankheitsgeschichten der 2 Färsen und 3 Kühe werden eingehend beschrieben. Zwei zeigten vor der Operation uterine Koliken. Alle wurden stehend in der rechten Flanke mit Lokalanaesthesie operiert. Die Nachgeburten konnten teils 1 Tag nach der Operation, teils mit Schwierigkeiten später, teils erst nach 14 Tagen abgenommen werden. Nur eins der Kälber konnte mit Mühe und unrentabel aufgezogen werden, die übrigen, darunter 2 × Zwillinge, starben sofort oder innerhalb von 10 Tagen. Alle 5 Kühe konnten später gut gemästet verkauft werden. 4 der Tiere stammten aus Brucellose-Beständen. Die uterinen Koliken werden als Zeichen der vergeblichen Bemühungen des Körpers betrachtet, die Geburt einzuleiten. Sie sind für den Operateur das Signal zum Einschreiten und geben eine günstige Prognose. Trotzdem darf man aber nicht auf die Koliken warten, die oft überhaupt nicht eintreten. Prognostisch ungünstig sind auch hier die Zwillingsgeburten. Der Patient wird vor der Operation, falls noch Appetit besteht, auf Diät gesetzt. Die Operation wird im Stehen von der rechten Flanke ausgeführt, um einen Decubitus während der Operationszeit von mehr als 1 Std. zu vermeiden. Die Entleerung der pathologischen Flüssigkeitsmengen geschieht unter Überwachung von Herz und Atmung in 15 bis 30 Min. oder noch längerer Zeit. Die gesetzte Wunde wird erweitert und das Kalb herausgenommen. Bei Zwillingen wird, oft nicht erfolgreich, versucht, beide durch eine Öffnung zu entwickeln, soweit das Septum das erlaubt. Sonst muß im anderen Horn noch ein Einschnitt gemacht werden. Die Gebärmutter wird mit doppelter Naht (surjet) mit Catgut 2 oder 3 genäht. 24 Std. nach der Entfernung des Kalbes hat sich immer die Cervix geöffnet, aber nicht immer kann die Nachgeburt abgenommen werden. Antibiotica werden 96 Std. als Injektion gegeben, der Uterus wird außerdem örtlich damit versorgt. Die Operation bei Eihautwassersucht mit Verdauungsstörungen kann also empfohlen werden. Die größte Schwierigkeit besteht nur darin, den Besitzer des Tieres von der Notwendigkeit einer Operation zu überzeugen.

K. Preißler. 7330.

4-64/02-0420 Vandeplassche, M.; Gent, Reichsuniv., Klin. für Veterin. Geburtshilfe und Fortpflanzungsstör. **Kaiserschnitt in komplizierten Fällen beim Rind.** Schweiz. Arch. Tierheilkunde **105** (1963) Nr. 1. S. 21–30.
Der Kaiserschnitt beim Rind ist im letzten Jahrzehnt zu einer praxisreifen Methode ausgearbeitet worden. Die Operationstechnik für nicht komplizierte Schwergeburten steht im allgemeinen fest. Bei komplizierten Geburten können jedoch unvorhergesehene Schwierigkeiten auftreten, die die Durchführung der Operation erheblich ungünstiger gestalten. An Hand der bei etwa 2000 Schnittentbindungen beim Rind gewonnenen Erfahrungen bespricht Vf. die wichtigsten Komplikationen und zeigt Möglichkeiten zu ihrer Beherrschung auf. Uterusrisse überstehen Rinder recht gut, solange das Allgemeinbefinden gut ist. Nicht perforierende Uterusrisse kommen bei Schwergeburten relativ häufig vor. Perforierende Längsrisse der Gebärmutter können entweder von der Scheide oder von der Bauchhöhle aus erfolgreich genäht werden. Querrisse im Bereich des Uteruskörpers oder der Cervix lassen sich nur nach artifiziellem Uterusprolaps versorgen. In ungünstigen Fällen kann die Amputation des prolabierten Uterus notwendig werden. Schwere Blutungen sind selten. Sie werden meist nach starken Einrissen der breiten Mutter-

bänder beobachtet. Die extraabdominale Verlagerung des trächtigen Uterushornes, die in infizierten Fällen immer angezeigt ist, bereitet mitunter erhebliche Schwierigkeiten, besonders wenn der Rücken der Frucht zur Bauchwunde gelagert ist oder auch bei sehr großen oder emphysematösen Früchten mit beginnender Uterusinvolution und in Fällen von Uterustorsionen und Adhäsionen. Hierbei empfiehlt sich die Operation am liegenden Tier und eine ausgiebige Eröffnung der Bauchhöhle. In einigen Fällen war die Extraktion der Frucht erst nach teilweiser Embryotomie möglich. Eine geringgradige Verunreinigung der Bauchhöhle erscheint bei Tieren mit gutem Allgemeinbefinden nicht besonders gefährlich zu sein. Bei Operationen am liegenden Tier ist der Verschluß der Bauchwunde sehr erschwert bei Einsetzen der Bauchpresse (Epiduralanaesthesie, Tranquillizer, evtl. Allgemeinnarkose), bei stark gefülltem oder tympanischem Pansen (Trokarierung, schnelle Operation, besser am stehenden Tier operieren) und bei starker Spannung der Bauchwand. In diesen Fällen ist die Bauchwunde durch eine fortlaufende Naht aus besonders starkem Material (Vetafil), die sowohl Bauchfell als auch Muskulatur und Tunica flava faßt, zu verschließen. Bei 80 Kühen wurde zweimal und bei 4 dreimal ein Kaiserschnitt ausgeführt. Bei den Relaparotomien wurden starke Gewebsveränderungen an der Bauchwunde festgestellt. Die verschiedenen Gewebeschichten von der Haut bis zur Tunica flava waren untereinander zu einer harten Einheit verwachsen. Nicht selten werden auch Verwachsungen des Uterus mit dem parietalen Bauchfell in Form sehr fester fibröser Gewebestränge beobachtet. Die Blutungsneigung ist wesentlich größer als bei Erstoperationen, auch heilt die Bauchwunde weniger gut, allerdings scheint keine besondere Gefahr für eine Hernienbildung zu bestehen.

J. Wollrab. 7375.

4-64/02-0421 Graden, W.; Tramelan. **Der Kaiserschnitt beim Pferd.** Schweiz. Arch. Tierheilkunde **105** (1963) Nr. 1. S. 38–47.

Nach Betrachtungen über die Wirtschaftlichkeit des Kaiserschnittes beim Pferd wird ein Überblick über den Geburtsablauf und die Geburtsstörungen beim Pferd sowie Maßnahmen zu deren Behebung gegeben. Vf. bezeichnet auf Grund seiner Erfahrungen die Zweihörnerträchtigkeit als einzige Indikation für den Kaiserschnitt bei der Stute. Wenn bei festgestellter Zweihörnerträchtigkeit Berichtigungsversuche innerhalb von etwa 15 Min. keinen Fortschritt erkennen lassen, rät er zum Kaiserschnitt als ultima ratio. Für die Verhältnisse in der Praxis empfiehlt sich die Operation im Stehen, die es dem Operateur erlaubt, sich weitgehend auf die Operation zu konzentrieren, ohne gleichzeitig Kreislauf und Narkose überwachen zu müssen. Operierte Tiere legen sich zudem meist mehrere Tage nach der Operation nicht nieder, wodurch Belastungen der Wunde durch Aufstehversuche wegfallen. Zur Ruhigstellung der Stuten wurden anfangs Doloridine (ein morphinähnliches Produkt), später Combelen (10–12 ml) intramuskulär bzw., teils intravenös, teils intramuskulär angewandt. Die Eröffnung der Bauchhöhle erfolgte nach vorausgehender Infiltrationsanaesthesie (200 ml 2%iger Atoxicainlsg.) entgegen der allgemein empfohlenen Methodik (rechte Flanke) in der linken Flanke durch senkrechte Schnittführung, da an der linken Bauchwand Fruchtteile am deutlichsten zu fühlen waren. Das trächtige Uterushorn ließ sich in allen Fällen erreichen und vorlagern. Die Extraktion des Fohlens wird nicht selten durch Ankylosenbildung erschwert. Die Blutung aus der Bauch- und Uteruswunde ist wesentlich stärker als beim Rind, so daß es angebracht ist, entsprechende Catgut-Ligaturen zu legen und 2 ml Hypophysin in die Uteruswand zu spritzen. Die Nachgeburt ist auf jeden Fall sorgfältig und vollständig zu entfernen. Nach antibiotischer Versorgung wurde der Uterus durch eine einfache Lambertnaht verschlossen. Peritonaeum und M. transversus abdominis wurden gemeinsam durch eine fortlaufende U-Naht mit Kammbildung nach außen vernäht. Die anderen 3 Bauchmuskeln wurden einzeln und fortlaufend, die Haut fortlaufend mit starker Seide ohne Drainage genäht. Post operationem erhielten die Stuten Tetanusserum und 2–3 Streptocillinspritzen an den darauffolgenden Tagen. Vf. hat in den Jahren 1957 bis 1961 sechs Stuten auf diese Weise operiert, die alle die Operation gut überstanden und später vollwertig und dauernd als Arbeitspferde eingesetzt werden konnten. Eine erneute Zuchtverwendung operierter Stuten lehnt Vf. ab, da er nach Zweihörnerträchtigkeit bei erneuter Trächtigkeit häufig Rezidive gesehen hat. J. Wollrab. 7375.

4-64/02-0422 Andres, J.; Zürich, Univ., Veterin.-Ambulator. Klin. **Physio-Pathologie der Schwergeburten.** Schweiz. Arch. Tierheilkunde **105** (1963) Nr. 1. S. 13–20.

Es werden allgemeine Betrachtungen über die Physio-Pathologie der Schwergeburten als der Grundlage für die Prophylaxe und Behandlung der Geburtsstörungen angestellt. Die Geburtsstörungen werden in 3 Gruppen, die sich zum Teil überschneiden und kombinieren, eingeteilt. 1. Störungen von seiten des Muttertieres (Allgemeinerkrankungen, Organerkrankungen, Senilität, Enge der Geburtswege, Uterusverlagerungen, Miß- und Neubildungen sowie Trockenheit der Geburtswege). 2. Störungen von seiten der Frucht bzw. der Früchte (absolut und relativ zu große Früchte, Mißbildungen, Zwillings- und Mehrlingsträchtigkeiten, Lagerungsanomalien, Eihautanomalien) und 3. Störungen durch unkoordinierte oder unvorsichtige Geburtshilfe (vorzeitiger Zug, Verletzungen der Geburtswege). Zur allgemeinen Prophylaxe der Geburtsstörungen werden insbesondere hervorgehoben: allgemeine Hygiene, Geburtshygiene, Krankheitsbekämpfung, vernünftige vorsichtige Geburtshilfe, geeignete Zuchtwahl. Als Grundsatz der allgemeinen Therapie von Schwergeburten gilt die Gewinnung von lebenden Früchten unter möglichster Schonung des Muttertieres. Daher wird der manuellen Geburtshilfe mit mechanischen Mitteln (verstärkter Zug, Retorsion, Fruchtwasserersatz) der Vorrang eingeräumt. Vf. vertritt den Standpunkt, daß die Schnittentbindung gegenüber der Embryotomie für das Muttertier den schwereren Eingriff darstellt. Daher sollte bei toten Früchten und bei Fruchtmißbildungen, sofern die Weite der Geburtswege dies erlaubt, die Embryotomie an Stelle der Schnittentbindung treten. Trotz guter Kaiserschnittprognose dank der vervollkommneten Technik und der Antibiotica dürfen die altbewährten Methoden der manuellen Geburtshilfe, besonders auch bei Uterustorsionen und Lagerungsfehlern, nicht vernachlässigt werden. J. Wollrab. 7385.

4-64/02-0423 Šipilov, V. S. und Rubcov, V. I. Fiziologičeskoe obosnovanie metodov i srokov lečenija zaderžanija posleda u korov. **(Physiologische Begründung der Methoden und des Zeitpunktes einer Behandlung bei gehemmter Placentaausstoßung bei Kühen.)** Izvestija Timirjazevskoj sel'skochozjajstvennoj akademii, Moskva **1962** Nr. 1. S. 67–78. – 2 Abb., 4 Tab., 34 Lit. Zus. in Engl.

Die gehemmte Placentaausstoßung bei einem nicht geringen Prozentsatz der Kühe ist nach Ansicht des Vf. nicht eine Pathologie der Nachgeburtsperiode, sondern der Geburtsperiode. Sofort nach der Geburt des Kalbes müssen Maßnahmen ergriffen werden, um die Placentaausstoßung zu stimulieren, wie die Beleckung des Kalbes, Tränken mit Fruchtwasser, Abreiben der Kuh mit einem Strohbündel, Verabreichung von Colostrum, warmem Salzwasser (1,5–2 Eimer) und, sollte die Placenta nach 3–4 Std. noch nicht ausgestoßen sein, 500 g Zucker. Nach 6–8 Std. müssen therapeutische Maßnahmen (Fruchtwasser, Sinoestrol, Pituitrin) angewandt werden. Bei Uterusatonie, die meistens bei kleineren Kühen von mittlerer und geringer Leistung auftritt, muß nach 24 Std. die Placenta operativ entfernt werden. Bei vollständiger Verwachsung der mütterlichen und kindlichen Placenta, die vorwiegend bei großen, hochleistungsfähigen Kühen mit gestörtem Stoffwechsel beobachtet wird, ist die operative Entfernung der Placenta günstiger erst nach 48 Std. vorzunehmen. Von der Verwendung desinfizierender Lösungen bei der Operation wird abgeraten, da sie leicht zu Erkrankungen des Uterus führen. Die hauptsächlichen Maßnahmen gegen eine gehemmte Placentaausstoßung bestehen in ausreichender Fütterung, richtiger Haltung und Befruchtung im ersten Monat nach der Geburt. Durch die angeführten Maßnahmen gelang es, die Hemmung der Placentaausstoßung von 28,5–25,4% auf 7,2% zu senken.

G. Pose. 7400.

4-64/02-0424 Rieder, L.; Staatz, Nieder-Österreich. **Die Gebärparese – eine Folgé von Nebennieren-Rinden-Insuffizienz.** Tierärztl. Umschau **18** (1963) Nr. 4. S. 195–198. – 3 Lit.

Vf. vertritt auf Grund theoretischer Überlegungen über den Calciumhaushalt und therapeutischer Erfahrungen mit Cortisonpräparaten die Meinung, daß die Gebärparese durch das zum Zeitpunkt der Geburt gestörte inkretorische Gleichgewicht hervorgerufen wird. Danach ist die Gebärparese als die Folge einer Nebennierenrindeninsuffizienz anzusehen, die in ungefähr 75% der Fälle von einer sekundären Hypocalcämie begleitet ist. Als causale Therapie wird die Verabreichung von Corticoiden angeraten, die auch dann zum Erfolge führen soll, wenn Calciuminfusionen und Luftinsufflationen wirkungslos bleiben. Bei anfälligen Tieren kann man nach dem Vf. das Auftreten von Gebärparese verhindern, wenn während oder kurz nach Geburt ausreichende Mengen von Nebennierenrindenhormon (mindestens 50 mg Deltacortril) verabreicht werden. Als weiterer Vorteil der Cortisonbehandlung wird angegeben, daß sich gleichzeitig postpartale Euterödeme günstig beeinflussen lassen. Vf. stellt seine Ansichten über die Ätiologie der Gebärparese zur Diskussion.

J. Wollrab. 7400.

4-64/02-0425 Šipilov, V. S. und Rubcov, V. I; Moskau, Landwirtsch. Timirjasew-Akad. Metody i sroki lečenija korov pri zaderžanii posleda. **(Behandlungsmethoden und -fristen bei der Zurückhaltung der Nachgeburt.)** Veterinarija, Moskva **40** (1963) Nr. 3. S. 36–40. – 4 Tab.

Vff. erforschten die Wirksamkeit einiger Mittel bei der Zurückhaltung der Nachgeburt bei hochproduktiven Kühen im Alter von 4–8 Jahren. Es wurde zwecks Untersuchung der Wirksamkeit jeden Präparates auf die Kontraktionsfähigkeit des Uterus der Index seiner Aktivität errechnet und die Frage untersucht, warum keines der angewandten Mittel, die starke Zusammenziehung der Gebärmutter hervorrufen, bei Kühen mit einer höheren Produktivität als 5000 kg zum Abgang der Nachgeburt führte. Die durchgeführten Analysen ergaben bei letzteren Tieren eine starke Stoffwechselstörung als Folge einseitiger Fütterung durch Konzentrate. Wird als Ursache der Nachgeburtszurückhaltung eine Atonie des Muttertieres erkannt, dann muß die Entfernung der Nachgeburt manuell innerhalb 24 Std. erfolgen, die sonst erst nach 48 Std. durchgeführt wird. Dabei sollen nach Beobachtungen der Vff. weder vor noch nach der Operation irgendwelche desinfizierende Lösungen eingeführt werden, weil dies nicht die Möglichkeiten der Entstehung verschiedener pathologischer Erscheinungen, die manchmal zum Tode des Tieres führen, vermindert, sondern im Gegenteil stark vergrößert.

K. Tzschachmann. 7400.

XVI. TRÄCHTIGKEITSDIAGNOSTIK, STERILITÄT, BESAMUNG

4-64/02-0426 Jakimčuk, I. L. und Tichomirova, O. N.; Moskau, Veterinärmed. Akad. Ob optimal'nych srokach osemenenija korov posle otela. **(Über optimale Befruchtungsfristen der Kühe nach dem Abkalben.)** Veterinarija, Moskva **39** (1962) Nr. 12. S. 40–42. – 1 Tab.

Der für eine erfolgreiche Tierzucht wesentliche Faktor: „Steigerung der Jungtierzahl" basiert auf rationellen Befruchtungsfristen der Kühe nach dem Ab-

kalben. Vff. stellten die Ansichten verschiedener bedeutender sowjetischer Wissenschaftler zu diesem Thema zusammen und geben eine Erklärung für die unterschiedlichen Forderungen. Es werden ferner statistische Aufzeichnungen über die Befruchtungszeiten von hochproduktiven Rinderherden in Lehrwirtschaften analysiert. Die Erzielung der rationellsten Befruchtungsfrist ist von der Erfüllung der zootechnischen und veterinärhygienischen Forderungen in bezug auf Fütterung, Haltung und Pflege abhängig. Es ist zweckmäßig, die Diagnosestellung über die Trächtigkeit der Kühe und Färsen 1 ½–2 Monate nach ihrer Befruchtung durchzuführen.
K. Tzschachmann. 7502.

4-64/02-0427 Ball, Leslie und Carroll, E. J.; Fort Collins, Colorado State Univ., Coll. of Veterin. Med., Dep. of Veterin. Clin. and Surgery. Induction of fetal death in cattle by manual rupture of the amniotic vesicle. **(Die Erzeugung des Fruchttodes bei Rindern durch manuelle Zerstörung der Amnionblase.)** J. Amer. veterin. med. Assoc. **142** (1963) Nr. 4. S. 373–374.
Hereford-Färsen im Alter von 18 und 24 Mon. werden besamt und 39–59 Tage nach erfolgter Besamung auf Trächtigkeit untersucht. Bei bestehender Trächtigkeit wird bei einem Teil der Versuchstiere die Amnionblase durch rektales Zerdrücken derselben zerstört, ohne daß die Frucht in Mitleidenschaft gezogen wird. Die Tiere werden sodann beobachtet, um die Resorption oder das Ausstoßen der Fruchtteile zu registrieren. Bei einer zweiten Gruppe von Tieren werden nach durchschnittl. 64 Tagen Trächtigkeit sowohl die Amnionblasen als auch die Frucht zerstört. Die Zerstörung der Amnionblase ist in diesem Zeitraum sehr schwierig, während es bei den frühgraviden Tieren der ersten Gruppe rel. leicht möglich ist. Der Abgang der Eihäute bei der ersten Gruppe erfolgt vom 7. Tage bis zum 27. Tage nach der Ruptur. Im Durchschnitt sind die Eihäute nach 17 Tagen entweder resorbiert oder abgegangen. Brunst wird im Durchschnitt 16–40 Tage nach der Zerstörung des Amnions festgestellt. Die Untersuchungen machen deutlich, daß sehr frühzeitige rektale Untersuchungen (vor 45 Tagen) mit Gefahren verbunden sind. Auf der anderen Seite können unerwünschte Trächtigkeiten leicht manuell beseitigt werden. K. Rothe. 7508.

4-64/02-0428 Hell, Insa; Hannover, Tierärztl. Hochschule, Richard-Götze-Inst., Klin. für Geburtshilfe und Gynäkol. des Rindes. **Die Möglichkeiten einer hormonalen Funktionsdiagnostik aus dem Vaginalabstrich beim Menschen und die Anwendbarkeit dieser Methode beim Rind.** Diss. Hannover **1962** 89 S. – 180 Lit.
Die Vaginalcytologie hat in der Humanmedizin besonders zur Carzinom- und hormonalen Funktionsdiagnostik Bedeutung erlangt. In der Veterinärmedizin und besonders beim Rind sind die Erfahrungen mit der Vaginalcytologie zur hormonalen Funktionsdiagnostik noch gering. Unter Berücksichtigung der Verhältnisse beim Menschen werden die physiologischen und pathologischen Abläufe im Fortpflanzungsgeschehen dargestellt, für die beim Rind möglicherweise ebenfalls vaginalcytologische Untersuchungen von Wert sein könnten. Nach einer Besprechung über die Methodik und die bisherigen Ergebnisse vaginalcytologischer Untersuchungen werden die für das Rind in Frage kommenden Anwendungsmöglichkeiten herausgearbeitet und diskutiert. Danach sollte die vaginalcytologische Methode beim Rinde in folgenden Fällen geprüft werden: Bestimmung des zu erwartenden Geburtstermines; Klärung der hormonalen Verhältnisse bei der großzystischen Entartung; Testung von Geschlechtshormonen; Nachweis eines Progesteronmangels bei vermutetem embryonalen Fruchttod; Bestätigung der Vermutung eines Oestrogenmangels bei Nachgeburtsverhaltungen; Nachweis eines zu hohen Oestrogenspiegels bei Milchmangel nach der Geburt; frühzeitiger Nachweis einer Pflanzenoestrogenwirkung. J. Wollrab. 7515.

4-64/02-0429 Rommel, Peter; Leipzig, Karl-Marx-Univ., Veterinärmed. Fak., Ambulator. und Geburtshilfl. Tierklin. **Untersuchungen zum quantitativ-chemischen Oestrogennachweis im Urin beim geschlechtsreifen weiblichen Rind und Pferd.** Diss. Leipzig **1961** 146 S. – 39 Abb., 28 Tab., 317 Lit.

Quantitativ-chemische Oestrogenbestimmungen im 24-Stunden-Urin wurden beim Rind während des Zyklus, der ungestörten Gravidität, des Partus und im Frühpuerperium nach der Ittrich-Methode durchgeführt. Die Methode wurde auf Spezifität und Genauigkeit geprüft und den physiologischen Verhältnissen beim Rind angepaßt. Zum Vergleich dienten analoge Untersuchungen bei ingraviden und graviden Stuten. Zum Nachweis des ovariellen Ursprungs der Urinoestrogene während des Brunstzyklus wurde bei zwei Rindern nach Ovarektomie und bei zwei Rindern mit cystöser Degeneration der Ovarien die 24-Stunden-Urin-Oestrogenausscheidung bestimmt. Beim Rind konnte während der Brunst und in den ersten drei Trächtigkeitsmonaten eine 24-Stunden-Ausscheidung von 150 μg Oestron, 250 μg Oestradiol und 125 μg Oestriol ermittelt werden. Vom dritten Trächtigkeitsmonat ab überwiegt die Oestronfraktion, welche bis zur Geburt – abgesehen von einem vorübergehenden Oestronabfall im 8. Trächtigkeitsmonat – zunimmt (20000 μg Oestron, 4000 μg Oestradiol und 700 μg Oestriol pro 24 Stunden). Im Puerperium stellt sich ein annähernd gleichmäßiger Urin-Oestrogenspiegel von durchschnittlich 110 μg Oestron, 120 μg Oestradiol und 50 μg Oestriol pro 24 Stunden ein. Bei der Stute konnten während der Hauptrosse durchschnittlich 1,25 μg Oestron, 0,35 μg Oestradiol und 0,075 μg Oestriol pro ml Urin bestimmt werden. In der Graviditätsperiode ist von der 6. Trächtigkeitswoche ab ein Anstieg aller drei Oestrogenfraktionen bis zum 220. bis 250. Graviditätstag (70 μg Oestron, 13 μg Oestradiol und 3,3 μg Oestriol pro ml Urin), im Anschluß hieran ein Absinken der Werte bis zur Geburt (10 μg Oestron, 2,97 μg Oestradiol und 0,63 μg Oestriol pro ml Urin) zu verzeichnen. Im Puerperium ist die Oestrogenausscheidung am niedrigsten (0,34 μg Oestron, 0,20 μg Oestradiol und 0,12 μg Oestriol pro ml Urin). H. Gürtler. 7525.

4-64/02-0430 Derivaux, J. Stérilité et mortalité prénatale. **(Sterilität und pränatale Mortalität.)** Ann. Méd. vétérin. [Bruxelles] **104** (1963) Nr. 3. S. 145–168. – 94 Lit.

Bei Feststellung von Sterilität ist nicht immer die Ursache zu ermitteln. Nach einmaliger Besamung werden oft nur 60 65% Geburten erreicht, nach zwei oder drei Besamungen schon 80–90%. Bei der Untersuchung wird meist eine Sterilität sine materia gefunden. Es muß also die Befruchtung gefehlt haben oder irgendwie mangelhaft gewesen sein oder das befruchtete Ei abgestorben sein. Man rechnet bei der Entwicklung eines befruchteten Eies die Periode des Eies bis zum 10. Tag, des Embryos bis zum 40. Tag, anschließend bis zur Geburt die fetale Periode. Die Mortalität des Embryos der Kuh tritt zwischen 16. u. 34. Tag ein und kommt bei 15% und mehr vor. Als Ursache wurden Störungen am Ei oder Embryo erkannt, wie Schweinegeburten beweisen, wobei nacheinander tote und lebende Ferkel geboren werden. In Anbetracht der ökonomischen Wichtigkeit der Verluste referiert der Vf. 94 darüber geschriebene Berichte. Die Vererbung scheint eine gewisse Rolle zu spielen, so daß Besamungsbullen an der Fortpflanzungskraft ihrer Töchter überprüft werden müssen. Die Kondition der Gameten, ihre Zahl, ihr Alter im Augenblick der Befruchtung ist von großer Wichtigkeit. Unausgereifte und überreife Eizellen können infolge Polyspermie oder Degeneration absterben. Bei der Sau ist deshalb eine Besamung oder Bedeckung nur in den ersten 24 Std. der Brunst angebracht. Beim Schwein zieht eine große Anzahl reifer Eier nicht unbedingt ein vermehrtes Absterben von Embryonen nach sich. Die Befruchtungsfähigkeit des Sperma verringert sich im Maßstab seines Alterns, was auf eine konstante Verminderung seines Gehaltes an

Desoxyribonucleinsäure zurückgeführt wird. Brucellose, Trichomoniasis und Vibriose können zwar befruchtete Eier und Embryonen zerstören, sind aber nicht der Hauptgrund embryonaler Mortalität. Ein mangelhaftes Gleichgewicht zwischen Corpusluteum-Hormon und Follikelhormon bei umrindernden Kühen kann durch Einspritzung von 20 mg Progesteron mit 75% Erfolg behoben werden. Auch immunologische Faktoren können zum Mißerfolg der Befruchtung oder zum embryonalen Tod führen. Mit Anti-Sperma-Serum vom Rind behandeltes Sperma bewirkte keine Konzeption, es genügte auch schon die Gamma-Globulin-Fraktion des Immunserums. Dagegen beeinflußt Anti-Erythrocyten-Serum das Sperma nicht. Bei Schweinen bewirkt reichliche Automatenfütterung ein Ansteigen der embryonalen Mortalität von 43 auf 68% bzw. von 20 auf 47%. Auch zu stark ernährte Kühe machen größte Schwierigkeiten bei der Konzeption. K. Preißler. 7540.

4-64/02-0431 Přibyl, Emil. Hygiena porodu a některé jiné faktory v prevenci sterility. **(Die Geburtshygiene und einige weitere Faktoren der Sterilitätsverhütung.)** Veterinářství **13** (1963) Nr. 4. S. 158–160. — 4 Lit.

Eine oft vorkommende Ursache der Fruchtbarkeitsstörungen bei Kühen bilden nichtspezifische Endometritiden. Die Uterusinfektion geschieht in der Regel während der Geburt und unmittelbar danach, aber nach neueren Wahrnehmungen können dabei hygienische Mängel während der Trächtigkeit und verminderte bzw. unzureichende Resistenzkraft des Tieres beitragen. Dabei vermehrt sich die bakterielle Flora, die bei manchen Tieren auch unter normalen Bedingungen in der Scheide existiert und vor allem auch aus bestimmten, bedingt pathogenen Keimen besteht. Es wurde beobachtet, daß der Uterus während der follikulären Phase gegen die nichtspezifische Infektion verhältnismäßig resistent ist; während der lutealen Phase ist dies schon weniger der Fall, da er während dieser Periode gegen die Infektion empfindlich wird, und zwar parallel mit der Progesteronwirkung. Wenn im Organismus das Oestrogen vorherrscht, befindet sich der Uterus in resistenzfähigem Zustand, wofür auch die erfolgreiche Pyometrabehandlung mit Oestrogen zeugt. Die Abwehrprozesse in den Zellen lassen sich auch im Endometriumstroma erwachsener Färsen histologisch nachweisen und sind auch durch neuroendokrine Einflüsse bedingt. Diese physiologische Regelung bildet einen wesentlichen Teil der sog. Selbstreinigung der Sexualorgane und wiederholt sich periodisch. Die Abwehr des Endometriums gegen die Infektion wird auch durch richtige Ernährung sowie günstige hygienische Bedingungen während der Trächtigkeit unterstützt. ČSSR/ÚVTI. 7552.

4-64/02-0432 Gorochov, L. N. und Semakov, V. G. Svjaź fizičeskich svojstv vlagališčno-cervikal'nogo sekreta s sostojaniem jaičnikov korov. **(Zusammenhang der physikalischen Eigenschaften des Cervicalsekrets mit dem Zustand des Eierstocks der Kühe.)** Trudy Vsesojuznogo naučno-issledovatel'skogo instituta životnovodstva, Moskva **24** (1962) S. 336–343. — 4 Tab., 6 Lit. 7555.

4-64/02-0433 Sokolovskaja, I. I., Drozdova, L. P., Gorochov, L. N., Denisova, S. V., Smirnov, E. D., Semakov, V. G. und Kurganov, V. A. Izmenenija sostava i svojstv cervikal'nogo sekreta korov. **(Veränderungen des Cervicalsekrets der Kuh.)** Trudy Vsesojuznogo naučno-issledovatel'skogo instituta životnovodstva, Moskva **24** (1962) S. 312–331. — 6 Abb., 8 Tab., 12 Lit. 7555.

4-64/02-0434 Semakov, V. G. und Gorochov, L. N. pH cervikal'no-vlagališčnogo sekreta korov. **(pH-Gehalt des Cervicalsekrets der Kühe.)** Trudy Vsesojuznogo naučno-issledovatel'skogo instituta životnovodstva, Moskva **24** (1962) S. 332–335. — 3 Tab., 5 Lit. 7555.

4-64/02-0435 Pliško, M. T.; Poltawa, Ukrain. SSR, Forsch.-Inst. für Schweinezucht. Pro migraciju lejkocytiv u statevomu aparati svynomatok. **(Über die Migration der Leukocyten im Geschlechtsapparat der Sauen.)** Fiziologičnyj žurnal, Kyïv **8** (1962) Nr. 6. S. 824–826. – 2 Abb. Orig.: ukrain. 7555.

4-64/02-0436 Soehngen, K.; Höxter/Weser. **Fruchtbarkeitsstörungen beim Rindvieh.** Mitt. dtsch. Landwirtsch.-Ges. **78** (1963) Nr. 29. S. 943–944.
Als erstes Anzeichen einer gestörten Fruchtbarkeit rindern die Tiere öfter um. Vor der nächsten Trächtigkeit verstärken sich die gleichen Merkmale. Oft bleibt auch eine intensive Behandlung erfolglos. Die Fälle ausgesprochener Sterilität mit Abgang zur Schlachtung sind an sich weniger häufig als die leichten Zyklusstörungen, wie das Ausbleiben der Brunst, die stille Brunst und das Umrindern. Die Rentabilität der Milcherzeugung wird durch die verlängerte Zwischenkalbezeit, die Milcheinbußen und die Behandlungskosten jedoch geschmälert. Die Ursachen der mangelhaften Fruchtbarkeit werden weniger auf org. Schäden und Infektionen, von denen die Brucellose bisher die Hauptrolle spielte, zurückgeführt als auf fütterungs- und haltungsbedingte Störungen. Während die klinisch erkennbaren Infektionen einer gezielten Therapie eine bessere Angriffsfläche bieten, sind auf Umweltbelastungen beruhende Fruchtbarkeitsstörungen schwerer zu behandeln. Meist liegen mehrere Ursachen vor. Unter den alimentär bedingten Schädigungen spielen der Mangel (oder der Überschuß, Ref.) an Eiweiß, Phosphorsäure und Vit. A die Hauptrolle. Oft sind gerade Hochleistungskühe von Ernährungsmängeln und hierdurch von Fruchtbarkeitsstörungen betroffen. Dies hat der Landwirt bei der Einschätzung seiner Futtergrundlage und der Bewertung ihrer Eignung zur „Fütterung auf Fruchtbarkeit" zu beachten. Die regelmäßige und ausreichende Zufuhr von Mineralstoffen und Vit. dürfte eine wesentliche Voraussetzung zur Erhaltung der Gesundheit, Langlebigkeit und Fruchtbarkeit der weibl. Zuchtrinder sein. H. Busse. 7575.

4-64/02-0437 Becze, J., Mátrai, T. und Tóth, S. Az alimentáris eredeti meddőség befolyása a szravasmarha szelekciójára. **(Einfluß der fütterungsbedingten Unfruchtbarkeit auf die Selektion des Rindes.)** Állattenyésztés [Tierzucht] **11** (1962) Nr. 4. S. 373–378. – Aus: Ung. Agrar-Rdsch. **1963** Nr. 3.
Vff. ermittelten in 5 Milchbetrieben, deren Bestände aus Fütterungsursachen teilweise unfruchtbar geworden waren, an insgesamt 595 Kühen den prozentualen Anteil der güsten Tiere in den einzelnen Leistungsklassen und untersuchten deren Auswirkungen auf die Zuchtwahl. Als güst wurden Tiere betrachtet, die 6 Mon. nach dem Abkalben nicht trächtig wurden sowie jene abgekalbten Kühe, bei welchen eine Erkrankung der Geschlechtsorgane festgestellt werden konnte. In drei der fünf untersuchten Betriebe waren die Konzeptionsbedingungen ungünstig. Als vorübergehend unfruchtbar fanden sie im Betrieb I 52,3%, im Betrieb II 67,0%, im Betrieb III 45% der Tiere. Hinsichtlich der prozentualen Verteilung der unfruchtbaren in den einzelnen Leistungsklassen konnte in den Gruppen, deren tägl. Milchleistung unter 8,5 kg lag, in drei Betrieben der Reihe nach eine Unfruchtbarkeit von 31,6%, 33,4% und 25,0% festgestellt werden. In den Gruppen mit einer tägl. Milchleistung über 15 kg fanden sich 83,4%, 85,3% bzw. 63,6% unfruchtbare Tiere. Es erwies sich, daß in Betrieben mit niedrigen Befruchtungsprozenten der Nährstoffbedarf – insbesondere der Eiweiß- und Phosphorbedarf – der einzelnen Tiere ihrer Leistung nach nur ungenügend befriedigt wurde. In den Betrieben IV und V, in denen die Befruchtungsbedingungen ausgezeichnet waren, blieben nur 7,3% der Kühe güst. 16,7% der Tiere mit einer Leistung unter 8,5 kg und 5,5% der Tiere mit einer Leistung über 15 kg wurden als güst befunden. Dort, wo als Ursache der Unfruchtbarkeit mangelhafte

Haltungs- und Fütterungsbedingungen festgestellt werden konnten, stieg die Zahl der güsten Tiere parallel mit dem Niveau der Leistung an. Demnach nehmen an der Reproduktion des Bestandes Tiere mit einer geringeren Leistung, die in geringerer Zahl vorhanden sind, und Tiere mit einer entsprechenden Leistung – das sind heute noch die meisten – in ungefähr gleichem Maße teil. Die ausschlaggebende Bedeutung der fütterungsbedingten Unfruchtbarkeit liegt darin, daß sie die Beurteilung der grundlegenden Vorbedingungen der Zuchtwahl verschleiert. 7575.

4-64/02-0438 Donaldson, L. E.; Atherton, Queensland, Dep. of Agric. and Stock. Some observations on the fertility of beef cattle in North Queensland. **(Einige Beobachtungen über die Fruchtbarkeit von Mastrindern in Nord-Queensland.)** Austral. veterin. J. **38** (1962) Nr. 9. S. 447–454. – 2 Abb., 8 Tab., 21 Lit.
In 28 Herden in Nord-Queensland betrug die durchschnittl. Kälberzahl 50%. Die geringe Konzeptionsrate wurde durch Haltungs-, Fütterungs- und Krankheitsfaktoren bestimmt. Exaktere Untersuchungen in 3 Zuchten wiesen Abkalbeergebnisse von 65, 59 und 41%, lange Zwischenkalbezeiten von 15,6, 15,6 und 18,6 Mon. und ein Erstkalbealter von 3 oder 3,3 Jahren nach. Die Nutzungsdauer betrug 8–10 Jahre, die Lebensfortpflanzungsleistung 3 Kälber. Bei den Zebuiden war im Winter die Konzeption schlecht, im Frühjahr jedoch erheblich besser. Hierin kommt die Abhängigkeit vom Futterzustande zum Ausdruck. Im Sept., Okt. und Jan. bis Apr. waren die Befruchtungsziffern am besten. Bei britischen Rinderrassen lag das Befruchtungsoptimum im Winter. Die Vibriosis ist in Nord-Queensland endemisch geworden und eine Hauptsterilitätsursache. Trichomonaden wurden nicht festgestellt, Vaginitiden sind häufiger. In einer Zucht traten gehäuft Störungen des männl. Befruchtungsvermögens auf. In 19% der Fälle handelt es sich um eine „Impotentia coeundi", und in 23% der Erkrankungen kommt es zur Posthitis und zum Prolapsus praeputii. Diese Veränderungen sind gelegentlich auch in anderen Zuchten zu beobachten. Die Verteilung und die Länge der Dioestrusphase lag bei den Zebukreuzungen in normalen Grenzen. Kühe, die ihre Kälber bis zu 4 Mon. säugten, wiesen in der Mehrzahl der Fälle eine stille Brunst auf. H. Busse. 7575.

4-64/02-0439 Smith, I. D.; Brisbane, Univ. of Queensland, Fac. of Veterin. Sci., Dep. of Animal Husbandry. Reproductive wastage in a Merino flock in Central Western Queensland. **(Fortpflanzungsstörungen in einer Merinoherde im zentralen West-Queensland.)** Austral. veterin. J. **38** (1962) Nr. 10. S. 500–507. – 7 Tab., 18 Lit.
Über die Fortpflanzungsstörungen beim Schafe gibt es in Australien eine Menge wiss. Lit., aber nur wenige Arbeiten beschäftigen sich mit dem Einfluß der Umweltfaktoren auf diese Störungen. Die rel. Bedeutung der verschiedenen Ursachen der Unfruchtbarkeit ist bei den Mutterschafen bei den verschiedenen Bockzeiten sehr unterschiedlich. In der März-April-Paarung ist die Konzeption am schlechtesten. Bei der Junibockzeit war die Sterblichkeit der neugeborenen Lämmer auffällig hoch, während die vom Sept. bis Nov. gepaarten Muttertiere wegen Anoestrus güst blieben. Obwohl die Jahreszeit der Paarung auf die Phase des Fortpflanzungsprozesses, die gestört wurde, einen entscheidenden Einfluß ausübte, gab dennoch die Härte der physiol. Umweltbelastung den letzten Ausschlag. Um unter den geschilderten Verhältnissen den optimalen Zeitpunkt der Paarung bestimmen zu können, sind weitere Beobachtungen über langfristigere Zeiträume, als sie der jetzigen Untersuchung zugrundeliegen, erforderlich. Obgleich bei den Böcken die Infektionen mit *Brucella ovis* in beträchtlichem Umfange organische Veränderungen auslösten (Epididymitis bei 6,5–7,2% der kontrollierten Vater-

tiere), sind die Fruchtbarkeitsstörungen unter günstigen jahreszeitlichen Bedingungen unbedeutend. H. Busse. 7575.

4-64/02-0440 Koller, Raphael; Wels, Österreich. **Das Problem der medikamentellen (unblutigen) Sexualhemmung bei den Haustieren; Beitrag zur Frage sexualaktiver Stoffe. Sammelbericht.** Zuchthyg., Fortpflanzungsstör. Besam. Haustiere **7** (1963) Nr. 3/4. S. 254–269.
Das Problem der sexualhemmenden Stoffe gewinnt immer mehr an Aktualität; sei es weil dadurch unerwünschterweise die Fortpflanzungsfähigkeit beeinträchtigt wird, oder weil nach derartigen Stoffen gesucht wird, um die Fertilität bei männl. und weibl. Tieren zu kontrollieren oder ganz zu unterdrücken. Nach groben Gesichtspunkten lassen sich solche Wirkstoffe einteilen in 1) Sexualgewebe- und Samenantigene, 2) Hormone (Steroide, Stilbene, Polypeptide, Antihormone, Antihistamine), 3) pflanzliche Agenzien z. B. aus Herbstzeitlose, Mutterkorn, *Rauwolfia*-Arten, Markstammkohl usw.; 4) anorg. Stoffe wie Cd, Br, As, 5) antimitotische Stoffe, 6) Tranquillizer, 7) Bakteriostatica (Sulfonamide, Nitrofuran, Antibiotica), 8) Bakterien, 9) Stoffe aus Fischen und Insekten, 10) andere Pharmaka, z. B. Trypanblau. In der Humanmedizin spielt das Problem der Kontrazeption bereits eine weltweite Rolle; hierzu werden in zunehmendem Maße Progesteronpräparate herangezogen. Beim Masttier kommen ebenfalls sexualaktive Präparate zur Anwendung, hauptsächlich mit dem Ziel der Kastrationswirkung und der Grundumsatzerniedrigung. Es ist jedoch als bedenklich zu bezeichnen, jugendlichen Zuchttieren derartig wirksame Medikamente aus irgend einem Grunde regelmäßig zu verabreichen, da die möglichen Folgen dieses Angriffes auf das endokrine System noch nicht zu übersehen sind und zum anderen schon aus züchterischen Erwägungen sich solche Maßnahmen von selbst verbieten. F. Schaetz. 7580.

4-64/02-0441 Zajac, I. N. und Ordynskij, I. S. Ispol'zovanie SŽK v boŕbe s besplodiem korov. **(Die Anwendung von SSHK bei der Sterilitätsbekämpfung der Kühe.)** Veterinarija, Moskva **40** (1963) Nr. 5. S. 7–8.
ZurStimulierung der Ovulation bei Kühen und bei Behandlung funktioneller Störungen der Geschlechtsorgane wurde Blutserum 35–50ml von trächtigen Stuten angewandt, welches s.c. eingeführt wurde. In den Betrieben, welche eine genügende Menge vollwertigen Futters verabreichten, und wo gute Haltungs- und Pflegebedingungen vorlagen, erhöhte die Anwendung des Blutserums trächtiger Stuten bedeutend den Prozentsatz der auf 100 Kühe und Färsen geborenen Kälber. Bei der Bekämpfung der Sterilität ist es notwendig, mit Rücksicht auf die Indikation und den Zustand des Organismus der Tiere das Serum differenziert anzuwenden. K. Tzschachmann. 7580.

4-64/02-0442 Jaškowski, L.; Bydgoszcz, Inst. für Veterinärmed., Abt. für Insemination und Sterilitätsbekämpf. **Akklimatisation und Sterilität der Haustiere.** Zuchthyg., Fortpflanzungsstör. Besam. Haustiere **7** (1963) Nr. 3/4. S. 205–213.
Eigene Untersuchungsergebnisse decken sich mit den Beobachtungen zahlreicher anderer Autoren, daß die Akklimatisationsbelastung bei männl. und weibl. Tieren zu einer mehr oder weniger langen Fruchtbarkeitsstörung führen kann. Die am stärksten in den ersten zwei bis drei Mon. auftretenden Depressionen sind auf durchwegs gleichartige Vorgänge und Ursachen zurückzuführen. Primär handelt es sich um den Transport- und Anpassungsstress. Letzterer kommt auf zahlreiche exogene Einflüsse hin zustande und wirkt über die Funktionskreisreaktionen auf die neurohormonalen Vorgänge bei der Spermiogenese, beim Zyklus und während der Frühträchtigkeit hemmend. Solche Funktionsausfälle treten gehäuft bereits bei der Umsetzung in ein neues Milieu der gleichen Klimazone auf. Diese Erkenntnisse, die noch weite-

rer Ergänzungen durch Erfahrungen und Beobachtungen bedürfen, weisen auf die Wichtigkeit der optimalen Haltungs- und Fütterungsverhältnisse ebenso wie auf eine möglichst geringe Beanspruchung des Anpassungsmechanismus hin. F. Schaetz. 7590.

4-64/02-0443 Weidlich, N.; Arnsberg, Staatl. Veterinäruntersuchungsamt. **Unfruchtbarkeit beim Bullen infolge tuberkuloseähnlicher chronischer Hodenentzündung.** Dtsch. tierärztl. Wschr. **70** (1963) Nr. 10. S. 268 270. – 3 Abb.
In der Zeit von 1957–1962 wurden im staatlichen Veterinäruntersuchungsamt Arnsberg die Hodenpaare von 7 wegen chronischer Sterilität geschlachteter Bullen (rotbuntes und schwarzbuntes Niederungsvieh, Alter 2–4 Jahre) untersucht. Nach anfänglich zufriedenstellenden Deckerfolgen wurde bei den Bullen während der letzten 3 6 Mon. vor der Schlachtung zunehmende bis völlige Befruchtungsunfähigkeit bei meist gleichbleibender Libido festgestellt. Die Hoden waren nicht schmerzempfindlich und ließen eine unterschiedlich ausgeprägte Konsistenzvermehrung (derb-elastisch bis derb) erkennen. Die Ejakulate zeigten bei negativem oder unspezifischem bakteriol. Befund hochgradige Oligospermie oder Azoospermie. Pathologisch-anatomisch war auffallend, daß das graugelbliche bis bräunliche Hodenparenchym von zahlreichen gelblichen, derben Knötchen von verschiedener Größe (miliar, linsen- bis kirschkerngroß) in wechselnder Ausdehnung (teils m.o.w. gleichmäßig verteilt, teils mehr strahlenförmig angeordnet) durchsetzt war. Gleichzeitig war, besonders in der Umgebung der Knötchen, eine Vermehrung des interstitiellen Bindegewebes zu erkennen. Die Nebenhoden zeigten keine Veränderungen. Histologisch waren die Veränderungen durch Sistieren der Spermiogenese und Bildung tuberkelähnlicher Strukturen charakterisiert (Zerfall des Kanälchenepithels, Kalkablagerung und Demarkation der nekrotisierenden Kanälchen durch einen Wall aus Lymphocyten, Fibroblasten und Fibrocyten). In ausgeprägten Fällen mit starker Granulationsgewebebildung entstand das Bild der Fibrose. Schnitte durch den Nebenhoden boten, abgesehen von stellenweisen Wucherungen des Epithels, keine Besonderheiten. Die bakteriol. Untersuchung der Hoden fiel in allen Fällen negativ aus. Tuberkelbakterien konnten weder kulturell noch im Tierversuch nachgewiesen werden. Die beschriebenen Hodenbefunde gleichen weitgehend den von Conradi, Fischer und Köhler in Thüringen beobachteten chronischen Hodenveränderungen, deren Ätiologie noch ungeklärt ist. J. Wollrab. 7620.

4-64/02-0444 Zeeb, Klaus und Kleinschmidt, Adolf; Freiburg/Br., Tierhyg. Inst.; Stuttgart, Staatl. Museum für Naturkunde. **Beobachtungen zum Paarungsverhalten von Grévyzebras in Gefangenschaft.** Z. Tierpsychol. **20** (1963) Nr. 2. S. 207–214. 7670.

4-64/02-0445 Döcke, F. und Worch, H.; Dummerstorf, Inst. für Tierzuchtforsch. der Dtsch. Akad. der Landwirtsch.-Wiss. zu Berlin. **Untersuchungen über die Uterusmotilität und die Paarungsreaktionen der Sau.** Zuchthyg., Fortpflanzungsstör. Besam. Haustiere **7** (1963) Nr. 3/4. S. 169–178.
Mit Hilfe der Gummiballon-Kymographen-Methode werden bei 26 Sauen die Cervix- und die Uteruskontraktilität während des Zyklus, des Deckaktes und während der Besamung gemessen. Bei Dominanz des Oestrogens treten langanhaltende, durch Ruheintervalle getrennte Kontraktionsphasen auf, während unter dem Eindruck der Corpus luteum-Phase nur schwache und im Blütestadium überhaupt keine Motilität festzustellen ist. – Bei der Besamung im Kasten wird keine, bei zusätzlicher Stimulation durch Klitorismassage und Gegenwart eines Ebers eine schwache Uterusreaktion ausgelöst. Bei der natürlichen Paarung steigert sich die Motilität mit zunehmender Intensität der gegenseitigen Beziehungen. Wesentlich erscheint die Feststellung, daß

die Besamungs- und Paarungsreaktionen bei der in der Bucht frei stehenden Sau wesentlich stärker ausgeprägt sind als bei fixierten Tieren.

F. Schaetz. 7675.

4-64/02-0446 Schilling, E. und Holm, W.; Mariensee/Trenthorst, Max-Planck-Inst. für Tierzucht und Tierernähr.; Berlin-Dahlem, Univ., Tierklin. für Geburtshilfe und Klauentierkrankh. **Experimentelle Untersuchungen zur hormoninduzierten Zwillingsträchtigkeit beim Rind.** Zuchthyg., Fortpflanzungsstör. Besam. Haustiere 7 (1963) Nr. 3/4. S. 179–204.

In vier Versuchsgruppen werden bei 42 Kühen und 5 Färsen Hormonbehandlungen vorgenommen; es soll hierbei eine Ovulationsrate von 2–3 Eizellen erreicht werden. Die erste Gruppe erhält 3–4 Tage vor der Brunst ca. 2500 IE PMS. Bei 13 Tieren stellen sich 4 Polyovulationen, aber nur zwei mit der gewünschten Eizahl ein. Die zweite Gruppe erhält nach der Enucleation des periodischen Gelbkörpers 5–7 Tage lang Progesteron und dann PMS; die Ergebnisse befriedigen nicht. Die Tiere der 3. Gruppe erhalten nach der Enucleation 14–19 Tage lang Progesteron und LH sowie mehrmals PMS; auch diese Kombination bringt keine guten Ergebnisse. Die 11 Tiere der vierten Gruppe bekommen am 4. Tag nach der Brunst ca. 1500 IE PMS und am 17.–18. Tag zugleich mit der Enucleation nochmals 2000 IE PMS und 4000 IE LH. Mit 4 doppelten und 4 dreifachen Ovulationen entspricht das Ergebnis den gestellten Erwartungen. F. Schaetz. 7678.

4-64/02-0447 Hynek, H. und Hořejš, I. Použití séra březích klisen u skotu ve veterinární a chovatelské praxi. **(Anwendung des Serums trächtiger Stuten beim Rind in der tierärztlichen und züchterischen Praxis.)** Vědecké Práce ústředního výzkumného Ústavu Živočišné Výroby v Uhříněvsi **6** (1963) S. 123–140. – 3 Tab., 21 Lit. Zus. in Russ., Engl., Dtsch.

Man überprüfte die Fähigkeit des Serums trächtiger Stuten (SBK), bei Kühen und Färsen des roten Fleckviehs die Brunst hervorzurufen. Man benutzte ein Serum von 4 Warmblutstuten zwischen dem 40. und 120. Trächtigkeitstage und ein Präparat der Firma Bioveta. Durch eine s.c. Applikation von 20 ml SBK bgelang es, eine klare Brunst nach 5,5 Tagen bei 25% und eine stille Brunst bei weiteren 32,7% der behandelten Tiere hervorzurufen. Davon wurden 14% nach der ersten Insemination trächtig. Die künstlich hervorgerufene Brunst dauerte durchschnittlich 2 Tage. Die s.c. SBK-Applikation wird als Hilfsmethode der Sterilitätsbehandlung empfohlen. Die intravaginale SBK-Applikation in die Scheidenschleimhaut hatte ähnliche Ergebnisse wie die s.c. Anwendung. Mit abnehmender SBK-Gabe geht die Zahl der Brunstfälle zurück, bei steigender Gabe wird auch die Brunst prägnanter. Die Kontrollbehandlung steriler Kühe durch Enucleation des Gelbkörpers, Eierstock- und Gebärmuttermassage brachte bessere Ergebnisse: durchschnittlich innerhalb von 4,4 Tagen stellt sich akute Brunst bei 66,6% der behandelten Fälle ein, und nach der ersten Insemination wurden 35,5% der Fräsen und Kühe trächtig. In keinem einzigen Fall gelang es, durch die SBK-Applikation die Geburt von Zwillingen hervorzurufen. ČSSR/ÚVTI. 7678.

4-64/02-0448 Abraham, K. A. und Bhargava, P. M.; Hyderabad, India, Reg. Res. Lab. Nucleic acid metabolism of mammalian spermatozoa. **(Nucleinsäurestoffwechsel der Säugetierspermatozoen.)** Biochem. J. **86** (1963) Nr. 2. S. 298 307. – 6 Tab., 28 Lit.

Bei Verabfolgung von radioaktiven Stoffen an Büffel- und Rindersperma zeigt sich, daß die radioaktiven Elemente sich in die Nucleinsäure, spez. die RNS des Kernes einbauen lassen. Dieser Einbau wird durch Chloramphenicol gefördert, während Ribonuclease, Penicillin und Streptomycin keinen Einfluß auf diesen Vorgang haben. Bei Zugabe freier Aminosäuren in das Incubationsmedium ergibt sich ein 2–3facher Anstieg des Einbaus radioaktiver Elemente in gewaschene Spermatozoen. Das Samenplasma hemmt den Einbau von

Nucleinsäurebausteinen in die Samenfäden. Es wird vermutet, daß sich während der Incubation gewaschenen Rinderspermas eine Reinsynthese der funktionell labilen Ribonucleinsäure vollzieht. G. Becker. 7680.

4-64/02-0449 Rob, Oldřich. Diagnostika a klasifikace patologicko-morfologických změn spermií plemenných býků. **(Diagnostik und Klassifizierung pathologisch-morphologischer Spermienveränderungen bei Zuchtbullen.)** Veterinářství **13** (1963) Nr. 4. S. 161–166. – 2 Abb., 1 Tab.
Es werden die normale Morphologie des Zuchtbullenspermas und morphologische und pathologische Abweichungen der Spermienformen beschrieben. Auf Grund von 1929 morphologischen Ejakulatuntersuchungen von Zuchtbullen aus Besamungsstationen mit normaler und gestörter Fruchtbarkeit und ferner von Bullen, die anläßlich verschiedener Erkrankungen behandelt wurden, zeigte sich, daß die Klassifizierung der pathologischen Spermienformen zur Verfolgung von Ursachen ihres Entstehens wesentlich beiträgt. Es wird die Methode der Spermauntersuchung angeführt und gleichzeitig wird empfohlen, das Sperma der Zuchtbullen mindestens zweimal monatlich, bei Fruchtbarkeitsstörungen systematisch zu untersuchen und auf diese Weise den unnötigen volkswirtschaftlichen Schäden vorzubeugen.
ČSSR/ÚVTI. 7680.

4-64/02-0450 Scott, T. W., White, I. G. und Annison, E. F.; Sydney, New South Wales, Univ., Dep. of Veterin. Physiol.; Armidale, New South Wales, Australia, Univ. of New England, Fac. of Rural Sci. Oxidation of short-chain fatty acids (C_1–C_8) by ram, bull, dog and fowl spermatozoa. **(Oxydation von kurzkettigen Fettsäuren [C_1–C_8] durch Schafbock-, Bullen-, Hunde- und Geflügelsperma.)** Biochem. J. **83** (1962) Nr. 2. S. 392–398. – 4 Tab., 33 Lit.
Mit radioaktivem Kohlenstoff (1-^{14}C) gekennzeichnete Fettsäuren wurden von den Spermatozoen verschiedener Tierarten in verschiedener Weise oxydiert, wie sich an der Entwicklung von radioaktiv markierten CO_2 ablesen ließ. Der stärkste Anreiz zur Atmung ging für die Säugerspermien vom Acetat, für die Geflügelspermien vom Oktanoat aus. Bullensperma ist im Gegensatz zu Schafbocksperma in begrenztem Umfang in der Lage, Fettsäuren zu oxydieren, was vermutlich mit der größeren Empfindlichkeit gegenüber der vorherigen Waschprozedur in Zusammenhang steht. Die Untersuchungen geben über eine Reihe weiterer Besonderheiten des Stoffwechsels bei der Oxydation der Fettsäuren durch die genannten Spermaarten Auskunft. G. Becker. 7680.

4-64/02-0451 Abraham, K. A. und Bhargava, P. M.; Hyderabad, India, Reg. Res. Lab. Some studies on the trichloroacetic acid precipitated proteins of seminal plasma in the bull, buffalo and goat. **(Untersuchungen über die mit Trichloressigsäure präzipitierten Eiweiße des Samenplasmas des Bullen, des Büffels und des Ziegenbocks.)** J. Reproduct. Fertility **5** (1963) Nr. 2. S. 277–280. – 1 Tab., 5 Lit.
Das Samenplasma wird im Gegensatz zu den Spermaproteinen durch Trichloressigsäurepräzipitation nicht denaturiert, wie sich durch die nachfolgende Löslichkeit in Wasser bzw. physiol. Kochsalzlösung beweisen läßt. Durch 72std. Dialyse des ausgewaschenen Samenplasmaeiweißpräzipitats erhält man zwei nicht dialysierbare (A u. B) und eine dialysierbare (C) Fraktion. Die anteilmäßig größte Fraktion B enthielt bei einem Kerry-Bullen Polypeptidketten von einem Mol.-Gew., das zwischen 2150–2560 lag. Arginin, Glycin, Serin und Alanin sowie schwefelhaltige Aminosäuren waren vorwiegend am Aufbau dieser kurzen Polypeptidketten beteiligt. Weitere Untersuchungen sind in Vorbereitung. G. Becker. 7680.

4-64/02-0452 Dunlop, A. A., Moule, G. R. und Southcott, W. H.; Glebe, New South Wales, C. S. I. R. O., Div. of Animal Genetics; Parramatta, New

South Wales, Div. of Animal Physiol.; Armidale, New South Wales, Pastoral Res. Lab. Spermatozoa in the ejaculates of vasectomized rams. **(Spermatozoen in Ejakulaten vasektomierter Schafböcke.)** Austral. veterin. J. **39** (1963) Nr. 2. S. 46–48.
Zunächst werden Merinoböcke vasektomiert, indem ein kleines Stück (3 cm) vom Vas deferens oberhalb des Scrotumhalses entfernt wird. Da von O'Connor (1948) die Rekanalisierung beschrieben wird, werden bei 20 Böcken die Stümpfe des durchtrennten Samenleiters ligiert. Bei 10 Böcken bleiben sie unligiert. Nach Chang (1945) befinden sich bei Schafböcken in den Samenleiterampullen etwa 300 Mill. Spermien. In vorliegenden Untersuchungen werden sowohl bei ligierten als auch unligierten Versuchsböcken noch sehr lange nach der Vasektomie Spermien im Samenplasma gefunden. Die Spermien von länger als vor 1 Woche vasektomierten Tieren sind unbeweglich. Die Anzahl Spermien in den proximalen $^2/_3$ des Samenleiters bzw. in den Ampullen bei unbehandelten Tieren beträgt 99,1 Mill. bezw. 314,5 Mill., bei vasektomierten Böcken 0,09 Mill. bezw. 0,35 Mill. Spermien. Die durchschnittl. Zahl der am 3. bezw. 6. Tage nach der Vasektomie ejakulierten Spermien beträgt bei 15 Böcken 763 Mill. und 193 Mill. In Ejakulaten von 5 Böcken befinden sich noch 13 Mon. nach der Vasektomie unbewegliche Spermien.
K. Rothe. 7680.

4-64/02-0453 Plaan, O. Ja. und Frorip, G. V.; Tartu, Estn. Forsch.-Inst. für Tierzucht und Veterinärmed. Sterilizacija termosov i transportnych jaščikov na stancijach iskusstvennogo osemenenija. **(Sterilisation von Thermosgefäßen und Transportkästen in den Besamungsstationen.)** Veterinarija, Moskva **40** (1963) Nr. 6. S. 75 76. – 1 Abb.
Beschreibung eines elektrisch geheizten Heißluftschrankes für die Sterilisation von Thermosgefäßen und Versandkästen einer Besamungsstation. Die Erhitzung im beiderseitig zu öffnenden Schrank währt bei 100–120 °C 30 bis 45 Minuten. MKS-Ausbrüche in einigen Kreisen des Bezirks waren Anlaß zur Einrichtung der Sterilisationsanlage. W. Bathke. 7690.

4-64/02-0454 Signoret, J. P. (unter techn. Mitarb. von Evrard, P.); Jouy-en-Josas, Seine et Oise, Centre Nat. de Rech. Zootechn., Stat. de Rech. de Physiol. Animale. Étude de l'influence de divers éléments du comportement sexuel du taureau sur les caractéristiques du sperme. **(Der Einfluß verschiedener Elemente des Sexualverhaltens des Bullen auf Quantität und Qualität des Spermas.)** Ann. Zootechnie **11** (1962) Nr. 2. S. 93–101. – 7 Tab., 17 Lit. Zus. in Engl.
Bei den Rindern kann man leicht und schnell Sperma erhalten, wenn man als Stimulator ein nicht in der Brunst stehendes weibliches Tier, ein männliches Tier oder ein Phantom benutzt. Aber dabei wird der normale Ablauf des Sexualverhaltens, wie er dem Deckakt vorhergeht (Lecken, Versuche des Aufspringens usw.) vollständig unterdrückt. Da schon vielfach eine Beeinflussung von Qualität und Quantität des Sperma infolge der vorherigen geschlechtlichen Erregung festgestellt wurde, hat der Vf. deshalb den Einfluß folgender Faktoren auf das Sperma untersucht. Das Warten in der Nähe des Stimulators, Aufspringen ohne Ejakulation, Verfolgung des Stimulators, Anwesenheit anderer Tiere, passiver oder in sexueller Aktivität befindlicher Wechsel des Stimulators. Die Versuche wurden an 17 Bullen im Alter von 2–6 Jahren durchgeführt. Zweimal in der Woche wurde Sperma entnommen. Das Sperma wurde beurteilt nach Beweglichkeit, Volumen, Konzentration, Prozentsatz der toten Spermatozoen. Wenn nach Erscheinen des Stimulators noch 2 Min. und mehr gewartet wird, erreicht man eine Vergrößerung des Volumens, eine Erhöhung der Zahl der Spermien und der Zahl der lebenden Spermien. Vorhergehende Aufspringsversuche verbesserten Quantität und Qualität des Spermas, während eine Verfolgung des Stimulators nur einen schwachen ver-

bessernden Einfluß auf das Sperma zeigte. Die Anwesenheit eines zweiten männlichen Tieres neben dem Stimulator und die Gegenwart des Bullens beim Deckakt eines anderen Bullens bewirkte keine Veränderung des Spermas, desgleichen nicht der Wechsel des Stimulators oder die Verwendung als Stimulator selbst vor dem Versuch. Für die Verhältnisse der künstlichen Besamung kann also zur produktiven Samengewinnung geraten werden, den Bullen nach Erscheinen des Stimulators mindestens zwei Minuten warten zu lassen, ihn zweimal ohne Ejakulation aufspringen zu lassen und dann das Sperma zu entnehmen. Die anderen Maßnahmen wie Wechsel des Stimulators, Anwesenheit anderer Tiere usw. verbessern das Sperma nicht und sind aber bei zu trägen Bullen angebracht, um Excitation und Ejakulation zu erreichen.
K. Preißler. 7700.

4-64/02-0455 Pitkjanen, I. G. und Prokof'ev, M. I.; Puschkin, Gebiet Leningrad, Forsch.-Lab. für Tierzucht. Reakcija matki sviñi na vvedenie razbavitelej i razbavlennoj spermy. **(Die Reaktion des Schweineuterus auf die Verabfolgung von verdünntem Sperma und Verdünnungsmittel.)** Žurnal obščej biologii, Moskva **24** (1963) Nr. 3. S. 202–208. – 2 Tab., 6 Lit. Zus. in Engl.
Ausgesuchten Säuen wurden zur Feststellung der Resorption und Ausscheidung von Sperma aus den Geschlechtswegen folgende Lösungen verabfolgt: 1) pasteurisierte Kuhmilch, 2) 6%ige Glukoselösung, 3) 0,9%ige NaCl-Lösung 4) 10–20 mg%ige Fructoselösung, 5) 10–20 mg Fructose in 0,9% NaCl-Lösung, 6) Glukose-Salz-Lösung, 7) Bicarbonat-Glukose-Eigelb-Verdünnungsmittel und 8) Sperma, das mit 7 verdünnt wurde. Schon während der ersten halben Stunde verschwindet der größte Teil der Lösungen aus den Geschlechtswegen, sowohl durch Resorption als auch durch Ausscheidung. Am wenigsten wird bei Verabreichung der 6%igen Glukose-Lösung wieder ausgeschieden. Bei den anderen Lösungen lief innerhalb 30–40 min etwa 30% der Flüssigkeit wieder heraus. Ende der ersten Stunde wird in der Regel keine Flüssigkeit mehr im Uterus gefunden. Am schlechtesten werden die komplizierten, viskösen Lösungen resorbiert. Histochemisch wurde festgestellt, daß Glukose in das Lumen und Drüsenepithel des Uterus sowohl inter- als auch intracellulär eindringt. Die Uterusdrüsen scheinen nicht nur Sekret zu bilden, sondern auch als Resorptionsorgane zu fungieren. G. Pose. 7700.

4-64/02-0456 Bereznev, A. P.; Dubrowizy, Gebiet Moskau, Unions-Forsch.-Inst. für Tierzucht. Dejstvie oksitocina i nejrotropnych preparatov na semjaizverženie u bykov. **(Die Wirkung von Oxytocin und neurotroper Stoffe auf den Samenerguß bei Bullen.)** Životnovodstvo, Moskva **25** (1963) Nr. 4. S. 68 bis 70. – 3 Tab.
In 28 Versuchen an 6 Bullen wurden die neurotropen Präparate „Proserin“ und „Carbocholin“ sowie Oxytocin in ihrer Wirkung auf die Ejakulation bei Bullen untersucht. „Proserin“ und „Carbocholin“ wirken über die parasympathischen Nervenwege auf die glatte Muskulatur der spermaführenden Organe. Die Wirkung setzt 25–40 Min. nach subkutaner Injektion ein. Das Oxytocin wirkt unmittelbar kontraktionsverstärkend auf die glatten Muskelelemente der Hoden, Nebenhoden, Samenleiter und der accessorischen Geschlechtsdrüsen. Ejakulatvolumen und Gesamtspermienzahl erhöhen sich. Die Wirkung tritt 5 Minuten nach der Injektion ein. Die Dosierung der einzelnen Präparate wird angeführt. Da lt. Vf. die kombinierte Anwendung der Präparate auch degenerativen Erscheinungen in der Spermiogenese entgegenwirken soll, empfiehlt er sie den Besamungsstationen zur Behandlung von Bullen mit unzureichenden Spermaqualitäten. I. Tschinkel. 7700.

4-64/02-0457 Groot, B. de; Leiden, Lab. voor Stralengenetica. De invloed van de pH op de fructolyse en de methyleenblauwreductie van stierespermiën. **(Der Einfluß des pH-Wertes auf die Fructolyse und die Methylenblaureduktion**

von Bullenspermien.) Tijdschr. Diergeneeskunde 88 (1963) Nr. 8. S. 489–496. – 5 Abb., 1 Tab., 7 Lit. Zus. in Engl., Franz., Dtsch.
Bullensperma wurde 1:1 mit isotonischem Natriumcitratpuffer von verschiedenen pH-Werten verdünnt und bei 37 °C bebrütet. Meßbare Fructolyse konnte bei pH-Werten von 4,9 und höher nachgewiesen werden. Bei zunehmendem pH-Wert nahm die Fructolyse zu, jedoch wurden die Zunahmen allmählich geringer. Die relativ geringe Fructolyse bei niedrigem pH-Wert wird durch das Auftreten von Gerinnungserscheinungen in dem verdünntem Sperma erklärt. Das Verhältnis zwischen Fructolyse und gebildeter Milchsäure war vom pH-Wert unabhängig. – Die Methylenblauentfärbung wurde in einer optisch klaren isotonischen Verdünnungsflüssigkeit nephelometrisch bestimmt. Die größte Entfärbungsaktivität wurde bei Beginn der Bebrütung festgestellt. Mit zunehmendem pH-Wert wurde die Entfärbungsgeschwindigkeit größer; aber die Zunahme wurde allmählich geringer. W. Wittig. 7710.

4-64/02-0458 Weber, Kurt; Hannover, Tierärztl. Hochschule, Richard-Götze-Inst., Inst. für Haustierbesam. und -androl. **Vergleichende Versuche über die „Sturz- und Langsamkühlung" beim Einfrieren und Tiefkühlen von Bullenejakulaten.** Diss. Hannover **1962** 38 S. – 8 Abb., 37 Lit.
In 6 Versuchsreihen wurde an 62 Ejakulaten von 18 schwarzbunten Niederungsbullen die Ersetzbarkeit der Standard-Langsamtiefkühlung durch die Schnellkühlverfahren mit Kohlensäureschnee oder Methanol von –80 °C geprüft. Die Spermaproben wurden bis 350 Tage lang gelagert und nach dem Auftauen einer vergleichenden mikroskopischen Beurteilung unterzogen. Die besseren Auftauergebnisse wurden hinsichtlich Bewegungsaktivität und Lebensdauer mit dem Langsamtiefkühlverfahren erzielt. Da die Prüfung von 3 Sturzkühlverdünnern sowie 2 Verdünnungsgraden und 2 Vorkühl- und Anpassungstemperaturen keine Vorteile gegenüber der bisherigen Methode ergab, sollte im Interesse eines sicheren Befruchtungsergebnisses das Langsamverfahren bevorzugt werden. G. Becker. 7710.

4-64/02-0459 Jenichen, Wolfram und Zeschke, Ursula; Schönow bei Bernau, Inst. für Künstl. Besam. **Versuche zur Konservierung von Bullensperma mittels der Tiefgefrierung bei einer Aufbewahrungstemperatur von –79 °C.** Zuchthyg., Fortpflanzungsstör. Besam. Haustiere 7 (1963) Nr. 3/4. S. 225–240.
Es kommen 61 Ejakulate von 21 Bullen und 3023 damit vorgenommene Besamungen zur Testung. Zur Anwendung gelangt die schnelle Einfriermethode; der Befruchtungshundertsatz liegt bei 60,5% und zeigt innerhalb der ersten 10 Tage keine Differenzen. Sehr unterschiedlich jedoch ist die Eignung der Ejakulate der einzelnen Bullen für das Einfrieren, so daß sich eine Austestung in dieser Richtung dringend empfiehlt. – Das Sperma wird bei +33 °C mit dem Eidotter(20%)-Na-Citrat(2,7)-Verdünner (I) verdünnt; nach 3–4 Std. kommt bei 2–4 °C der Eidotter(20%)-Na-Citrat(2,9)-Glycerin(20%)-Verdünnner (II) hinzu. Die Äquilibrierungszeit währt 16 Std. Anschließend erfolgt die Prüfung des Spermas durch den Jakobsen-Test, bei dem 2 Portionen 15 Min. in CO_2-Eis tiefgefroren, aufgetaut und auf V-Bewegung untersucht werden. Eine besondere Tiefkühlresistenzprobe (fünfmalige Wiederholung des Jakobsen-Tests) gestattet die Ermittlung eines „Testindex". Der Mittelwert des Jakobsen-Tests liegt bei 40,5% (V-Bewegung) und der der Tiefkühlresistenzprobe bei 24,2%. Bei beiden bestehen direkte Relationen untereinander sowie auch in bezug auf die erwartbare Fruchtbarkeit. – Die errechneten Werte und Beziehungen zur Fruchtbarkeit gelten mangels weiterer Untersuchungen nur bis zum 10täg. Einsatz des Spermas nach der Sturzkühlung. F. Schaetz. 7710.

4-64/02-0460 Groot, B. de und Jansen, P. F. J.; Zeist, Inst. voor Veeteeltkundig Onderzoek „Schoonoord"; Leiden, K.I.-Vereniging „Vita Nova".

De invloed van een korte, respectievelijk lange equilibratietijd met glycerine op diepvriessperma van stieren. **(Der Einfluß einer kurzen bzw. langen Equilibrationszeit mit Glycerin auf Tiefgefriersperma vom Bullen.)** Tijdschr. Diergeneeskunde **88** (1963) Nr. 9. S. 568–574. – 3 Tab., 11 Lit. Zus. in Engl., Franz., Dtsch.

Sperma eines Bullen wurde nach 4std. und 17std. Equilibrationszeit in Eidotter-Magermilch-Verdünner mit 9 Vol.% Glycerin eingefroren. Der Prozentsatz geborener Kälber je Besamung war bei dem Sperma mit langer Equilibrationszeit größer als bei dem mit kurzer Equilibrationszeit; im Durchschnitt von 3 Jahren betrug der Unterschied 14% und war statistisch signifikant. Die Beweglichkeit der Spermien zeigte keine Korrelation mit diesem Ergebnis. Ein an anderen Spermaproben ausgeführter Stoffwechselversuch ergab hinsichtlich des Fructoseverbrauchs keinen Unterschied zwischen kurzer und langer Equilibrationszeit. Der Fructoseverbrauch des Tiefgefrierspermas in dialysiertem Verdünnungsmittel war niedriger als auf Grund der Beweglichkeit erwartet wurde. Die Ergebnisse werden diskutiert. W. Wittig. 7710.

4-64/02-0461 Brown, J. E. und Harris jun., G. C.; Fayetteville, Univ. of Arkansas. The influence of glycerol equilibration time on the metabolism, motility and fertility of frozen chicken spermatozoa. **(Der Einfluß der Glycerin-Equilibrations-Zeit auf den Stoffwechsel, die Beweglichkeit und Fruchtbarkeit von gefrorenen Geflügelspermatozoen.)** Poultry Sci. **42** (1963) Nr. 2. S. 377 bis 380. – 3 Tab., 13 Lit.

Das von weißen Leghornhähnen gewonnene und mit einem Glycerin enthaltenden Verdünner versetzte Sperma wurde verschieden lange bei +2 °C equilibriert, anschließend auf –79 °C eingefroren und 1 Std. aufbewahrt. Je Versuchsgruppe wurden 5–10 Hennen besamt. Die Oxygenaufnahme lag bei einer Equilibrationszeit (EZ) von 90 Min. signifikant höher als bei einer EZ von 30 Min. Dabei spielte es keine Rolle, ob das Glycerin fraktioniert oder auf einmal zugegeben wurde. Ein Fortlassen des Glycerins hat bei einer intrauterinen Besamung keinen Einfluß auf die Embryonalentwicklung. Es fehlt jedoch die Befruchtungsfähigkeit, wenn Glycerin durch Zentrifugieren entfernt wurde, sowohl beim equilibrierten als auch beim nicht equilibrierten Sperma. G. Becker. 7710.

4-64/02-0462 Milovanov, V. K. und Sytina, M. V. Sochranenie semeni byka pri komnatnoj temperature v bikarbonatno-fosfatnoj srede. **(Aufbewahrung von Bullensperma bei Zimmertemperatur in einem bikarbonat- und phosphathaltigen Milieu.)** Trudy Vsesojuznogo naučno-issledovatel'skogo instituta Životnovodstva, Moskva **24** (1962) S. 269–278. – 2 Abb., 2 Tab., 7 Lit. 7710.

4-64/02-0463 Kasumov, F. M.; Kirowabad, Aserbaidshan. Forsch.-Inst. für Tierzucht. Mikroflora semeni bykov i metody boŕby s zagrjazneniem ėjakuljatov mikroorganizmami. **(Die Mikroflora des Bullenspermas und Bekämpfungsmethoden gegen die Verunreinigung der Ejakulate mit Mikroorganismen.)** Životnovodstvo, Moskva **25** (1963) Nr. 4. S. 63–66. – 1 Abb., 4 Tab.

Unter Hinweis auf die Abhängigkeit der Haltbarkeit des Spermas vom Keimgehalt wurde vom Vf. in den Jahren 1960–1962 der Keimgehalt des Spermas von 12 Bullen untersucht. Gleichzeitig wurden Praeputialinhalt, das Fell des Tieres, das Phantomtier, die Luft des Stalles und des Sprungraumes, Kot und Boden auf Keimgehalt untersucht. Die Mikroflora wurde qualitativ und quantitativ bestimmt. Vf. differenzierte 15 Arten von Mikroorganismen. Als Hauptquellen für die Verunreinigung des Spermas wurden das Praeputium und die Luft des Stalles ermittelt. Die komplexe Anwendung einer Reihe aufgezählter chemischer und physikalischer Vorbeugungsmaßnahmen ermöglicht eine keimarme Spermagewinnung. Der Maßnahmekomplex ist für Besamungsstationen anwendbar und empfiehlt sich für die Praxis.

I. Tschinkel. 7710.

4-64/02-0464 Hendrikse, J.; Utrecht, Rijksuniv., Klin. voor Veterin. Verloskunde en Gynaecol. Het bacteriegehalte van verdund en bewaard sperma. **(Der Bakteriengehalt von verdünntem und aufbewahrtem Sperma.)** Tijdschr. Diergeneeskunde **88** (1963) Nr. 8. S. 506–509. – 1 Tab., 16 Lit. Zus. in Engl., Franz., Dtsch.

Der Keimgehalt von 90 Spermaproben, die von 20 Bullen stammten, wurde unmittelbar nach Verdünnung mit Magermilch-Eidotter-Verdünner sowie nach 24std. und 48std. Aufbewahrung im Kühlschrank mit der Kochschen Plattenmethode bestimmt. Wachstumshemmende Stoffe waren nicht zugefügt worden. Im Mittel ergab sich eine Abnahme der Keimzahlen von 197959 bei frischem Sperma auf 124343 am 2. Tag und 109401 am 3. Tag. Diese Unterschiede sind statistisch hochsignifikant. W. Wittig. 7710.

4-64/02-0465 Foote, R. H. und Heath, Allen; Ithaca, N.Y., Cornell Univ., Dep. of Animal Husbandry. Effect of sperm losses in semen collection equipment on estimated sperm output by bulls. **(Der Einfluß des Spermaverlustes durch die Samengewinnungstechnik auf die Beurteilung der Spermaproduktion bei Bullen.)** J. Dairy Sci. **46** (1963) Nr. 3. S. 242–244.

Die mikroskopische Betrachtung der Flüssigkeit, die sich nach der Samengewinnung mit der künstlichen Scheide an der Innenseite des Innenschlauches und Verbindungsstückes befindet, zeigt, daß sich dort eine große Anzahl von Spermien befindet. Das kann aber zu Trugschlüssen führen, wenn die Spermaproduktion beurteilt werden soll. Die Anzahl der aus der Vagina mit physiol. Kochsalzlösung ausgespülten Spermien beträgt hier beispielsweise im Durchschnitt (54 Vaginen) 1,620 Mill. Spermien, das sind 19% der Spermien, die im Auffangglas gezählt werden. Für die Beurteilung der Spermaproduktion sollen also immer die Innenschläuche mit physiol. Kochsalzlösung oder Natriumcitratlösung ausgespült werden. Insbesondere eignen sich Silikonkautschukschläuche. Außerdem sind nur solche Vaginen zu verwenden, die in ihrer Länge so bemessen sind, daß das Sperma direkt in das Sammelgefäß gelangt. K. Rothe. 7730.

4-64/02-0466 Grove, D. und Tiefenbach, B.; Hannover, Tierärztl. Hochschule, Richard-Götze-Inst., Inst. für Haustierbesam. und -androl. **Das Formular als Hilfsmittel bei der Fertilitätsuntersuchung des Ebers.** Dtsch. tierärztl. Wschr. **70** (1963) Nr. 7. S. 182–185.; Nr. 9. S. 243–244.

Die Verwendung von Formblättern für immer wiederkehrende Einzelbefunde erleichtert die Arbeit wesentlich. Es wird ein Formblatt für die Untersuchung von Zuchtebern beschrieben. Im ersten Abschnitt des dreiteiligen Formblattes werden Angaben über den Besitzer, Kennzeichen, Vorbericht, Fütterung, Haltung, Deckverhalten und Befruchtungsergebnisse des Ebers notiert. Der 2. Teil des Formulares dient der Protokollierung des Ergebnisses der klinischen Untersuchung. Im dritten Teil werden das Geschlechtsverhalten, die Spermauntersuchungsergebnisse und die Befunde über eingesandte Proben festgehalten. Angaben über einige Untersuchungsgänge werden gemacht.

K. Rothe. 7740.

4-64/02-0467 Eibl, K.; Neustadt/Aisch, Besamungszentrale. **Die Leistungen der Rinderbesamung.** Zuchthyg., Fortpflanzungsstör. Besam. Haustiere **7** (1963) Nr. 3/4. S. 161–168.

Die künstliche Besamung hat in den 20 Jahren ihres Bestehens festen Fuß gefaßt. Ihre Vorteile liegen in der gemeinschaftlich getragenen Vatertierhaltung, in der Gewinnung von wichtigen Erkenntnissen auf dem Gebiete der Fertilität und Sterilität der Vatertiere und in der Möglichkeit der Zuchtauslese auf Fruchtbarkeit und Leistung. Darüber hinaus stellt die Samenübertragung die Realisierung der individuellen Paarungsmethode dar. Die KB ist heute voll und ganz Garant der Fruchtbarkeit. Sie ist in der Lage, in Verbindung mit der Bullenprüfung alle bisherigen Methoden der Zuchtwahl und Paarung an Zuverlässigkeit und Effekt zu übertreffen.

F. Schaetz. 7750.

4-64/02-0468 Hickman, C. G. und Dunn, H. O.; Ithaca, N.Y., Canada Dep. of Agric., Res. Branch; New York Artificial Breeders Cooperative. Differences in percentage of non-returns to service between transferrin types of bulls. **(Prozentuale Unterschiede der non-returns bei der Besamung zwischen den Transferrintypen der Bullen.)** Canad. J. Genetics Cytol. **3** (1961) Nr. 4. S. 391–395. – 2 Tab., 4 Lit.

Wie die Unterschiede zwischen den Nonreturnraten zeigen, wird die Lebensfähigkeit der Zygoten beim Rind wesentlich durch die verschiedenen Transferrintypen beeinflußt. Dieser Einfluß wird bereits in einem frühen Stadium des Embryonallebens wirksam, der Effekt auf spätere Zeitabschnitte der Vorgeburtsentwicklung war jedoch nicht zu kontrollieren. Praktische Fortschritte in der Rinderzucht unter Heranziehung der Transferrintypen der Paarungspartner sind erst nach näherem Studium der tatsächlichen Überlebensaussichten zu erwarten. Es ist aber schon jetzt offensichtlich, daß ungleiche Partner einen Zuchtvorteil besitzen und daß Zuchterfolge an einer Rinderpopulation auch mit der Häufigkeit der Transferringene in Zusammenhang stehen. G. Becker. 7750.

4-64/02-0469 Hoffmann, H. H. und Hoffmann, H.; München Univ., Gynäkol. und Ambulator. Tierklin. **Non-return- und Abferkelergebnis in der künstlichen Besamung beim Schwein.** Berliner Münchener tierärztl. Wschr. **76** (1963) Nr. 11. S. 209–210.

Es werden versuchsweise Schweinebesamungen im Stadtgebiet von München und in der Umgebung der Stadt durchgeführt. Von insgesamt 305 besamten Schweinen werden 187 nicht wieder zur Besamung angemeldet. Danach würde sich nach dem non-return-Verfahren ein Trächtigkeitsprozentsatz von 61,3% errechnen lassen. Der Berechnung dieses Ergebnisses wird die gesamte Trächtigkeitsdauer (bzw. 120 Tage) zugrundegelegt. Mit Hilfe von Fragebogen werden über 221 besamte Tiere genaue Angaben eingeholt. Von diesen 221 Sauen waren 143 nicht mehr für eine Zweitbesamung angemeldet. Das entspräche einem non-return-Ergebnis von 64,7%. In Wirklichkeit sind aber nur 99 dieser besamten Tiere trächtig, das sind 44,6%. Die Ergebnisse zeigen, daß das non-return-Verfahren für die Beurteilung der Erfolge in der künstlichen Besamung beim Schwein nur bedingt geeignet ist. Genaue Ergebnisse können nur durch die Kontrolle der besamten Tiere gewonnen werden. Das Problem der nach der Besamung nicht mehr rauschenden, aber nichtträchtigen Tiere wird diskutiert und die Aufmerksamkeit auf Zusammenhänge zwischen embryonalem Fruchttod und Samenalter erneut hingelenkt.

K. Rothe. 7750.

4-64/02-0470 Vlachos, K.; Thessaloniki, Aristoteles-Univ., Veterinärmed. Fak., Rinderklin. **Untersuchungen über die Erfolge künstlicher Besamung der Ziegen in Nordgriechenland während des Jahres 1961.** Zuchthyg., Fortpflanzungsstör. Besam. Haustiere **7** (1963) Nr. 3/4. S. 214–224.

In Griechenland vollzieht sich gegenwärtig eine Umorganisation der Ziegenzucht von der Herdenhaltung zur Einzelhaltung. Hierbei gewinnt die künstliche Besamung eine außerordentlich wichtige Position. Im Hinblick auf diese Tatsache wird der Spermatologie und der Durchführung der KB ein besonderes Augenmerk geschenkt. So gelingt es bis Ende 1961, durch Änderung der Behandlung des Ejakulates usw. eine Steigerung der Befruchtung um 25–35% zu erreichen. Gegenwärtig liegt der Erstbefruchtungshundertsatz von gekühltem und verschicktem Sperma bei 69%; die Verwendung geschieht bis etwa 8 Std. Die Befruchtungsfähigkeit ist bis 5 Std. voll erhalten; das nun erfolgende Absinken der Leistungsfähigkeit läßt sich durch eine (Wasser-) Kühlung im Versandgefäß auf ca. 10 °C weitgehend verlangsamen. – Die Besamung erfolgt unter Benutzung eines Scheidenspanners intracervical im Hängegurt und wird ca. 18–24 Std. nach Brunstbeginn vorgenommen. Die Befruchtungsrate bei Jungziegen liegt nur bei ca. 50%, da die Deponierung des Spermas im allgemeinen nur im hinteren Scheidengewölbe möglich ist.

F. Schaetz. 7750.

4-64/02-0471 *Schaetz, Franz*, Hrsg. **Die künstliche Besamung bei den Haustieren.** Jena: Fischer. 1963. (XXXIV, 912 S. m. 369 Abb. u. 100 Tab.) 8°. (1963 A 940)

XVII. KRANKHEITEN DER MILCHDRÜSEN

4-64/02-0472 Simon, Joseph, Brewer, R. L., Wilson, A., Albright, J. L., Fryman, L. R. und Huffman, D.; Urbana, Univ. of Illinois, Coll. of Veterin. Med., Dep. of Veterin. Pathol. and Hyg.; Coll. of Agric., Dep. of Dairy Sci. Field studies of bovine mastitis in Illinois. **(Praxisuntersuchungen bei Rinder-Mastitis in Illinois.)** J. Amer. veterin. med. Assoc. **142** (1963) Nr. 11. S. 1303 bis 1304. 7800.

4-64/02-0473 Schulze, W.; Hannover, Tierärztl. Hochschule, Klin. für Kleine Haustiere und Forens. Med.; Ambulator. Klin. **Partielle Nekrose nach Injektion ins Gesäuge einer Sau.** Dtsch. tierärztl. Wschr. **70** (1963) Nr. 8. S. 215–216. – 3 Abb., 5 Lit. Zus. in Engl.
Zur Behandlung der Agalaktie (pathologisch verringerte Milchsekretion) bei Mutterschweinen werden mitunter Injektionen von Hypophysenpräparaten in das Gesäuge vorgenommen. Während es in den meisten Fällen nicht zu Komplikationen gekommen ist, wird hier ein Fall beschrieben, bei dem nach Injektion von Oxytocin innerhalb von 8 Tagen eine kreisrunde ödematöse schmerzhafte Schwellung im Bereich des Nabels entstanden ist. Nach einigen Tagen hat sich der umschriebene Bezirk schwarz verfärbt und allmählich vom gesunden Gewebe gelöst. 23 Tage nach Einlieferung war der Prozeß so weit fortgeschritten, daß das nekrotische Gewebe nur noch an der V. subcutanea festhing. Die Heilung erfolgte bei wenig gestörtem Allgemeinbefinden des Tieres. Vf. weist auf die unter Praxisbedingungen stets vorhandene Infektionsgefahr bei intramammärer Injektion hin und empfiehlt, i.m. zu injizieren. R. Maune. 7815.

4-64/02-0474 Hawk, H. W., Righter, H. F. und Brinsfield, T. H.; Beltsville, Md., A.R.S., A.R.C., Animal Husbandry Res. Div., Dairy Cattle Res. Branch. Effect of ovarian status on the acute response to inflammatory stimuli in the mammary gland of the ewe. **(Der Einfluß des ovariellen Status auf die akute Reaktion der Milchdrüse des Schafes gegenüber Entzündungsreizen.)** Amer. J. veterin. Res. **24** (1963) Nr. 100. S. 428–434. – 3 Tab., 11 Lit.
Nach Inoculation einer *Escherichia-coli*-Suspension in den Strichkanal der einen Milchdrüsenhälfte nichtlaktierender Schafe war nach 1,5 Std. Ödembildung und nach 3 Std. starke Induration festzustellen. Histologisch zeigten sich das Interstitium, das Lumen der Milchgänge und die supramammären Lymphknoten mit neutrophilen Leukocyten infiltriert. Durch polymorphkernige Leukocyten phagocytierte Bakterien waren bereits nach 1 Std. nachzuweisen. 4 Std. nach der Inoculation waren mikroskopisch und kulturell nur noch wenige *E.-coli*-Keime zu ermitteln. Im Anschluß an die Infusion von *Staphylococcus aureus* war die Ödembildung geringer, und es trat keine oder nur eine geringgradige Induration auf. Bei oophorektomierten Schafen war die leukocytäre Reaktion anfangs schwächer als bei Tieren im Oestrus-

und Gelbkörperstadium, was für eine intensivierende Wirkung der Ovarialhormone spricht. Die Stärke der Abwehrreaktionen gegen den Entzündungsreiz war vom ovariellen Status unabhängig und erfuhr während der Corpus luteum-Phase keine Herabsetzung. J. Jürgens. 7815.

4-64/02-0475 Kowalczyk, Stanislaw; Ithaca, New York State Veterin. Coll., Dep. of Med. and Obstetrics. Observations on suturing perforating teat wounds by means of a modification of Goetze's method and the use of polyethylene cannulas. **(Beobachtungen über die Naht von perforierenden Zitzenwunden durch Modifikation der Goetzeschen Methode und durch Anwendung von Polyaethylenkanülen.)** Cornell Veterinarian **53** (1963) Nr. 2. S. 191–198. – 2 Abb.
Euter und Zitze sind besonders leicht Verletzungen ausgesetzt. Durch perforierende Zitzenwunden entwickeln sich sehr leicht Euterinfektionen. Die klassische Zitzennaht wurde von Goetze, Aehnelt und Merkt entwickelt. Es ist eine zweietagige Naht. Alle einschichtigen Zitzennähte nach Zitzenverletzungen und Zitzenfisteln ergeben unbefriedigende Resultate. Alle Zitzenoperationen sind am trockenstehenden Tier erfolgreicher und leichter auszuführen als am laktierenden Euter. Vf. erprobte eine modifizierte Goetzesche Methode an neun Rindern mit perforierenden Zitzenwunden. Es wurden nach Auffrischen der Wundränder zwei Schichten von rückläufigen Heften gesetzt. Operiert wurde am stehenden oder auch am abgelegten Tier. Die Zitze wurde an der Basis mit Lokalanaestheticum umspritzt und dann ein Gummistauschlauch angelegt. Nach Abschluß der Operation wurde eine Bykanula, d. h. eine Plastikzitzenkanüle der Fa. Byk-Gulden-Konstanz, eingelegt. Die Kanüle enthält Neomycin und Bacitracin. Die Ergebnisse der Operation und der Nachbehandlung waren gut und werden abschließend noch einmal mit den von Goetze u. a. beschriebenen Resultaten verglichen.
O. Dietz. 7820.

4-64/02-0476 Becker, W.; Frankfurt/M., Farbwerke Hoechst AG. **Praktische Erfahrungen bei systematischer Galt-Bekämpfung.** Dtsch. tierärztl. Wschr. **70** (1963) Nr. 5. S. 117–120. – 2 Abb., 3 Tab. Zus. in Engl.
Ein chronisch mit Galt verseuchter Kuhbestand wurde nach 3jähriger Beobachtung und ungenügend durchgeführten Behandlungsmaßnahmen einer systematischen Galtsanierung unterzogen und der Behandlungserfolg ein Jahr lang kontrolliert. Die Behandlung mit Reverin-Suspension (10 ml/Euterviertel) erwies sich als wirtschaftlich tragbar. Neuinfektionen traten mit dem 4. Mon. nach Beginn der Sanierung nicht mehr auf. Der praktische Tierarzt sollte sich bei der Behandlung eines Bestandes nicht nur auf klinisch erkrankte Tiere beschränken, sondern sich aktiv an Ausarbeitung und Durchführung eines individuellen Bekämpfungsplanes unter Berücksichtigung der örtlichen Verhältnisse beteiligen. W. Kötsche. 7860.

4-64/02-0477 Leidl, W.; München, Univ., Gynäkol. und Ambulator. Tierklin. **Erfahrungen bei der Mastitis-Bekämpfung in Herden mit Streptococcus-agalactiae-Infektionen.** Berliner Münchener tierärztl. Wschr. **76** (1963) Nr. 11. S. 201–203. – 3 Tab., 4 Lit. Zus. in Engl.
2 galtverseuchte Herden wurden 3 Jahre lang klinisch und bakteriol. überwacht und einem Sanierungsprogramm unterzogen. Vf. hat den Eindruck, daß das Rote Dänische Milchvieh stärker galtinfiziert war als das Höhenfleckvieh. Es wird die Entnahme von Viertelgemelksproben als Grundlage der Diagnostik und Bekämpfung befürwortet. Es muß trotz aller günstigen Erfolge bei der gezielten Behandlung immer mit einzelnen Rezidiven, vor allem bei erstlaktierenden Kühen, gerechnet werden, deren Keimstreuung durch regelmäßige Kontrollen weitgehend gemindert werden kann. Der Aufwand für ein Galtsanierungsprogramm ist nur dann gerechtfertigt, wenn langjährige Nachkontrollen sichergestellt sind. W. Kötsche. 7880.

4-64/02-0478 Platonow, Igor und Blobel, Hans; Madison, Univ. of Wisconsin, Dep. of Veterin. Sci. Therapeutic failures in chronic staphylococcic mastitis. **(Therapeutische Mißerfolge bei der chronischen Staphylokokken-Mastitis.)** J. Amer. veterin. med. Assoc. **142** (1963) Nr. 10. S. 1097–1101. – 2 Abb., 1 Tab., 24 Lit.
Bei 14 Kühen wurde in 29 Vierteln eine chronische Staphylokokken-Mastitis festgestellt. Nach fünfmaliger Behandlung mit 300000 IE Penicillin pro Viertel und Behandlung waren noch in der Milch aus 14 der 29 Viertel (= 48,3%) Staphylokokken nachzuweisen, welche in vitro keine Resistenz gegenüber Penicillin zeigten. Histopathologische Untersuchungen an dem durch Biopsie oder nach dem Tode entnommenen Eutergewebe ergaben, daß sich im Euter eine ausgedehnte Fibrose entwickelt hatte. Diese Fibrose wirkte wie ein Schutzwall, so daß intramammär applizierte Antibiotica nicht die Staphylokokken erreichen konnten. W. Kuhlmann. 7890.

4-64/02-0479 Zureck, F.; Karl-Marx-Stadt, Veterinäruntersuchungs- und Tiergesundheitsamt. **Nocardia asteroides als Ursache einer Euterentzündung beim Rind.** Zbl. Bakteriol., Parasitenkunde, Infektionskrankh. Hyg., I. Abt., Orig. **188** (1963) Nr. 3. S. 377–383. – 3 Abb., 6 Tab., 20 Lit. Zus. in Russ., Engl., Franz., Span.
Es wird über einen Fall von Euternocardiose berichtet, der klinisch Ähnlichkeit mit einer Euteraktinomykose hatte. Die Diagnose wurde durch die bakteriol. Untersuchung gestellt. Methodik der Isolierung und Eigenschaften von Nocardia asteroides werden beschrieben. W. Kötsche. 7890.

XVIII. JUNGTIERKRANKHEITEN

4-64/02-0480 Ruchljada, V. R. Likuvannja toksyčnoï dyspepsiï. **(Die Tilgung der toxischen Dyspepsie.)** Socialistyčne tvarynnyctvo, Kyïv **34** (1962) Nr. 12. S. 53.
Die toxische Dyspepsie neugeborener Kälber tritt häufig infolge von Carotin-, Eiweiß- und Mineralstoffmangel im Futter sowie bei fehlender ultravioletter Bestrahlung auf. Während der intrauterinen Entwicklung haben die Feten im allgemeinen keinen Kontakt mit Bakterien, hingegen kommen die Neugeborenen bereits in den ersten Lebensstunden mit Keimen, insbesondere Saprophyten, in Berührung. Im Falle einer Lebensschwäche dieser Tiere, bedingt durch die genannten Mangelzustände in der Fütterung und Haltung, kann es zur Sepsis kommen. Zur Behandlung wird die orale und i.m. Applikation von Breitspektrum-Antibiotica empfohlen. Neugeborene Kälber erhielten 15 ml Hyperimmunserum gegen Salmonellose und Colibacillose sowie 5000 IE Vitamin A. Dem Colostrum wurden 1 Ei, 1 g Sulfantrol und 15 g Dextrose zugesetzt; 2- bis 3mal täglich bekamen die Tiere ein Klysma. Dieses Behandlungsverfahren wurde bei 300 Kälbern mit gutem Erfolg angewandt. G. Hille. 8062.

4-64/02-0481 Abramov, L. P.; Semipalatinsk, Zootechn. und Veterinärmed. Inst. Patogistologičeskie izmenenija pri toksičeskoj dispepsii teljat. **(Pathologische Veränderungen bei der toxischen Dyspepsie der Kälber.)** Veterinarija, Moskva **39** (1962) Nr. 12. S. 45–46.
Es wurden 17 Kälber im Alter von 1–3 Monaten seziert und histologische Untersuchungen von Herz, Leber, Nieren, Milz, Magenwand und Darm vorgenommen. Paratyphus und Colibacillose wurden bakteriologisch ausgeschlossen. Die detailliert wiedergegebenen Befunde der einzelnen Organe zeigen, daß sich im Organismus von Dyspepsie-Kälbern heftige dystrophische Veränderungen in den Parenchymen, eine Hyalinosis des Bindegewebes, celluläre Perivasculitiden aus Elementen des RES und eine generalisierte Haemosiderosis mit starken Pigmentablagerungen in der Leber und den Nieren abspielen. Die akuten dystrophischen Prozesse im Magen und Darm

verlaufen unter den Erscheinungen einer schleimig-desquamativen Degeneration und dem Vorhandensein zahlreicher Blutungen in der Labmagen-Mucosa, die als „Wyschnewski-Flecken" bezeichnet werden.
H. Rauch. 8062.

4-64/02-0482 Cernea, I., Drăghici, C., Bangău, S. und Butură, I. Studiul caracterelor biochimice, serologice şi de patogenitate ale colibacililor izolaţi din colibaciloza viţeilor. **(Studium der biochemischen, serologischen und pathogenen Eigenschaften von bei Colisepsis des Kalbes isolierten Colibazillen.)** Lucrările ştiinţ. Inst. Patol. Ig. animală **12** (1963) S. 97–106. – 4 Tab., 22 Lit. Zus. in Russ., Engl., Franz.
72 Stämme von *Escherichia coli*, von Kälbern mit Colisepsis isoliert, zeigten folgendes Vergärungsvermögen: Sorbit 87%, Arabinose 100%, Rhamnose 94%, Maltose 98%, Mannit 100%, Adonit 72,3%, Dulcit 69,2%, Inosit 1,2%, Lactose 100%, Salicin 59%, Saccharose 28,8%, mit Gruppierung der biochemischen Eigenschaften nach den Krankheitsherden. Serologisch agglutinierten 94,4% der *E.-coli*-Stämme mit den Seren folgender Typen: $10 = O_8$:K ?: H –, $114 = O_{15}$:K ?:H_{16}, $29 = O_{101}$:K(A):H –, $54 = O_8$:K(A):H –, $97 = O_{77}$: K ?:H –, während sich 5 Stämme nicht in O_1 bis O_{143} eingliederten. Die experimentelle Auslösung der Krankheit durch perorale Verabreichung von *E.-coli*-Kultur gelang mit Hilfe des Stammes 29(O_{101}) bei einem von vier Kälbern, während bei zwei Tieren leichte Verdauungsstörungen beobachtet wurden.
J. May. 8062.

4-64/02-0483 Čingaev, I. F. Primenenie kolimicina pri želudočno-kišečnych zabolevanijach teljat i porosjat. **(Die Anwendung von „Kolimycin" bei Magen-Darmerkrankungen der Kälber und Ferkel.)** Veterinarija, Moskva **40** (1963) Nr. 3. S. 52–53. – 1 Tab.
Das Präparat „Kolimycin" wurde bei 814 Kälbern und bei 1148 Ferkeln angewandt. Die Tiere waren an einer toxischen Dyspepsie erkrankt. Sie zeigten klinisch normale Temperatur, Apathie, Inappetenz, Durst, profusen Durchfall und teilweise völlige Erschöpfung, – Das „Kolimycin" wurde den Tieren peroral in Milch, Wasser oder Heuaufguß gelöst verabreicht. – Vf. beschreibt die Ergebnisse mehrerer Tierärzte in verschiedenen Betrieben bei der Anwendung von „Kolimycin" und faßt diese tabellarisch zusammen. Er kommt zu der Schlußfolgerung, daß das Präparat eine gute prophylaktische Wirkung bei der Dyspepsie der Jungtiere hat, aber beim Paratyphus wirkungslos ist.
E. Werner. 8062.

4-64/02-0484 Dreux, G.; Lieuré/Eure. Diarrhée pancréatique des veaux. **(Pankreasdiarrhoe der Kälber.)** Recueil Méd. vétérin. **138** (1962) Nr. 11. S. 989–996. Vf. beschreibt eine Erkrankung der Kälber mit starkem grauwäßrigem Durchfall. Er vermutet, daß die Bauchspeicheldrüse nicht fähig ist, die normale exokrine Funktion zu leisten. Die Behandlung dieses Symptomes wurde erfolgreich durch parenterale Verabreichung von 28 γ Ni, 27 γ Co und 30 γ Zn pro ml vorgenommen.
H. Linsert. 8095.

4-64/02-0485 Zagaevskij, I. S. Paratif porosjat i mery bor̂by s nim. **(Paratyphus der Ferkel und seine Bekämpfung.)** Svinovodstvo, Moskva **17** (1963) Nr. 4. S. 43.
Der Ferkelparatyphus ist eine weit verbreitete Infektion und verursacht große Verluste in der Schweinezucht (20–40% letale Abgänge). Die Infektion wird durch kranke Tiere oder infizierte Futtermittel tierischen Ursprungs verbreitet. Bei Neuausbrüchen erkranken zu Beginn die unterentwickelten Tiere (Ferkel und Läufer). Eine epizootische Ausbreitung ist in der Regel nur in Betrieben mit schlechter Fütterung zu beobachten bzw. bei Nichtbeachtung hygienischer Forderungen Im Winter und Frühjahr gehen latente Infektionen in klinisch manifeste über. Erkrankte Tiere sowie Kümmerer müssen sofort isoliert werden. Tägliche Stallreinigung und wöchentliche Desinfektion sind

notwendig, Futtertröge und Tränken jedoch täglich. Neben der Verbesserung von Fütterung und Haltung sollte eine spezifische Vaccine eingesetzt werden. W. Bathke. 8130.

4-64/02-0486 Kudrjavcev, A. P., Popov, V. I., Sergeeva, T. Ja. und Manevič, Z. A. (unter d. Red. v. Alikaev, V. A.) Profilaktika i lečenie anemii porosjat-sosunov. **(Prophylaxe und Behandlung der Saugferkelanämie. Artikelsammlung.)** Veterinarija, Moskva **40** (1963) Nr. 3. S. 49–51. – 2 Tab.
Nach der Beschreibung der Versuche einiger Autoren, welche mit einem Eisen-Glycerin-Phosphat-Dextran-Präparat (engl. Name „Imposil") die Ferkelanämie behandelten und auch gute prophylaktische Erfolge damit hatten, faßt der Vf. die Untersuchungen Manewitsch's zusammen. Dieser stellte Beobachtungen über die Ferkelanämie unter den Bedingungen der Massen-Intensivhaltung an. Dabei legt er besonderen Wert auf die labordiagnostischen Untersuchungen der absoluten Erythrocytenzahlen sowie des Hämoglobingehaltes als Grundlage für die Behandlung und Prophylaxe. Manewitsch ist der Meinung, daß die Ferkelanämie alimentäre Ursachen hat und daß deswegen verschiedene prophylaktische Maßnahmen berücksichtigt werden sollten: 1) Fütterung der tragenden und säugenden Sauen mit mineralstoff- und eiweißreichem Futter; 2) Bestreichen des Gesäuges mit Eisen- und Kupfervitriollösung; 3) Auslauf für die Saugferkel; 4) Zusatz von Eisen- und Kupfersalzen. E. Werner. 8142.

4-64/02-0487 Tarlamazjan, A. R. Primenenie ėkmonovocillina, bicillina-1 i bicillina-3 pri listerioze jagnjat. **(Die Verwendung von Äcmonovocillin, Bicillin-1 und Bicillin-3 bei der Lämmerlisteriose.)** Veterinarija, Moskva **40** (1963) Nr. 6. S. 47–48.
1962 wurde im Kreis A. der Grusinischen SSR erstmals die Listeriose bei Lämmern festgestellt, wo bis zu 70% der Tiere erkrankten. Neben Fieber, Hyperämie traten Bewegungsstörungen auf. Zur Behandlung setzte man Äcmonovocillin, Bicillin-1 und Bicillin-3 ein; die Ausheilung erreichte fast 100%. Äcmonovocillin wurde einmal täglich mit 200000 E. i.m. injiziert (3– 4mal). Bicillin-1 und Bicillin-3 applizierte man ebenfalls i.m. (300000 E. nach 4–6 Tagen). Bei Rezidiven kamen diese Präparate in gleichen Dosierungen zur Anwendung. Bessere Therapieerfolge ließen sich in den Anfangsstadien der Infektion erreichen. W. Bathke. 8170.

XIX. FLEISCHBESCHAU, LEBENSMITTELÜBERWACHUNG

4-64/02-0488 Kunkel, Horst; Hannover, Tierärztl. Hochschule, Klin. für Kleine Klauentiere und Forens. Med.; Ambulator. Klin. **Eine Analyse des Schächtproblems unter Berücksichtigung religiöser, physiologischer und technischer Fragen mit dem Versuch, Möglichkeiten einer Lösung aufzuzeigen.** Diss. Hannover **1962** 126 S. – 136 Lit.
Das Thema Schächten ist seit mehr als hundert Jahren Gegenstand von Auseinandersetzungen, die durch die Entwicklung moderner Betäubungsapparate noch gesteigert wurden. Die Schächtfrage hat nichts mit Antisemitismus zu tun. Tierquälerei wird durch die Thora verboten, Barmherzigkeit und Rücksichtnahme auf das Tier ist im Judentum ein göttliches Gebot. Es wird ein weit ins Altertum reichender Rückblick allgemeiner und spez. Art auf den Opferkult und seine Wandlungen gegeben. Der Talmud regelt bei den Juden genau alle von den Schächtern selbst sowie an den Tieren, in bezug auf die Örtlichkeit u. a. mehr zu beachtenden Punkte. Zu ihrer Vielzahl wird ausführlich Stellung genommen. Als besonders wichtig wird herausgestellt, daß das Niederlegen der Tiere zum Zwecke der Schächtung oft nicht sachgemäß erfolgt und somit zu Tierquälereien Veranlassung gibt, die beschrieben werden. Sie können aber nachweislich durch den Weinbergschen Apparat vermieden werden. In der BRD ist er seit Jahren am Schlachthof München in Anwen-

dung. Nach dem Schächtschnitt wird mit Genehmigung der jüdischen Gemeinde der Bolzenschuß ausgeführt. Vf. hat 24 Rinderschächtungen, die auf diese Art vorgenommen wurden, beigewohnt und lobt das Verfahren. Über die Schmerzempfindung bei Tieren im allgemeinen und bei Schächtung im besonderen werden ausführliche Betrachtungen angestellt, insbesondere die Frage ventiliert, wie lange das Tier nach dem Schächtschnitt noch bei Bewußtsein ist oder ob dieses etwa wiederkehrt, wobei die unterschiedlichen Meinungen der verschiedensten Gutachter ausgewertet werden. Manchmal macht sich ein Nachschneiden notwendig, das aber nicht vom Schächter, sondern von einem Schlächter vorgenommen wird. Es wird gefolgert, daß der Schächtschnitt selbst vermutlich keine länger andauernden, erheblichen Schmerzen verursacht und daß ein schnelles Schwinden des Bewußtseins erfolgt, dessen Wiedererwachen durch unbehinderte, schnelle Ausblutung zu unterbinden ist. Diese ist aber nur möglich, wenn der Halsschnitt absolut fehlerfrei durchgeführt ist, die Halswunde bis zum Ende der Ausblutung klafft und die Bildung von Blutgerinnseln in und an den Gefäßstümpfen durch sorgfältiges Nachschneiden verhindert wird. Es muß aber festgestellt werden, daß alles dies nicht bei jedem Schächtschnitt gewährleistet ist. Es ist erwiesen, daß eine andere Schlachtmethode schneller und zuverlässiger einen schmerzlosen Tod der Tiere bewirkt, gleichzeitig den Wünschen der Wirtschaftlichkeit und einwandfreien Qualität des Fleisches Rechnung trägt und auch nicht gegen die jüdischen Speisegesetze verstößt. Es wird die elektrische Betäubung und die – noch nicht für Rinder praxisreife – CO_2-Betäubung abgehandelt. Zum Schluß wird nochmals betont, daß die Schächtfrage nichts mit Antisemitismus zu tun hat und die jüdische Religionslehre schon immer ein humanes Schlachten vorschreibt. Man sollte daher aus den Erkenntnissen der Jetztzeit die Nutzanwendung ziehen. W. Mathieu. 8275.

4-64/02-0489 Brandes, H.; Hameln, Schlachthof. **Die Problematik der Tuberkulosebeurteilung in der Schlachttier- und Fleischuntersuchung.** Arch. Lebensmittelhyg. **14** (1963) Nr. 4. S. 73–75.
Seit Inkrafttreten der neuen AB.A zum Fleischbeschaugesetz am 25. 3. 1961 hat die Frage des Vorkommens Tbc-ähnlicher Veränderungen bei Schlachttieren in der BRD Unsicherheit in der Beurteilung hervorgerufen, zumal da die vor einiger Zeit beschriebenen Erscheinungen eben doch der erforderlichen Sicherheit entbehren. Es wird das Ergebnis der Untersuchung aller noch vorhandenen Schweine eines bestimmten Bestandes beschrieben, bei dem Tbc-ähnliche Veränderungen bei 4 Tieren vorlagen, die also als tauglich ohne Einschränkung beurteilt worden wären, wenn sie nur allein geschlachtet worden wären; zum Vergleich standen aber 16 Schweine gleicher Herkunft zur Verfügung, die mit Geflügel-Tbc behaftet waren. Hühner und Schweine hatten denselben Auslauf. An Rindern, insbesondere aus Dänemark nach Hannover gebrachtem Angler-Vieh, wurde in einem Teil der Proben aus veränderten Ll. jejunales *Mycobact. tuberc., typ. gallinaceus* festgestellt, während die anderen trotz aller Sorgfalt negativ blieben. Das Ergebnis „Mikroskopisch, kulturell und im Tierversuch konnten Tbc-Bakt. nicht nachgewiesen werden" nutzt dem Fleischbeschautierarzt nichts, denn jede Tbc-Form muß er beanstanden, also auch solche ohne Erregernachweis. Daneben ist den atypischen Mycobakterien besondere Aufmerksamkeit zuzuwenden, (wobei auf amer. Arbeiten hingewiesen wird) denn unter ihnen können sich gesundheitsschädliche Stämme befinden. Vf. regt weitere Untersuchungen an, damit der Fleischbeschautierarzt eine sichere, überall einheitliche Beurteilungsgrundlage erhält. W. Mathieu. 8280.

4-64/02-0490 Zeller, Hans; Augsburg, Schlacht- und Viehhof. **Ein Beitrag zur Beurteilung des Fleisches an Diplococcenseptikämie erkrankter Kälber.** Arch. Lebensmittelhyg. **13** (1962) Nr. 8. S. 184–188. – 2 Tab.

13 Diplococcensepticaemiefälle bei Kälbern wurden eingehend bakteriol. und an weißen Mäusen ausgewertet. Dabei ergab sich, daß alle Fleischfütterungsversuche negativ verliefen. Skarifizierte man aber mittels Skalpell die Haut eines Hinterfußes, so blieben nur 3 Versuchstiere ohne Reaktion, 4 starben an einer Septicaemie, 6 erkrankten schwer, 11 leicht. Einzelheiten werden beschrieben. Die Frage der Toxinbildung wird erörtert; wahrscheinlich gibt es Stämme, die Toxin bilden und solche, die dies nicht tun, wobei eine Unterscheidung z. Zt. noch nicht möglich ist. Bei −10 °C eingefrorenem diplococcenhaltigem Kalbfleisch enthielt der Ausstrich nach 24 Std. eine große, nach 48 Std. eine große bis geringe, nach 72 Std. eine geringe Zahl von Keimen. Beim Menschen ist bekannt, daß haemolyt. Coccen unspez. Lebensmittelvergiftungen hervorzurufen in der Lage sind, wobei ein persönlicher locus minoris resistentiae begünstigend wirkt. Aus allem ergibt sich, daß ein Kalb, bei dem durch die BU eine Diplococcensepticaemie festgestellt wurde, als untauglich für den menschlichen Genuß zu beurteilen ist, weil eine gesundheitliche Schädigung des Menschen möglich ist und somit die Bedingungen des § 32(1)7 AB. A des FG, nämlich die Unschädlichkeit oder die sonstige Unbedenklichkeit des Fleisches nicht erfüllt sind. W. Mathieu. 8280.

4-64/02-0491 Ahrens, Gerhard; Leipzig, Karl-Marx-Univ., Veterinärmed. Fak., Inst. für Lebensmittelhyg. **Untersuchungen zur fleischbeschaulichen Beurteilung des septikämischen Rotlaufs, der Rotlaufendocarditis und der Backsteinblattern.** Diss. Leipzig **1961** 52 S. – 2 Abb., 6 Tab., 86 Lit.
Nach den §§ 36, II, 2 AB.A und 34, 10 AB.A zum Fleischbeschaugesetz in der Fassung von 1940 und dem Runderlaß der Zentralverwaltung für das Gesundheitswesen VIII (2b) v. 2. 10. 1945 sind septikämischer Rotlauf, Endocarditis valvularis und Nesselfieber mit Erscheinungen einer Allgemeininfektion als bedingt tauglich und Nesselfieber ohne Erscheinungen einer Allgemeininfektion als tauglich zu beurteilen. Zur Klärung der Frage, ob eine Allgemeininfektion vorliegt, ist nach dem § 27, 2a AB.A keine bakteriol. Untersuchung vorgeschrieben. Durch eine Auswertung der Untersuchungsergebnisse der Vet. med. Untersuchungsstelle des Schlachthofes Halberstadt von 1947–1960 im Hinblick auf das Vorkommen von septikämischem Rotlauf, von Backsteinblattern und Rotlaufendocarditis wurde geprüft, ob die Erkennung einer Rotlaufbakteriämie allein nach den pathologisch-anatomischen Befunden möglich ist. Nur 76,2% aller unter Rotlaufverdacht eingesandten Proben konnten bakteriol. bestätigt werden (Rotlaufendocarditis mit 84,6%, Backsteinblattern mit 66,6% und septikämischer Rotlauf mit 75,5%). Eine fleischbeschauliche Beurteilung nur nach den Befunden am Schlachttier ist mithin nicht zu vertreten, und Vf. fordert die obligatorische Einführung der bakteriol. Untersuchung für alle Fälle von Rotlauf. Die Mindestbebrütungsdauer bei septikämischem Rotlauf und bei Backsteinblattern sollte 24 Std., bei der Endocarditis valvularis 48 Std. betragen. Eine Verkürzung der Bebrütungszeit konnte bei Rotlaufendocarditis durch die Einschaltung einer Anreicherung mit Pferdefleischbouillon erreicht werden, die gleichzeitig die Sicherheit der Diagnose erhöhte. Es wird die gesetzliche Einführung einer Anreicherung bei allen Fällen von Verdacht der Endocarditis valvularis vorgeschlagen. H. Gürtler. 8280.

4-64/02-0492 Schönberg, F.; Hannover, Tierärztl. Hochschule, Inst. für Lebensmittelkunde und Milchhyg. **Gedanken zu einer tierärztlichen Schlachtgeflügeluntersuchung.** Dtsch. tierärztl. Wschr. **70** (1963) Nr. 6. S. 153.
Die seit Jahrzehnten geforderte obligatorische tierärztliche Untersuchung des Inlandsschlachtgeflügels und der Importe wird nunmehr immer dringender, da der Verzehr von Geflügel ständig steigt. Es ist mit der Kontrolle der Geflügelgroßschlachtereien zu beginnen. Lebenduntersuchung ist notwendig, sie hat vor allem kranke und verdächtige Tiere auszusondern. Es werden dann die Einzelteile aufgeführt, die nach der Schlachtung untersucht werden müssen.

Dabei werden diejenigen Krankheiten genannt, die besondere Beachtung verdienen. Bei Importen sind Gesundheitsatteste über die Herkunftsbestände zu fordern und eine stichprobenweise Untersuchung der Transporte durchzuführen. W. Mathieu. 8280.

4-64/02-0493 Lochmann, E.-H.; Hannover. **Zur Frage der obligatorischen Untersuchung des Schlachtgeflügels.** Arch.Lebensmittelhyg. **13** (1962) Nr. 9. S. 219.

In Deutschland mehren sich die Stimmen, die eine regelmäßige tierärztliche Untersuchung des Geflügels vor und nach der Schlachtung und einschlägige gesetzliche Bestimmungen fordern. In den USA haben sich die Untersuchung und die Einteilung in Qualitätsstufen bereits bewährt. Ein Gesetz wurde am 28. 8. 1957 erlassen und trat am 1. 1. 1959 voll in Kraft. Es regelt die Untersuchung des Geflügels, die Kontrolle der Be- und Verarbeitung, der Endprodukte und fußt auf 30jähriger Erfahrung in freiwilliger Kontrolle. Es werden die Beurteilungsgrundsätze und die Kriterien für die Qualitätsstufen bei lebendem, zugerichtetem und küchenfertigem Geflügel aufgeführt. Standards sind am 1. 7. 1960 eingeführt und haben sich bewährt. Für Großabnehmer wie Krankenhäuser, Restaurants, Schulen, Konservenfabriken, die mehr auf den Fleischertrag als auf das Aussehen achten, gelten ab 1. 7. 60 besondere Grade. Ein Arbeitsgang wird ausführlich beschrieben. Die Untersuchung in bestimmten Betrieben ist Tierärzten vorbehalten. Laienuntersucher dürfen nur in einwandfrei diagnostizierbaren Fällen Untauglichkeitserklärungen abgeben. Die unter offizieller Kontrolle arbeitenden Betriebe verwenden zur Kennzeichnung eine besondere Marke, deren Beschriftung genau festgelegt ist. W. Mathieu. 8280.

4-64/02-0494 Kreßmann, H.; Hamburg, Veterinäruntersuchungsanst. **Untersuchungen von importiertem tiefgefrorenem Hasenfleisch argentinischer Herkunft.** Arch. Lebensmittelhyg. **14** (1963) Nr. 3. S. 81–82. – 5 Abb.

Es waren 21 tiefgefrorene Hasen argentinischer Herkunft auf Genußtauglichkeit und Verdacht der irreführenden Bezeichnung zu untersuchen. Bei den in Kunststoffolien verpackten Tierkörpern fehlten Haut, Köpfe, Endgliedmaßen und sämtliche inneren Organe. Es mußte also osteologisch vorgegangen werden. Unter Berücksichtigung des Herkunftslandes war mit dem Vorkommen von Viscachas und Pampashasen zu rechnen. Es werden ausführlich die Merkmale unversehrter Tierkörper dieser drei Arten beschrieben. Hier aber fielen infolge o. a. Zustandes manche Kennzeichen weg. Zur Beurteilung wurden vor allem die Schulterblätter herangezogen, wobei zusätzlich Katze und Kaninchen verwendet wurden. Die Unterschiede sind sehr deutlich, wie durch Abb. belegt wird. Insgesamt ergab sich, daß es sich tatsächlich um Hasen handelte. In der Muskulatur wurden 4mal Salmonellen ermittelt (2 × *S. panama*, 1 × *S. typhimur.*, 1 × *S. chester*). Die meisten Tierkörper waren sehr unsauber hergerichtet, denn nach dem Auftauen wurden Haare und ganze Haarbüschel auf der gesamten Fleischoberfläche ermittelt, in der Bauchhöhle einiger Tiere auch Kotreste. Das Fettgewebe war in 11 Fällen leicht ölig-tranig mit ranzigem Geruch und Geschmack. Weitere Untersuchungen derartiger Transp. sind also notwendig. W. Mathieu. 8280.

4-64/02-0495 Kurtze, H.; Prüm. **Gedanken zum Finnenproblem.** Arch. Lebensmittelhyg. **13** (1962) Nr. 12. S. 277–278.

Die Zahl der finnigen Rinder hat sich seit der Änderung des Fleischbeschaugesetzes vom 15. 3. 1960 stark erhöht. Heute wird kein Unterschied mehr gemacht zwischen Schwachfinnigkeit und der Feststellung von lebenden oder abgestorbenen Finnen des Typs *Cysticercus inermis*. Während in der Zeit von 1948–1960 im Kreise Prüm jährlich 3–5 Finnentiere ermittelt wurden, wird heute die gleiche Anzahl an einem einzigen Schlachttage ermittelt. Sämtliche finnigen Rinder und Kälber müssen tiefgefroren werden. Da aber tiefgefrorenes Fleisch nur beschränkt verwendet werden kann, entstehen dem Gewerbetreibenden schwere wirtschaftl. Schäden. Da Rinder sehr oft Gelegenheit zur Infektion haben, sollte man eine ähnliche Einrichtung schaffen wie die frühere staatliche Schlachtviehversicherung in Sachsen und Württemberg. Dadurch wäre es auch viel leichter möglich, die menschlichen Bandwurmträger zu erfassen. E. Tempel. 8282.

4-64/02-0496 Takács, J. und Simonffy, Z. Adatok a bakteriológiai husvizsgálathoz előirt, teljesen egészséges vágóállatokból származó minták baktériumtartalmához. **(Beiträge zum Bakteriengehalt von zur bakteriologischen Fleischuntersuchung bestimmten Fleischproben gesunder Schlachttiere.)** Magyar Állatorvosok Lapja [Ung. veterinärmed. Bl.] **17** (1962) Nr. 12. S. 459–462. – Aus: Ung. Agrar-Rdsch. **1963** Nr. 3.

Vf. untersuchte die zur bakteriol. Fleischuntersuchung bestimmten Proben von 100 völlig gesunden Rindern, 105 Pferden, 105 Schweinen und 100 Kälbern und stellte fest, daß sogar in den Muskeln und regionären Lymphknoten dieser Tiere in geringer Zahl saprophytische Keime nachgewiesen werden können. Von den isolierten Bakterien waren Vertreter der Familie *Bacillaceae* am häufigsten zu finden, nach diesem folgten die Vertreter der Familie *Micrococcaceae*. Salmonellen konnten in keinem dieser Tiere isoliert werden. Obligat anaërobe sporenbildende Bakterien sowie hämolytische Streptokokken wurden nur in je einem Fall nachgewiesen. Bei der Beurteilung des Ergebnisses der bakteriol. Untersuchung soll der bakteriol. Befund der Muskel- und Lymphknotenproben stets in Zusammenhang mit dem bakteriol. Befund der Milz verwertet werden. Von einer durch saprophytische Keime hervorgerufenen Bakteriämie kann nur dann gesprochen werden, wenn sowohl die Milz als auch die Muskulatur und die regionären Lymphknoten dieselben Keime in erheblicher Zahl enthalten. Sollte dies der Fall sein, handelt es sich um eine in geringem Grade saprophytische Septikämie, falls an den Schrägagarkulturen, die mit Muskel- oder Lymphknotenproben beimpft wurden, weniger als 9 Bakterienkolonien wuchsen. Falls aber die Zahl der Kolonien 9 übertrifft, so muß die Septikämie als hochgradig betrachtet werden. Abgesehen von Fällen der auch sonst feststellbaren Bakteriämie oder der Gegenwart pathogener Keime, kann der bakteriol. Zustand der Leber und Nieren bei der Beurteilung der Tauglichkeit des Fleisches nicht in entscheidendem Maße in Betracht gezogen werden. Falls diese Bakterien enthalten, kann eine vor dem Schlachten bestandene Septikämie auf Grund der Isolierung der gleichen Bakterienart aus der Milz sowie einem pH-Wert des Fleisches von über 6,6 bestätigt werden. Bei einer durch saprophytische Keime verursachten Septikämie müssen an den Schrägagarkulturen der Milz, der Muskel- und Lymphknotenproben dieselben Bakterienarten vorhanden sein. Der pH-Wert der Muskulatur soll frühestens 16 Std. nach dem Schlachten festgestellt werden, denn die erhaltenen Werte ergänzen die bakteriol. Untersuchung und geben einen gut verwertbaren Anhaltspunkt zur endgültigen Beurteilung des Fleisches. 8304.

4-64/02-0497 Franssen, J. G.; Eindhoven, Gemeenteslachthuis, Lab. Onderzoek naar het voorkomen van anaerobe kiemen in de milt van zieke en in nood gedode slachtdieren. **(Untersuchungen über das Vorkommen von Anaërobiern in der Milz bei krank- und notgeschlachteten Tieren.)** Tijdschr. Diergeneeskunde **88** (1963) Nr. 10. S. 659–663. – 3 Tab. Zus. in Engl., Franz., Dtsch.

Das niederländische Fleischuntersuchungsregulativ schreibt zwar vor, welche Nährmedien für die bakteriol. Untersuchung der Milz zu verwenden sind, läßt aber offen, ob jene aërob oder anaërob zu bebrüten sind. Vf. prüfte deshalb, ob in der Milz der Schlachttiere Anaërobier vorkommen, welche Bedeutung diese haben und ob es für die Laboratorien eine einfache Züchtungsmethode der Anaërobier gibt. Es wurden die Milzen von 2531 Schlachttieren mittels 1%iger Traubenzuckerbouillon und 2%igem Buillonagar auf ihre aëroben und mittels Leberbouillon nach Kelch auf ihren anaëroben Keimgehalt untersucht. Es stellte sich heraus, daß die Milzen der Schlachttiere in beachtlicher Zahl einen anaëroben Keimgehalt, darunter auch pathogene Anaërobier, aufwiesen. Für den Nachweis der Anaërobier wurde die Leberbouillon nach Kelch als geeignet befunden. Die Milzen der Schweine waren im Vergleich zu denen aller anderen Schlachttiere häufiger keimhaltig (Aërobier und Anaërobier). W. Kuhlmann. 8304.

4-64/04-0498 Kraft, A. A., Ayres, J. C., Weiss, K. F., Marion, W. W., Balloun, S. L. und Forsythe, R. H.; Ames, Iowa State Univ., Dep. of Dairy and Food Ind.; Dep. of Poultry Sci. Effect of method of freezing on survival of microorganisms on turkey. **(Wirkung der Gefriermethode auf das Überleben von Mikroorganismen in Puten.)** Poultry Sci. **42** (1963) Nr. 1. S. 128–137. – 4 Abb., 1 Tab., 27 Lit.

Große weiße Puten werden im Alter von 20–25 Wochen geschlachtet. Die Hälfte wird in physiol. Kochsalzlösung getaucht, mit der vorher die Hautoberfläche verdorbenen Geflügels abgewaschen worden ist, während die anderen Tiere in eine sterile Kochsalzlösung getaucht werden. Darauf werden beide verpackt, die Verpackung evakuiert und mit Hitze geschreckt. Das Gefrieren erfolgt 30 Min. in einer 21,6% NaCl-Lösung bei –21 °C und dann in einem Kaltluftgebläse von –29 °C für 16–17 Std. Keimzählungen werden vor und nach dem Gefrieren sowie in verschiedenen Zeitabschnitten innerhalb von 6 Mon. vorgenommen. Vergleichend werden die beiden Gefriermethoden auf der einen Seite und das alleinige Gefrieren in Kaltluft geprüft. Durch beide Verfahren werden 98–99% der Oberflächenflora zerstört. Das Gefrieren mit Hilfe von Kaltluft erweist sich gegenüber Coliformen, Enterokokken und Staphylokokken infizierter Tiere sowie Aërobiern nicht infizierter Puten als wirkungsvoller als die kombinierte Methode. Bei fluoreszenten Keimen wird kein Unterschied bezüglich der Behandlungsmethode beobachtet. Salmonellen lassen sich 1 Mon. nach dem Eingefrieren und Aufbewahrung im gefrorenen Zustand in geringer Zahl noch nachweisen. E. Tempel. 8304.

4-64/02-0499 Pähr, J.; Regensburg, Schlachthof. **Über den Wert der Nähragarplatte für die bakteriologische Fleischuntersuchung.** Arch. Lebensmittelhyg. **13** (1962) Nr. 7. S. 154–156. – 1 Abb., 10 Lit.

An Hand einer Tabelle wird aufgezeigt, daß die Ausbeute an *Micrococcen, Erysipelothrix rhusiopathiae, Pseudomonas aeruginosa* und *Corynebact. pyogenes* durch die Verwendung von Blutplatten (Traubenzucker-Blut-Agar) gegenüber der von Nähragar ganz wesentlich erhöht wird. Die Nähragarplatte ist fast ausnahmslos auf den Nachweis coliformer Keime ausgerichtet. Auch die Zahl der auf Blutplatten ermittelten Salmonellen beträgt das Doppelte. *Listeria monocytogenes* wird in 2 Fällen nur auf der Blutplatte festgestellt. Aus diesem Grunde wird die Nähragarplatte für überflüssig gehalten. Sie sollte für jede BU durch die Blutplatte ersetzt werden. E. Tempel. 8306.

4-64/02-0500 Horn, L. J. ten; Rotterdam, Openbaar Slachthuis, Lab. Salmonella-onderzoek in slagerijen. **(Salmonellen-Untersuchungen in Schlächtereien.)** Tijdschr. Diergeneeskunde **88** (1963) Nr. 12. S. 749–756. – 2 Tab., 7 Lit. Zus. in Engl., Franz., Dtsch.

Von Sept. bis Nov. 1962 wurden in 569 Schlächtereien je eine Schabselprobe und in 491 Schlächtereien je eine Hackfleischprobe zur bakteriol. Untersuchung entnommen. 42 Schabselproben und 16 Hackfleischproben wurden dabei als salmonelleninfiziert erkannt (18 Typen). In der wärmeren Untersuchungszeit wurden häufiger Salmonellen festgestellt. Einige Salmonellenstämme bildeten im Kligler-Agar keinen H_2S. Vf. fügte deshalb in sein

Untersuchungsschema den Lysin-Decarboxylase-Test ein, erzielte damit gute Erfolge und empfiehlt diesen zur generellen Anwendung.

W. Kuhlmann. 8308.

4-64/02-0501 Rößger, M.; Rostock. **Zur Verarbeitung von salmonelleninfiziertem Import-Gefrierfleisch.** Mh. Veterinärmed. **18** (1963) Nr. 12. S. 467 bis 471.

Nach der Richtlinie der Abt. Veterinärwesen im Ministerium für Landwirtsch., Erfassung und Forstwirtsch. vom 12. 6. 1962 sollen 10% der einzulagernden Importfleischhälften bzw. Viertel auf Salmonellen überprüft werden. Im VÜTGA Rostock wurden bis Ende Oktober 1962 daher 1120 Proben untersucht; nur in Rindfleisch aus südamerikanischen Ländern wurden 6mal Salmonellen nachgewiesen. Die für die Probenentnahme vorgesehenen Stücke konnten nur angetaut werden. Auf dem Transport vom Ausfuhrland per Schiff und Umladung in Waggons werden die zusammengehörigen Viertel oft voneinander getrennt, so daß bei positivem Befund einer intravitalen Infektion eines Viertels die anderen in der Regel kaum auffindbar sind und so ungehindert in den freien Verkehr gelangen können. Andererseits kann man eines Viertels wegen nicht die gesamte Schiffsladung maßregeln. Es werden die Schwierigkeiten dargelegt, die sich aus beengten Räumlichkeiten in der zur Verarbeitung vorgesehenen Fleischwarenfabrik ergaben. Es wird vorgeschlagen, bei Importen aus solchen Staaten, aus denen mit einer Salmonelleneinschleppung gerechnet werden muß, eine 100%ige Probenentnahme und -untersuchung vorzunehmen, und zwar in aufgetautem Zustande im Zusammenhang mit der Auslandsfleischbeschau, ferner die Exportschlachthöfe der liefernden Länder durch deutsche Tierärzte zu besichtigen und nach sachgemäßem Transport nur Betriebe zur Verarbeitung einzuteilen, die dafür völlig getrennte Räumlichkeiten in ausreichendem Maße besitzen. In einem Nachsatz wird bekanntgegeben, daß die o. a. Richtlinie unter dem 12. 12. 62 wieder aufgehoben und nur noch eine stichprobenweise Untersuchung angeordnet ist. Gleichzeitig wurde ein Verbot der Herstellung von Roh- und Dauerwurst aus Importgefrierfleisch ausgesprochen. W. Mathieu. 8308.

4-64/02-0502 Rackow, H. G. und Welz, W.; Bremen, Staatl. Veterinäruntersuchungsamt. **Salmonellenbefunde in einer Importsendung amerikanischer Tiefgefrierhühner.** Arch. Lebensmittelhyg. **14** (1963) Nr. 3. S. 49–51. – 1 Tab., 11 Lit.

Vorläufig findet weder eine Untersuchung des lebenden Schlachtgeflügels noch eine Beschau nach der Schlachtung statt. Im Einzugsgebiet des Staatl. Vet. Untersuchungsamtes Bremen werden vor Festtagen Stichproben von verkaufsfertigem Geflügel und von Geflügelteilen in frischem und tiefgefrorenem Zustand aus dem Verkehr gezogen. Diese Kontrolle erstreckt sich auch auf Importgeflügel. In 53,1% der 32 untersuchten Broiler werden *Salmonella typhimurium* und *S. heidelberg* in den inneren Organen und der Leibeshöhlenauskleidung nachgewiesen, einmal auch im Auftauwasser. Es wird angenommen, daß die Infektion bereits in den Broilerfarmen erfolgt ist. Inwieweit das Eiswasser sowie die Antibiotica-Konservierung im Tauchverfahren eine Rolle gespielt haben, läßt sich nachträglich nicht mehr ermitteln. Auf Grund dieser Befunde wird die Forderung erhoben, die obligatorische Schlachtgeflügeluntersuchung für die Inlandschlachtungen einzuführen sowie eine stichprobenweise amtliche Entnahme und bakteriol. Untersuchung von Importgeflügel. Außerdem wird dringend empfohlen, Geflügel mit Organen nicht mehr einzuführen. E. Tempel. 8308.

4-64/02-0503 Bischoff, J.; Hamburg, Veterinäruntersuchungsanst. **Noch einmal: „Salmonellen im Känguruhfleisch“.** Arch. Lebensmittelhyg. **13** (1962) Nr. 9. S. 205.

Um festzustellen, ob das neuerdings wiederum aus Australien eingeführte Känguruhfleisch gegenüber dem Vorjahre vom bakteriol. Standpunkte aus sich in einem besseren Zustand befindet, wurden Proben genommen. Es ergab sich, daß 40% derselben Salmonellen aufwiesen. Zusätzlich machte sich ein hoher Gehalt an *Proteus* in allen Proben bemerkbar, der vermuten läßt, daß in Australien das Fleisch nicht mit der erforderlichen Sorgfalt behandelt wird. Die s. Z. schon erhobene Forderung, die Einfuhr von frischem, tiefgefrorenem Känguruhfleisch zu verbieten, besteht somit weiterhin zu Recht. W. Mathieu. 8308.

4-64/02-0504 Roemmele, O. und Wall, G. van der; Braunschweig, Staatl. Veterinäruntersuchungsamt. **Rationalisierungsmaßnahmen bei den bakt. Fleischuntersuchungen und Erfahrungen bei ihrer Durchführung nach den Vorschriften der neuen AB.A.** Arch. Lebensmittelhyg. **13** (1962) Nr. 8. S. 188–194. – 3 Abb.

Die neuen Vorschriften in der BRD erfordern Änderungen technischer, organisatorischer und personeller Art bei der Durchführung der BU. Aus einjähriger Erfahrung wird über einen Entsalzer für Wasser, einen automatischen Sterilisator für Instrumente, Plattendeckel aus Metall und andere praktische Neuerungen empfehlend berichtet. Danach wird die Team-Arbeit beim Plattenablesen beschrieben. Es werden die Ergebnisse der verschiedenen Buntplatten und Anreicherungsflüssigkeiten ausgewertet. Über die Art und Verpackung der Proben, Einzelspalten der Begleitberichte und deren Ausfüllung, Sonderwünsche der einsendenden Tierärzte und deren Durchführbarkeit sowie über die Arbeit in der Spülküche usw. wird abschließend ausführlich, anschaulich und kritisch berichtet. W. Mathieu. 8310.

4-64/02-0505 Schönberg, F. und Lochmann, E.-H.; Hannover, Tierärztl. Hochschule, Inst. für Lebensmittelkunde und Milchhyg. **Zum Schnellnachweis von Brucellen-Antikörpern im Muskelfleisch der Schlachttiere mit Hilfe der Schnellagglutination unter Verwendung von Muskelquetschproben.** Arch. Lebensmittelhyg. **13** (1962) Nr. 9. S. 209–211. – 5 Abb.

Es ist anzustreben, ein Verfahren zu entwickeln, das dem Fleischuntersuchungstierarzt die Möglichkeit bietet, an Ort und Stelle die Frage nach dem Vorhandensein von Brucellen-Antikörpern zu klären. Es stehen dazu das Plexiglaskompressorium und die Hebelpresse mit 2 Plexiglasplatten z. Z. zur Verfügung. Möglichst fett und bindegewebsfreie Skelettmuskulatur wird auf die Mitte der unteren Platte gebracht, ca. 3 Tropfen der Abortus-Bang-Hämatoxylin-Testflüssigkeit nach Hermann aus Tropfflasche oder mittels Tropfpipette zugegeben, dann wird die obere Platte aufgelegt, und der im Quetschvorgang austretende Muskelsaft ergibt alsdann zusammen mit der Testflüssigkeit die Reaktion. Positive Reaktion ist schon nach wenigen Sekunden deutlich erkennbar, besonders im hellen Licht auf heller Unterlage. Hin- und Herkippen beschleunigt den Vorgang. Wolkige oder schlierige Trübung zeigt dagegen die negative Reaktion. Die Hebelpresse ist handlicher, das Kompressorium hat den Vorteil, durch Anziehen der Flügelmuttern den Druck regulieren zu können. W. Mathieu. 8310.

4-64/02-0506 Pitre, J. (unter techn. Mitarb. von Martinet, P.); Caen, Lab. Dép. et Régional de Biol. et d'Hyg. Méthode de recherche et de titrage par diffusion en gélose des antibiotiques dans les viandes et les abats des animaux de boucherie. Résultats et conséquences. **(Methode zum Nachweis und Titrieren von Antibiotica durch Agardiffusion in Fleisch und Innereien von Schlachttieren. Ergebnisse und Folgerungen.)** Bull. Acad. vétérin. France [N.S.] **36** (1963) Nr. 4. S. 175–182. – 3 Abb., 2 Tab., 11 Lit.

Das Aussehen des Fleisches von Notschlachtungen und der negative bakteriol. Befund stehen oft nicht im Einklang miteinander. Dies ist auf die Einwirkung von Antibiotica zurückzuführen. Die Verabreichung von Antibiotica mit dem Futter zur Wachstumssteigerung hat meist keinen Einfluß, da die Dosen nur gering sind. In Frankreich ist die Verwendung von Antibiotica zum Konservieren von Fleisch verboten. Bei dem therapeutischen Einsatz von Antibiotica ist deren Nachweis im Fleisch der notgeschlachteten Tiere notwendig. Dies geschieht mit Hilfe von Muskelextrakten, Papierfilterscheiben und *Bacillus subtilis*. Die techn. Einzelheiten werden ausführlich dargelegt. Nach dieser Methode werden 96 Fleischstücke untersucht. 4 Fälle erweisen sich als positiv. In 1 Fall wird außerdem ein Stück Leber untersucht, in dem der Gehalt an Antibiotica wesentlich größer ist. Die aëroben und anaëroben gram-positiven Fäulniserreger werden durch Antibiotica gehemmt. Nicht beeinflußbare Enterobakterien und Schimmelpilze vermehren sich unauffällig und rufen Lebensmittelvergiftungen hervor. Um die menschliche Gesundheit zu schützen, ist die Beachtung folgender Faktoren notwendig: 1) exakter Vorbericht in bezug auf die Art der Behandlung notgeschlachteter Tiere mit Antibiotica, 2) Bitte, das Fleisch auf die Anwesenheit von Antibiotica zu untersuchen, 3) Sicherstellung von 1 Niere und einem Stück Leber, um evtl. Antiseptica-Therapeutica usw. nachweisen zu können.

E. Tempel. 8310.

4-64/02-0507 Sladki, E.; Lodz, Polen, Med. Akad., Klin. für Innere Krankh. **Ist die Infektion mit Trichinen aus amtlich untersuchtem Schweinefleisch im Lichte der mathematischen Analyse der Bestimmungen der Fleischbeschau von Schweinefleisch möglich?** Arch. Lebensmittelhyg. **14** (1963) Nr. 2. S. 39–40.

Die verschiedentlich geäußerte Ansicht über mögliche Fehldiagnosen bei schwach trichinösen Schweinen durch die amtliche Trichinenschau wird mittels mathematischer Analyse untermauert. „Wenn z. B. die Untersuchungen an 100 Schweinen durchgeführt werden, bei denen in 1 g Muskeln 10 Trichinenlarven festgestellt werden, dann werden bei einem Wahrscheinlichkeitsfaktor von 0,8 80 Schweinekörper unter die Gruppe der bedingt genießbaren eingereiht, und 20 Schweinekörper werden die Bezeichnung ‚trichinenfrei' erhalten." Der Unsicherheitsfaktor kann sich vergrößern, wenn bei der Entnahme der Muskelproben und beim Präparieren jeweils zu kleine Teile untersucht werden. Nach Ansicht des Vf. ist die Ausarbeitung neuer, wirksamer prophylaktischer Methoden gegen die Trichinose eine dringende Aufgabe. H. Sielaff. 8320.

4-64/02-0508 Piening, C.; Neumünster, Schleswig-Holstein, Veterinäruntersuchungsamt. **Die isolierte Lymphknotentuberkulose und die neuen AB.A zum Fleischbeschaugesetz.** Arch. Lebensmittelhyg. **13** (1962) Nr. 9. S. 201–203. – 1 Tab.

Nach den nunmehr geltenden Bestimmungen der AB. A ist in der BRD auf Bedingttauglichkeit des ganzen Tierkörpers zu erkennen bei jeglicher Form der Tbc, sofern sich nicht Untauglichkeit nach § 32 ergibt. Es wurden je 75 Inlands- und Importschweine mit isolierten Tbc-Veränderungen in einem Lymphknoten untersucht. In 129 Fällen konnte bereits durch mikroskopische Schnittuntersuchung zwischen boviner und aviärer Infektion unterschieden werden, die restlichen 21 Fälle konnten z. T. noch geklärt werden. Die Verteilung von boviner und aviärer Tbc wird mit den Ermittlungen gleicher Art in anderen Teilen der BRD verglichen. Von allen Schweinen wurden 2 Muskelproben kulturell und im Tierversuch geprüft. Vergleich mit früher in gleicher Versuchsanordnung beurteilten Rinderproben läßt die Vermutung zu, daß bei Schweinen ungünstigere gewebliche Bedingungen für eine hämatogene Aussaat als beim Rinde vorliegen. Der bovine Typ wird beim jetzigen Stand der Tilgung der Rinder-Tbc auch beim Schwein immer mehr verschwinden. Beim aviären Typ wird eine Generalisation bei Befall der Lymphknoten des Verdauungsapparates vermutlich nicht vorkommen. Infolge-

dessen tritt Vf. dafür ein, Fleisch von Schweinen mit isolierter Lymphknoten-Tbc des Verdauungsapparates als frei von Tbc anzusprechen.
W. Mathieu. 8340.

4-64/02-0509 Tuma, H. J., Henrickson, R. L., Odell, G. V. und Stephens, D. F.; Stillwater, Oklahoma Agric. Exp. Stat. Variation in the physical and chemical characteristics of the longissimus dorsi muscle from animals differing in age. **(Veränderungen der physikalischen und chemischen Eigenschaften des M. longissimus dorsi bei Tieren unterschiedlichen Alters.)** J. Animal Sci. 22 (1963) Nr. 2. S. 354–357. – 6 Tab., 5 Lit.

Es wurden die Lenden von 56 Herefordbullen und -kühen im Alter von 6, 18, 42 und 90 Mon. untersucht. Die Tiere besaßen eine gleiche genetische Grundlage, wurden unter ähnlichen Bedingungen gefüttert und gehalten. Die rote Farbe des M. longissimus dorsi, durch ein Photovolt-Reflectance-Meter gemessen, wurde mit steigendem Alter des Tieres dunkler und nach 14tägigem Altern lichter und heller. Der pH der Muskelstücke war mit zunehmendem Alter niedriger. Der Feuchtigkeitsgehalt des M. longissimus dorsi zeigt bei 18, 42 und 90 Mon. alten Tieren geringgradige Unterschiede, höhergradige bei 6 Mon. alten Kälbern. Der Asche- und Proteingehalt war für die einzelnen Altersgruppen in ihren Unterschieden nicht signifikant.
R. Berg. 8360.

4-64/02-0510 Tirschmann, Werner; Leipzig, Karl-Marx-Univ., Veterinärmed. Fak., Inst. für Tierzucht und Tierernähr. **Muskel-, Fett-, Binde- und Sehnengewebe am Schlachtkörper von kastrierten männlichen und nichtkastrierten weiblichen Schweinen.** Diss. Leipzig **1962** 57 S. – 72 Lit.

Jeweils 800 Deutsche veredelte Landschweine, Deutsche Edelschweine und Cornwall-Schweine wurden im Hinblick auf einen Zusammenhang zwischen Schlachtqualität und Geschlecht bzw. vorgenommene Kastration geprüft. Die Beurteilung der Schlachtqualität erfolgte makroskopisch an den median aufgehauenen Schlachttierkörpern. Unter Anwendung des χ^2-Testes ergab sich eine statistisch gesicherte Abhängigkeit der Schlachtqualität von der vorgenommenen Kastration. Weibliche nichtkastrierte Schweine sind fleischwüchsiger als männliche kastrierte Tiere. Letztere sind zudem reicher an Fett und Bindegewebe. Rassenunterschiede sind im Hinblick auf die Schlachtqualität nicht bedeutsam. H. Gürtler. **8360.**

4-64/02-0511 Guinée, P. A. M., Kampelmacher, E. H., Keulen, A. van und Ophof, A. J.; Utrecht, Nat. Inst. of Public Health; The Hague, Chief Veterin. Health Inspectorate; Wageningen, Min. of Agric. and Fisheries, Div. for Wildlife Management. Incidence of salmonella in brown rats (Rattus norvegicus) caught in and near slaughterhouses, farms and mink farms. **(Vorkommen von Salmonellen bei braunen Ratten [Rattus norvegicus], die in und bei Schlachthäusern, Farmen und Nerzfarmen gefangen wurden.)** Zbl. Veterinärmed., R. B **10** (1963) Nr. 2. S. 181–185. – 2 Tab., 6 Lit. Zus. in Franz., Span., Dtsch.

Zur Ermittlung der Salmonellen dienen 2 Anreicherungsmethoden: 1) Tetrathionatbouillon nach Müller-Kaufmann, 2) Selenit-Brillantgrünbouillon. Sie werden nach 24- und 72std. Bebrütung auf Brillantgrünphenolrotplatten ausgestrichen. Bei 237 Ratten aus Schlachthäusern werden aus 73 = 30,8% Salmonellen gezüchtet, bei 429 aus Farmen aus 17 = 4% und bei 69 aus Nerzfarmen aus 12 = 17,4%. In keinem Fall kann *S. enteritidis var. danysz* ermittelt werden. Bei 102 positiven Ratten werden 24 verschiedene Serotypen nachgewiesen, davon allein 17 Typen bei Ratten aus Schlachthäusern. Der Befall mit Salmonellen ist bei Ratten aus Nerzfarmen bedeutend höher als der anderer Farmen, weil die Nerze rohes Abfallfleisch aus Schlachthäusern erhalten. *S. typhimurium* wird bei 31,3% aller infizierten Ratten festgestellt.

Auf Grund ihrer Lebensgewohnheiten (Wandern) bilden mit Salmonellen verseuchte Ratten eine ernste Gefahr für die Umgebung. E. Tempel. 8360.

4-64/02-0512 Schwerin, D.-O.; Saßnitz/Rügen, Außenstelle des Veterinäruntersuchungs- und Tiergesundheitsamtes Greifswald. **Untersuchung über das Verhalten von Lebensmittelvergiftern in Fischpräserven und Fischölen.** Arch. Lebensmittelhyg. **13** (1962) Nr. 7. S. 156–158. — 3 Tab., 6 Lit.
Durch Versuche wird geprüft, inwieweit Fischpräserven und Fischöle Erregern von Lebensmittelvergiftern eine gute Lebens- bzw. Vermehrungsmöglichkeit bieten. Dazu werden Salmonellen (*S. dublin, S. typhimurium, S. cholerae suis* und *S. newington*), ein pathogener Stamm von *Escherichia coli*, ein Proteusstamm, *B. cereus, B. mesentericus* sowie 1 pathogener Stamm von *St. aureus* herangezogen. Zuerst wird die bakterizide bzw. bakteriostatische Wirkung von Essigsäure, Kochsalz, Milch-, Salz- und Schwefelsäure geprüft. Essigsäure wirkt bei pH 6,0 auf alle Stämme bakteriostatisch, bei pH 4,5 auf alle Nichtsporenbildner bakterizid, Milchsäure bei pH unter 5,0 bakteriostatisch und bei pH 4,5 bakterizid, Salzsäure bei pH 5,0 und 4,5 bakteriostatisch und bei pH 3,0–3,5 bakterizid, Schwefelsäure bei 4,5–4,0 bakteriostatisch und bei pH 3,0–3,5 bakterizid. NaCl hemmt Salmonellen bei 8%, *E. coli* bei 6%, *B. proteus* und *B. cereus* bei 9%, *B. mesentericus* und *St. aureus* bei 10%. Bakterizid wirkt NaCl erst in konzentrierter Lösung auf Gram-negative Keime nach 48 Std. In einer 12,5%igen NaCl-Bouillon leben Salmonellen und verwandte Bakterien länger als 6 Wochen, in konzentrierter NaCl-Lösung Gram-negative Stäbchen bis zu 7 Tagen. Eine Abtötungszeit für Sporenbildner und Kokken durch NaCl ließ sich noch nicht nachweisen. Diese Versuche werden mit Rollmöpsen aus verschiedenen Betrieben wiederholt. Der pH-Wert im Fischfleisch liegt zwischen 4,8 und 5,0 und im Höchstfall um 0,3 höher als der Aufguß. Die Nichtsporenbildner werden innerhalb von 3 Tagen abgetötet, so daß also durch eine Kaltmarinade mit einem pH 5,5 und weniger und Essigsäure als Aufguß praktisch eine Lebensmittelvergiftung nicht ausgelöst werden kann, außer durch *B. botulinus*. Milchsäure eignet sich weniger als Essigsäure, und Salz- und Schwefelsäure zeigen eine wesentlich geringere bakteriostatische und bakterizide Wirkung. Dabei ist nicht der pH-Wert ausschlaggebend, sondern die Säure selbst. Gefrierleberöl und Lebertran weisen nicht den hohen baktericiden Effekt auf, wie oft behauptet wird. E. Tempel. 8420.

4-64/02-0513 Joachim, Reinhold; Leipzig, Karl-Marx-Univ., Veterinärmed. Fak., Inst. für Lebensmittelhyg. **Zur Abhängigkeit der Qualität und Haltbarkeit des Gefrierfleisches vom Auftauprozeß.** Diss. Leipzig **1961** 137 S. — 1 Abb., 27 Tab., 73 Lit.
An 77 Rindergefriervierteln wurden während des Auftau- und Nachlagerungsprozesses über 8–12 Tage Qualitäts- und Haltbarkeitsmerkmale ermittelt (Reifegrad, Keimgehalt der Ober- und Schnittfläche, Wasserbindungsvermögen, organoleptischer Zustand). Dabei konnte nachgewiesen werden, daß schnelles Auftauen den normalen Ablauf der chemofermentativen Prozesse stört. Im Vergleich zum schnellen Auftauen wird beim langsamen Auftauen ein höherer Säuerungsgrad erzielt, der auch längere Zeit auf seinem Maximalwert verharrt. Der Gehalt an locker gebundenem Wasser lag nach Beendigung des Auftauprozesses bei schnell aufgetautem Fleisch 2,77mal höher als bei langsam aufgetautem. Der Unterschied glich sich jedoch nach sechstägiger Nachlagerung im wesentlichen wieder aus. Bei schnell aufgetauten Vierteln waren Keimgehalt und Keimgehaltsvermehrung größer und die Haltbarkeitsdauer kürzer als bei langsam aufgetauten Fleisch. Die Versuchsergebnisse gestatten die Schlußfolgerung, daß schnell aufgetautes Gefrierfleisch ohne eine ausreichende Nachlagerung dem Frischfleisch nicht gleichwertig ist. Schnelles Auftauen (Warmluftstrom) kann nur dann befürwortet werden, wenn ge-

währleistet wird, daß das Fleisch 5–6 Tage bei Kühlhaustemperatur nachgelagert und danach sofort verwertet wird. Optimale Qualität und Haltbarkeit werden erreicht, wenn Gefrierfleischviertel langsam (im Verlaufe von 3–4 Tagen) aufgetaut werden. Bei sachgemäßer Behandlung steht Gefrierfleisch dem Frischfleisch an Qualität und Haltbarkeit nicht nach.
H. Gürtler. 8435.

4-64/02-0514 Hinz, Werner; Leipzig, Karl-Marx-Univ., Veterinärmed. Fak., Inst. für Lebensmittelhyg. **Die Anwendung ultravioletter Strahlen zur Haltbarkeitsverlängerung von Fleisch.** Diss. Leipzig **1961** 61 S. – 2 Abb., 31 Tab., 129 Lit.
Sechs verschiedene Bakterienstämme (*Bact. coli, Bact. proteus, S. typhimurium, Staph.pyog.var.aureus, Bac.cereus, Pseud.fluor.*), einige ältere Bakterienkolonien sowie die Dauerformen von 10 Stämmen des *Bac. cereus* wurden mit einer UV-Versuchslampe bestrahlt. Alle 6 Bakterienstämme wurden bei einem Abstand von 50 cm von der Strahlungsquelle innerhalb von 5–30 Min. abgetötet. Die Abtötung der Dauerformen von *Bac. cereus* war unvollständig; ältere Bakterienkolonien wurden durch die UV-Strahlen nicht geschädigt. In weiteren Versuchen wurden der Keimgehalt, die organoleptischen Veränderungen und die Haltbarkeit von Rindfleischstücken mit einem durchschnittlichen Gewicht von 60 g nach einer UV-Bestrahlung geprüft, wobei die Haltbarkeit um 24 Std. verlängert werden konnte. Schon bei einer Bestrahlungsdauer von 2½ Min. stellten sich ein geringgradiger Brandgeruch und eine schwache Braunfärbung ein, die mit fortschreitender Bestrahlungsdauer zunahmen. Der Brandgeruch ging bei der Kühlschranklagerung verloren; erst bei einer Bestrahlungszeit von 60 Min. blieb er auch nach einer 3tägigen Unterbringung im Kühlschrank bestehen. Infolge des Auftretens organoleptischer Veränderungen, deren Unbedenklichkeit für die menschliche Gesundheit noch nicht eindeutig erwiesen ist, wird das direkte Bestrahlungsverfahren zur Frischhaltung und Haltbarkeitsverlängerung von Fleisch in der fleischverarbeitenden Industrie abgelehnt. H. Gürtler. 8435.

4-64/02-0515 Schönberg, F. und Könekamp, R.; Hannover, Tierärztl. Hochschule, Inst. für Tierärztl. Lebensmittelkunde und Milchhyg. **Zur Temperaturabhängigkeit der Proteolyse durch psychrotolerante Bakterien, insbesondere Pseudomonas fluorescens liquefaciens, gleichzeitig ein Beitrag zur Haltbarkeit von verpacktem und gekühltem Hackfleisch.** Arch. Lebensmittelhyg. **13** (1962) Nr. 7. S. 160–163. – 11 Abb., 23 Lit.
Bei den Zersetzungsvorgängen von gekühltem und abgepacktem Hackfleisch sind psychrotolerante Bakterien, insbesondere *Pseudomonas fluorescens liquefaciens*, maßgeblich beteiligt; er weist sehr starke proteolytische Eigenschaften auf. In Verbindung mit anderen psychrotoleranten Fäulnisbakterien ist er die Ursache des Schmierigwerdens von Kühlhausfleisch. Er benötigt zwar freien O_2 zum Wachstum, gedeiht aber auch gut bei verringerter O_2-Spannung. Durch den Abbau von Eiweißsubstanzen zu Aminen bzw. Ammoniak bewirkt er die Zersetzung tierischer Eiweißprodukte. Gegenüber niedrigen Temp. ist Ps. wenig empfindlich, so daß er bei 0 °C noch wächst. Das Wachstumsminimum liegt bei −3 °C, das Optimum bei 15–20 °C. Unter den verschiedensten Einfrierbedingungen zeigt er die geringsten prozentualen Keimverminderungen und im pH-Bereich 4,5 und 9,2 die höchsten Überlebensraten im Vergleich zu anderen geprüften Bakterienarten. In besonderen Versuchen wird die Abhängigkeit der Proteolyse von *Pseudomonas fluorescens liquefaciens* von der Temp. untersucht. Dazu werden 8 Stämme, die aus Hackfleisch und Milch isoliert worden sind, verwendet. Am besten eignet sich dafür der Calcium-Casein-Agar. Die Proteaseaktivität ist bei den einzelnen Stämmen sehr unterschiedlich. Nach 24std. Aufbewahrung bei 5–6 °C und nach 48std. Aufbewahrung bei 2–3 °C werden bereits die

ersten Proteolyseerscheinungen beobachtet. Daraus geht hervor, daß der bakterielle Eiweißabbau im gekühlten Hackfleisch bei Kühlschranktemp. von 2–6 °C schon nach 24–48 Std. einsetzt und bei 10 °C fast ebenso stark ist wie bei 20 °C. Die für Kühltresen in Selbstbedienungsläden geforderten Lagerungstemp. von 8–10 °C reichen also nicht aus, um neben der mesophilen Keimgruppe auch die psychrotoleranten Bakterienarten in ihrer Vermehrung erfolgreich zu hemmen. Deshalb muß das abgepackte Hackfleisch gekennzeichnet werden, ob es vormittags oder nachmittags hergestellt worden ist.

E. Tempel. 8435.

4-64/02-0516 Partmann, W.; Karlsruhe, Bundesforsch.-Anst. für Lebensmittelfrischhalt. **Biochemische Vorgänge im Fleisch bei der Lagerung.** Umschau Wiss. Techn. **63** (1963) Nr. 15. S. 465–468. – 6 Abb.

Nach dem als „Tod" bezeichneten Ereignis ist die Muskulatur zunächst noch ähnlich funktionsfähig wie im lebenden Organismus. In verschiedenen Tierarten zu unterschiedlichen Zeitpunkten und sogar in den Muskeln desselben Organismus zeitlich abweichend wird der Erschlaffungsfaktor aber inaktiviert, das Adenosintriphosphat (ATP) nimmt ab, der Muskel kontrahiert; durch Erlöschen des Kreislaufs sind die geordneten Polarisationsverhältnisse der Fasermembran gestört. Die Deutung der Fleischreifung bedarf noch weiterer Arbeiten. Es sind bestimmt nicht nur fermentative Vorgänge, denn Rindermuskelstreifen, die derart belastet wurden, daß keine Kontraktion stattfinden konnte, sind im Vergleich zu unbelasteten zarter, und durch Homogenisieren hergestellte Fasersuspensionen von gereiftem Muskelgewebe ergeben bei ATP-Zusatz Kontraktionen; es kommen noch andere, bisher nicht erforschte Faktoren hinzu. Bei Einfrieren unter –20 °C kommen in Homogenaten bei ATP-Zusatz noch normale Kontraktionen vor. Bei –2 und –8 °C ist die Denaturierung besonders groß, Gefrierfleisch wird strohig-trocken. Langsames Sublimieren des Eises ergibt Gefrierbrand, er ist irreversibel und ergibt Schäden der Farbe, des Geruchs und Geschmacks. Bei großen Oberflächenschäden erfolgt auf ATP-Zusatz keine Reaktion mehr. Gefriergetrocknetes Gewebe erlangt nach Wasserzusatz weitgehend den ursprünglichen Zustand. Über Gefrierbrand und Gefriertrocknung muß noch viel geforscht werden. Es ergibt sich aber jetzt schon die Forderung, bei längerer Gefrierlagerung von Fisch und Fleisch Temperaturen von mindestens –30 °C zu verwenden und größere Temperaturschwankungen zu vermeiden. Gegen oxydative Veränderungen der Fett- und Eiweißkomponenten schützt am besten eine inerte Gasatmosphäre, z. B. Stickstoff in hoher Reinheit. W. Mathieu. 8440.

4-64/02-0517 Schönberg, F.; Hannover, Tierärztl. Hochschule, Inst. für Tierärztl. Lebensmittelkunde und Milchhyg. **Der Phosphatzusatz, insbesondere der Zusatz von Pyrophosphat, ist bei der Herstellung von Brühwurst aus Kaltfleisch geboten und notwendig – Eine letzte Stellungnahme vom Standpunkt des Wissenschaftlers und Sachkenners für die Herstellung von Fleischwaren.** Arch. Lebensmittelhyg. **13** (1962) Nr. 9. S. 217–218.

Die Ablehnung des Phosphatzusatzes durch den Bundesrat im Jahre 1959 hat bei den Wissenschaftlern und Sachkennern sehr großes Erstaunen hervorgerufen. Das Bundesinnenministerium und jetzt das Bundesgesundheitsministerium haben in ihrer Vorlage und ihren weiteren Erörterungen darauf hingewiesen, daß Pyrophosphat für die Herstellung einer einwandfreien Brühwurst aus erkaltetem Fleisch nicht entbehrt werden kann. Es werden die Arbeiten verschiedener tierärztlicher Sachverständiger ausgewertet, worin 0,3% Pyrophosphat als ausreichend, aber auch notwendig bezeichnet werden, zumal die FremdstoffVO die Zulassung namentlich aufführt. Es werden so Fehlfabrikate mit „kurzem" Brät vermieden. Als Analogon wird die Käse-VO vom 2. 6. 1951/29. 7. 1957 angeführt, und es werden 28 Länder genannt, die die Phosphate zulassen. Der erforderliche Peptisationseffekt wird durch

Citrate nicht erreicht, und Hühnereiweiß ist ohne weiteres abzulehnen, denn der Verbraucher erwartet Fleisch und nicht dieses. Die Untersuchungsverfahren sind in Histologie und chemischer Prüfung bezüglich Anteilen an Fleisch, Fett und Wasser einwandfrei. Insgesamt ist also der Phosphatzusatz bei Verwendung von Kaltfleisch geboten und notwendig.
W. Mathieu. 8445.

4-64/02-0518 Hadlok, R.; Gießen, Justus-Liebig-Univ., Inst. für Tierärztl. Nahrungsmittelkunde. **Untersuchung und Beurteilung von Fleischwarenkonserven.** Arch. Lebensmittelhyg. **13** (1962) Nr. 8. S. 196–198.
Die Haltbarkeit von Konserven wird vom Abtötungseffekt auf die im Rohmaterial Fleisch auftretenden Mikroorganismen bestimmt, die Qualität ist abhängig von der hygienischen Gewinnung und Verarbeitung des Fleisches sowie von der Salzung und Würzung, der angewandten Erhitzung, dem Nährwert, dem Geruch und Geschmack. Hohe, langanhaltende Erhitzung allein ist keine Garantie für einwandfreie Ware. Die verschiedenen Mikroorganismen haben je nach ihrer Art ihre eigene Hitzeempfindlichkeit, sie können also „überleben". Gewisse Lebensmittel vertragen zudem hohe Hitzegrade nicht. Überlebende Keime finden sich bei bakterioskopischer und kultureller Untersuchung besonders in Proben aus dem Kern und dem Zwickenbereich des Deckels. Wenn gleichzeitig organoleptische Veränderungen vorliegen, ist die Entscheidung nicht schwer. Anders liegen die Dinge, wenn diese fehlen. Es wird vorgeschlagen, dann Zweitproben in ausreichender Menge nachzufordern, sofern mehr als 30 Keime im bakterioskopischen Präparat unbebrüteter Dosen gefunden werden. Sind auch diese Zweitproben derart keimhaltig, dann ist die Haltbarkeit herabgesetzt. Solche Ware ist nur zum alsbaldigen Verbrauch geeignet, sofern gesundheitlich bedenkliche Keime nicht ermittelt wurden. Sind mehr als 30 Keime pro Präparat vorhanden, muß das Fabrikat abgewertet werden. Bei 100 Keimen und mehr ist auf Verkehrsuntauglichkeit zu erkennen. In allen Fällen sind die Ursachen im Betrieb umgehend möglichst zu klären und abzustellen. W. Mathieu. 8450.

4-64/02-0519 Bentler, W.; Kassel, Staatl. Veterinäruntersuchungsamt. **Bericht über ein geeignetes Gerät zur Vorzerkleinerung von Wurst für die histologische Untersuchung.** Arch. Lebensmittelhyg. **13** (1962) Nr. 7. S. 163.
Bei der histol. bzw. histochemischen Wurstuntersuchung beeinflußt die Vorzerkleinerung des Wurstgutes das Ergebnis ganz erheblich. Sie muß aber so geschehen, daß keine Entmischung der Bestandteile erfolgt. Außerdem sollen Arbeitskraft und Zeit gespart werden. Für diesen Zweck hat sich ein Tischkutter des Dianawerkes in Kassel sehr gut bewährt. Sehnige Bestandteile können sich nicht um die Messer wickeln. Es ist nicht notwendig, Flüssigkeiten hinzuzufügen. Die Arbeit ist in einigen Min. erledigt. Jedoch wird empfohlen, die Wurst erst zu kuttern, nachdem sie, in Würfelform geschnitten, einige Zeit im Gefrierfach eines Kühlschrankes gekühlt worden ist.
E. Tempel. 8485.

4-64/02-0520 Leistner, L.; Kulmbach, Bundesanst. für Fleischforsch. **Rohwurst in den USA.** Arch. Lebensmittelhyg. **14** (1963) Nr. 3. S. 62–64.
In den USA werden 14% des Fleisches zu Fleischwaren verarbeitet. An erster Stelle stehen dabei die Brühwürste (65%), dann Kochschinken und Bacon. Nur ein kleiner Teil von Rohwürsten wird verzehrt, die meist im Inland hergestellt werden. Sie sind von geringer Qualität, d. h. reich an Sehnen, in der Schnittfläche nicht sehr ansprechend und einseitig gewürzt. In der Regel wird Rind- und Schweinefleisch zur Herstellung verwendet. Da es offiziell keine Trichinenschau gibt, versucht man, die Trichinenfreiheit des Schweinefleisches durch folgende Maßnahmen zu erreichen: 1) Verarbeitung von gefrorenem Fleisch (sog. zertifiziertes Fleisch), 2) Erhitzung der Rohwürste am Ende der Reifung, 3) Abhängenlassen der Würste zur Erreichung eines be-

stimmten Trocknungsgrades bei einer bestimmten Salzkonz. In den USA unterscheidet man 3 Typen von Rohwürsten: Summer-Sausage, Lebanon und Genova. Die Rezepturen sowie die Herstellungsverfahren dieser 3 Wurstsorten werden ausführlich beschrieben. Dabei spielen die sog. Starter-Kulturen eine wichtige Rolle. 50% der Rohwürste werden mit Starterkulturen hergestellt. Sie sollen folgende Wirkungen hervorrufen: 1) die Reduktion von Nitrat zu Nitrit, um die Farbe bzw. das Aroma zu beeinflussen, 2) die Fermentation von Zucker zu Säure, die die Konservierung, die Konsistenz, das Aroma und die Farbe verbessern. 1959 ist ein Verfahren mit *Pediococcus cerevisiae* patentiert worden. Es eignet sich für Summer-Sausage, nicht aber für die anderen beiden Rohwurstsorten. Für die Genova wird eine Lactobazillenkultur verwendet, die homo- und heterofermentative Lactobazillen im Verhältnis 1000:1 enthält. Um eine zu starke Entwicklung von CO_2 zu verhindern, werden die heterofermentativen Lactobazillen gut an Pentose adaptiert. E. Tempel. 8485.

4-64/02-0521 Könekamp, R.; Hannover, Tierärztl. Hochschule, Inst. für Tierärztl. Lebensmittelkunde und Milchhyg. **Zu den fermentativen Eigenschaften der Milchsäurebakterien („Lactobacillus Meijerinck"), zugleich ein Beitrag zur Vermeidung von Fehlfabrikaten bei Roh- und Brühwurst.** Arch. Lebensmittelhyg. **14** (1963) Nr. 3. S. 56–62. – 4 Abb., 1 Tab., 26 Lit.
Durch die Arbeiten des letzten Jahrzehnts ist die Bedeutung der Lactobakterien für die Fleisch- und Fischwarenindustrie immer deutlicher geworden. Nach Vf. ist die Bez. „Lactobazillen" nicht richtig, da sie keine Sporen bilden. Aus Rohwürsten, die als Fehlfabrikate zur Untersuchung eingesandt worden sind, werden 17 Lactobakterien-Stämme isoliert und nach den Verfahren nach Kundrat sowie Lerche und Reuter differenziert. Das letztere eignet sich dafür besser als das erstere; dem Basalmedium wird jedoch kein Agar-Agar, sondern Bouillon zugesetzt. 5 Stämme werden als Species *Streptobacterium* (*Sbm*) *casei* bestimmt, 5 Stämme als *Species Sbm. plantarum*; 7 Stämme lassen sich nicht ohne weiteres einordnen. Das stärkste Stoffwechselprodukt der homofermentativen Lactobakterien stellt die Milchsäure dar, die aus Kohlenhydraten gebildet wird. Bei unsachgemäßer Herstellung der Rohwurst bei Reifungstemp. über +15 °C, vor allem bei Anwendung von Schnellverfahren (Schwitzrauch) vermehren sich die Lactobakterien sehr stark. Der Abbau des Muskeleiweißes ist jedoch unbedeutend. Es ist bis jetzt noch unbekannt, inwieweit Lactobakterien kürzere Peptidketten oder Aminosäuren, die durch andere proteolytische Bakterien und Bazillen aus Eiweißkörpern hervorgehen, weiter abbauen können. (Nach Bergey's manual 7. Aufl. 1957 lautet die Bez. international: X. Fam. *Lactobacillaceae*. Die Red.) E. Tempel. 8485.

4-64/02-0522 Wersching, St.; Hamburg, Veterinäruntersuchungsanst. **Zur Bestimmung des Bindegewebsanteils in der fettfreien Trockensubstanz in rohem Fleisch und Rohfleischwaren.** Arch. Lebensmittelhyg. **14** (1963) Nr. 3. S. 53–56. – 3 Abb., 1 Tab.
Zur qualitativen Beurteilung von Fleisch- und Fleischwaren muß neben dem Fett- und Wassergehalt auch der Gehalt an Bindegewebe berücksichtigt werden. In der tierärztlichen Lebensmittelüberwachung wurde der Bindegewebsanteil bisher entweder im histol. Schnitt flächenmäßig mit dem Anteil an Muskelgewebe verglichen und geschätzt oder objektiver durch die Histometrie ermittelt. Der Lebensmittelchemiker stellte den Bindegewebsanteil durch die Bestimmung des Bindegewebs-Gesamteiweißverhältnisses fest. Schönberg und Lochmann haben mit dem Trypsinverdauungsverfahren eine neue Methode entwickelt. Es wird versucht, das Verfahren einfacher und schneller durchzuführen. Die Technik wird eingehend erläutert. Nach Ermittlung des Wasser- und Fettgehaltes wird das Bindegewebe bestimmt und

nach folgendem Schema berechnet: Bindegewebe i. d. fettfreien Trock.-Substanz in $\% = \frac{\text{Bindegew. in g} \times 2 \times 100}{\text{fettfr. Trockens. in g} \times 100}$. In einer weiteren Arbeit werden die ermittelten Werte der histometrischen Methode, des Trypsinverdauungsverfahrens und der chem. Bestimmung des Bindegewebsanteils im Gesamteiweiß durch die Oxyprolinbestimmung miteinander verglichen werden.

E. Tempel. 8520.

4-64/02-0523 Wersching, St.; Hamburg, Veterinäruntersuchungsanst. **Betrachtungen über verschiedene Methoden zur Bestimmung des Bindegewebsanteils in rohem Fleisch und Fleischwaren.** Arch. Lebensmittelhyg. **14** (1963) Nr. 4. S. 76–79.

Es wird betont, daß Hackfleischproben bei der Entnahme gut durchgemischt werden müssen; danach werden die Vor- und Nachteile der von verschiedenen Autoren beschriebenen Vorbereitungen des Materials abgehandelt. Chloroform greift das Gehäuse der Mixgeräte an; das Arbeiten mit Aether ist verboten!! Für das Trypsinverdauungsverfahren werden ebenfalls durch Versuche belegte Hinweise gegeben. Bei der Histometrie können entgegen der bisherigen Meinung subjektiv beeinflußte Zählergebnisse doch vorkommen, indem eine Testperson auch die kleinsten Fäserchen als Bindegewebe mitzählt, die andere hingegen nicht. Die Auszählung ist mit dem Integrationsokular etwas weniger zeitraubend als mit dem Pointcounter, erfordert aber erhebliche Konz.; Serienuntersuchungen können niemand zugemutet werden. Der tierärztliche Sachverständige möge sich auch mit den in chem. Untersuchungsanstalten üblichen Verfahren wenigstens vertraut machen, insbesondere mit der Bestimmung des Oxyprolingehaltes. Muskeleiweiß enthält diese Aminosäure im Gegensatz zum Bindegewebe nicht, wobei aber der Unterschied zwischen dem kollagenen (8,7% bis 13%) und dem elastischen Bindegewebe (2%) zu beachten ist. Die Durchführung selbst sollte man aber den chem. Instituten überlassen. Lochmann hat bei Fleisch der I. Qualität einen durchschnittl. Bindegewebsgehalt von 12%, bei II. Qualität von etwa 20% in der fettfreien Trockensubstanz ermittelt. Danach wird man bei der Berücksichtigung des Bindegewebes im Speck bei Fleischwaren der I. Qualität den Gehalt etwa bei 15%, bei II. Qualität etwa bei 25% begrenzen müssen.

W. Mathieu. 8520.

4-64/02-0524 Renou, Yves; Jouy-en-Josas, Seine et Oise, INRA, Centre Nat. de Rech. Zootechn.. Les qualités organoleptiques des viandes. **(Die organoleptischen Eigenschaften des Fleisches.)** Ann. Nutrit. Alimentat. [Paris] **16** (1962) Nr. 3. Rev. S. 1–58. – 9 Abb., 11 Tab., 128 Lit.

Der Verbraucher stellt gewisse Forderungen an die Qualität des Frischfleisches, die die Farbe, die mürbe Beschaffenheit, die Saftigkeit, die Verteilung des Fettes und des Bindegewebes usw. betrifft. Weiterhin sind lokale und regionale Gepflogenheiten von Einfluß für die Beurteilung. Die Feststellung der organoleptischen Eigenschaften geschieht durch objektive und subjektive Methoden. Die Reife bzw. mürbe Beschaffenheit des Fleisches kann durch verschiedene Methoden bestimmt werden, z. B. nach den Verfahren: Lehmann, Winkler, Tressler und Murray, Miyanda-Tappler, Warner-Bratzler, Carpenter u. a. oder Brady. Zum Nachweis der Saftigkeit sind phys. Methoden notwendig, die die Menge des Fleischsaftes ermitteln. Die objektive Festellung der anderen Eigenschaften wird ebenfalls mit phys. Methoden vorgenommen. Die subjektiven Methoden – Kosten, Vergleichen, Klassifizieren – werden entweder von Spezialisten oder von den Verbrauchern angewandt. Die Variabilität der organoleptischen Eigenschaften wird weiterhin bestimmt durch die Herkunft des Fleisches von verschiedenen Tierarten, durch die strukturellen Eigenheiten der einzelnen Fleischstücke, die intra- und extracellulären Proteine. Einen

Einfluß haben die Rasse, das Geschlecht, das Alter, die Fütterung, insbesondere die Art des Mästens. Nach dem Tode spielen die postmortale Reifung, konservierende Methoden wie Gefrieren, Pökeln usw. sowie die verschiedenen Arten der küchenmäßigen Zubereitung eine wichtige Rolle bei der Verbesserung der Zartheit und des Geschmackes. E. Tempel. 8520.

4-64/02-0525 Forschner, E.; Stade, Staatl. Veterinäruntersuchungsamt. **Der Einfluß der Färbemethode auf die histometrisch ermittelbaren Kollagenvolumina unter besonderer Berücksichtigung individuell bedingter Faktoren bei Muskulatur-Sehnengemischen von Einzeltieren.** Arch. Lebensmittelhyg. **13** (1962) Nr. 7. S. 158–160. – 1 Tab., 6 Lit.

Frühere Untersuchungen haben ergeben, daß bei quantitativer Auwswertung von Rohfleisch mit Hilfe histometrischer Integrationsmethoden die angewandte Färbemethode von erheblichem Einfluß auf die feststellbaren Kollagen- bzw. Muskulaturvolumina sein kann. Größere Proben Rindfleisch werden entsehnt und von allem Bindegewebe befreit, 2mal durch den Wolf gedreht und dann im Trockenschrank ½ Std. auf 110 °C erhitzt. Weiterhin werden Fleischproben von Einzeltieren, die vorher sorgfältig vom Bindegewebe befreit worden sind, mit wechselnden Mengen von Sehnen versehen und auf die gleiche Weise weiter behandelt. Durch die vorbereitende Hitzebehandlung des zur histometrischen Untersuchung kommenden Rohmaterials tritt eine erhebliche Verschiebung der Werte zugunsten des Kollagengehaltes auf. Es wird angenommen, daß sich die individuell bedingten Schwankungen der Kollagenwerterhöhung bei Mischung einer genügend großen Anzahl von Fleischteilen verschiedener Tiere ausgleichen. Vielleicht kann so eine Umrechnung mit Hilfe eines konstanten Faktors ermöglicht werden, indem man den gefundenen Kollagenwert (Vol%) mit 0,65 multipliziert und mit dem gefundenen Muskulaturwert (Vol%) nochmals ins Verhältnis setzt.
E. Tempel. 8520.

4-64/02-0526 Zeller, H.; Augsburg. **Ist es zu vertreten, daß das Fleisch schwachfinniger Rinder auch in gebrätetem Zustand eingefroren wird?** Arch. Lebensmittelhyg. **14** (1963) Nr. 3. S. 52–53.

In manchen Landesteilen wird das Fleisch von finnigen Rindern, insbesondere Bullen, vor dem vorgeschriebenen Einfrierverfahren verbrätet. Dadurch kann einmal mehr Wasser zugeschüttet werden, zum anderen geht beim Auftauen nicht soviel Fleischsaft verloren. Auf Grund der Ausführungsbestimmungen § 47,1 zum Fleischbeschaugesetz von 1960 kann der Fleischer verlangen, daß das finnige Rind vor dem Einfrieren entbeint wird, da von Weichteilen völlig befreite Knochen dem Gefrierverfahren nicht unterliegen. Nach der Anlage 3 ABA des Fleischbeschaugesetzes darf der Tierkörper aber nur in Viertel zerlegt werden und muß so aufgehängt werden, daß er allseitig der Luft zugänglich ist. Dies ist jedoch im gebräteten Zustand nicht möglich. Außerdem lassen sich Knochen niemals völlig von den Weichteilen befreien, die unter Umständen noch lebenstüchtige Finnen enthalten können. Es ist deshalb unbedingt notwendig, den § 47,1 und die Anlage 3 durch eine gesetzliche Bestimm. miteinander in Einklang zu bringen, sodaß die finnigen Rinder vor dem Einfrierprozeß weder entbeint noch gebrätet werden können.
E. Tempel. 8520.

4-64/02-0527 Forschner, E.; Stade, Staatl. Veterinäruntersuchungsamt. **Einfluß der Trocknung auf histometrisch ermittelbare Kollagenvolumina bei Rohfleisch.** Arch. Lebensmittelhyg. **13** (1962) Nr. 9. S. 203–205. – 1 Tab.

Gerick stellte fest, daß Trocknungs- und Reifungsprozesse bei Rohwurst Einfluß auf die histometrisch ermittelten Volumenwerte von Muskulatur und Bindegewebe nehmen und gibt als Ursache die verschieden starke Wassergabe der beiden Komponenten an. Die Beobachtung selbst ist richtig.

Aus eigenen Versuchen, deren Technik ausführlich beschrieben wird, geht aber hervor, daß die Trocknung allein nicht in der Lage ist, Verschiebungen zwischen den ermittelbaren Volumina hervorzurufen. Die Bakterienflora hat sicherlich dabei einen bedeutenden Anteil, außerdem muß die Wirkung der Salzung und Würzung Berücksichtigung finden. Die verschiedenen Keimarten, ihre jeweilige Zahl und der Einfluß von Salzung und Würzung sollen in weiteren Versuchen noch geklärt werden. W. Mathieu. 8520..

4-64/02-0528 Scheunemann, H.; Berlin-Zehlendorf, Veterinäramt. **Ein Beitrag betr. die Verwendung der Analysen-Quarzlampe zur frühzeitigen Erkennung von Ranzigkeit.** Arch. Lebensmittelhyg. **14** (1963) Nr. 2. S. 41. – 1 Abb.

Die verwendete Quarzlampe besteht aus einem mit Traggriff versehenen tütenförmigen Schutzgehäuse mit eingebautem Reflektor auf einer Bodenplatte, der Schwarzlichtlampe der Fa. Phillipps HPW 125 Watt, Typ 57202 E 70 und einer Drossel im Schutzgehäuse. Fetter Speck, ungesalzenes Schmalz, roher Hammel- und Rindertalg sowie ausgelassener Rindertalg wurden bis zum Eintritt der Ranzigkeit bei Tageslicht u. Zimmertemperatur aufbewahrt, Kontrollen im Kühlschrank. Im allgemeinen stimmen die UV-Lampen-Ergebnisse mit den Sinnesproben und der Neutralrotprobe überein. Bei Schmalz und ausgelassenem Rindertalg zeigt die Lampe aber die beginnende Ranzigkeit anscheinend schneller und deutlicher an. Während die Kühlschrankproben dabei auf der Oberfläche bei Schmalz weißgrau, bei Talg hell weißgelb erscheinen, sind beide Zimmertemperaturproben matt dunkelgrau. Im Kern sind beide Probenarten gleich. W. Mathieu. 8530.

4-64/02-0529 Skořepa, Vl., Wiedermann, G. und Macek, Z. Velkozávod na výrobu drůbežího masa v Xaverově. **(Geflügelfleischgroßerzeugung in Xaverov.)** Výstavba socialist. Vesnice **1963** Nr. 3. S. 48–52. – 6 Abb., 1 Tab.

Der Geflügelgroßzuchtbetrieb in Xaverov besitzt neben dem Aufzuchtbetrieb, der bereits in einer früheren Nummer dieser Zeitschrift beschrieben wurde als Hauptobjekt einen Aufmastbetrieb, der aus zehn dreistöckigen Bauten mit einer Kapazität von 448000 Broilern besteht. Die Brutvorrichtungen liefern tägl. 5600 Küken an die Aufmaststätten. Die Küken verbleiben 5 Wochen unter elektrischen Glucken. Die Aufmast dauert insgesamt 80 Tage. Die Hallen sind auf eine Optimaltemp. von 15–16 °C und auf rel. Luftfeuchtigkeit von 70–75% klimatisiert. Die Klimatisierung ist durch Notöffnungen gegen Havarien gesichert. Während der ersten 24 Tage leuchten 14 Std. tägl. rote Lichter, dann wechseln die Farben des Lichtes: 1 Std. rot und 4 Std. blau. Die Fütterung mit granuliertem Futtergemisch ist automatisiert. Die aus 40% Torfstreu, 30% Holzspänen und 30% Häckselstreu bestehende Tiefstreu wird nach allen 5 Durchgängen gewechselt. Auf 1 m² entfallen 15 eintäg. Küken. Je ein Pfleger bedient 39200 Broiler in sieben Hallen. Insgesamt arbeiten 20 Pfleger und 4 Schichter zu je 7 Std. Die Hallen haben ein Eisenbetonskelett mit 3 × 6 m Stützenabstand bei einer Länge von 6 m. Die Querunterzüge auf 3,30 m hohen Tragsäulen tragen montierte Decken für eine Belastung von 300 kg/m². Das aus Eisenbeton hergestellte Satteldach hat eine Neigung von 10°. Der Fußboden besteht aus einem Betonestrich, der Innenverputz wird aus Zement mit Latexanstrich hergestellt. Das Schlachthaus hat eine Kapazität von 1000 Stück/Std. Das halbautomatisch gerupfte Geflügel wird nach dem Schlachten und Brühen ausgenommen und auf 4 °C gekühlt und dann gepackt. Das Gefieder wird getrocknet. Einschließlich des Aufmast-, Brut- und Hilfsbetriebes beschäftigt das Unternehmen 142 Werktätige und 20 Angestellte. Laut Kalkulation entfallen je 1 kg Schlachtgewicht 14,5 Kčs Selbstkosten. Die Investitionskosten von 86 Mill. Kčs sollen in weniger als 3 Jahren getilgt werden. ČSSR/ÚVTI. 8550.

4-64/02-0530 Roemmele, O.; Braunschweig, Staatl. Veterinäruntersuchungsamt. **Mytoxin E 49 beeinflußt den Ei-Geschmack.** Arch. Lebensmittelhyg. **13** (1962) Nr. 9. S. 203.
Die Firma Erlmeier-Würzburg stellt Mytoxin E 49 her. Das Mittel soll gegen viele Ungezieferarten wirksam sein. Es wird eine ausführliche Gebrauchsanweisung wiedergegeben und auf die Gefährlichkeit des Mittels für Mensch und Tier bei unzweckmäßiger Benutzung usw. hingewiesen. Ein Hühnerhalter brachte ins VUA frische Eier, die noch 8 Tage nach angeblich vorschriftsmäßiger Verwendung von Mytoxin nach diesem Mittel rochen und schmeckten, so daß sie unverkäuflich und auch im eigenen Haushalt nicht verwendbar waren. Die Untersuchung ergab außen und innen Mytoxingeruch verschiedener Stärke, der aber nach Braten weder am Weißei, noch am Gelbei festgestellt werden konnte. Rohe Eier, die äußerlich schwach rochen, erwiesen sich nach 5 Min. Kochzeit als einwandfrei. Fast zur gleichen Zeit sandte eine Sandkuchenfabrik Fehlfabrikate ein, deren Untersuchung ebenfalls Mytoxingeruch ergab, worauf Prüfung der Eier vor Zugabe empfohlen wurde; spätere Zweitproben waren einwandfrei. Vermutlich hat der Hühnerhalter die Vorschrift des Mytoxinherstellers eben doch nicht eingehalten! Zusätzlich wird darüber berichtet, daß Grasauslauf oder Mais aus Italien sowie Luzernemehl den Eigeschmack verbessern, so daß die „nestfrischen Graseier" sich auf dem Braunschweiger Wochenmarkt großer Beliebtheit erfreuen. Das ungestempelte Ei hat immer noch den Vorrang vor dem gekennzeichneten.
W. Mathieu. 8560.

4-64/02-0531 Zureck, F.; Karl-Marx-Stadt, Veterinäruntersuchungs- und Tiergesundheitsamt. **Ursachen des Verderbens von Seefischen an Bord der Fangschiffe.** Arch. Lebensmittelhyg. **13** (1962) Nr. 9. S. 212–217.
Der Fischfang hat Gegenwarts- und Zukunftsaufgaben für die Ernährung der Menschheit. Die Fischwirtschaft ist aber in viel stärkerem Maße als die Landwirtschaft von den Einflüssen der Natur abhängig. Ziel ist es, die Bevölkerung mit möglichst frischem Fisch gleichmäßig zu versorgen. Qualität und Güte des Fisches hängen ab von der Lebensweise, den Fanggründen, der dort vorhandenen Fischnahrung, den klimatischen Verhältnissen, dem Gehalt des Meerwassers an Mineralien und anderen Faktoren, nicht zuletzt aber von der Dauer des mechanischen Fangs und der Behandlung der Fische auf dem Schiff. Primär ist der Fisch frei von auf den Menschen übertragbaren Infektionskrankheiten und meist auch von derartigen Parasiten. Sekundäre Infektionen sind aber möglich. Garneelen, Austern und Muscheln, die in der Nähe von Küsten gewonnen werden, können in hohem Grade Keimträger sein. Die psychrotoleranten Keime spielen bei Fischen eine große Rolle; durch das Schmelzwasser werden sie auf andere Fische übertragen. Rasches Verbringen in gut isolierte Fischräume, Ersatz des Holzes durch Ausschlagen mit Aluminium oder Kunststoffen sind erforderlich. Gegen die Antibiotica werden gewisse Bedenken angemeldet, wenn sie auch nachweisbar die Haltbarkeit der Fische verlängern; sie wirken aber stets nur bakteriostatisch und sind gegen Sproß- und Schimmelpilze nicht verwendbar. Mutterfangschiffe bis zu 6000 BRT übernehmen von Trawlern die Fangbeute, filetieren und frosten die großen Fische und verarbeiten den Beifang zu Fischmehl. Einzelheiten der der DDR gehörenden Fang- und Verarbeitungsschiffe werden beschrieben. Dennoch behaupten Trawler, Logger und Kutter ihre Vorrangstellung. Da gerade die Seefischhygiene bei Fang und Verarbeitung an Bord wichtig ist, haben nach und nach eine Reihe von Tierärzten Fangreisen mitgemacht, so auch Vf. Es laufen außerdem in Verbindung mit in- und ausländischen Instituten für Hochseefischerei Forschungsschiffe. Die Kenntnis der Einzelheiten des Fischfangs ist von großer Wichtigkeit für die Beurteilung der Qualität, das Gleiche ist der Fall bei der Behandlung nach dem Fang; für beides sind viele Einzelheiten angeführt. Alle Mühe und Sorgfalt ist aber

umsonst, wenn nicht vor dem Auslaufen eine Reinigung und Desinfektion sowie eine Entfernung der Bilge stattgefunden hat. Der Zustand „Bilgenfisch" ist nicht nur Einfluß des Bilgenwassers, sondern kommt auch bei Berührung mit feucht-schleimigen Holzbunkern, Wänden und Kisten zustande, wobei Anaërobier mit H_2S, ferner andere chemische Substanzen beteiligt sind. Die Verbesserung der hygienischen Zustände an Bord ist neben der Ausrüstung vom guten Willen und Verantwortungsbewußtsein der Besatzung abhängig. W. Mathieu. 8570.

4-64/02-0532 Priebe, K.; Bremerhaven, Staatl. Veterinäramt. **Zur Frage der Herkunft von Betabakterien (Lactobakterien) bei Heringsmarinaden.** Arch. Lebensmittelhyg. **13** (1962) Nr. 12. S. 278–281. – 25 Lit.
Die größte Sorge bei der Herstellung von Kaltmarinaden ist die Verhinderung von Bombagen. Da der rel. hohe Essigsäure- und Kochsalzgehalt das Dosenmetall angreifen kann, sind die Bombagen meist auf diese chem. Umsetzung zurückgeführt worden. Meyer hat gezeigt, daß die Kohlendioxydbildung von heterofermentativen Lactobakterien von der Gattung Betabacterium ausgeht. Die Vermehrung und die Stoffwechselaktivität der Betabakterien wird durch einen pH-Wert von 4,1, eine Essigsäure-Konz. von 2,5%, eine NaCl-Konz. von 6% und eine Temp. von +10 °C gehemmt. Das Decarboxylierungsvermögen dieser Keime setzt das Vorliegen freier Aminosäuren voraus. Auf Grund von eingehenden Untersuchungen, deren Technik dargetan wird, werden Betabakterien bei 17,3% von 211 Heringen aus 58 Fängen auf der Oberfläche der Fische nachgewiesen. Sie werden weniger häufig auf den Kiemen und ganz selten im Darm ermittelt. Die hygienischen Bedingungen auf dem Fangschiff, der Sauberkeitsgrad der Heringskisten haben einen wesentlichen Einfluß auf den Betabakteriengehalt der Heringe. Durch wenig günstige Vorbedingungen auf dem Festland, insbesondere in den Marinierbetrieben, gelangen sie in die Marinaden. E. Tempel. 8570.

4-64/02-0533 Lubet, Pierre-E.; Lyon, Fac. des Sci., Lab. de Physiol.; Tamaris-sur-Mer, Inst. Michel Pacha, Stat. Maritime de Biol. Physiologie de moules. **(Die Physiologie der Muscheln.)** Bull. Soc. Sci. vétérin. Méd. comparée Lyon **65** (1963) Nr. 1. S. 31–62. – 4 Abb., 2 Tab., 34 Lit.
Da der Muschelverzehr in Frankreich so zugenommen hat, daß sogar bedeutende Mengen von Holland und Spanien importiert werden, hat der Vf. eine bis ins einzelne gehende Beschreibung der Anatomie und Physiologie der Muscheln zum Gebrauch für Tierärzte erarbeitet. In Frankreich werden angeboten *Mytilus edulis* und *Mytilus galloprovincialis*. Die sehr umfangreiche Arbeit kann nur übersichtsmäßig referiert und muß von Interessenten selbst im Einzelnen eingesehen werden. Der Siedlungsraum beider Muschelarten ist verschieden. *M. edulis* lebt mehr an den Küsten. Die Beweglichkeit wird durch den Fuß, die Ausscheidung von Byssus (erstarrenden Schleimfäden) und durch 2 Musculi adductores erreicht. Das Nervensystem wird beschrieben. Die Ernährung geschieht durch Entnahme verwertbarer Stoffe aus einem die Muschel durchströmenden Wasserstrom, von dem gleichzeitig O_2 entnommen und dem CO_2 zugefügt wird. Geschwindigkeit der Filtration, der Verdauungskanal und die Art der Verdauung werden aufgezeigt. Die Reserven an Glykogenen und Lipoiden verändern sich je nachdem das Tier vor einem neuen Cyclus der Gametogenese steht. Die Herzhohlräume enthalten ein Gemisch von venösem und arteriellem Blut. Die Herzdynamik der Muscheln ist noch ungenügend erforscht. Die Herzaktion selbst ist automatisch gesteuert, wobei alle Fasern diese Eigenschaft selbst besitzen. Acetylcholin verlangsamt und Serotonin beschleunigt die Herztätigkeit. Das Blut ist opaleszierend, weiß-bläulich ca. 2 ml, vom pH-Wert 7,7; statt Hb ist Haemocyanin vorhanden. Der Salzgehalt der Muscheln ist geringer als der des Meeres und nimmt nach dem Inneren der Muschel zunehmend ab. Die

O_2-Aufnahme findet in den Kiemen und wahrscheinlich auch im Mantel statt. Die Nieren kommunizieren mit der Pericardialhöhle, deren Inhalt durch Ultrafiltration durch die Wand des Ventrikels aus dem Blutplasma gebildet wird. Der Sexualzyklus dauert im Weißen Meer nur 1 Mon. und in wärmeren Meeren mehrere Mon. Man unterscheidet verschiedene Stadien der Entwicklung der Gonaden. – Die Gameten werden ins Meer ausgestoßen, wobei die Spermatozoiten „Fertilisine" ans Meerwasser abgeben, die wiederum Ausstoßung von Eizellen veranlassen. K. Preißler. 8570.

4-64/02-0534 Kietzmann, U.; Bremerhaven, Staatl. Veterinäramt. **Die amtstierärztliche Überwachung der Fischmärkte, der Fischkonservenfabriken und der Fischgeschäfte.** Arch. Lebensmittelhyg. **13** (1962) Nr. 8. S. 194–196.
Die Häfen der BRD liegen ungünstig zu den konventionellen Fangplätzen; es kommt hinzu, daß Island und Norwegen ihre Hoheitsgrenzen erweitert haben. Infolgedessen muß die Flotte neu mit modernen Fischdampfern ausgerüstet werden, die die weiten Entfernungen und die Erfordernisse der Lebensmittelhygiene berücksichtigen. Es wird über den Ausbau der tierärztlichen Überwachung der Fischmärkte berichtet. Der Dienst bei der Anlandung und in den Auktionshallen entbehrt jeglicher Lebenduntersuchung. Dem überwachenden Tierarzt bietet sich in jeder Nacht das Bild großer Mengen von Fischen ganz verschiedenen Frischegrades. Es wurden Untersuchungsstellen geschaffen, die eine sehr große Zahl von aktuellen tierärztlichen Arbeiten über Ursachen und Wirk. des Verderbens, Grenzen der Haltbarkeit, Größe des Aktionsradius u. a. mehr fertigten, wobei auch neue Methoden der Fischbakteriol. erarbeitet wurden. An die Auktionskontrolle schließt sich die Überwachung der Fischindustrie an. Die dabei laufend erworbenen Erkenntnisse werden hier zugrunde gelegt. Durch den Wegfall der stark wirkenden Konservierungsmittel ist besondere Beratung und Kontrolle der Betriebe zusätzlich notwendig, desgl. weitere Institutsarbeit und -forschung. Die vorteilhafteste Form des Tiefgefrierens ist die Seefrostung. Die Entwicklung eines Fang- und zugleich Verarbeitungsschiffes erforderte Meisterung aller Fragen, die unter den schwierigen Bedingungen des Bordbetriebes ein hygienisches Arbeiten sichern, z. B. Aufbereitung von Seewasser, Reinigungs- und Desinfektionsmittel, Form der Gefrierware, günstigster Zeitpunkt gerechnet ab Fangstd., bestmögliche Gefriergeschwindigkeit und Lagerungstemp. sowie Überwachung bis zum Verbraucher. Damit ist der dritte Schwerpunkt gegeben, nämlich die Kontrolle der Fischgeschäfte. Auf Grund der vielseitigen tierärztlichen Arbeit im Außendienst und in den Untersuchungsstellen kann nunmehr an die Schaffung eines Fischhygienegesetzes herangegangen werden. W. Mathieu. 8575.

4-64/02-0535 Teplý, M. Problematika používání antibiotik v potravinářském průmyslu. **(Problematik der Anwendung von Antibiotica in der Nahrungsmittelindustrie.)** Průmysl Potravin **14** (1963) Nr. 4. S. 175–177. – 19 Lit.
Zu den aktuellen Aufgaben der Nahrungsmittelforschung gehört die systematische Untersuchung neu entdeckter Antibiotica, die für die Verwendung in der Lebensmittelbranche und in der Landwirtschaft in Betracht kommen. In allen diesen Fällen muß man vor allem ihre Bedeutung für das Gesundheitswesen in Betracht ziehen. Die in der Gesundheitspflege angewandten Antibiotica können nur in solchen Erzeugnissen der Lebensmittelindustrie verwendet werden, wo die Gefahr der Entstehung resistenter pathogener Stämme nicht droht. In der Lebensmittelbranche muß man Antibiotica verwenden, die der Medizin nicht bekannt sind, z. B. Nisin, Subtilin usw. Die Antibiotica dürfen weder den Geschmack, noch das Aroma oder die Farbe der Lebensmittel beeinflussen. Die aktuellste Frage der tschechoslowakischen Lebensmittelindustrie ist derzeit die Anwendung von Nisin zwecks Verlänge-

rung der Dauerhaftigkeit verschiedener Schmelzkäsearten, was die Sicherstellung der regelmäßigen Erzeugung des getrockneten Milchpräparates Nislaktin erfordert. ČSSR/ÚVTI. 8610.

4-64/02-0536 Cate, L. ten; Welling, N.V., Borculo, Engrosslachterij, Chem.-Bacteriol. Lab. Eenvoudige en snelle bacteriologische bedrijfscontrole op vleesverwerkende bedrijven met agar-„worsten“ in Rilsan-kunstdarm. **(Einfache und schnelle bakteriologische Betriebskontrolle in fleischverarbeitenden Betrieben mit Agar-„Würsten“ in Rilsam-Kunstdarm.)** Tijdschr. Diergeneeskunde 88 (1963) Nr. 14. S. 883–891. – 4 Abb., 11 Lit. Zus. in Engl., Franz., Dtsch.

Der zunehmende Verkauf von vorverpacktem Fleisch und Fleischwaren stellt höhere hygienische Anforderungen an die Fleischverarbeitungs- und -verteilungsbetriebe. Die übliche Betriebskontrolle mit Tupfern usw. erfordert Material. Die Methode nach van Litsky verwendet Agar in „Rilsam“-Kunstdärmen, die aus einem Polyamid-Kunststoff bestehen. Die technische Handhabung der Stempelmethode mit den Agar-Würsten wird genau beschrieben. Für den Keim-Nachweis werden verschiedene Nährböden verwendet. Außerdem ist die Ermittlung der Keimzahl für die Beurteilung der Betriebe von Bedeutung. E. Tempel. 8610.

4-64/02-0537 Forschbach, Edmund. **Über aktuelle Fragen des Lebensmittelrechts auf dem Gebiet der Fleischwirtschaft.** Arch. Lebensmittelhyg. **13** (1962) Nr. 8. S. 177–184.

Auf dem Fleischerverbandstag in München betonte Vf., daß die Wissenschaft und Technik sich bemühen, mehr Lebensmittel zu erzeugen, sie schnell zu transportieren und möglichst lange Zeit vorrätig zu halten. Es bedarf dabei aber der gesetzlichen Regelung. Der Verbraucherschutz steht im Vordergrund. Bezüglich der Fremdstoffe gilt nunmehr der Grundsatz: „Verboten ist, was nicht ausdrücklich erlaubt ist.“ Über Phosphate, Milcheiweiß, Trockenplasma, Hühnereiweiß wird eingehend das Für und Wider abgehandelt, wobei die Salmonellengefahr bei Letztgenanntem betont wird. Die Hackfleischverordnung wird ganz neu gefaßt, der Kampf gegen Finnen und Bandwürmer muß verstärkt werden, die Richtlinien über die Qualität von Fleischerzeugnissen vom 5. 6. 1956 bedürfen noch erheblicher Überarbeitung und klarerer Fassung. Das geplante Lebensmittelbuch wird alles dieses ebenfalls bestmöglich zu erreichen versuchen. Es dient dem Schutze des redlichen Produzenten, des ehrlichen Händlers, des ehrbaren Handwerkers, schützt vor unlauterem Wettbewerb und unkollegialen Konkurrenz-Machenschaften und dient dem Verbraucherschutz. W. Mathieu. 8620.

4-64/02-0538 Herold, G.; Augsburg. **Dürfen genußuntaugliche Lebensmittel polizeilich eingezogen und einer entsprechenden Verwertung zugeführt werden?** Schlacht- u. Viehhof-Ztg. **63** (1963) Nr. 6. S. 226–227.

In der BRD bestimmt § 13 des Lebensmittelgesetzes, daß im Falle einer Bestrafung das Gericht auf Einziehung oder Vernichtung der Gegenstände, auf die sich die Zuwiderhandlung bezieht, erkennen muß bzw. kann. Eine gleiche Berechtigung für die Polizei kann aus dem LMG nicht hergeleitet werden, wohl aber aus den polizeirechtlichen Bestimmungen der jeweiligen Länder, sie gehen gemäß § 10, Abs. 2 über § 6 LMG hinaus. Der Bundesgerichtshof hat in einem Falle, in dem ein Lebensmittelhändler Schadenersatzansprüche stellte, weil die Polizei ihm gehörenden ranzigen Speck der techn. Verwertung zugeführt hatte, entschieden, daß sie dazu befugt ist, denn gerichtliche und polizeiliche Maßnahmen sind bei der Vorsorge gegen allgemeine Gefahren von einander unabhängig und selbständig. Vf. stimmt dieser Rechtsauffassung zu. Er ist jedoch der Meinung, daß die Polizei nur bei rasch verderblichen Lebensmitteln die techn. Verwertung durchführen sollte oder wenn eine Beschlagnahme nicht die genügende Sicherheit bietet; in den meisten Fällen wäre hingegen eine gerichtliche Einziehung abzuwarten. Hiervon sagt aber das Urteil des Bundesgerichtshofes nichts; es betont sogar, daß das allgemeine Polizeirecht manchmal von ganz anderen Voraussetzungen ausgeht wie die strafgerichtliche Einziehung. W. Mathieu. 8630.

XX. MILCHKUNDE

4-64/02-0539 Koroleva, N. Zadači nauki v oblasti mikrobiologii moloka. **(Die Aufgaben der Wissenschaft auf dem Gebiet der Mikrobiologie der Milch.)** Moločnaja promyšlennost', Moskva **24** (1963) Nr. 7. S. 5–7.
Aufgrund eines Beschlusses des ZK der KPdSU über die „Maßnahmen zur weiteren Entwicklung der biologischen Wissenschaften und der Festigung ihrer Verbindung mit der Praxis" werden im vorliegenden Artikel Gedanken zu diesem Thema unterbreitet. Auf dem Gebiet der Mikrobiologie der Milch gilt es, die in letzter Zeit gewonnenen Erkenntnisse hinsichtlich der Bildung von Antibiotica, Vitaminen und Fermenten durch Bakterien in die Praxis umzusetzen. Der Stoffwechsel der Bakterien muß daher noch eingehender erforscht werden. Die organoleptischen, chemischen und heilenden Eigenschaften von Milchprodukten sind das Ergebnis der Lebenstätigkeit von Mikroorganismen. Die bewußte Steuerung der mikrobiellen Vorgänge in der Milch und den Milcherzeugnissen bietet daher ein weites Feld der Betätigung. Auf den z. Z. gebräuchlichen Nährböden werden nur etwa 10–20% der insgesamt vorhandenen Mikroben nachgewiesen. Durch experimentelle Arbeiten wurde gezeigt, daß man nützliche Hefen und Bakterien kontinuierlich vermehren kann, in dem man den Nährboden ständig erneuert. Hier bietet sich die Möglichkeit der Einflußnahme auf automatische Produktionsreihen.
W. Plaschke. 8700.

4-64/02-0540 Šmeleva, L., Novotel'nov, N. und Jakovlev, D.; Leningrad, Pflanzenöl- und Fettkombinat. Vlijanie vitaminnogo kompleksa C + P na moločnokislyj streptokokk i aktivnyj k nemu bakteriofag. **(Der Einfluß des Vitaminkomplexes C und P auf Milchsäure-Streptokokken und ihre Bakteriophagen.)** Moločnaja promyslennost', Moskva **24** (1963) Nr. 7. S. 16–19. – 1 Abb., 3 Tab., 10 Lit.
Die antibiotischen Eigenschaften des Vitaminkomplexes C und P haben für die Milchindustrie große Bedeutung. Diese Vitaminkombination unterdrückt bei ausreichender Konzentration das Wachstum vieler aërob wachsender Bakterien wie *B. subtilis*, *B. mesentericus* u. a., indem sie das Atmungssystem der Bakterien blockiert. Vff. versuchten die antibiotischen Eigenschaften dieses Vitamingemisches zur Unterdrückung von Streptokokkenphagen heranzuziehen. Sie fanden, daß der Vitaminkomplex C und P, wenn er gleichzeitig mit Milchsäure-Streptokokken der Milch in einer Menge von 1% zugefügt wurde, eine aktivierende Wirkung auf die Milchsäuerung hat. Der Bakteriophage, der das Wachstum der Streptokokken verzögert, wird durch dieses Vitamingemisch unterdrückt. W. Plaschke. 8715.

4-64/02-0541 Kundrat, W.; München, Univ., Tierärztl. Fak., Inst. für Nahrungsmittelkunde. **Milch aus entzündeten Eutern beeinträchtigt auch milchtechnologische Prozesse.** Arch. Lebensmittelhyg. **13** (1962) Nr. 11. S. 261–262.
Rinder mit entzündeten Eutern bedeuten für den Besitzer nicht nur einen wirtschaftlichen Verlust; vielmehr verursacht Milch von an Mastitis erkrankten Kühen Störungen bei der Ver- und Bearbeitung in der Molkerei Milch aus entzündeten Eutern weist einen geringeren Nährwert auf (Verringerung von Zucker- und Kaseingehalt sowie Aneurin, Lactoflavin, Ascorbinsäure, Kalk und Phosphorsäure, Steigerung von Chlorzucker, Gesamt-, Albumin-, Globulin- und Reststickstoff). Mangelhafte Säureent-

wicklung durch Säurewecker, verschlechterte Labfähigkeit sind die Folge. So ist Galtmilch nicht für die Säureweckerzüchtung geeignet; die Rahmreifung ist beeinträchtigt, und die Butter weist einen schlechteren Geschmack auf. Galtmilch ist auch weniger hitzestabil bei der Kondensierung. Bei der Käseherstellung aus Mastitismilch bleibt ein Teil des Milcheiweißes in der Labmolke, wodurch sie fettreicher wird. Begleitende Mikrokokken können das Milcheiweiß zu faulig schmeckenden Substanzen abbauen. Bruch und grüner Käse geben in solchen Fällen die Molke schwer ab und stellen für Fäulniserreger günstige Bedingungen dar. Durch die dabei entstehende rissige Oberfläche dringen auch leicht Schimmelpilze und andere Schädlinge ein. Chr. Dietz. 8730.

4-64/02-0542 Schönberg, F. **Wege zu einer besseren Milchhygiene.** Arch. Lebensmittelhyg. **13** (1962) Nr. 9. S. 211–212.

Nach den in der BRD gültigen Bestimmungen müssen die zur Trinkmilch vorgesehenen Milchtierbestände amtlich als tuberkulose-, bang- und entzündungsfrei anerkannt sein. So hat sich nunmehr der Milchhygieniker um die Gewinnung möglichst keimarmer und colifreier Milch zu sorgen. — Hinsichtlich der Pasteurisierung hat sich die Kurzzeiterhitzung über 30 Sek. auf 71,5° am besten bewährt. Bei der Milchgewinnung muß sowohl auf Sauberkeit der Milchtiere selbst, spez. der Euter, geachtet werden als auch auf den einwandfreien Zustand der Melkmaschinen und -stände. In 18 Punkten sind die wichtigsten Maßnahmen für die Erzielung keimarmer Trinkmilch auf den Melkständen zusammengefaßt. Die Erfahrung hat gelehrt, daß es auch bei Anwendung von Melkmaschinen und unter Berücksichtigung der Verknappung geschulten Melkpersonals möglich ist, eine keimarme und möglichst colifreie Milch zu gewinnen. Chr. Dietz. 8780.

4-64/02-0543 Näther, Ulrich; Leipzig, Karl-Marx-Univ., Veterinärmed. Fak., Inst. für Staatsveterinärkunde und Veterin.-Hyg. **Ein bakteriologischer Querschnitt durch Milchzentrifugenschlamm.** Diss. Leipzig **1962** 80 S. — 1 Abb., 8 Tab., 71 Lit.

Für die Ausscheidung von Bakterien im Schwerefeld von Zentrifugen sind die Zentrifugalkraft, das spezifische Gewicht der Bakterien, die Beweglichkeit derselben sowie ihre Adhäsion an Schmutzpartikeln von Bedeutung. Milchseparatoren mit einem Entkeimungserfolg von 95–97% sind zwar für Laborzwecke konstruiert worden, eignen sich aber nicht für Dauerleistungen in Molkereien. — Der Zentrifugenschlamm besteht aus Schmutz (1%), Eiweißkörpern, insbesondere Casein (bis 30%), Fett (bis 3%), Asche (bis 3,5%) und Wasser (bis 73%). 105 Proben von Milchzentrifugenschlamm wurden auf pathogene Mikroorganismen untersucht. Dabei konnten bei 13,8% pathogene und bei 2,3% apathogene Mykobakterien, bei 1,9% Salmonellen und bei 35,2% Galtstreptokokken nachgewiesen werden. Aus 6 Proben wurde die Züchtung sämtlicher vorhandener Mikroorganismen versucht, wobei 13–24 verschiedene Arten nachgewiesen werden konnten. Nach einer Sterilisation wird die Verwendung von Milchzentrifugenschlamm als Eiweißfuttermittel empfohlen. H. Gürtler. 8798.

4-64/02-0544 Gatschev, Emanuel P.; Sofia, Inst. für Pädiatrie, Biochem. Lab. **Eine Mikromethode zur Bestimmung des Fettgehaltes der Milch kleiner Laboratoriumstiere.** Milchwissenschaft 18 (1963) Nr. 6. S. 286–287.

Oft bereitete die sehr kleine Menge sezernierter Milch von kleinen Laboratoriumstieren Schwierigkeiten bei der Bestimmung des Fettgehalts. Mit Hilfe von abgeänderten Leukocyten-Pipetten, die als Butyrometer dienen, ist es möglich, eine Mikromethode des Gerber-Verfahrens vorzunehmen. Dafür sind 0,05–0,22 ml Milch nötig. Die Genauigkeit des Verfahrens wird auf ca. ±1,7% berechnet. Chr. Dietz. 8820.

4-64/02-0545 Richter, Renate; Leipzig, Karl-Marx-Univ., Veterinärmed. Fak., Chirurg. Tierklin. **Über den Nachweis der Acetonkörper in der Milch und im Harn an Acetonämie erkrankter Kühe mittels der qualitativen Nachweismethoden nach Imbert, Lange und Legal.** Diss. Leipzig **1961** 63 S. – 51 Lit.
Bei 17 an Acetonämie erkrankten Kühen wurden Acetonkörperbestimmungen in Harn und Milch durchgeführt. Dabei ergab sich, daß bei einem positiven Ausfall der Reaktionen nach Imbert, Lande und Legal mit Harn Acetonkörper sich auch in der Milch nachweisen lassen. Da jedoch bei den untersuchten Tieren die Ausscheidung im Harn diejenige mit der Milch bedeutend übertraf, wird dem Nachweis im Harn der Vorzug gegeben. Von 17 an primärer und sekundärer Acetonämie erkrankten Tieren ist nur ein Fall mit Hilfe der alleinigen Ketokörperbestimmung in der Milch diagnostiziert worden.
H. Gürtler. 8820.

4-64/02-0546 Čužova, Z. und Šubina, L. Kak proizvodit' otbor kul'tur moločnokislych streptokokkov dlja zakvasok. **(Wie kann man Milchsäurestreptokokkenkulturen für einen Säurewecker auswählen.)** Moločnaja promyšlennost', Moskva **24** (1963) Nr. 7. S. 20–22. – 1 Tab.
Zur Produktion von Sauerrahmbutter verwendet man zur Zeit einen Säurewecker, der aus den Kulturen von *Str. lactis, Str. cremoris* u. *Str. diacetilactis* besteht. Die Qualität des Säureweckers hängt von der Reinheit der Kulturen ab. Die Differenzierung der Streptokokkenarten bietet wegen ihrer nahen verwandtschaftlichen Beziehungen Schwierigkeiten. Vff. geben ein Differenzierungsschema an. Es beruht auf dem biochemischen Verhalten der Streptokokkenstämme (Aktivität der Säurebildung, Vergärung verschiedener Zucker, Wachstum in Kochsalzbouillon, Wachstum in Milch, Lackmusmilch u. a.).
W. Plaschke. 8840.

4-64/02-0547 Blok, G. [Dr.], Tokovoj, N., Smirnova, E., Ponomarenko, N., Blok, G. [Aspirant] und Kornil'ceva, A.; Krasnojarsk, Landwirtsch. Inst. Odna iz pričin zagustevanija sguščennogo moloka s sacharom – past'ba korov na zaboločennych lugach. **(Einer der Gründe für das Verklumpen von gezuckerter kondensierter Milch ist das Weiden der Kühe auf versumpften Wiesen.)** Moločnaja promyšlennost', Moskva **24** (1963) Nr. 7. S. 23–27. – 5 Tab.
Die kondensierte Milch mit Zucker, die in einigen Betrieben West-Sibiriens hergestellt wird, verklumpt häufig. Diese Erscheinung beobachtet man auch in anderen Teilen der UdSSR und den USA. Sie tritt besonders in den Monaten Mai bis Juli auf. Sie hat ihre Ursache in einer Störung der kolloidalen Stabilität. Diese Störung tritt in erster Linie auf, wenn das Gleichgewicht der einzelnen Mineralkomponenten gestört ist. Im Ergebnis ihrer Untersuchungen kommen Vff. zu dem Schluß, daß in bestimmten Gegenden eine einwandfreie Produktion von kondensierter Milch während des Frühjahrs und des Sommers nur möglich ist, wenn man geeignete, wirksame Stabilisatoren findet, oder Fütterungsumstellungen vornimmt. Die Erscheinung des Zusammenklumpens der gezuckerten kondensierten Milch hängt mit dem Weidegang der Kühe auf versumpften Gebieten eng zusammen. W. Plaschke. 8865.

4-64/02-0548 Hoffmann, Ingrid; Hannover, Tierärztl. Hochschule, Inst. für Tierärztl. Lebensmittelkunde und Milchhyg. **Untersuchungen zur Unterscheidung von Lactobacillus acidophilus und Lactobacillus bulgaricus.** Diss. Hannover **1962** 38 S. – 5 Tab., 59 Lit.
Es sollte geprüft werden, ob sich *Lb. bulgaricus* und *Lb. acidophilus* durch ihr biol. Verhalten voneinander unterscheiden lassen. Dazu wurden aus je 10 Proben Joghurt und Reformjoghurt und aus je einer Kultur von Joghurt Reformjoghurt und Bioghurt die Milchsäurelangstäbchen isoliert und auf ihre morphol., kulturellen und biochem. Eigenschaften untersucht. Ein aus

der Biojoghurtkultur isolierter *Lactobacillus*-Stamm unterschied sich morphol. von den übrigen Stämmen (kürzere und schmalere Stäbchen, bis zu dritt hintereinander gelagert). Jedoch verloren sich diese Merkmale nach 5 Magermilchpassagen. – Die Angaben verschiedener Autoren, daß das Temperaturoptimum von *Lb. bulgaricus* bei 45 °C und dasjenige von *Lb. acidophilus* bei 37 °C liegt, konnten nicht bestätigt werden; alle 23 untersuchten Stämme zeigten ihr Temperaturoptimum bei 37 °C. Auch im Verhalten gegenüber Lackmusmilch konnten keine trennenden Unterschiede zwischen beiden Arten festgestellt werden: Die aus den 3 Kulturen isolierten Stämme verursachten nach 72std. Bebrütung bereits eine Reduktion, wogegen alle übrigen Stämme nach der gleichen Zeit erst eine Rosafärbung der Milch ohne Gerinnung aufwiesen. Hinsichtlich des Vergärungsvermögens verschiedener Kohlehydrate konnten zwar einzelne Unterschiede festgestellt werden, die jedoch keine Schlüsse zur Unterscheidung der beiden Lactobazillenarten zulassen. Auch die Versuche über Resistenzbestimmungen gegenüber 2- und 3%igem Kochsalz und 2%igem Natriumaurocholat konnten keine unterschiedlichen Hinweise geben. – Aus den Untersuchungsergebnissen ist nicht darauf zu schließen, daß es sich bei *Lb. acidophilus* und *Lb. bulgaricus* um zwei verschiedene Lactobazillusarten handelt. Chr. Dietz. 8865.

4-64/02-0549 Bentler, W.; Kassel, Staatl. Veterinäruntersuchungsamt. **Über einen Fall von unspezifischer Lebensmittelvergiftung nach Genuß sogenannter „Sterilmilch".** Arch. Lebensmittelhyg. **14** (1963) Nr. 3. S. 51–52. – 6 Lit.

Nach § 2, Ziff. 11a der 1. Ausführungs-VO zum Milchgesetz vom 15. 5. 1931 stellt „sterilisierte Milch" Vollmilch dar, die spätestens innerhalb 22 Std. nach dem Melken nach einem als wirksam anerkannten Sterilisierungsverfahren sachgemäß erhitzt worden ist, wenn der dabei erforderliche keimdichte Verschluß unverletzt bleibt. Verschiedene Untersuchungen haben ergeben, daß die als „Sterilmilch" bezeichnete Flaschenmilch nicht immer keimfrei ist, sondern vor allem Sporenbildner aus der *Mesentericus-Subtilis*-Gruppe enthält. Nach dem Genuß von Sterilmilch erkrankte ein 5jähriger Junge. Die Milch schmeckt gallig-bitter und wies aërob wachsende Sporenbildner der *Mesentericus-Subtilis*-Gruppe auf. Es ist notwendig, die Frage des Keimgehaltes von Sterilmilch durch gesetzliche Bestimm. zu regeln, da die Hinweise haltbar, keimfrei usw. den Verbraucher irreführen. E. Tempel. 8885.

4-64/02-0550 *Abdussalam, M.* **Milk hygiene. Hygiene in milk production, processing and distribution.** Geneva: World Health Org. 1962. (782 S. m. Abb.) 8°. (1963 A 868)

XXI. TIERZUCHT, FÜTTERUNGSLEHRE

4-64/02-0551 Bukin, V. N.; Moskau, Biochem. Bach-Inst. der Akad. der Wiss. der UdSSR. Biochimija – živótnovodstvu. **(Beiträge d r Biochemie zur Tierzucht.)** Priroda, Moskva **52** (1963) Nr. 5. S. 3–12. – 9 Abb.

Durch Kenntnis und positive Beeinflussung der Katalysatoren (Enzyme, Fermente), die bestimmte Stoffwechselprozesse um das Millionenfache beschleunigen, kann man die Nutzleistung der Tiere sowohl quantitativ als auch qualitativ verbessern. Bis heute sind annähernd 700 Fermente bekannt, an deren Wirkung und Aufbau Vitamine (C, B_1, B_2, PP, B_6, Pantothensäure, P und E) und Spurenelemente (Zn, Md, Co, Mn u. a.) beteiligt sind. Neben einer ausreichenden Versorgung mit diesen Substanzen steht das Problem der Deckung des Eiweißbedarfs auf der Tagesordnung. Dabei ist zu berücksichtigen, daß die bei den einzelnen Tierarten in unterschiedlichem Grade durchgeführte Aminosäuren- und Eiweißsynthese von der Leistungsfähigkeit der Fermentsysteme abhängig ist. Es wird als Beispiel die Beeinflussung der Methioninsynthese durch Vitamin B_{12} und Folsäure demonstriert. Weitere

Beiträge der Biochemie zur Tierzucht sind die Einführung von Emulgatoren (Arylalkylsulfonat) und von Antioxydantien (Butyloxyanisol, Butyloxytoluol) in die Tierernährung und die Schaffung der theoretischen Voraussetzungen für den Einsatz von proteolytischen Fermenten, die die Eiweißausnutzung um 5–10% verbessern sollen. Im weiteren werden die Quellen zur Versorgung mit diesen Substanzen besprochen. S. Willer. 8900.

4-64/02-0552 Sasaki, Masao S. und Makino, Sajiro. Revised study of the chromosomes of domestic cattle and the horse in somatic cells in vitro. **(Eine nochmalige Untersuchung der Chromosomen des Hausrindes und des Pferdes an somatischen Zellen in der Gewebekultur.)** J. Heredity **53** (1962) Nr. 4. S. 157–162. – 4 Abb., 1 Tab., 18 Lit.

An Gewebekulturen von Nieren- und Hautstückchen des Rindes und Pferdes wird nach der Technik von Makino und Nishimura (Stain. Techn. **27** 1952) die Ausbildung der Chromosomen erneut untersucht. Die diploide Anzahl der Chromosomen beträgt beim Rinde 60 und beim Pferde 64. Die Größe und Form der Chromosomen sowie die Lage des Centromer werden unter Voranstellung einiger Angaben in der Lit. und unter besonderer Beachtung der Geschlechtschromosomen kurz beschrieben und zeichnerisch dargestellt. G. Michel. 8920.

4-64/02-0553 Le Roy, H. L.; Zürich, Eidg. TH, Inst. für Tierzucht, Lab. für Biometrik und Populationsgenetik. **Betrachtungen und Hinweise zur Beurteilung phänotypisch normaler Bullen bezüglich rezessiv vererbter Defektmerkmale.** Bayer. landwirtsch. Jb. **39** (1962) Nr. 6. S. 643–652. – 1 Tab., 4 Lit.

Wenn für die Manifestation des Erbfehlers x das Gen a in homozygoter Kombination verantwortlich ist (Erbfehler autosomal vererbt), sind die Individuen vom Typ AA und Aa phänotypisch normal; sichtbar belastet sind nur Induviduen mit der Erbanlage aa. Die rel. Häufigkeit des Gens a betrage $f_a = q$ und die des Gens A $f_A = p$, sodaß $p + Q = 1$. Als Testverfahren des betreffenden Erbfehlers kommt die Testung des Bullen selbst infrage. Hier wäre es optimal, könnte der Bulle mit aa-Kühen angepaart werden. Da diese meist nicht zur Verfügung stehen, ist eine solche Testung illusorisch. Das 2. Verfahren ist die Testung auf rezessiv vererbte Erbfehler. Hier wird die Rückpaarung des Bullen an eigene Nachkommen als wirkungsvollste Methode angesehen, da sie als simultaner Test für alle rezessiv vererbten Defektmerkmale, für die der Bulle latenter Träger ist, gelten kann. Der Test auf Grund der ersten Nachkommenschaftsgeneration für rel. häufig auftretende Erbfehler führt zu günstigen Verhältnissen, da die Zahl der Erstbesamungen i. allg. für die Erzielung einer tragbaren Irrtumswahrscheinlichkeit (z. B. 1%) genügen dürfte. Handelt es sich jedoch um einen seltenen Erbfehler mit gravierenden Folgen, genügt der erste Test nicht, da bei niedriger Genfrequenz und kleiner Irrtumswahrscheinlichkeit zuviel Erstbesamungen vorgenommen werden müssen. Hier wäre die Rückpaarung (Test 2) anzustreben. Außerdem kann man die Information des Tests 1 mit der Information des Tests 2 verbinden, so daß weniger Rückpaarungen notwendig sind, um die Irrtumswahrscheinlichkeit auf einen tragbaren Wert zu senken. Die Verhältnisse bei multiparen Tieren werden ebenfalls besprochen. H. Busse. 8930.

4-64/02-0554 Belling jun., Theodore H.; University Park, New Mexico State Univ. Genetic effect of cardiac ventricular septal defect in Hereford cattle. **(Der genetische Einfluß einer Herzkammerscheidewandmißbildung bei Hereford-Rindern.)** Veterin. Med. **57** (1962) Nr. 11. S. 965–968. – 2 Abb., 28 Lit.

Die Mißbildungen wurden bei den Tieren einer reinblütigen Hereford-Herde und einer gewöhnlichen Gebrauchsherde in der landwirtsch. Versuchsstation in Neu-Mexiko festgestellt. Während bei der ersteren Herde die Futter- und Haltungsbedingungen äußerst günstig sind, bestehen für die zweite Herde manchmal wegen der Trockenheit Notzeiten. Die hier beschriebene Mißbildung der Herzkammerscheidewand betrifft das Septum membranaceum. Außerdem wurden am Herzen eine Fülle anderer, das Septum, die Aorta, die A. pulmonalis, die Venen- und Herzklappen betreffende Mißbildungen festgestellt. Auf Grund der Zuchtbuchunterlagen konnte den Ursachen der Mißbildung in genetischer Hinsicht auf den Grund gegangen werden. Die Anlage wurde von beiden Eltern als nicht geschlechtsbegrenztes Merkmal vererbt. Infolge der bisher angewandten Zuchtmethoden konnte bisher nicht nachgewiesen werden, wo der Fehler herrührt; ob ein oder mehrere Gene beteiligt sind, bleibt auch noch offen. Bei den Jerseyrindern wurde ein Septumdefekt und ein offenes For. ovale als eine auf einem autosomalen recessiven Gen beruhende Mißbildung festgestellt. Eine genetische Deutung der Fehlbildung wird umso einleuchtender, da zwei der beteiligten Bullen in verschiedenen Jahren Kälber mit Herzdefekten erzeugten. H. Busse. 8930.

4-64/02-0555 Leidl, W. **Domestikation und Fruchtbarkeit (Sammelreferat).** Dtsch. tierärztl. Wschr. **70** (1963) Nr. 14. S. 396–398.

Bei den frei lebenden Tieren ist eine ausreichende Fruchtbarkeit gegeben, wenn durch die Zahl der Nachkommen die Erhaltung der Art gegeben ist. Bei den Haustieren ist die Fruchtbarkeit gegenüber den Wildtieren gesteigert, sie vermehren sich freier und öfter. Die Fruchtbarkeit ist bei beiden Geschlechtern von vielen Vorgängen abhängig. Oft können Fruchtbarkeit und Fortpflanzung gleichsinnig als Begriffe verwendet werden. Doch umfaßt die Fruchtbarkeit mehr. Sie ist bei den Haustieren ein Begriff für eine Leistung, während die Fortpflanzung die Funktionen bezeichnet, die zur Erreichung dieser Leistung erforderlich sind. Über die Entwicklung der Fruchtbarkeit aus frühesten Perioden ist wenig bekannt. Im Gegensatz zu morphol. Einzelheiten ist über die Funktionsabläufe, die vom Menschen registriert werden müssen, z. B. an Knochenbefunden nichts zu rekonstruieren. Bei den frei lebenden Haustieren unterliegt die Fortpflanzung in unseren Breiten einem jahreszeitlichen Rhythmus. In Abhängigkeit von der artspez. Trächtigkeit liegt die Paarung immer so, daß die Geburten in der optimalen Jahreszeit erfolgen. Für alle Tiere mit einer längeren Trächtigkeitsdauer ist daher nur einmal im Jahre eine Paarungs- und Geburtszeit möglich. Bei den Haustieren hat sich im Verlaufe der Domestikation der Rhythmus der Fortpflanzung mehr oder weniger stark verwischt. Beim Rinde ist die Frage von Interesse, ob die hier vorliegenden Veränderungen vom Menschen eingerichtet oder begünstigt wurden, um zu allen Zeiten des Jahres Milch in ausreichendem Maße zur Verfügung zu haben. Es bleibt offen, ob das durch über das ganze Jahr verteilte Paarungen oder durch künstliche Verlängerung der Laktationsperiode erreicht wurde. Nach eingehender Besprechung der Periodizität des Fortpflanzungsgeschehens und der sie beeinflussenden Umweltfaktoren kommt der Autor auf die Frage der Erblichkeit der Fruchtbarkeit zu sprechen. Von entscheidender Bedeutung ist, ob die Fruchtbarkeit durch die Selektion oder Kreuzung weiter verbessert werden kann, d. h. ob Fruchtbarkeit erblich ist. Obwohl aus neueren Untersuchungen für diese nur niedrige Heritabilitätskoeffizienten vorliegen, ist das Problem jedoch grundsätzlich zu bejahen. Die bisherigen Untersuchungen scheitern aber an dem Begriffe der Fruchtbarkeit, da diese beim männl. und weibl. Individuum und bei beiden Geschlechtern von einer Vielzahl von Genen abhängig ist. Die zweifellos bestehenden Unterschiede zwischen der Fortpflanzung der Vorfahren der Haustiere und dem heutigen Haustiertyp sowie die Unterschiede zwischen den Rassen können jedoch nur durch Selektion und daher genetisch bedingt sein. Eine direkte Verbesserung der Fruchtbarkeit ist durch Ausmerzung von Erbfehlern möglich und kann daher in Zukunft leicht Erfolge bringen. Bei dem Versuche einer direkten Steigerung ist der Komplex der Fruchtbarkeit in Einzelfaktoren zu zerlegen. Um die Genetik dieser Einzelfaktoren zu studieren, müssen exakte Methoden erarbeitet werden. Der Ausschluß der Umweltfaktoren ist nur mit Hilfe der Zwillingsforschung möglich. Bei multiparen Tieren kann die Fruchtbarkeit durch Erhöhung der Ovulationsrate gesteigert werden. Diese ist von der Veranlagung und der Funktion des Ovars und des endokrinen Systemes abhängig. Bei uniparen Tieren wäre eine Beeinflussung der Fruchtbarkeit über die Gameten durch Selektion vor der Paarung oder Insemination wünschenswert. Es ist notwendig zu klären, inwieweit durch die Gene der Phänotyp der Gameten beeinflußbar ist. Beim Kaninchen wurden von Beatty und Mit. genetisch bedingte Größenunterschiede der Spermien bei Kaninchen verschiedener Rassen nachgewiesen. Die Länge des Spermienkopfes soll bei dieser Tierart auf den Anteil befruchteter Eier von Einfluß sein. Bei einzelnen Rinderrassen sind bei den Bullenspermien signifikante Unterschiede an DNS vorhanden. Bei Bullen mit Zwergwuchs war die Variabilität des DNS-Wertes größer als bei Bullen ohne diesen Erbfehler. Zwischen der Variabilität der DNS und der Befruchtung beim Manne und Bullen wurden ebenfalls Korrelationen nachgewiesen. Bis heute hat die Domestikation nicht zu einer Verschlechterung der Fruchtbarkeit unserer Haustiere, sondern zu einer Vervielfältigung der ursprünglichen Anlagen geführt.

H. Busse. 8943.

4-64/02-0556 Nobis, Günter; Kiel. **Abstammung, Domestikation und Rassebildung unserer Haushunde.** Naturwiss. Rdsch. **16** (1963) Nr. 8. S. 306–310. 8943.

4-64/02-0557 Arzumanjan, E. A. Nekotorye zadači izučenija interera skota. **(Einige Aufgaben der Interieuruntersuchungen von landwirtschaftlichen Nutztieren.)** Izvestija Timirjazevskoj sel'skochozjajstsvennoj akademii, Moskva **1962** Nr. 6. S. 126–138. – 1 Abb., 10 Tab., 5 Lit. Zus. in Engl.

Der Vf. weist darauf hin, daß im Zusammenhang mit der Intensivierung der Viehzucht das Exterieur unzureichend ist und durch das Interieur ergänzt werden muß, um eine Vorstellung über die im Organismus der verschiedenen landwirtschaftlichen Tiere vorgehenden Prozesse zu erhalten. Die Hauptmethode besteht in der Untersuchung der Morphologie einzelner Organe und Systeme, ihrer funktionellen Tätigkeit sowie des Organismus im Ganzen vom Gesichtspunkt der Leistungsfähigkeit des Tieres. Zu den modernen Methoden der Interieurbeurteilung gehören Untersuchungen von Milch, Blut, Fleisch, Euter, Skelett, Haut und Haaren, Gasstoffwechsel, Gewicht-, Volumen- und Strukturgrößen der einzelnen Organe und die Funktionstüchtigkeit der verschiedenen Systeme des lebenden Organismus. Eine der aktuellsten Aufgaben besteht in der weiteren Erforschung der Blutfaktoren, um sie zur Beurteilung der konstitutionellen und produktiven Qualität der Tiere heranzuziehen. Wichtig für die Erforschung der Biologie der Haut sind topographische Untersuchungen, insbesondere Typ, Anzahl und Verteilung der Hautdrüsen, Hautdicke und Gründe ihrer Veränderung, in Abhängigkeit von der Konstitutions- und Leistungsqualität der Tiere. Bezüglich des Skeletts müssen genaue Methoden zur Bestimmung des Skelettgewichts in vivo erarbeitet und Mineralstoffwechsel der Knochen, Dynamik des absoluten und relativen Skelettgewichtes in Abhängigkeit von Alter, Rasse, Produktivität und Wohlgenährtheit sowie die genauere Bestimmung einer Reihe physiologischer Faktoren (Puls, Atmung, Körpertemperatur) untersucht werden. Der Vf. zeigt Wege, auf denen die gestellten Aufgaben gelöst werden können.

G. Pose. 8960.

4-64/02-0558 Johne, Gottfried; Leipzig, Karl-Marx-Univ., Veterinärmed. Fak., Inst. für Tierzucht und Tierernähr. **Zusammenhänge zwischen Typ,**

Konstitution und Leistungen bei Arbeitskühen. Diss. Leipzig **1962** 80 S. – 7 Abb., 5 Tab.
Anhand von 2140 Anspannkühen der Schwarzbunten Niederungsrasse wurde geprüft, ob die von Arcularius aufgestellten Konstitutionstypen nachzuweisen sind und sich Beziehungen zum Brusttiefenindex, zum Alter, zur Kälberzahl und zur Milchleistung feststellen lassen. Die Untersuchungen erbrachten folgende Ergebnisse. Tiere vom Typus interstitiosus mit tonnenförmiger Brust waren nicht vorhanden. Ein Zwischentyp mit langer flacher Brust und voller Herzgrube, der zum Typus interstitiosus neigt, war etwa gleich häufig wie der Typus vitalis mit der Brust mit Ellenbogenfreiheit vorhanden. Tiere vom Typus vitalis erreichten ein mittleres Lebensalter von 9,45 $\pm$ 0,29 Jahren, die des Zwischentyps von 7,8 $\pm$ 0,27 Jahren. Vertreter des Typus vitalis hatten eine signifikant höhere Kälberzahl. Beim Milchleistungs-Typenvergleich konnte nur innerhalb der Periode der Maximalleistung ein statistisch gesicherter Unterschied zugunsten der Tiere des Typus vitalis ermittelt werden. H. Gürtler. 8960.

4-64/02-0559 Nessmann, Karl; Leipzig, Karl-Marx-Univ., Veterinärmed. Fak., Inst. für Tierzucht und Tierernähr. **Brustform und Lendenzacke des M. glutaeus medius, ein Konstitutionsmerkmal, geprüft an Merinofleischschafen.** Diss. Leipzig **1961** 61 S. – 6 Abb., 94 Lit.
Nach Untersuchungen an geschorenen Muttertieren von 2 Fleischschafherden über die Brustform mit Hilfe eines Thorakographen und die Form der Lendenzacke durch Palpation wurde gezeigt, daß sowohl Brustform als auch Lendenzacke beim Merinoschaf wichtige Konstitutionsmerkmale sind. Während die Brustform nur am geschorenen Schaf ermittelt werden kann, läßt sich die Lendenzacke auch am dichtbewollten Tier palpieren. Schafe mit der Brustform „Ellenbogenfreiheit" und einer gut palpierbaren Glutaeuszacke erwiesen sich im Hinblick auf die Fruchtbarkeit den anderen überlegen. Die positive Korrelation zwischen der gut palpierbaren Lendenzacke und der Brustform „Ellenbogenfreiheit" konnte nur in einer von 2 Herden statistisch gesichert werden. H. Gürtler. 8960.

4-64/02-0560 Arcularius, H.; Leipzig, Karl-Marx-Univ., Inst. für Tierzucht und Tierernähr. **Stellungnahme zu: Die Beziehungen zwischen Typ und Leistung beim Rind von E. Krause.** Arch. exp. Veterinärmed. **17** (1963) Nr. 1. S. 105–109. – Vgl. LZ. Abt. IV 7 (1962) Nr. 8. S. 1755.
Arcularius weist darauf hin, daß bei einem rein orientierenden Charakter der Untersuchungen Krauses gegen seine Arbeit und das Material nichts einzuwenden sei. Für eine Widerlegung seiner (Arcularius) Thesen sei das Material nicht ganz einwandfrei und nicht umfangreich genug. Für eine tierzüchterische Auswertung seien 28 Kühe zu wenig, die Homogenität des Materials außerdem zu bestreiten. Die Kühe seien nicht als gesunde, leistungsfähige Tiere, sondern aus verschiedenen Gründen (Krankheit, Alter, Versagen in der Leistung) geschlachtet worden. Verglichen werden können aber nur Kühe mit normalen Leistungen, normalem Körperbau und normalen Lebensvorgängen, zumindesten aber nur Tiere mit den gleichen Schlachtursachen und dem gleichen Alter, da beide Faktoren auf den Bindegewebsgehalt der Leber von Einfluß seien. Die Mitt., daß die mit dem Berliner Gerät und die mit dem Leipziger Thorakographen hergestellten Brustformkurven übereinstimmen, entspräche nicht den Tatsachen, was Vf. durch vergleichende Wiedergabe der mit beiden Instrumenten an den gleichen 2 Tieren angefertigten Brustumrißbilder demonstriert. Bezüglich der histol. Untersuchungen fände man in gewissen Fällen beim Typus vitalis eine Vermehrung des Bindegewebes, besonders dann, wenn dieses aktive Aufgaben zu erfüllen habe. Außerdem sei nach seinen Erfahrungen die Leber ein für Gewebestudien über Konstitutionsfragen ungünstiges Organ, da sie sehr leicht und schnell auf Reize verschie-

dener Art reagiere. Für pathol. Befunde sei das von großer Bedeutung, für die Konstitutionsforschung aber hinderlich. Die von Krause angewandte indirekte Methode zur Bestimmung des Bindegewebsanteiles sei in der Konstitutionsforschung nicht anwendbar. Beim Nachzeichnen und Ausschneiden können sich subjektive Einflüsse geltend machen und das Auge und die Fingerfertigkeit auf das Ergebnis einen großen Einfluß ausüben. H. Busse. 8960.

4-64/02-0561 Krause, E.; Berlin, Humboldt-Univ., Veterinärmed. Fak., Inst. für Tierzucht und Tierernähr. **Entgegnung zur vorstehenden Stellungnahme von Arcularius.** Arch. exp. Veterinärmed. **17** (1963) Nr. 1. S. 111–116.
Vf. betont eingangs, daß auch Arcularius durch seinen Artikel unter Beweis gestellt habe, daß es üblich sei, Stellungnahmen zu Originalarbeiten dort zu veröffentlichen, wo die Originalarbeit erschienen sei. Eine Widerlegung der Thesen von Arcularius sei nie beabsichtigt gewesen. Die Ergebnisse der Arbeit von Krause hätten jedoch die Befunde der Arbeiten von Arcularius und Mitarbeitern nicht bestätigen können. Eine völlige Homogenität des Tiermaterials dürfte niemals völlig zu erreichen sein. Sie sei aber bei Tieren eines Betriebes mehr gegeben als bei Untersuchungen an Tieren verschiedener Betriebe. Zweifellos hätten nicht gesunde und leistungsfähige Tiere zur Klärung des Problems geschlachtet werden können. Dies hätten Arcularius und seine Mitarbeiter in ihren Untersuchungen auch nicht realisieren können. Ob die Menge des vorhandenen Bindegewebsanteils für die Konstitution ausschlaggebend sei, bleibe dahingestellt. Zweifellos sei die Qualität der einzelnen Gewebe für den Zellchemismus, die Energie der Zellen und damit auch für die Konstitutionsstärke im Organismus verantwortlich. Die Menge des Bindegewebes sei nur ausgesprochen bei pathol. Vermehrung bedeutsam. Dann sei ein hoher Bindegewebsanteil aber nicht die Ursache einer konstitutionellen und konditionellen Minderleistung eines Organes. Andererseits komme dem Bindegewebe bei der Abwehr von Infektionen häufig eine äußerst aktive Rolle zu, so daß dessen Zuteilung zum „passiven" Gewebe den tatsächlichen Verhältnissen oft völlig widerspreche. Die Einbeziehung der Leber in die Konstitutionsforschung sei 1958 mit Arcularius selbst abgesprochen. Auch von seinen Mitarbeitern am Leipziger Institut sei dieses Organ zur Typendifferenzierung durch Schätzung des Bindegewebsanteiles herangezogen worden. Nur bei der Untersuchung einzelner Tiere könne man eine Bindegewebsvermehrung als „zufällig oder zeitlich bedingt" betrachten. Sobald aber Gruppenuntersuchungen von Tieren eines Stalles vorliegen, dürften nach Arcularius eigenen Auffassungen die Tiere vom Typus vitalis dem Typus interstitiosus überlegen sein. Ergänzend wird auf die Arbeit von Schmidt (1962) hingewiesen. Dieser hatte 1005 Schlachtkühe des Schwarzbunten Tieflandrindes am Berliner Schlachthof untersucht. Bei Typeneinteilung mit Hilfe des Thorakographen nach Arcularius-Stöckchen betrug beim Typus vitalis das durchschnittl. Abgangsalter 6,69, beim Zwischentyp 6,72 und beim Typus interstitiosus 7,09 Jahre. Dies stehe im Gegensatz zu den bisher in der Lit. beschriebenen Auffassungen. Mit steigendem Alter nehme der Anteil der Tiere vom Typus interstitiosus auf Kosten des Typus vitalis ab. Durch den hohen Anteil des Typus vitalis an der Gesamtpopulation werde ein umgekehrtes Verhältnis lediglich vorgetäuscht. Auch im Hinblick auf die Krankheitsresistenz (Tbc) konnte Schmidt bei seinen Kühen die Rolle des Typus vitalis als vereinigten konstitutions- und Leistungstypes nicht bestätigt finden.
H. Busse. 8960.

4-64/02-0562 Anghi, Cs. G.; Budapest, Zool. und Botan. Garten. **Untersuchungen über die Konstitutions-Typen der Albino-Mäuse.** Nord. Veterinärmed. **14** (1962) Nr. 9. Suppl. Nr. 1. S. 335–338.
Für vergleichende Untersuchungen und für pharmakologische Forschungen wäre es wünschenswert, stets Albinomäuse zu verwenden, die den gleichen

Konstitutionstypen angehören. Vf. untersuchte 122 Mäuse an 5 aufeinander folgenden Tagen in einem Labyrinth-Kasten, der 18 eckige Wandlungsmöglichkeiten, 8 Sackgassen und 66 Glattwandteile besaß. Aufgrund des Verhaltensvermögens wurde in vier Gruppen eingeteilt: 1. lebhaft (nach Pawlow) bzw. sanguinisch (nach Hippokrates), 2. zügellos bzw. cholerisch, 3. ruhig bzw. phlegmatisch und 4. schwach bzw. melancholisch. Es ergab sich folgendes prozentuales Verhältnis:

	♂	♀
sanguinisch	37,2%	26,6%
cholerisch	48,8%	36,7%
phlegmatisch	4,7%	11,4%
melancholisch	9,3%	25,3%

Diese prozentuale Verteilung ist hinsichtlich des Sexualdimorphismus beachtenswert und beweist außerdem, daß die Albinomäuse keineswegs so domestiziert sind wie unsere konventionellen Haustiere. Kreuzungen melancholischer Männchen mit cholerischen Weibchen und die Nachkommen phlegmatischer Männchen mit jedem Weibchen-Typ haben sich als am lebensfähigsten erwiesen. Für Versuche ist es daher keinesfalls gleichgültig, welche Mäuse-Typen benutzt werden. Die Labyrinth-Methode scheint für den Zweck einer vorherigen Prüfung einfach und gut verwendbar zu sein.

E. Wiesner. 8960.

4-64/02-0563 Scott, A. H.; Cambridge, Univ., School of Agric., Farm Econ. Branch. Modern trends in animal health and husbandry. Loose housing and parlour milking of dairy cattle. Good husbandry with labour-saving layouts. **(Moderne Richtungen in der Tierhaltung und Tierzucht. Laufstall und Melkstand für Milchkühe. Gute Tierzucht durch arbeitssparende Anlagen.)** Brit. veterin. J. **119** (1963) Nr. 4. S. 149–160. – 3 Tab., 7 Lit.

Während in der pflanzlichen Produktion durch weitgehende Mechanisierung seit langem äußerst rationell gearbeitet wird, erfordern die ständig steigenden Löhne bei gleichbleibendem Milchpreis in England auch in der Milcherzeugung eine Erhöhung der Arbeitsproduktivität. Die verschiedenen Möglichkeiten zur Material- und Arbeitszeitersparnis in Milchkuhställen werden ausführlich dargestellt, wobei auf die Zweckmäßigkeit der Gebäudeanlagen zueinander und auf die vorteilhafte Raumausnutzung bei der Lagerung der Futter- und Streuvorräte sowie auf die möglichen Mechanisierungsmaßnahmen beim Füttern, Melken, Entmisten und Einstreuen hingewiesen wird. – Vergleichende betriebswirtschaftliche Untersuchungen in Anbinde- und Laufställen mit verschiedenen Melkstandsystemen (Tandem, Fischgrätenmelkstand und Pipeline), mit unterschiedlichen Einlaßarten kombiniert, ergaben für moderne Laufstallsysteme mit Selbstfütterung bis zu ein Drittel Arbeitsersparnis. Die bekannten Laufstallprobleme wie Einstreubedarf, Enthornung, Futterverschwendung und Silagefütterung sowie hygienische Belange werden erörtert.

E. Krause. 8970.

4-64/02-0564 Spedding, C. R. W.; Hurley, Berks., Grassland Res. Inst. Modern trends in animal health and husbandry . The agricultural ecology of sheep grazing. **(Moderne Trends in der Tiergesundheit und der Tierzucht. Die landwirtschaftliche Ökologie der Schafweiden.)** Brit. veterin. J. **118** (1962) Nr. **11**. S. 461–481. – 4 Abb., 160 Lit.

Die Arbeit stellt eine ausgedehnte Studie über die Grünlandnutzung als Weide, die Größe der gehaltenen Tierpopulation, den Altersaufbau des Tierbestandes, die Leistung des Mutterschafes, die Wachstumsprobleme des Lammes und die

Gründlandbewirtschaftung dar. Die Weidenutzung ist nicht der einzige Weg der Grünlandnutzung, und auch hier spielen die verschiedenen Futterkonservierungsverfahren eine bedeutende Rolle. Die beste Verwertung des Grases kommt dann zustande, wenn die Bedürfnisse des Tierbestandes und der Erzeugungsrichtung in gleicher Weise Berücksichtigung finden. Je mehr Jungtiere eine Herde enthält, um so wichtiger ist es, sie vor Wurmparasiten zu schützen. Auch das Mutterschaf hat, abgesehen von seinem spez. Weideverhalten, auf die Beschaffenheit der Weide und die Wurmbürde einen Einfluß. Je nach der Nutzungsrichtung der Lämmer, als Mastlämmer, als Nachzucht für die Herde oder als Magervieh für spätere Fettgräserei hat sich die Aufzuchtintensität zu gestalten. In weidehygienischer Hinsicht müssen alle Vorsichtsmaßnahmen getroffen werden, um einer Parasiteninvasion vorzubeugen. Die Beachtung der Wettervoransagen und der dadurch bedingten Prognose einer verstärkten Wurminvasion durch entsprechende Weidemaßnahmen ist von besonderer Wichtigkeit. Die Besatzdichte ist nicht in allen Jahren gleich und weist über größeren Zeitraum manchmal beträchtliche Schwankungen auf. Unklar bleibt auf S. 476, Abbildung e, ob Lämmer, die durch eine Krauchhorde zu einer Rinderweide Zutritt haben, nicht dort von den Wurmparasiten der anderen Tierart invadiert werden? (Der Ref.). Das Weidesystem hat den Zweck, über Rinder und Schafe das Optimum der Fleischerzeugung auf der Flächeneinheit zu erzielen. H. Busse. 8980.

4-64/02-0565 Wittich, Hubert; Hannover, Tierärztl. Hochschule, Richard-Götze-Inst., Inst. für Haustierbesam. und -androl. **Untersuchungen im Bereich des Lüneburger Herdbuches e.V. über das Zuchtverhalten jüngerer Bullen in Beziehung zu dem bei der ersten Körung ermittelten Hodenbefund.** Diss. Hannover **1962** 42 S. — 1 Abb., 11 Tab., 14 Lit.

Bei fast allen Auktionen des Lüneburger Herdbuchbestandes seit 1956 wurden die Keimdrüsen der 1–1½ Jahre alten, zur ersten Körung gehenden Bullen auf ihre Beschaffenheit untersucht. Bullen mit erheblichen Hodenabweichungen wurden sofort von der Körung ausgenommen. Stets war eine Reihe von Tieren dabei, deren Hodenveränderungen zwar grobsinnlich wahrnehmbar, jedoch weniger erheblich erschienen. 983 Bullen wurden auf Größe, Form, Konsistenz und Lageveränderungen der Hoden untersucht. Nach 1½–2 Jahren konnte bei 418 dieser Bullen ihr Verhalten in der Zucht (leider ohne nähere Definition) mit Hilfe eines Fragebogens ermittelt werden. Für jeden Bullen wurde eine Randlochkarte mit entsprechenden Kerbungen angelegt. Das Sortieren der Karten erfolgte mit einem EKAHA-Randlochgerät. Es sollte festgestellt werden, ob und inwieweit eine Abhängigkeit zwischen den Hodenbefunden und der Zuchttauglichkeit besteht. Von den als „normal“ ermittelten Bullen wiesen 84% keine Beanstandungen in der Zuchtnutzung, von den mit Hodenfehlern behafteten Bullen 25,4% Beanstandungen in der Zuchtnutzung auf. Fehler in der Form und Konsistenz der Hoden traten hinsichtlich der Auswirkung auf die Zuchtbenutzung gegenüber solchen in der Größe zurück. Bullen mit ausgeprägter Hypoplasie der Hoden (Hühnereigröße) zeigten in 90% der Fälle Störungen der Zuchtnutzung. Bei Bullen mit geringerer Hypoplasie waren in 50% der Fälle Störungen zu verzeichnen. Die Inspektion und Palpation der Hoden bei der ersten Körung von Jungbullen kann mit gewissen Einschränkungen als geeignete Maßnahme zur Vorausschätzung einer künftigen Zuchteignung der Vatertiere angesehen werden. Die Ermittlungen über das Zuchtverhalten der Bullen wurden durch Mitarb. des Herdbuchverbandes an Hand eines Fragebogens bei den Bullenhaltern geführt. Die Aussagen, insbesondere über die Decklust der Bullen, litten unter der Subjektivität der Ausdrucksweise der Befragten, so daß die Vielfalt der angegebenen Bezeichnungen die Beurteilung des tatsächlichen Zuchtverhaltens erschwert. (Ref.) H. Busse. 9005.

4-64/02-0566 Underdahl, N. R., Welch, L. C. und Young, G. A.; Lincoln, Univ. of Nebraska, Dep. of Veterin. Sci. Evaluation of problems related to introduction of secondary specific-pathogen-free (SPF) boars into SPF and non-SPF herds. **(Betrachtungen zu den Problemen bei Einstellung von Zuchtebern aus Zuchten, die anerkannt frei von spezifischen Erkrankungen waren, in gleichfalls seuchenfreie oder in nicht seuchenfreie Zuchten.)** J. Amer. veterin. med. Assoc. **142** (1963) Nr. 6. S. 634–638. – 6 Tab., 3 Lit. Zus. in Engl.
Viele der Erkrankungen wie die Schweinepest, der Rotlauf und bestimmte Pneumonien werden durch die Umsetzung von Zuchtebern weiter verschleppt. Die Häufigkeit der Krankheitsfälle kann durch die Verwendung von Ebern aus anerkannt infektionskrankheitsfreien Schweinebeständen in gesunden und infizierten Zuchten erheblich verringert werden. Auf Grund der Untersuchungen war für die SPF (seuchenfreien) Eber die Anpassung in gesunden Beständen problematischer als in infizierten. 54% der seuchenfreien Eber hatten Schwierigkeiten in der Zuchtbenutzung, die zumeist auf ihrer vorzeitigen Zuchtbenutzung beruhten. Wurden die Tiere nämlich älter, befriedigten sie auch als Zuchteber. Das durch keine Infektionsbelastungen getrübte Wachstum der jungen Vatertiere verführte den Eberhalter nämlich, das Stadium der Zuchtreife nach der Körpergröße und nicht nach dem tatsächlichen Alter zu beurteilen. Manchmal erweckte es den Eindruck, als ob in infizierten Beständen eine zu strenge Isolierung vom übrigen Schweinebestande vor der Zuchtbenutzung für die spätere Widerstandsfähigkeit des Ebers gegenüber spezifischen Infektionen bei gleichzeitiger harter Zuchtbenutzung sich als nachteilig erwiesen hätte. Die betreffenden Vatertiere erkrankten dann umso schwerer. Die Erkrankung führte bald zum Verluste der Deckbereitschaft. Für die Umsetzung der Eber gilt als Prinzip, sie erst bei ausreichender Zuchtreife nach Behandlung mit Antibiotica und Schweinepestserum in einwandfreie Haltungsbedingungen zu verbringen. H. Busse. 9025.

4-64/02-0567 Kovalev, A. A., Markov, Ju. M. und Levanidova, Z. N.; Charkow, Ukrain. Forsch.-Inst. für Exp. Veterinärmed. Besstanočnoe soderžanie podsosnych svinomatok s porosjatami. **(Buchtenlose Haltung von säugenden Mutterschweinen mit Ferkeln.)** Veterinarija, Moskva **40** (1963) Nr. 3. S. 70–72.
Das Wesen der in den Jahren von 1960 1961 erprobten Methode besteht darin, daß jeweils 20–30 Sauen mit ihren Würfen im Alter von 3–4 Wochen aus Einzel- oder Gruppenbuchten in einen buchtenlosen Stall überführt werden. Sauen und Ferkel werden in isolierten Anbauten getrennt gefüttert. In solchen Ställen wurden die physikalisch-chemischen Eigenschaften der Luft untersucht, Temperaturmessungen des Körpers und der Haut, Bestimmungen der Atemfrequenz, des Gasstoffwechsels und verschiedener haematologischer Werte der Ferkel vorgenommen. Außerdem wurden Futteruntersuchungen und Effektivitätsberechnungen angestellt. Auf Grund der ausführlich wiedergegebenen Ergebnisse gelangen Vff. zu einer positiven hygienischen und ökonomischen Werteinschätzung der geprüften Haltungsmethode.
H. Rauch. 9025.

4-64/02-0568 Šarabrin, I. G., Koropov, V. M. und Orlov, P. T.; Moskau, Veterinärmed. Akad. Kačestvo kormov – osnova normalizacii obmena veščestv u životnych. **(Die Qualität des Futters, die Grundlage für einen normalen Stoffwechsel bei den Tieren.)** Veterinarija, Moskva **40** (1963) Nr. 6. S. 54–56.
Die Bodenverhältnisse wirken über den Stoffwechsel der Futterpflanzen auf den tierischen Organismus. Der Untersuchung der biologischen Prozesse im Boden kommt deshalb eine große Bedeutung bei der Schaffung einer gesunden Futtergrundlage zu. Aber auch die Technologie der Futterverarbeitung hat

in den letzten Jahren kaum Fortschritte gemacht. Nur 10,8–20,6% der untersuchten Heuproben im Sumsker Gebiet hatten einen normalen Carotingehalt, während er in den anderen dem des Roggenstrohs entsprach. In mehreren Gebieten des Landes hatten 68% der untersuchten Silagen einen hohen Gehalt an Buttersäure, der nach 1- bis 2monatiger Fütterung bei den Rindern Stoffwechselstörungen hervorrief. Nur 4–14,8% der gesamten Silagen im Moskauer Gebiet war in den Jahren 1959–1962 von ausgezeichneter Qualität. Gerade solche jedoch führt nicht zur Störung, sondern zur Normalisierung des Stoffwechsels. Gute Silage enthält zudem mehr Ca und P als das Heu. Obwohl die tierärztlichen Laboratorien des Landes verstärkt Stoffwechseluntersuchungen durchführen, werden die Ergebnisse noch nicht genügend beachtet und praktisch verwertet. M. Schäfer. 9142.

4-64/02-0569 Nyiredy, I. A coli-lelet higiéniás értékét csökkentő tényezők a növényi takarmányok birálatában. **(Den hygienischen Wert des Coli-Befundes senkende Faktoren bei der Beurteilung von Futtermitteln pflanzlicher Herkunft.)** Magyar Állatorvosok Lapja [Ung. veterinärmed. Bl.] **17** (1962) Nr. 11. S. 415–417. – Aus: Ung. Agrar-Rdsch. **1963** Nr. 3.

In hygienischer Hinsicht ist ein positiver Coli-Befund bei allen Futtermitteln tierischer Herkunft nachteilig. Es werden immer mehr Beweise dafür erbracht, daß Coli-Bakterien nicht nur im Darmtrakt von Tieren, sondern auch im Boden primär zugegen sind. Der Grund dafür ist das Düngen von Feldern, die unter landwirtsch. Kultur stehen, mit Stalldünger; in diesen Fällen siedeln sich die Coli-Bakterien in oder an der Oberfläche des Bodens an und bleiben längere Zeit hindurch am Leben. Vf. wies in Futtermitteln pflanzlichen Ursprungs sowie in Mischfutter derselben Herkunft in großer Zahl Bakterien nach, die auf Grund ihres Wachstums an der Klimmerschen Platte in Routineuntersuchungen mit Coli-Bakterien verwechselt werden können. Diese gehörten mehreren Gruppen an. Es wurden von diesen *Flavobacterium rhenanum*, *F. diffusum* und *F. rigense* identifiziert. Da diese Keime mit den Coli-Bakterien verwechselt werden können, empfiehlt Vf. zur Beurteilung der tiergesundheitlichen Unschädlichkeit von Futtermitteln pflanzlicher Herkunft, statt der Coli-Bakterien als Indikatorkeime die *Enterococcen* heranzuziehen. Dies empfiehlt sich auch deswegen, weil Bodenflächen, die zum Futteranbau verwendet werden, stets mit Coli-Bakterien fäkaler Herkunft verunreinigt sind. 9145.

4-64/02-0570 Courvoisier, Frédéric und Bar, Louis. Nouvelle technique d'alimentation des vaches laitières. **(Eine neue Fütterungstechnik für Milchkühe.)** Lait **42** (1962) Nr. 418. S. 486–490. – 2 Tab., 17 Lit. Zus. in Engl.

Die bisherige Fütterungsweise ruft immer die Gefahr hervor, daß entweder an bestimmten wichtigen Stoffen ein Mangel oder ein Überschuß herrscht, bzw. sogar Verschwendung getrieben wird. In der Arbeit wird ein neues Prinzip der Fütterungstechnik erörtert. Hierbei erhalten die Tiere qualitätsreichere, aber mengenmäßig kleinere Rationen als Grundfutter, bis zwischen Angebot und Bedarf das erforderliche Gleichgewicht herrscht. Weiterhin bekommen die Kühe ein über dieses Gleichgewicht hinausgehendes, ihrer Mehrleistung an Milch entsprechendes Leistungsfutter. Diese den Bedürfnissen und der Leistung gerechtwerdende Nahrungsdosierung fördert die Lebensdauer der Kühe und erhöht die Rentabilität der Milchviehaltung.
H. Busse. 9160.

4-64/02-0571 Frens, A. M.; Hoorn, Inst. voor Veevoedingsonderzoek. Voedingsfysiologische aspecten bij het mesten van jonge kalveren met uitsluitend vloeibare rantsoenen. **(Fütterungsphysiologische Aspekte beim Mästen junger Kälber mit ausschließlich flüssigen Rationen.)** Tijdschr. Diergeneeskunde **86** (1961) Nr. 24. S. 1636–1645.

Es werden Fragen der Zusammensetzung und Verwertung der künstlichen Milch bei der Ernährung junger Mastkälber besprochen, und zwar die Eiweißmengen und das Eiweißstärkeverhältnis, die Zusammensetzung und Menge des verabreichten Fettes, die Verdauung des Eiweißes, Menge und Art der Kohlenhydrate sowie Mineralstoffe, Vit. und Antibiotica. Ein Zusatz von 0,15% NaCl, 0,15% MgO, 0,15% $CaCl_2$, 0,30% phosphorsauerem Futterkalk und 0,005% CuO wird hinsichtlich des Mineralstoffzusatzes als ausreichend erachtet. Ferner wird die Zufügung der Vit. A, D_3 und E (1625 I.E. bzw. 240 IE. bzw. 0,01 g/kg Trockengemisch) sowie von Nicotinsäure (50 mg/kg Trockengemisch) und Vit. C (80 mg/kg Trockengemisch) empfohlen. Zur Frage des Antibioticazusatzes sind die Ansichten sehr geteilt; wegen der Gefahr der Indigestion bei den sehr intensiv gefütterten Mastkälbern dürfte jedoch der Zusatz eines Antibioticums zweckmäßig sein.

W. Wittig. 9160.

4-64/02-0572 Boaz, T. G.; Leeds, Univ., Dep. of Agric. The significance of level of protein in the nutrition of the pregnant sow. **(Die Bedeutung der Höhe der Proteinzufuhr in der Ernährung der tragenden Sau.)** Veterin. Rec. **74** (1962) Nr. 51. S. 1482-1489. — 17 Tab., 13 Lit. Zus. in Engl.

In 3 Versuchsreihen wurden Zuchtsauen bei Einzelfütterung auf die Abhängigkeit ihrer Zuchtleistung von der unterschiedlichen Proteinzufuhr während der Trächtigkeit untersucht. Die Rationen der 3 Gruppen enthielten jeweils 15, 7½% bzw. überhaupt kein Fischmehl und wurden unter verschiedenen Bedingungen verabreicht. Im Versuch I standen Wessex Saddleback-, im Versuch II F_1 aus Wessex Saddleback × Large White- und im Versuch III sowohl reinblütige Wessex- als auch die Kreuzungssauen. Sämtliche Futterrationen stimmten im Stärkewert-, Rohfaser- und Mineralstoffgehalt überein und enthielten einen kompletten Ausgleich an Vit. Die Sauen warfen und zogen ihre Würfe jeweils im Grasweideauslauf auf. Der unterschiedliche Proteingehalt der verschiedenen Futterrationen hatte auf die Fortpflanzungsleistung keinen ausgesprochen deutlichen Einfluß, zumal dann, wenn die Sauen neben dem Fischmehl Gras aufgenommen hatten. Fortpflanzungsstörungen kamen allerdings bei niedrigerem Eiweißgehalt im Futter häufiger vor und die Zahl der je Wurf geborenen Ferkel war bei höherem Proteingehalt andeutungsweise höher. Die Gew.-Zunahmen während der Trächtigkeit entsprachen der Menge des beigefütterten Fischmehles; das Alter der Sauen bei der Zulassung ist für die Fruchtbarkeit jedoch nicht ohne Bedeutung. Die Vitalität der Neugeborenen (gemessen an der Zahl der lebenden Ferkel 12 Std. nach der Geburt) betrug bei 156 Ferkeln der mit Eiweiß besser versorgten Mütter 91,7%, während sie bei 154 Ferkeln der knapper mit Eiweiß versorgten Muttertiere sich auf 87% belief. Die Verluste betrugen bei der ersten Gruppe 15,7%, bei der letzteren 22%. Das einzelne Ferkel hatte bei eiweißknapper Nahrung ein höheres Gew., wobei jedoch eine negative, signifikante Korrelation ($r = -0{,}577$) mit der Zahl der je Wurf geborenen Ferkel zu beobachten waren. Die Korrelation zwischen dem Gesamtgeburtsgew. des Wurfes und der Zahl der geborenen Ferkel war hoch signifikant ($r = 0{,}877$). Die Gew.-Entwicklung der Sau während der Trächtigkeit wird durch das Wachstum der Feten, die Gewebserneuerung im Sauenkörper und ihr natürliches Wachstum, das bis zum 3. oder 4. Wurf anhält, bestimmt. Zwischen dem Schwangerschaftsstoffwechsel und der Milchleistung war keine sichere Beziehung festzustellen. Der spez. Einfluß des Nahrungsproteins auf den Stoffwechsel der tragenden Sau oder der Tracht ist schwer nachzuweisen. Die ziemliche Übereinstimmung der Aufzuchtleistung in der Trächtigkeit unterschiedlich ernährter Sauen spricht dafür, daß die Fütterung in der Säugezeit für die Entwicklung der Ferkel mehr Bedeutung hat als die Ernährung in der Trächtigkeit.

H. Busse. 9160.

4-64/02-0573 Monlux, William S.; Iowa State Univ., Veterin. Diagnostic Lab. Nutrition of diseased swine. **(Die Ernährung kranker Schweine.)** Iowa State Univ. Veterinarian **24** (1961/62) Nr. 1. S. 21–24. 63

Hierüber ist wenig bekannt. Dadurch wird aber der Tierarzt von der Forderung, in solchen Fällen in der Praxis das Richtige zu tun, nicht entbunden. Man kann über die Krankendiät beim Schwein bezüglich der einzelnen Komponenten der Futterration auch keine allgemein gültigen Vorschriften erlassen. Die Arbeit enthält eine Reihe praxisnaher, sorgfältig ausgearbeiteter Rezepte für die Fütterung tragender, frisch abgeferkelter und säugender kranker Sauen und deren Nachzucht sowie Vorschläge für die Ernährung von Jungtieren bei Mangelkrankheiten Enteritiden und den anderen Hauptursachen der Schweineverluste. Zusammenfassend sind Anregungen zur Abstellung von Verlustursachen mit Hilfe verhältnismäßig einfacher, aber vielfältiger Diätkomponenten gegeben, wobei aber die Fütterungstechnik, insbesondere die Vermeidung von Überfütterung nicht außer acht gelassen werden darf..

H. Busse. 9160.

4-64/02-0574 Gils, J. H. J. van und Logtestijn, J. G. van; Utrecht, Rijksuniv., Inst. voor Voedingsmiddelen van Dierlijke Oorsprong. Vleesconserven voor hond en kat. **(Fleischkonserven für Hund und Katze.)** Tijdschr. Diergeneeskunde **88** (1963) Nr. 11. S. 706–712. — 2 Tab., 3 Lit. Zus. in Engl., Franz., Dtsch.

Von 13 Fabrikanten für derartige Konserven wurden jeweils 2 Dosen aus verschiedenen Chargen erworben und zunächst 10 Tage bei 37 °C bebrütet. Danach erfolgten die bakteriol., organoleptische und histol. Untersuchung sowie die Bestimmung des Wasser-, Fett-, Kochsalz- und Eiweißgehaltes. Es wurde festgestellt, daß der Rohstoffeinsatz und die Qualität der Konserven sehr unterschiedlich waren und nicht immer den Angaben der Hersteller entsprachen. Vf. hält es für zweckmäßig, wenn auch in den Niederlanden mit behördlicher Genehmigung die Konfiskate zu Futterkonserven verarbeitet würden.

W. Kuhlmann. 9160.

4-64/02-0575 Doboszýnska, B., Ganowiak, Z. und Wierzchowski, J.; Gdańsk, Med. Akad., Lehrstuhl für Lebensmittelchem. **Untersuchungen über die Verwertung von Calcium- und Phosphorsalzen aus Fischgrätenmehl einiger Frischfische und Fischkonserven bei der Verfütterung.** Nahrung **7** (1963) Nr. 4. S. 335–340. — 4 Tab., 9 Lit. Zus. in Russ., Engl.

Zur Prüfung der Verwertbarkeit von Calcium und Phosphor aus Gräten von Frischfischen und Fischkonserven erhielten junge Ratten auf einer rachitogenen Kost mit bzw. ohne Calciumcarbonat einen Zusatz von 5% Grätenmehl aus Frischfischen und Fischkonserven. Der Umfang der Verkalkung sowie der Calcium- und Phosphorgehalt in der Tibia lassen den Schluß zu, daß eine gute Aufnahme der Mineralien aus den Fischen stattfindet. Der im Vergleich zur Grundkost hohe Gehalt an Calcium und Phosphor im Knochen läßt weiter auf eine gute prophylaktische antirachitische Wirkung schließen.

H. Gürtler. 9172.

4-64/02-0576 Stacheev, B. F.; Dubrowizy, Gebiet Moskau, Unions-Inst. für Tierzuchtforsch. Vlijanie kormovogo grizina na pokazateli krovi porosjat pri otkorme. **(Der Einfluß des „Futter-Grisins“ auf die Zusammensetzung des Blutes der Ferkel bei der Fütterung.)** Veterinarija, Moskva **40** (1963) Nr. 3. S. 55–57. — 4 Tab.

Futter-Grisin besteht aus einer Mischung von Antibiotica und Kleie, es enthält 20000 E/ml. 400 mg/kg Kgw. werden verfüttert. Vf. untersuchte die Wirksamkeit des Präparates in mehreren Versuchsgruppen von Ferkeln, die entweder mit leichtverdaulichem Eiweiß oder auch mit rein pflanzlichem Futter versorgt wurden. Im Blutserum wurde der Gehalt an Eiweiß, Calcium,

anorganischem Phosphor und Reststickstoff, im Blut der Hämoglobingehalt bestimmt. Im Gegensatz zu den Kontrolltieren war bei den Versuchstieren: 1) der Reststickstoffgehalt niedriger, 2) Calcium und Phosphor erhöht und 3) der Anstieg des Hb-Gehalts schneller. Alle Untersuchungsergebnisse faßte Vf. tabellarisch zusammen. Die Versuche ergaben, daß das Präparat den Gesamtstoffwechsel günstig beeinflußt und den Eiweißstoffwechsel erhöht.
E. Werner. 9176.

4-64/02-0577 Lotenkov, M. I.; Minsk, Beloruss. Forsch.-Inst. für Tierzucht. Ispol'zovanie antibiotikov v racionach pri otkorme gusej. **(Antibiotica in der Gänsemast.)** Sbornik rabot molodych učenych. Doklady na naučnoj konferencii aspirantov. Vsesojuznyj naučno-issledovatel'skij institut pticevodstva, Moskva **4** (1961, hrsg. 1962) S. 148–154. – 4 Tab., 12 Lit.

Durch Futterterramycin konnten die tägl. Kgw.-Zunahmen von Mastgänsen um 31,9%, durch kristallis. Terramycin um 29,8%, durch kristallis. Biomycin um 22,4% und durch Futterbiomycin um 16,4% gesteigert werden. Die obengenannten Antibiotica der Tetracyclinreihe wurden in der Dosierung von 400 IE/kg Kgw. verabreicht. Penicillin, Streptomycin (jeweils 400 IE/kg) und Lewomycin (1 mg/kg Kgw.) zeigten keine Wirkung. Schlachtgewicht, Schlachtausbeute und Gewicht des Innenfetts wurden durch Terramycin und Biomycin um 2,5–3,7% verbessert. Die erhaltenen Produkte erwiesen sich nach den Ergebnissen der organoleptischen Untersuchung als einwandfrei.
S. Willer. 9176.

4-64/02-0578 Dammers, J. und Grift, J. van der; Hoorn, Inst. voor Veevoedingsonderzoek. Waarnemingen over de langdurige toediening van rantsoenen met extra kopersulfaat aan fokvarkens. **(Beobachtungen über die langdauernde Verabreichung von Rationen mit extra Kupfersulfat an Zuchtschweine.)** Tijdschr. Diergeneeskunde 88 (1963) Nr. 6. S. 346–349. – 1 Tab., 8 Lit. Zus. in Engl., Franz., Dtsch.

8 Sauen erhielten für 1 Jahr bis 2 Jahre 10 Mon. in ihrem Kraftfutter 0,1% $CuSO_4 \cdot 5\ H_2O$, mindestens jedoch 2 g pro Tier und Tag. Bei der Schlachtung betrug der Cu-Gehalt der Leber 740–7630 mg/kg Trockensubstanz, während er normalerweise im Mittel bei 25–80 mg liegt. Während des Lebens wurden keine Vergiftungserscheinungen festgestellt. Die Lebern zeigten nach der Schlachtung körnige Struktur, rel. harte Konsistenz und bei der Koch- und Bratprobe schlechten Geschmack. Es wird deshalb für wünschenswert gehalten, für Zuchttiere Futter ohne extra $CuSO_4$ zu gebrauchen. Bei vorübergehender Verwendung von Kraftfutter mit extra $CuSO_4$ sind jedoch keine nachteiligen Folgen zu erwarten.
W. Wittig. 9182.

4-64/02-0579 Syřínek, F. Modrá skalice ve výkrmu prasat. **(Kupfersulfat in der Schweinemast.)** Náš Chov **1963** Nr. 3. S. 99–101. – 6 Tab.

Aus den durchgeführten Versuchen geht hervor, daß man durch Beifütterung von 0,7–3,0 g Kupfersulfat an Mastschweine im Gewicht von 20–100 kg die Lebendgewichtzunahmen um 10–20% steigern kann. Im gegebenen Falle betrug die Gewichtszunahme der Versuchsmastschweine bei traditioneller Trogfütterung 0,778 kg, die der Kontrollschweine 0,615 kg je Stück und Tag. Bei Automaten-Trockenfuttermast erreichten die Zunahmen der mit Kupfersulfat beigefütterten Versuchsmastschweine 0,806 kg, die der Kontrollgruppe 0,708 kg. Dabei wurde keine Verschlechterung der Fleischqualität festgestellt. Es wird empfohlen, vor der allgemeinen Anwendung von Kupfersulfat in der Mast zunächst seine Wirkung in Versuchen mit einer beschränkten Anzahl von Schweinen festzustellen. An Zuchtschweine wird die Verfütterung von Kupfersulfat vorläufig nicht empfohlen, da der Einfluß des insbesondere in der Leber deponierten Kupfers bisher noch nicht genügend vom Standpunkt der Funktion der Leber untersucht wurde.
ČSSR/ÚVTI. 9182.

4-64/02-0580 Gude, Z. Ž. Vplyv midi, margancju, cynku ta kobal'tu na potrebu tvaryn u vitamini B_1. **(Der Einfluß von Kupfer, Mangan, Zink und Kobalt auf den Vitamin B_1-Bedarf der Tiere.)** Ukraïnśkyj biochimičnyj žurnal, Kyïv **34** (1962) Nr. 6. S. 840–845. – 4 Abb., 11 Lit. Orig.: ukrain., Ausz.: russ., engl.
Zur Ermittlung der Wirkung von Cu, Mn, Zn und Co auf den Vitamin B_1-Bedarf wurden Albinoratten bei einer Vitamin B_1 freien Diät gehalten. Die Tiere bekamen zusätzlich mit diesem Futter die genannten Spurenelemente in einer 4- bis 5fach größeren Menge als in der ursprünglichen Ration. Mn hatte von den untersuchten Elementen die günstigste Wirkung auf den Zustand der avitaminotischen Tiere. Unter seinem Einfluß kam es zu einer beträchtlichen Verminderung der Ausscheidung von Brenztraubensäure im Harn, einer besseren Ausnutzung des Thiamins im Organismus und einem geringeren Gewichtsverlust gegenüber den Kontrolltieren. Aus den gesamten Ergebnissen geht hervor, daß Mn den Vitamin B_1-Bedarf der Ratten vermindert, während Zn und teilweise auch Co die polyneuritischen Ratten ungünstig durch die Erhöhung ihres Vitamin B_1-Bedarfes beeinflussen.
H. Richter. 9182.

4-64/02-0581 Hladík, V. und Kozák, K. Použití tkáňových biostimulítorů v chovu prasat. **(Benutzung von Gewebe-Biostimulatoren in der Schweinezucht.)** Náš Chov **1963** Nr. 4. Beil. S. 22–26. – 2 Abb., 6 Tab.
Die Anwendung der sog. Gewebe-Biostimulatoren gründet sich auf der Erkenntnis, daß in dem vom tierischen oder pflanzlichen Organismus abgetrennten Gewebe besondere biochemische Prozesse unter Bildung spez. Stoffe, welche dem Gewebe ein Überleben in ungünstigen Lebensbedingungen ermöglichen, verlaufen. Die Biostimulatoren zeichnen sich durch eine ähnliche Wirkung auf den lebenden Organismus aus. Nach Versuchen mit der Injektion des Biostimulators BSV (Gemisch eines Milz- und Lebergewebe-Präparates mit 50% Beisatz der Adsorbatvaccine gegen Rotlauf) betrug die tägl. Gewichtszunahme von Saugferkeln durchschnittl. 300 g gegenüber 200–250 g bei den Kontrollferkeln. Weiterhin wurde ein günstiger Einfluß der Biostimulatoren bei der Bekämpfung der Ferkelanämie festgestellt. In Mastversuchen war die Gewichtszunahme der mit Biostimulatoren beigefütterten Schweine der Versuchsgruppen um 83–100 g je Schwein und Tag höher als bei der Kontrollgruppe. In mit Schweinegrippe verseuchten Zuchten bewährte sich besonders der Biostimulator S (ein Milzgewebe-Präparat), während in gesunden Zuchten der Biostimulator J (ein Lebergewebe-Präparat) wirksamer war.
ČSSR/ÚVTI. 9187.

4-64/02-0582 Bachmutov, A. N.; Kirgis. Landwirtsch. Skrjabin-Inst. Lečebnye svojstva sacharnoj svekly. **(Heilwirkung von Zuckerrüben.)** Krolikovodstvo i zverovodstvo, Moskva **6** (1963) Nr. 2. S. 23–24. – 1 Tab.
An Coccidiose erkrankte und kümmernde Kaninchen zeigen nach einer einhalbjährigen Fütterung von Zuckerrüben und ohne weitere spezifische Behandlung eine Besserung ihres Allgemeinzustandes (Erythrocytenzahl von 4,572 auf 6,422 Mill., Hb-Gehalt nach Sahli von 65,5 auf 75,3%) und einen Abfall der Oocystenzahl pro Kaninchen von 198 auf 26. Allerdings bewegten sich die Werte bei Tieren, die um ca. 200 g schwerer waren und die den Nährstoffgehalt der Zuckerrüben in den Rationen durch Gerste oder Körnermais ausgeglichen erhielten, im gleichen Rahmen (z. B. durchschnittl. Oocystenzahl von 256 auf 36,3 bzw. von 173 auf 34,5).
S. Willer. 9187.

4-64/02-0583 Kraus, V. Využití konfiskátů z jatek ke krmným účelům. **(Verwendung von Schlachthofskonfiskaten zu Fütterungszwecken.)** Veterinářství **13** (1963) Nr. 4. S. 185. – 1 Abb.
Die Konfiskate der Schlachthöfe wurden zu Geflügelfutter verarbeitet, soweit sie dazu geeignet waren. In den Schlachthäusern wurden von 2 landwirtsch.

Betrieben fahrbare Kartoffeldämpfer als Dampfgeneratoren, sowie Walzenschrotmühlen installiert. Die Konfiskate werden 4–5 Std. bei 120 °C gekocht und in den Walzenschrotmühlen zu einer Fleischpaste verarbeitet. Die Zuteilung und der Preis des Erzeugnisses wurden durch die landwirtsch. Komission des Kreisnationalausschusses geregelt. Die Verarbeitung und Verwendung geschieht unter der Kontrolle des Veterinärdienstes. Im Jahre 1962 wurden 129000 kg Fleischpaste erzeugt und als Geflügelfutter verwendet. Auf diese Weise konnte der Eierlieferungsplan um 90000 Stück überschritten werden.
ČSSR/ÚVTI. 9187.

4-64/02-0584 Dunbar, G. M. und Chambers, T. A. M.; Eccleshall, Staffs.; Wolverhampton. Suspected kale poisoning in dairy cows. **(Vermutete Kohlvergiftung bei Milchkühen.)** Veterin. Rec. **75** (1963) Nr. 22. S. 566–567. – 1 Abb., 1 Tab., 2 Lit.
1. Beispiel: 4 Kühe (von 30) erkrankten im Dez. 1961 nach 4wöchiger Verfütterung von Markstammkohl, der Frost bekommen hatte. Die Tiere zeigten erhöhte Atmung, Anämie und Ikterus. Orale Gabe von $MgSO_4$ beseitigte die Hämoglobinurie innerhalb 24 Std. Der Hb.-Gehalt war bis auf 5,1 g% reduziert (nach Sahli). 2. Beispiel: 5 Kühe (von 50) erkrankten im Jan. 1962, nachdem die Tiere ab Sept. Kohl bekamen. Der Urin der 2–3 Wochen zuvor gekalbten Tiere war dunkelrot, schwere Gelbsucht lag ebenfalls vor. Eine Kuh verendete. Behandlung erfolgte mit corticotropen Hormonen, Leberextrakt und Vit.-B-Komplex. Der Hb.-Gehalt sank zuvor bis auf 2,8 g%; der anorg. Blut-Phosphor-Gehalt lag zwischen 1,7–3,8 mg%.
H. Liebenow. 9190.

4-64/02-0585 Sangret, Prešov. Dva prípady otravy hovädzieho dobytka cirokom. **(Zwei Vergiftungfälle durch Mohrenhirse beim Rind.)** Veterinářství **13** (1963) Nr. 3. S. 135. – 1 Tab.
Es werden 2 Fälle der Rindervergiftung durch das cyanogene Glykosid Dhurrin bei Mohrenhirseweide (Sorghum) an einem Augustvormittag beschrieben. Der Mohrenhirsebestand war dünn und niedrig. In einem der Fälle erkrankten 99 Kühe, von denen 2 verendeten und 1 notgeschlachtet werden mußte, im zweiten Fall handelte es sich um 96 Kühe, von denen gleichfalls 2 Kühe verendet sind. Die chemische Untersuchung des Panseninhaltes, die näher beschrieben wird, hat Blausäure festgestellt. Die toxischen Dhurrineigenschaften sind ähnlich wie bei Amygdalin; durch das Wachstum der Pflanzen und bei Verwendung von Phosphathandelsdungern und ferner durch dünnere Sorghumaussaat wird die Dhurrinkonzentration vermindert. Nach Literaturangaben soll die Mohrenhirse erst 4 Std. nach der Mahd verfüttert werden.
ČSSR/ÚVTI. 9190.

4-64/02-0586 Burdelev, T. E. und Žil'cov, V. G. Gigiena kormov, poražennych gribami. **(Hygiene verpilzter Futtermittel.)** Izvestija Timirjazevskoj sel'skochozjajstvennoj akademii, Moskva **1962** Nr. 4. S. 117–126. – 3 Tab., 15 Lit. Zus. in Engl.
Die aus Anlaß gehäufter Toxicomycosen bei Schweinen nach Konzentratfutterverabreichung durchgeführten und laufenden Arbeiten lassen erkennen, daß insbesondere Pilze der Gattungen *Aspergillus* und *Fusarium* toxische Wirkungen entfalten. Die organoleptisch nicht oder nur äußerst selten feststellbare Verpilzung der Konzentratfutter ist direkt abhängig vom Verpilzungsgrad der benutzten Rohstoffe, bei denen Futterhefen, Schrote, Getreide, Kleie, Fisch- und Knochenmehl die größte Gefahr darstellen. Wenngleich biochemisch und mikrobiologisch die Verpilzungen zu ermitteln sind, stellen diese Untersuchungsverfahren hohe Anforderungen an das Untersuchungsinstitut. Mit gleicher Genauigkeit arbeitend, jedoch weitaus einfacher und im Betrieb direkt ausführbar ist der Einsatz des von Jeshow, G. I. (1960) durch Ultraschallbehandlung aus Pilzkulturen gewonnenen diagnostischen

Serums. Die thermische Bearbeitung verpilzter Futtermittel bei 150–160 °C führt zur Vernichtung des Futters und mindert keinesfalls die Toxizität. Vff. fanden in der Behandlung verunreinigter Futtermittel mit Ultraviolettstrahlen und im Magnetfeld ultrakurzwelligen Stromes ein Verfahren, das die Gewinnung unschädlichen Futters gestattet, wie aus Fütterungsversuchen an Küken und Schweine ersichtlich ist. Die Kombination beider Verfahren gestattet im Verlauf von 2–3 Minuten die volle Entkeimung und im Verlaufe von 5–10 Minuten die volle Beseitigung der Toxizität, wobei das bearbeitete Material gute Futtereigenschaften aufweist. W. Bathke. 9190.

4-64/02-0587 Loosli, J. K.; Ithaca, N.Y., Cornell Univ., Dep. of Animal Husbandry. Primary signs of nutritional deficiencies of laboratory animals. **(Die ersten Anzeichen von Mangelernährung bei Laboratoriumstieren.)** J. Amer. veterin. med. Assoc. **142** (1963) Nr. 9. S. 1001–1004. – 1 Tab., 11 Lit.
Die 42 Nahrungsstoffe, die von Labortieren zum Leben benötigt werden, sind in einer Tab. angeführt und umfassen 4 große Gruppen: Aminosäuren, Mineralstoffe, Vit. und Fette. In Form von Stichworten sind die Mangelerscheinungen angegeben, die durch Fehlen oder zu geringe Mengen dieser 42 Nahrungsstoffe bei den Labortieren ausgelöst werden.
E. Tempel. 9190.

4-64/02-0588 *Fritz-Niggli, Hedi.* **Vererbung bei Mensch und Tier.** Eine Einführung in die Genetik. 2., verb. Aufl. Stuttgart: Thieme. 1961. (XI, 269 S. m. 129 Abb. u. 55 Tab.) 8°. (1963 A 758)
4-64/02-0589 **Die Vitamine in der Haustierernährung.** Hrsg. v. d. Dt. Hoffmann-La Roche AG., Grenzach/Baden. 1953. (24 S.) 8°. (1963 A 808)

XXII. PARASITOLOGIE

4-64/02-0590 Le Pennec, M.; Roche-sur-Yon, Vendée, Collab. Techn. de Denise Hible. Trichomonose intestinale et flore associée. **(Trichomoniasis intestinalis und Begleitflora.)** Bull. mens. Soc. vétérin. prat. France **46** (1962) Nr. 10. S. 338–359.
Diagnostisch ist *Trichomonas intestinalis* gekennzeichnet durch eine undulierende Membran sowie bestimmte lytische Formen. Weniger bekannt sind die Bedingungen des Biotops, wobei Veränderungen im Darmtraktus in bezug auf Entzündung und Darmflora hemmende oder prädisponierende Momente darstellen können. Man findet Tr. auch als ursächliches Agens bei Darmentzündungen, häufig vergesellschaftet mit Amöben und Vibrionen. Umstimmung der Darmflora kann zur schnellen Vermehrung und bei gleichzeitiger Anwesenheit von Enterocoliinfektionen zu starker Toxikose, verbunden mit Durchfällen, Abmagerung, Anämie, und schließlich zum Tode führen. Die auf Jodbehandlung und Vit. A ausgerichtete Therapie soll teils zur Umstimmung der Bakterienflora und Abtötung der Trichomonaden führen, teils zur Erneuerung des geschädigten Darmepithels beitragen. H. Linsert. 9268.

4-64/02-0591 Teras, J., Rõigas, E. und Laan, I.; Inst. für Exp. und Klin. Med. der Akad. der Wiss. der Estn.SSR. O diagnostirovanii trichomonoza urogenital'nogo trakta i ego veneričeskoe rasprostranenie. **(Über die Diagnostizierung der Trichomoniasis im Urogenitaltrakt und ihre geschlechtliche Ausbreitung.)** Izvestija Akademii nauk Ėstonskoj SSR. Serija biologičeskaja, Tallin **11** (1962) Nr. 4. S. 262–274. – 4 Abb., 30 Lit. Orig.: franz., Ausz.: russ., estn.
Vff. stellen eingangs fest, daß die Trichomonadenseuche in den letzten Jahren eine relativ weite Verbreitung gefunden hat, und daß noch keine 100%ige Bekämpfungsmöglichkeit bekannt ist. Da *Trichomonas vaginalis* scheinbar eine sehr große Affinität zum Urogenitaltrakt hat, halten Vff. für die Diagnostik den Nachweis im Nativpräparat für die wichtigste labortechnische Untersuchung. Dabei ist es notwendig, beim negativen Ausgang der 1. Probe

mindestens noch zwei in bestimmten Zeitabständen vorzunehmen. Bei der Feststellung einer Infektion sind dann die Nachforschungen sehr intensiv zu betreiben, um jeden geschlechtlichen Kontakt festzustellen. Durch das häufige Auftreten der Trichomoniasis in einer latenten Form werden die Untersuchungen sehr erschwert. Außerdem stellten Vff. noch fest, daß häufig nach dem ersten Deckakt eines Infizierten beim Partner noch keine klinischen Anzeichen der Erkrankung sichtbar werden. Dies liegt nach Ansicht der Vff. entweder daran, daß die Affinität von *Trichomonas vaginalis* zum Urogenitaltrakt doch nicht so groß ist, wie allgemein angenommen wird, oder daß die Infektion, ähnlich wie bei anderen Erregern, erst nach einer längeren Zeit klinisch manifest wird. Vf. ist der Ansicht, daß durch die große Anzahl der latenten Infektionen die Bekämpfung sehr problematisch wird. E. Werner. 9268.

4-64/02-0592 Kovalev, A. A. Aminoakrichinoterapija pri trichomonoze krupnogo rogatogo skota. **(Aminoakrichintherapie bei Trichomoniasis des Rindes.)** Veterinarija, Moskva **40** (1963) Nr. 5. S. 13–15.
Es wurde in vitro und in vivo die Wirkung des Aminoakrichins bei Trichomoniasis des Rindes untersucht. Die Behandlungen ergaben – gemäß den Literaturangaben – daß sich Aminoakrichin lange im Organismus hält und durch die Urogenitalorgane ausgeschieden wird. In therapeutischen Dosen ruft es keine bedeutenden Veränderungen im Verhältnis morphologischer Elemente des Blutes und des Hämoglobins hervor. Durch Behandlung mit Aminoakrichin wurden 93–95% der an Trichomoniasis erkrankten Tiere geheilt. Seine Anwendung bei der Bekämpfung der Trichomonadenseuche des Rindes wird von Vf. empfohlen. K. Tzschachmann. 9268.

4-64/02-0593 Rasulov, I. Ch.; Usbek. Veterinärmed. Forsch.-Inst. Immunologičeskie svojstva štammov Theileria annulata. **(Die immunbiologische Verwandschaft der Stämme von Theileria annulata.)** Veterinarija, Moskva **40** (1963) Nr. 6. S. 52–53.
Die Frage der immunbiologischen Verwandtschaft von *Theileria annulata*-Stämmen verschiedener geographischer Zonen in der UdSSR war bisher ungeklärt. Nachdem Vf. bereits 1960/61 bei *Th. annulata*-Stämmen aus 5 verschiedenen Gebieten Usbekistans keine immunobiologischen Unterschiede feststellen konnte, wurde mit Hilfe der Kreuzmethode die immunbiologische Verwandtschaft von *Th. annulata* aus Usbekistan und Aserbaidschan an insgesamt 8 Rindern im Alter von 7–12 Monaten geprüft. Die experimentelle Übertragung der Theilerien auf das Rind erfolgte durch Zecken (*H. anatolicum*), die mit einem der beiden Stämme infiziert worden waren. Rinder, die eine Theileriose, hervorgerufen durch den usbekischen Stamm, überstanden hatten, waren sowohl gegenüber einer erneuten Infektion mit dem gleichen Stamm als auch gegenüber einer Infektion mit dem aserbaidschanischen Stamm immun. Der Nachweis von Koch'schen Kugeln aus Lymphknotenpunktaten verlief negativ. Das gleiche Ergebnis wurde im umgekehrten Falle erzielt. D. Ebner. 9270.

4-64/02-0594 *Davies, S. F. M., Joyner, L. P.* and *Kendall, S. B.* **Coccidiosis (Coccidiose).** Edinburgh; London: Oliver and Boyd/Ltd. 1963 (264 S. m. 36 Abb. und Lit.) 15 × 22 cm. 42 s. Die in den letzten Jahren in zunehmendem Maße erschienenen Publ. über Coccidiose und deren Erreger lassen die Bedeutung dieser protozoären Erkrankung erkennen. Vff. stellten sich die Aufgabe, alle wichtigen Fakten in Form eines Handbuches, das für den auf diesem Gebiet arbeitenden Kliniker und Wissenschaftler bestimmt ist, zusammenzufassen. Das Buch erhebt daher nicht Anspruch auf vollständige Lückenlosigkeit, sondern beschäftigt sich vielmehr mit den Arten, die bei unseren Haustieren von ökonomischer Bedeutung sind. In insgesamt 14 Kapiteln werden Fragen der Verbreitung, Taxonomie, Entwicklung, Immunität und Epidemiologie beantwortet. Ausführlich werden die klinischen Symptome, die pathol.-anatomischen Veränderungen und die Chemotherapie beschrieben. Besonders hervorzuheben sind die labordiagnostischen Nachweismethoden, auf die in einem gesonderten Kapitel eingegangen wird. Nachfolgend wird in getrennten Abschnitten die Coccidiose der Rinder, Schafe und Ziegen, der Schweine, des Hausgeflügels, der Wildvögel, Nager und Fleischfresser und Pferde erläutert. Darüber hinaus werden die Erreger beim Kamel, Känguruh und Menschen erwähnt.

Besondere Beachtung findet die Coccidiose des Geflügels. Es wird umfassend auf die wichtigen Fragen der Prophylaxe und medikamentellen Therapie sowie der Immunität und Resistenz eingegangen. Ein aus 551 Lit. bestehender Quellennachweis sowie ein Index beschließen das Buch. Jedes Kapitel wird durch zahlreiche gute Illustrationen und Arten-Tabellen, in denen die wichtigsten morphol. Merkmale übersichtlich zusammengestellt sind, bereichert. Das Buch erfüllt die von den Autoren gestellte Aufgabe und wird jedem, der sich mit der Coccidiose beschäftigt, ein wertvoller Helfer sein. Es stellt eine wesentliche Bereicherung des protozool. Schrifttums dar. R. Jungmann. 9305.

4-64/02-0595 Patnaik, M. M.; Bhubaneswar. A note on bovine syngamosis. **(Ein Beitrag zur Rinder-Syngamosis. [Syngamus laryngeus].)** Indian veterin. J. **40** (1963) Nr. 5. S. 272–274. 9340.

4-64/02-0596 Frank, W., Krauss, D. und Ostertag, H. G.; Stuttgart-Hohenheim, Landwirtsch. Hochschule, Zool. Inst.; Stuttgart, Staatl. Tierärztl. Untersuchungsamt. **Zur Kenntnis von Monodontella giraffae Yorke and Maplestone 1926 (Nematodes, Ancylostomatidae), einem Parasiten der Gallengänge von Giraffen und Okapis (Mammalia, Giraffidae). 1. Die pathologischen Veränderungen, insbesondere der Leber, sowie Infektionsversuche mit gezüchteten Larven.** Z. Parasitenkunde **23** (1963) Nr. 1. S. 63–79. – 7 Abb., 24 Lit.

Monodontella giraffae Yorke and Maplestone, 1926 ist ein gefährlicher Parasit aus der Familie *Ancylostomatidae* (Hakenwürmer), der in den Gallengängen von Okapi und Giraffe lebt. Bei einer verendeten ca. 1½-jährigen männl. Giraffe konnte als Todesursache ein starker *M. giraffae*-Befall gefunden werden; insbesondere war der rechte Teil der Leber betroffen. Die Leber wies das typische Bild einer mittel- bis hochgradigen Cirrhose auf. Histol. lag eine Kapselfibrose mit Wandstärken von 220–280 μ vor. Leberzelldegeneration, Stase und Erweiterung der Disséschen Räume standen im Vordergrund. Im gesamten Leberparenchym verteilt waren kleine, unspez. Granulome vorhanden. Die Kerne der Leberzellen wiesen alle Stadien des nekrobiotischen Leberzerfalles auf. Die deutlich veränderten Gallengänge enthielten neben Adenombildungen, bei stark abgeflachtem Epithel, Detritus im Lumen aus Lymphocyten, Leukocyten (gemeint sind sehr wahrscheinlich neutrophile Granulocyten, Anmerkung Ref.) und Monocyten; außerdem bestand eine perivasculäre Infiltration mit lymphocytärer, neutrophiler und eosinophiler Beteiligung. Im Blutbild fehlten Eosinophile; ein Eosinophilensturz bei Hakenwurmbefall wird als prognostisch ungünstiges Zeichen eingeschätzt. – Aus Kotkulturen gezüchtete Larven III wurden percutan oder per os auf 6 Mäuse, 6 Ratten, 3 Meerschweinchen, 1 Kaninchen und ein Jungschaf übertragen; sämtliche verwendeten Versuchstiere erwiesen sich für eine *Monodontella*-Infektion als unempfänglich. Th. Hiepe. 9342.

4-64/02-0597 Daspet, G. und Vaills, L.; Notes sur la filariose du chien. (Dirofilaria immitis leydi). **(Bemerkungen über die Filariose des Hundes [Dirofilaria immitis leydi].)** Rev. Méd. vétérin. [N. S.] **26(114)** (1963) Nr. 5. S. 376–380. – 2 Abb.

Die Vff. hatten in den Ostpyrenäen Gelegenheit, mehrere Fälle von Filiarose des Hundes zu beobachten. Während sehr langer Untersuchungsperioden haben sie festgestellt, daß sich lange Zeit die gleiche Anzahl Filarien-Embryonen im Blut findet. Die bisherige Ansicht von einem regelmäßigen Wechsel der Zahl innerhalb von 24 Std. wird widerlegt. Die Vff. haben festgestellt, daß die Zahl der Embryonen im Blut keine Beziehnung zu der Zahl der erwachsenen Würmer im Herzen hat. Bei der Blutentnahme zur Untersuchung auf Embryonen zeigte sich, daß sich bei mehrmaliger Entnahme an einer Stelle dort selbst eine Anreicherung nach dem Anachoresephänomen von Ascoli einstellte. An einem Hund mit 50000 Embryonen in mm^3 wurden nach der schmerzlosen Tötung mit gesättigter $MgSO_4$-Lsg. der Gehalt verschiedener Körpergewebe an Embryonen erforscht. Der hohe Gehalt an Embryonen im Blut wird auf eine antiparasitäre Behandlung zurückgeführt. Der für die erwachsenen Würmer toxische Effekt soll diese zur vermehrten Abgabe von Embryonen veranlaßt haben. In der Lunge waren pro Blickfeld 600 Embryonen in den perialveolären Gefäßen, aber in den Alveoeln und Bronchien keine. Im Lebergewebe sind Embryonen in den Blutgefäßen, aber auch, ohne Reizerscheinungen zu verursachen, zwischen den Zellen. In der Milz waren überraschenderweise weniger Embryonen als in Lunge und Leber. Nach May-Grünwald-Giemsa oder einfach mit Methylenblau gefärbte Gehirnschnitte zeigten 3–6 Embryoenen auf den cm^2. Sie scheinen im Gewebe zu liegen, da ihcn keine Erythrocyten anhaften. In den Blutgefäßen selbst befindet sich dieselbe Zahl Embryonen wie sonst im Körper auch. Die Nervenzellen scheinen nicht irgendwie angegriffen zu sein. Also können die Embryonen von *Dirofilaria immitis* die Kapillarwände durchqueren und auch in den wichtigsten Nervenzentren festgestellt werden. Dabei werden die Zellen nicht beschädigt, Leukocyten werden nicht zur Abwehr angelagert. K. Preißler. 9348.

4-64/02-0598 Stam, J. W. E.; Utrecht, Rijksuniv., Fac. der Diergeneeskunde, Klin. voor Kleine Huisdieren. Capillariasis bij postduiven. **(Capillariabefall bei Brieftauben.)** Tijdschr. Diergeneeskunde **88** (1963) Nr. 14. S. 879–882. – 1 Tab. Zus. in Engl., Franz., Dtsch.

Der Befall von Tauben mit *Capillaria obsignata* kommt wahrscheinlich häufiger vor, als man denkt, wie regelmäßige Kotuntersuchungen gezeigt haben. Die Capillariasis ist bei diesen Tieren oft subklinisch vorhanden. Bei starkem Capillariabefall werden auch Todesfälle beobachtet. Der Kot ist grün verfärbt, schleimig und dünn. Die Mauser ist länger als üblich. 390 Tauben aus 4 Taubenbeständen, die mit *Capillaria* infiziert worden sind, werden mit Promintic nach der von Geeraert angewandten Methode behandelt. Da die Dosierung von 0,1 ml in der Praxis mit Schwierigkeiten verbunden ist, wird eine 5mal verdünnte Lösung s. c. injiziert. Die Kotproben werden 1 Woche, 1 und 2 Mon. nach der Injektion untersucht und dabei keine Capillaria-Eier nachgewiesen. Der Allgemeinzustand bessert sich, und die Mauser verläuft schneller. E. Tempel. 9349.

4-64/02-0599 Jansen jun., J. und Over, H. J.; Utrecht, State Univ., Inst. of Veterin. Parasitol. and Parasitic Diseases; T. N. O., Liverfluke Res, Dep. On a remarkable strain of Fasciola hepatica in the Netherlands. **(Über einen bemerkenswerten Stamm von Fasciola hepatica in den Niederlanden.)** Tijdschr. Diergeneeskunde **88** (1963) Nr. 12. S. 770–775. – 1 Abb., 2 Tab., 10 Lit. Zus. in Engl., Franz., Dtsch.

In Kotproben von einer Schafherde in Nord-Holland wurden Fasciola-Eier gefunden, die eine Größe von 0,14 bis 0,18 × 0,08 bis 0,11 mm aufwiesen. Sie waren somit etwa so groß wie die Eier von *Fasciola gigantica*. Nach Schlachtung eines der infizierten Schafe konnten ausgewachsene Exemplare von *Fasciola hepatica* gewonnen werden. Eier dieser Parasiten wurden bebrütet und mit den Miracidien Schnecken (*Limnaea truncatula*) infiziert. Mit den daraus erhaltenen Metacercarien wurden 2 Kälber und 4 Kaninchen infiziert, davon 1 Kalb und 2 Kaninchen mit Erfolg. Auch in dem Kot dieser Tiere wurden auffallend große Eier des Leberegels gefunden. Es folgt daraus, daß die Kotuntersuchung, d. h. die Betrachtung der Eier, keinen Aufschluß darüber gibt, ob eine Infektion mit *F. gigantica* oder *F. hepatica* vorliegt. W. Kuhlmann. 9372.

4-64/02-0600 Vujić, B.; Beograd, Zavod za Unapredenje Veterin. Vrste larvnih oblika digenea u gastropoda najčešćih na našim terenima. **(Die häufigsten Digenea-Larvenformen bei Gastropoden in Serbien.)** Veterinaria [Sarajevo] **11** (1962) Nr. 3. S. 357–364. – 6 Abb., 7 Lit.

Es werden die bei *Galba truncatula, Limnea stagnalis, Radix, Limnea auricularia, Viviparus vivipara* und *Coretus corneus* gefundenen Cercarien, Xiphidocercarien, Echinocercarien, Furcocercarien und Metacercarien beschrieben.
P. Schmidt. 9380.

4-64/02-0601 Blackmore, D. K.; Melton Mowbray, Leics., Petfoods Limited, Avian Lab. Some observations on Cnemidocoptes pilae, together with its effect on the budgerigar (Melopsittacus undulatus). **(Einige Beobachtungen über Cnemidocoptes pilae und ihr Einfluß auf den Wellensittich [Melopsittacus undulatus].)** Veterin. Rec. **75** (1963) Nr. 23. S. 592–595. – 5 Abb., 2 Tab., 6 Lit.

Vf. beschreibt einige bisher unbekannte Tatsachen über Entwicklungsstadien, Morphologie, histopathol. Wirk. und über die Pathogenität der Milbe *Cnemidocoptes pilae*. Die untersuchten Wellensittiche hatten einen natürlichen *C. pilae*-Befall. Die adulten weibl. Milben zeigten das deutlich unterscheidbare dorsale Schild und hervorstechende adscutale Borsten. Die Entwicklung läuft über nicht Embryonen enthaltende Eier, Embryonen enthaltende Eier, Larven, Nymphen zum erwachsenen Tier. Tabellarisch werden die Längen- und Breitenmaße dieser Entwicklungsstadien angegeben. Bei 4 Wellensittichen verteilten sich die gefundenen Entwicklungsstadien prozentual wie folgt: Larven 34%, Nymphen 32,5%, adulte Weibchen 32,7% und adulte Männchen 0,8%. Die histol. Prüfung der befallenen Haut zeigte, daß die Milben in den tieferen Schichten des Stratum corneum zu finden sind. Daraus resultiert eine Hyperkeratose und ein Abstoßen der oberflächlichen Hornsubstanz. Schwer befallene Vögel zeigten eine einkernige Infiltration der Haut. Die histol. Veränderungen des Schnabels ähnelten der der Haut, jedoch war die Hyperkeratose weniger ausgeprägt. Die versuchte experimentelle Übertragung des Parasiten mittels zweier schwer infizierter Wellensittich-Weibchen hatte folgendes Resultat. Einer dieser infizierten Vögel wurde ein Jahr lang mit einem Männchen zusammengesetzt, ohne daß dieses infiziert wurde. Der andere befallene weibl. Sittich bekam 4 Wochen alte Sittich-Küken, die er 6 Wochen lang fütterte. Auch hierbei blieben die Jungen parasitenfrei. Schließlich bekamen beide Tiergruppen eine Vit.-A-Mangeldiät. Das erwachsene Pärchen erhielt diese Diät 9 Mon. und die Henne mit den Küken 6 Mon. lang, und wiederum erfolgte keine Übertragung der Parasiten. G. Diez. 9420.

4-64/02-0602 Glawischnig, E.; Wien, Tierärztl. Hochschule, Lehrkanzel für Buiatrik. **Hochgradiger Läusebefall als Ursache einer traumatischen Stirnhöhlenentzündung bei zwei Zuchtstieren.** Wiener tierärztl. Mschr. **50** (1963) Nr. 6. S. 595–598. – 5 Lit. Zus. in Engl., Franz., Ital.

Hochgradiger Läusebefall führte bei 2 Zuchtbullen zu Komplikationen in Form von Frakturen je eines Hornzapfens, wobei in einem Falle eine Sinusitis frontalis purulenta die Folge war. Eigenartiges Verhalten, Kopfschiefhalten, Kreisbewegungen, fortwährende Unruhe, Appetitsverminderung und Abmagerung waren neben hochgradigem Juckreiz die hervorstechendsten Symptome. Nach Bekämpfung des Läusebefalls mit DDT-Puder und nach der Frakturbehandlung trat innerhalb weniger Tage völlige Heilung ein.
Th. Hiepe. 9440.

4-64/02-0603 Medrea, N., Ciolca, A., Fromunda, V. und Sîrbu, E. Observaţii privind rolul dăunător al culicidelor asupra animalelor de producţie şi rezultatele aplicării experimentale a măsurilor de combatere într-un focar. **(Beobachtungen über die schädigende Rolle der Stechmücken [Culicidae] auf die tierische Produktion und die Resultate der experimentellen Anwendung von Bekämpfungsmaßnahmen.)** Lucrările ştiinţ. Inst. Patol. Ig. animală **12** (1963) S. 515–522. – 2 Abb., 8 Lit. Zus. in Russ., Engl., Franz.

Die Invasion durch Stechmücken führte in einem Bestand bei Kühen zum Rückgang der Milchproduktion un 57,5% und bei Schafen um 40%, während die Gewichtszunahme bei Jungrindern um 50–60% herabsank, was einen Weideabtrieb erforderlich machte. Nächtliche Rauchverbreitung und vorbeugende Behandlung der Tiere und Stallungen mit insektiziden Mitteln blieben ohne zufriedenstellende Resultate. Nach Versprühung einer Emulsion von „Detox 25" mit 6,25% Gamma-Isomer durch Flugzeuge in einer Menge von 15 Liter je ha konnten während der folgenden 65 Tage keine Stechmücken auf der behandelten Fläche (800 ha) festgestellt werden. Die Behandlung durch „Detox 25" zerstörte nicht die Vegetation; bei Tieren die gleich nach der Versprühung auf die Weide gebracht wurden, kamen keine Vergiftungsfälle zur Beobachtung. J. May. 9446.

4-64/02-0604 Basson, P. A. Studies on spezific oculo-vascular myiasis of domestic animals (uitpeuloog): II. Experimental transmission. **(Untersuchungen über die spezifische oculo-vasculäre Myiasis domestizierter Tiere 2. Mitt. Experimentelle Übertragung.)** 1. Mitt. vgl. LZ. Abt. IV 7 (1962) Nr. 10. S. 2188. Onderstepoort J. veterin. Res. **29** (1962) Nr. 2. S. 203–209. – 1 Lit.

Die pathologisch-anatomischen Veränderungen bei der oculo-vasculären Myiasis sind Thrombophlebitis und Thromboarteritis mit erheblicher Eosinophilie. Es wurden Übertragungsversuche mit Frischblut natürlich erkrankter Tiere (3 Schafe, 1 Ziege, Wild) durchgeführt. In einem Fall gelang es, durch Subinoculation die Infektion über 3 Passagen aufrechtzuerhalten. Über eine erfolgreiche Passage mit dem Blut latent erkrankter Wildtiere wird berichtet. Die Ziege zeigte p. infect. keine Veränderungen des Gesundheitszustandes. Bei den Schafen wurde Conjunctivitis und Temperaturerhöhung auf 40,5 °C (Fall 1) sowie bilateraler Exophthalmus, deutlich sichtbare intraoculäre Hämorrhagien, Temperaturerhöhung auf 40 °C (Fall 2) beobachtet. 21 Tage nach der Übertragung wurde dieses Schaf geschlachtet und folgender Befund erhoben: Trübung des Kammerwassers, Thromboarteritis der A. pulmonalis, disseminierte, herdförmige Endocarditis, Milztumor, stellenweise gelbe Pigmentierung im Gehirn. Meerschweinchen und Mäuse erwiesen sich als nicht empfänglich. Es wird angenommen, daß nutritive Faktoren und Umweltbedingungen größtenteils von geringer ätiologischer Bedeutung sind.
R. Jungmann. 9450.

4-64/02-0605 Basson, P. A. Studies on specific oculo-vascular myiasis (uitpeuloog). III. Symptomatology, pathology, aetiology and epizootiology. **(Untersuchungen über die spezifische oculo-vasculäre Myiasis. 3. Mitt. Symptomatologie, Pathologie, Ätiologie und Epizootiologie.)** Onderstepoort J. veterin. Res. **29** (1962) Nr. 2. S. 211–240. – 7 Abb., 3 Tab., 83 Lit. 2. Mitt. vgl. vorst. Ref.

Eine durch Fliegenlarven der Art *Gedoelstia hässleri* und *G. cristata*, Typ I und II (*Oestridae*) verursachte oculo-vasculäre Myiasis wird beschrieben. Es handelt sich um klinische Fälle aus verschiedenen Gegenden des Landes; die erkrankten Tiere wurden aufgestallt und während eines dreiwöchigen Zeitraumes klinisch beobachtet. Besondere Beachtung verdiente die Untersuchung der Augen auf Parasiten; zur Erhärtung der Diagnose wurden in bestimmten Abständen Blut- und Augensekretausstriche angefertigt. Drei Verlaufsformen der Erkrankung konnten festgestellt werden: 1) ophthalmische Form, 2) encephalitische Form, 3) cardiale Form. Die Veränderungen in den genannten Organen werden auf eine Thromboendophlebitis und Thromboendarteritis mit Encephalomalacie zurückgeführt. Es wird gezeigt, daß die unmittelbare Ursache dieser Myiasis eine Invasion von „falschen Wirten" durch die ersten Larvenstadien der o. g. Fliegenarten ist. Ätiologisch spielt das Wild (*Gorgon taurinus taurinus, Alcelaphus-caama selbornei, Oryx gazella,*

Antidorcas marsupialis marsupialis) eine Rolle, bei dem makroskopisch-pathologische Veränderungen fehlen. Es gelang, aus von der Nasenhöhle dieser Tiere gesammelten Larven adulte Fliegen zu züchten. Von den domestizierten Haustieren sind Schafe, Rinder, Ziegen und Pferde empfänglich. Die Eintrittspforte der Larven ist das Auge. Drei Typen von Larven (Typ A, B, C) von *G. hässleri* und *G. cristata* (Typ I, II) werden beschrieben. Die Morbidität liegt auf Grund von Lit. zwischen 1 und 30%, unabhängig vom Alter und Geschlecht. R. Jungmann. 9450.

4-64/02-0606 Roberts, I. H. und Colbenson, H. P.; Albuquerque, N. Mex., Animal Disease and Parasite Res. Div. Larvae of Oestrus ovis in the ears of a sheep. **(Oestrus ovis-Larven in den Ohren eines Schafes.)** Amer. J. veterin. Res. **24** (1963) Nr. 100. S. 628–630. – 6 Abb., 4 Lit.
Die Larven von *Oestrus ovis* sind gewöhnlich kosmopolitische Parasiten und bewohnen die Nasen- und Stirnhöhlen des Schafes. Im Verlaufe der Routineuntersuchungen an einer Schafherde auf Ektoparasiten wurden zwei Larven von *Oe. ovis* – möglicherweise das erste Mal – in den Ohren eines Tieres gefunden. Die Larven waren in jeder Beziehung mit den ersten Instar-Larven identisch, die aus den Nasenhöhlen entfernt wurden – abgesehen davon, daß sie etwa 60% kürzer und 50% schmaler waren als diese. Eine Larve war 1148,0 μ lang und 348,5 μ breit, die andere wurde mit 1066,0 μ Länge und 370,5 μ Breite gemessen. G. Diez. 9460.

4-64/02-0607 Naumenko, A. M.; Kaliningrad, Veterinärmed. Forsch.-Stat. Profilaktika diktiokauleza teljat. **(Dictyocaulose-Prophylaxe bei Kälbern.)** Veterinarija, Moskva **40** (1963) Nr. 6. S. 48.
In den landwirtschaftlichen Betrieben des Kaliningrader Gebietes ist infolge Weidehaltung die Dictyocaulose unter den Kälbern stark verbreitet. Um die Ansteckung auf der Weide zu verhindern, ging man im Jahre 1962 zur Stallhaltung der Kälber über. Die Folge davon war eine verbesserte Entwicklung der Tiere, eine gesteigerte mittlere Tageszunahme, ein Rückgang der Verluste durch Dictyocaulose, Fasciolose und andere Erkrankungen sowie eine Senkung der Selbstkosten. Die organisierte Stallhaltung der Kälber setzt jedoch gute stallhygienische Bedingungen, eine genormte Fütterung und eine ständige Versorgung mit Grünfutter voraus. D. Ebner. 9476.

4-64/02-0608 Ajupov, Ch. V., Ivanovskij, S. A., Safiullin, G. K., Valiullin, S. M., Upornikov, M. V. und Frolov, V. P. Veterinarno-gel'mintologičeskaja ocenka kruglogodovogo stojlovogo soderžanija ovec. **(Tierärztlich-helminthologische Einschätzung der ganzjährigen Stallhaltung der Schafe.)** Veterinarya, Moskva **40** (1963) Nr. 6. S. 49–52. – 1 Tab.
Vff. prüften im Verlauf des Jahres 1962 in der Sowchose Mijakinsk in der Baschkirischen ASSR bei Schafen den Einfluß der ganzjährigen Stallhaltung auf die Senkung des Endoparasitenbefalls, den Eiweiß- und Mineralhaushalt sowie auf die Wolleistung und Gewichtszunahme. Durch die Stallhaltung konnten Lämmer im Gegensatz zur Weidehaltung vor einer Ansteckung mit Biohelminthen (*Dicrocoelium, Moniezia, Muellerius, Protostrongylus*) bewahrt werden. Dagegen fand eine uneingeschränkte Infektion mit Geohelminthen (*Dictyocaulus, Trichocephalus, Nematodirus* u. a.) statt. Bei Mutterschafen konnte eine Befallsminderung von *Muellerius, Protostrongylus* und eine Befreiung von *Moniezia* festgestellt werden. Im Verlauf der Stallhaltung kam es zu einer Senkung des Eiweißgehaltes im Blut von Mutterschafen. Der Calcium-Phosphorgehalt dagegen war bei Mutterschafen und Lämmern erhöht. Jedoch wiesen Lämmer eine Verzögerung der Mineralsalzanreicherung in den Rippenknochen auf. Die Stallhaltung hatte keinen Einfluß auf die Minderung der Wolleistung und förderte bei Mutterschafen die Gewichtszunahme. Die ganzjährige Stallhaltung der Schafe kann als Maßnahme zur

Vorbeugung von Biohelminthen in Gegenden mit intensiver Landwirtschaft, hochentwickelter Schafzucht und beschränkten Weideverhältnissen empfohlen werden. D. Ebner. 9476.

4-64/02-0609 Dorsman, W.; Rotterdam, Centr. Diergeneeskundig Inst. Bijdrage tot de bestrijding van distomatose. **(Beitrag zur Bekämpfung der Distomatose.)** Tijdschr. Diergeneeskunde **88** (1963) Nr. 12. S. 763–769. – Zus. in Engl., Franz., Dtsch.

Von 30 zur Therapie der Fasciolose bei Rindern und Schafen angebotenen Präparaten erwiesen sich 24 als wirkungslos. Drei Präparate, darunter per os bzw. i. m. applizierter CCl_4, waren ungenügend wirksam. Lediglich Hexachlorophen G-11 und G-11S sowie Hetol zeigten eine zufriedenstellende Wirkung. Zur Erzielung gleichmäßiger Resultate war es allerdings erforderlich, die 2 Hexachlorophen-Präparate durch Zusatz von Tween 80 wasserlöslich zu machen. Durch periodische Behandlung der Rinder und Schafe mit den 3 letztgenannten Präparaten müßte es möglich sein, die Infektion der Zwischenwirte allmählich zu mindern, so daß in 2–3 Jahren Leberegelinfektionen der Haustiere verhindert werden könnten. Da aber die Verträglichkeit dieser Mittel nicht genügend geprüft ist, kann eine generelle Anwendung derselben noch nicht empfohlen werden. W. Kuhlmann. 9480.

4-64/02-0610 Vodrážka, Josef; Košice, Czechoslovakia, Agric. Coll., Veterin. Fac., Dep. of Pharmacol. Critical testing of substances against Fasciola hepatica in sheep. **(Kritische Prüfung von Mitteln gegen Fasciola hepatica beim Schaf.)** Nature [London] **199** (1963) Nr. 4888. S. 96–97. – 7 Lit.

Zur Prüfung der Leberegelwirksamkeit von Arzneimitteln bei Schafen unterbindet Vf. den Hauptgallengang in Lebernähe, führt dann einen weichen Gummischlauch von annähernd gleicher Stärke in den distalen Teil des Ductus choledochus ungefähr 3 cm vom Duodenum entfernt ein und fixiert ihn. Das andere Ende des Gummischlauches wird mit einem Silonnetz versehen, um die Verlegung des Lumens durch abgetötete Egel zu verhindern, und in die Gallenblase eingeführt. Auf diese Weise wird der Abfluß der Galle nicht behindert und es gehen keine durch die Mittel abgetöteten Parasiten verloren. Die Applikation der zu prüfenden Leberegelmittel erfolgt einige Std. nach der Operation. Am 4. bis 5. Tage nach der Behandlung werden die Versuchstiere getötet und parasitol. ausgewertet. Mit Hilfe dieses Verfahrens hat Vf. bereits bei 75 Schafen die Wirksamkeit verschiedener Leberegelmittel geprüft. Die meisten nach diesem Verfahren operierten Schafe blieben die für die Auswertung der Versuche erforderliche Zeitspanne am Leben, einige nicht getötete Tiere 3 bis 6 Mon. und länger. E.-A. Nickel. 9480.

4-64/02-0611 Brown, F. G.; Norfolk, King's Lynn, Dow Agrochem. Limited. The control of warble fly larvae by the use of the systemic insecticide 4-tertbutyl-2-chlorophenylmethyl methyl phosphoramidate as a spring application. **(Die Bekämpfung der Dasselfliegenlarven durch Anwendung des systemischen Insektizids 4-Tetrabutyl-2-chlorphenylmethyl-methyl-phosphoramidat als Frühjahrsapplikation.)** Veterin. Rec. **75** (1963) Nr. 23. S. 585–587. – 1 Tab., 8 Lit.

Das auch unter dem Handelsnamen Ruelene (Hersteller: Dow Chemical Company) bekannte Medikament reduzierte bei einmaliger dermaler Anwendung in einer Dosis von 50 mg/kg Kgw. im Frühjahr die Anzahl der lebenden Dassellarven im Rücken der behandelten Tiere um 97%. In solchen Versuchen, wo es möglich war, unbehandelte Kontrolltiere zu belassen, wurde eine Zunahme der Dasselziffern um 313% festgestellt. Toxizitätserscheinungen gab es durch diese org. Phosphorverbindung bei keinem Tier. Die einzigen Nebenerscheinungen bestanden in einer vorübergehenden nervösen Unruhe unmittelbar nach der Behandlung und in einer leichten Schorfigkeit des Felles bei einer Tiergruppe. G. Diez. 9480.

4-64/02-0612 Mal'kut, M. V. Efektyvnyj antygel'mintyk. **(Wirksame Bekämpfung von Helminthen.)** Socialistyčne tvarynnyctvo, Kyïv **34** (1962) Nr. 12. S. 48–49. – 1 Abb., 1 Tab. Orig.: ukrain. 9485.

4-64/02-0613 Ault, Clifford, Romano, Antonio und Miramón, Rubén E. Resistencia del Psoroptes comunis var. ovis frente al hexaclorociclohexano. **(Resistenz von Psoroptes comunis var. ovis gegenüber Hexachlorcyclohexan.)** Rev. Med. veterin. **43** (1962) Nr. 6. S. 357–360. 9485.

4-64/02-0614 Davidson, G.; London, England, School of Hyg. and Trop. Med., Ross Inst. of Trop. Hyg. DDT-resistance and dieldrin-resistance in Anopheles albimanus. **(DDT- und Dieldrinwiderstandsfähigkeit bei Anopheles albimanus.)** Bull. World Health Organization [Genève] **28** (1963) Nr. 1. S. 25. 9485.

XXIV. GEFLÜGELZUCHT, GEFLÜGELKRANKHEITEN

4-64/02-0615 Wegner, Horst; Großenrode. **Hauptbetriebszweig Intensivhühnerhaltung.** Bauen auf d. Lande **14** (1963) Nr. 7. S. 194–196. 9700.

4-64/02-0616 Queinnee, G.; Alfort, École Vétérin. Le rapport „aviculture du IVe plan d'équipement et de la productivité". **(Bericht über die Geflügelzucht des IV. Planes in bezug auf Zahl und Ertragsfähigkeit.)** Écon. Méd. animales **4** (1963) Nr. 1. S. 56–62.

Nach den Berichten über Milch und Fleisch ist dieser über Geflügelzucht erschienen. Er berücksichtigt die Schwierigkeiten, die Ziele und die Orientierung der Arbeit. Das letzte Kapitel zerfällt in 4 Teile, die die Nachfrage, das Angebot und die Verteilung und den Geflügelmarkt betreffen. Im Vordergrund steht die Entwicklung zur Industrialisierung der Geflügelhaltung. Der Verbrauch von Geflügelfleisch pro Kopf soll von 6,5 kg 1959 auf 8,5 kg 1965 gesteigert werden, der Pro-Kopf-Verbrauch an Eiern von 184 auf 211 1965. Auch in Frankreich macht sich der amer. Einfluß geltend. Die spontane Entwicklung der Geflügelzucht ist abhängig von der Produktivität der Besitzer, der Aufnahmefähigkeit des Marktes, dem Umfang der Investitionen, den Beziehungen zwischen den Produzenten, Lieferanten und Käufern. Die Zentren der Geflügelschlachtungen sind unregelmäßig verteilt; 50% liegen in der Bretagne und im Tal der Loire. Die Betriebe umfassen bis zu 5000 Broiler und 1500–2000 Legehühner. Immer mehr stehen sanitäre Kontrollen der Gebäude und Produkte im Vordergrund. In Frankreich gibt es 882 Brütereien von verschiedenem Fassungsvermögen. 11 haben ein Fassungsvermögen von 150000 Eiern, 78% nur eine solche von weniger als 30000 Eiern. Schließlich werden die Faktoren des Gleichgewichtes des äußeren und inneren Marktes sowie die Möglichkeiten der Regulierung erörtert.
E. Tempel. 9710.

4-64/02-0617 Wolfe, H. R., Sheridan, Sylvia, A., Bilstad, Nellie M. und Johnson, M. A. The growth of lymphoidal organs and the testes of chickens. **(Das Wachstum der lymphoiden Organe und Hoden beim Küken.)** Anatom. Rec. **142** (1962) Nr. 4. S. 485–493. – 2 Abb., 4 Tab., 19 Lit.

Diese Untersuchungen beschäftigen sich mit dem Wachstum der großen lymphoiden Organe, der Hoden und des Körpers einer schweren Rasse, den White Rocks. Das Alter der untersuchten Tiere betrug 1–23 Wochen. Das einzige Organ, das eine beständige positive Korrelation zum Kgw. aufwies, war der Thymus. Das trifft für alle Altersstufen zu mit Ausnahme der 3, 14 und 23 Wochen alten Tiere. Die Bursa Fabricii zeigte bei 1, 2, 3 und 8 Wochen alten Tieren eine signifikante Korrelation zum Kgw. Küken wurden im Alter von 1 und 2 Wochen kastriert und bis zu einem Alter von 14 Woche untersucht. Die Bursae der normalen Tiere zeigten zwischen der 12. und 14. Woche geringe Gewichtsabnahmen, während die der Kastraten eine Zunahme zeigten. R. Berg. 9710.

4-64/02-0618 Bisping, W.; Hannover, Tierärztl. Hochschule, Inst. für Mikrobiol. und Tierseuchen. **Schattenseiten der Antibiotikaanwendung beim Geflügel.** Dtsch. tierärztl. Wschr. **70** (1963) Nr. 6. S. 145–152. – 3 Abb., 4 Tab., 19 Lit.

Die vermeintlich längst abgetane Frage der mikrobiellen Resistenz nach nutritiver Anwendung von Antibiotica ist in ein neues Licht gerückt seit Einführung der sogenannten High-Level-Feeding (Medizinalfutter, Antistressfutter), bei der Dosen bis zu 220 mg Antibioticum pro kg Futter verabfolgt werden. Auf Körpergewicht umgerechnet sind dies 15 bis 45 mg pro kg, das ist mehr als die therapeutische Tagesdosis des Menschen (15–25 mg/kg). Derartig hohe Dosen können durchaus zu bakterieller Resistenzbildung führen, der nur vorgebeugt werden kann, wenn einerseits die Antibiotica nur in geringen Mengen dem Futter beigemischt werden, da Grad und Geschwindigkeit der Resistenzbildung von der Dosierung abhängig sind, und andererseits nur wenige Antibiotica zu nutritiven Zwecken zugelassen werden. In Versuchen an Hühnerküken konnte außerdem gezeigt werden, daß hohe Dosen oral verabreichten Penicillins die Ansiedlung und Vermehrung von Pilzen (*Candida albicans*) begünstigen. Hohe nutritive Antibioticagaben werden daher als nicht statthaft bezeichnet. E. Wiesner. 9710.

4-64/02-0619 Murányi, F. Adatok a hazai tyukállományunk riboflavinellátottságához. **(Beiträge zur Riboflavinversorgung unserer Hühnerbestände.)** Magyar Állatorvosok Lapja [Ung. veterinärmed. Bl.] **17** (1962) Nr. 12. S. 447–449. – Aus: Ung. Agrar-Rdsch. **1963** Nr. 3.

Mit dem mikrobiol. Verfahren bestimmte der Vf. den Riboflavingehalt einiger heimischer Geflügelprämixe, Geflügelmischfutter sowie den der Lebern und Eier von Hühnern verschiedener Altersgruppen. Kükenprämixe enthielten 125,0 bis 239,0 mg/kg, Broiler-Startprämixe 139,5 bis 196,0 mg/kg, Geflügel-Konzentratprämixe 118,1 bis 121,8 mg/kg und Legeprämixe 102,0 mg/kg Riboflavin. Der Riboflavingehalt von Broiler-Startfuttergemischen betrug 7,2 mg/kg, der von Kükenfuttergemischen 2,9 bis 7,2 mg/kg, der von Geflügelkonzentraten 3,7 bis 7,8 mg/kg und der von Legefuttergemischen 2,1 bis 3,3 mg/kg. In Eidottern wurden Riboflavinwerte von 2,6 bis 8,4 γ/g, im Eiklar aber 1,6 bis 5,8 γ/g festgestellt. Der durchschnittl. Riboflavingehalt der Leber von Eintagsküken betrug 14,6, der 3 Tage alten 14,5, der 5 Tage alten 14,4, der 8 Wochen alten 14,7, der 10 Wochen alten 16,0, der 12 Wochen alten 15,6 und der Gehalt der Leber von erwachsenen Hühnern 14,4 γ/g. Die Ergebnisse dieser Bestimmungen beweisen, daß bei der Verwendung von heimischen Geflügelfuttergemischen keine Gefahr einer massenhaften Erkrankung an Riboflavinmangel besteht. Der Riboflavingehalt der untersuchten Hühnereier scheint auszureichen, um einen entsprechend hohen Brutprozentsatz dieser Eier sichern zu können. 9710.

4-64/02-0620 Tournut, J., Lacaze, B. und Montlaur-Ferradou, P.; Toulouse, École Nat. Vétérin., Pathol. Méd. du Bétail et des Animaux de Basse-cour. Étude de quelques constantes biochimiques du sang des poulets de chair. Influence de l'âge et de l'alimentation. **(Untersuchung einiger biochemischer Konstanten im Blut von Broilern. Einfluß des Alters und Futters.)** Rev. Méd. vétérin. [N. S.] **26(114)** (1963) Nr. 5. S. 321–343. 9 Abb., 9 Tab. Zus. in Engl., Ital.

In den letzten 20 Jahren spielen nicht nur Infektions- und parasitäre Krankheiten beim Geflügel eine Rolle, sondern auch der Einfluß von Fütterungsfaktoren. Da es sehr schwer ist, die dadurch verursachten pathologisch-anatomischen Veränderungen zu klären, muß die klinische Biochemie herangezogen werden. Zum Vergleich müssen die normalen, konstanten biochem. Werte ermittelt werden. Zu diesem Zweck werden 3 Gruppen von Kreuzungsküken vom 1. Lebenstag bis zum Alter von 12 Wochen in Versuche eingestellt. Die Gruppe A erhält das klassische Mischfutter mit 18% Eiweiß, ohne Antibiotica und ohne Coccidiostatica, Gruppe B das gleiche Grundfutter mit Antibiotica und Nicarbazin, Gruppe C Mais-Soja-Futter mit 21% Eiweiß und 8% Fett sowie die gleichen Antibiotica und Nicarbazin wie Gruppe B. Die technischen Einzelheiten für die Ermittlung der normalen, konstanten biochem. Werte werden ausführlich beschrieben. Folgende Bestandteile des Blutes werden ermittelt: Cholesterol, Glucide, N, Creatinin, Albumin, Globulin, die Beziehungen zwischen Serum-Albumin und Serum-Globulin, Aminosäuren. Die Werte werden in Form von graphischen Darstellungen und Tab. für die einzelnen Wochen festgelegt. An Hand der Kurven ist zu erkennen, daß das Alter einen größeren Einfluß auf die biochem. Konstanten hat als die Fütterung. Außerdem wird eine physiol. Krise nach 4 und 8 Lebenswochen festgestellt. Die letztere wird vielleicht durch die Pubertät beeinflußt. E. Tempel. 9710.

4-64/02-0621 Grollman, Arthur, Ashworth, Charles und Suki, Wadi; Dallas, Univ. of Texas, Southwestern Med. School, Dep. of Exp. Med. and Pathol. Arteriosclerosis in the chicken. Correlation of the arterial blood pressure and arterial changes in the chicken. **(Arteriosklerose bei Junghühnern; Beziehungen des arteriellen Blutdruckes zu den Arterienveränderungen.)** Arch. Pathol. **75** (1963) Nr. 6. S. 618–626. – 15 Abb., 3 Tab., 7 Lit.
Es wird zunächst festgestellt, daß bereits im Alter von 6 Mon. bei normal ernährten Junghühnern, abhängig von Rasse und Alter, Veränderungen an der Bauchaorta auftreten. Diese bestehen in einer Zunahme der Grundsubstanz in der subendothelialen Intima und der angrenzenden Abschnitte der Media, die im Gegensatz zur Brustaorta hier sehr faserarm ist. In fortgeschrittenen Fällen wird die Elastica interna nach peripherer verdrängt oder zerstört und die Media erscheint komprimiert. Histochem. wird zunächst die Ablagerung saurer Mucopolysaccharide nachgewiesen, es folgen Lipoide und Cholesterin. Bei verschiedenen Diäten – K-Mangel, Cholesterinmangel, hoher Salzgehalt – wurde sämtlich eine starke Erhöhung des Blutdruckes festgestellt, während makroskopisch und mikroskopisch Aortenveränderungen in ganz unterschiedlichem Maße auftraten. Es bestehen also keine Beziehungen zwischen Druckveränderungen einerseits und den gefundenen Veränderungen der Aortenwand. W. Seffner. 9740.

4-64/02-0622 Hilbrich, P. und Jochims, R.; Hannover, Landwirtschaftskammer, Tiergesundheitsamt. **Das hämorrhagische Syndrom beim Huhn und die Verabreichung exzessiver Dosen von Chlortetracyclin und Oxytetracyclin.** Veterin.-med. Nachr. **1963** Nr. 1. S. 14–35. – 13 Abb., 2 Tab., 21 Lit.
In den letzten 2 Jahren wird von den Vff. häufiger das hämorrhagische Syndrom bei Mastgeflügel im Alter von 6–8 Wochen beobachtet. Die klinischen und pathologisch-anatomischen Veränderungen sind teils kaum wahrnehmbar, teils stark ausgeprägt. Folgende klinische Symptome können auftreten: Schwäche, rauhes Gefieder, Anämie, ikterische Verfärbung der Kopfanhänge, Blaufärbung des Gesichtes mit Hämatombildung. Pathologisch-anatomisch werden mehr oder weniger ausgeprägte Hämorrhagien an Herz, Leber, Pankreas, Nieren, Lungen, am Übergang vom Drüsen- zum Muskelmagen, in der Muskulatur und in der Darmmucosa festgestellt. Manchmal ist der Inhalt von Kropf und Blinddärmen blutig verfärbt, und es werden Hämorrhagien der Meningen, Lebernekrosen, Glomerulonephritis und Ulcera in der Keratinoidschicht des Muskelmagens ermittelt. Auf Grund der Lit. werden diese Veränderungen auf verschiedene Ursachen zurückgeführt: Vit.-K-

Mangel, exzessive Verabreichung von Sulfonamiden wie Sulfamethazin, Sulfachinoxalin, Nitrofurazon, von Antibiotica wie Oxytetracyclin und Bacitracin, von Betaaminoproprionitril, zu hoher Fettgehalt des Futters, Mycotoxikosen. Nach Untersuchungen von Wartelle fehlen in der 1. Phase der Blutgerinnung beim Huhn der Faktor PTA (Plasma thromboplastin antécédent), der Hagemannfaktor und der Faktor IX. Die Faktoren V, VII, VIII und X sind denen beim Menschen annähernd gleich, der Faktor V beim Huhn labiler. In Versuchen werden 9 Wochen alte Junghennen der Mastrasse Nichols-Lohmann in 4 Gruppen aufgeteilt; die ersten 3 Gruppen erhalten Vit.-K-armes Junghennenalleinmehl, die 4. Normalfutter; Gruppe I werden 800 mg/kg Oxytetracyclin, Gruppe II 800 mg/kg Chlortetracyclin zugesetzt. Keine Gruppe weist Erscheinungen des hämorrhagischen Syndroms auf. Auch 6 Wochen alte Nichols-Kücken, die zu einem voll vitaminisierten Junghennenalleinmehl Oxy- und Chlortetracyclin in gleicher Konz. bekommen, zeigten keinerlei Krankheitserscheinungen. Für Hühner, die intensiv gehalten werden, ist die Supplementierung des Futters mit Vit. K notwendig. Weiterhin sind der Fettgehalt des Futters und die Gallenfunktion zu beachten. Die tägl. Verabreichung von 80 mg/Tier und Tag Oxytetracyclin und Chlortetracyclin hat keine hemmende Einwirkung auf die Blutgerinnung.

E. Tempel. 9740.

4-64/02-0623 Weber, F., Wiss, O. und Isliker, H.; Basel, F. Hoffmann, La Roche & Co. AG., Abt. für Vitamin- und Ernährungsforsch.; Lausanne-Schweiz, Univ., Inst. de Biochem. **Über die Beeinflussung des Serumkomplementes durch Vitamin K-Mangel beim Küken.** Experientia [Basel] **19** (1963) Nr. 3. S. 142–143. – 2 Tab., 10 Lit. Zus. in Engl.

In früheren Untersuchungen ist bereits über die Beeinflussung des an der unspez. Infektabwehr beteiligten Properdin- und Komplementsystems durch Pantothensäure- und Vit.-A-Mangel bei Ratten gearbeitet worden. Jetzt wird die Wirkung von Vit.-K-Mangel auf das Serumkomplement von Küken geprüft. Dazu werden das Gesamtkomplement (C′) und seine 4 Komponenten (C′ 1 bis C′ 4) bestimmt. Der Properdintiter kann nach den üblichen Methoden nicht ermittelt werden, da dies durch einen Inhibitor (α_2-Globulin) im Kükenserum unmöglich gemacht wird. Das Serumkomplementsystem steht in engem Zusammenhang mit dem Properdin, dessen Wirksamkeit gegenüber Bakterien von der Anwesenheit ausreichender Mengen der 4 Komponenten des Komplements abhängt. Vit.-K-Mangel löst beim Küken eine sinnfällige Erniedrigung des Gesamtkomplementes aus, vor allem der Komponente C′1, während die übrigen praktisch nicht beeinflußt werden. Sobald dann an 3 aufeinander folgenden Tagen 50 μg Vit. K_1 verabreicht werden, wird zwar die verlängerte Blutgerinnungszeit wieder vollständig normalisiert, aber kein Einfluß auf die Nachsynthese von C′1 ausgeübt. Danach liegt keine direkte Beziehung zwischen der Komponente C′1 und Prothrombin vor.

E. Tempel. 9740.

4-64/02-0624 Akulov, A. V., Kontrimavičus, L. M. und Novikov, A. I.; Unions-Inst. für Exp. Veterinärmed. Slučai belomyšečnoj bolezni u utjat. **(Fälle von Weißmuskelkrankheit bei Enten.)** Veterinarija, Moskva **40** (1963) Nr. 6. S. 62 63.

Es wird über Fälle von Weißmuskelkrankeit (enzootische Muskeldystrophie) berichtet, die im nördlichen Kasachstan in einigen Farmen bei Enten auftraten. Die Krankheit dauerte 1–20 Tage und verlief mit hoher Sterblichkeit bei den 1–30 Tage alten Entenküken. Im Vordergrund des klinischen Bildes standen neben Allgemeinerscheinungen Beschwerden beim Gehen und Aufstehen, die oft zur Paralyse führten. Bei der Sektion wurden zahlreiche nekrotische Bereiche in der Muskulatur des Skeletts, des Herzens und des Muskelmagens gefunden. Die Zuchtherden wurden in diesen Betrieben unter sehr schlechten Bedingungen (viel Eiweiß-, aber kaum Grünfutter; Überbesetzung der Ställe, schlechte Hygiene, zu wenig Wasser usw.) gehalten. Nach Schaffung optimaler Haltungsbedingungen für die Stammherde konnten bei den Küken in den nächsten Jahren keine Fälle von Weißmuskelkrankheit mehr beobachtet werden. M. Schäfer. 9740.

4-64/02-0625 Cumming, R. B.; Armidale, New South Wales, Univ. of New England, Fac. of Rural Sci. Infectious avian nephrosis (uraemia) in Australia. **(Infektiöse Nephrose [Urämie] beim Geflügel in Australien.)** Austral. veterin. J. **39** (1963) Nr. 4. S. 145–147. – 7 Lit.

Seit 1962 wird bei Küken häufiger Nephrose und anschließende Urämie in Australien beobachtet. Das Virus wird mit Hilfe von 9–10 Tage bebrüteten Eiern in den Nieren kranker bzw. verendeter Tiere nachgewiesen. Die Embryonen zeigen die für infektiöse Bronchitis typischen pathologisch-anatomischen Veränderungen. Das Virus ist auch in den Atmungsorganen gelegentlich festzustellen. Die klinischen Veränderungen bestehen anfangs in Niesen und Trachealstörungen. Später hocken die Tiere herum, fressen wenig und trinken viel. Der Verlauf der Krankheit ist sehr schnell. Die Tubuli der Nieren sind geschwollen, die Ureter erweitert, aber entzündliche Veränderungen liegen nicht vor. Harnsäureablagerungen finden sich im serösen Überzug der inneren Organe. Im Sept. 1962 tritt die Nephrose auch bei Junghennen von weißen Leghorn und Australorps in einer Farm auf. Die weißen Leghorn erweisen sich als empfindlicher als die Australops und Kreuzungen. Bei den Tieren werden die für infektiöse Bronchitis typischen klinischen Veränderungen beobachtet. E. Tempel. 9765.

4-64/02-0626 Schierman, Louis W. und Nordskog, A. W.; Ames, Iowa State Univ., Dep. of Poultry Sci. Sampling aspects of blood testing for pullorum. **(Teil-Blutuntersuchung auf Pullorum.)** Poultry Sci. 42 (1963) Nr. 1. S. 88–94. – 4 Abb., 22 Lit.

Nach ausführlicher Besprechung der neuesten Lit. über die Bekämpfung der Pullorum-Infektion wird festgestellt, daß eine vollständige Ausrottung dieser Krankheit infolge ihrer weltweiten Verbreitung kaum möglich sein dürfte. Die gesamten Auswirkungen eines Herdenprogrammes, das auf einer hypergeometrischen Verteilung der Herdeninfektion beruht, werden besprochen. Die Verbreitung erreicht das binomische mit wachsender Herdengröße. Die gewünschte Probenzahl ist von der Herdengröße, der Höhe der Herdeninfektion und der Wahrscheinlichkeitsgröße, noch zuletzt einen Reagenten zu finden, bedingt. E. Tempel. 9768.

4-64/02-0627 Weidanz, William P. und Shaffer, Morris F.; New Orleans, La., Tulane Univ., School of Med., Dep. of Microbiol. Hypoglycemia in chick embryos infected with S. typhosa via the allantoic cavity. **(Hypoglykämie bei Kükenembryonen, die mit S. typhosa in die Allantoishöhle infiziert worden sind.)** Proc. Soc. exp. Biol. Med. **111** (1962) Nr. 3. S. 655–659. – 3 Tab., 23 Lit.

Es hat sich herausgestellt, daß 10–12 Tage bebrütete Embryonen empfindlicher gegenüber einer Infektion mit *S. typhosa* sind als 14–15 Tage alte Embryonen. Man hat anfangs vermutet, daß diese Todesfälle durch die Einwirkung nicht bekannter toxischer Substanzen, die von *S. typhosa* gebildet werden, hervorgerufen werden. Zur Klärung der Frage werden 80 zehn Tage bebrütete Eier in 8 Gruppen eingeteilt. 4 Gruppen werden mit verschiedenen Dosen von Ty 2 infiziert, die anderen 4 Gruppen mit verschiedenen Dosen von Vi I. Beide Stämme verursachen die meisten Todesfälle 24 bis 48 Std. post. inject. Die Bestimmung der Glukose des Blutes und des Glykogens von Dottersackproben ergeben, daß die Todesfälle von zehn Tage alten Embryonen auf eine Hypoglykämie zurückzuführen sind, die durch die Wechselwirkung zwischen den lebenden Salmonellen und den Embryonen entsteht. In diesen mit beiden Stämmen infizierten Eiern fällt die Blut-Glukose erheblich unter den Normalwert ab, während 14–15 Tage alte Embryonen den normalen Glukose-Wert aufweisen. E. Tempel. 9768.

4-64/02-0628 Gilchrist, P.; Glenfield, New South Wales, Veterin. Res. Stat. A survey of avian respiratory diseases. **(Eine Übersicht über die Erkrankungen der Atmungsorgane beim Geflügel.)** Austral. veterin. J. **39** (1963) Nr. 4. S. 140 bis 144. – 13 Lit.
Im Arbeitsbereich der Veterinary Research Station Glenfield, New South Wales, werden folgende Erkrankungen des Respirationsapparates ermittelt: infektiöse Laryngotracheitis (ILT), infektiöse Bronchitis (IB), Mycoplasmosis, Pasteurella-Infektion und ansteckender Schnupfen. Die ILT ist ein ernstes Problem für die Geflügelindustrie. Diagnostisch ist sie oft schwer abzutrennen von Geflügelpocken und infektiöser Bronchitis. Im Trachealsekret finden sich Sekundärerreger wie *Mycoplasma spp*, *Pasteurella spp*, Staphylokokken und andere Keime. Die infektiöse Bronchitis nimmt im allgemeinen einen milden Verlauf. Das Virus der Geflügelpocken ist ubiquitär. Bei der Mycoplasmosis steht Mycoplasma als *M. gallisepticum*, *M. iners* und *M. gallinarum* im Vordergrund; außerdem werden nicht-hämolytische Staphylokokken, α-hämolytische Streptokokken, coliforme Keime und Pasteurellen im Untersuchungsmaterial festgestellt. *Pasteurella multocida* verursacht die Geflügelcholera, aber auch respiratorische Erscheinungen. Das erste Mal werden *P. gallinarum* und *P. haemolytica* bei Geflügel in Australien nachgewiesen. Die Pasteurella-Infektion wird durch Mycoplasma, ILT-Virus und hämolytische, coagulase-positive Staphylokokken kompliziert. 2mal gelingt der Nachweis von *Haemophilus gallinarum* gleichzeitig mit *Mycoplasma spp*. Die angewandte Technik zur Ermittlung der einzelnen Keime wird eingehend besprochen.
E. Tempel. 9774.

4-64/02-0629 Newton, L. G. und Simmons, G. C.; Yeerongpilly, Queensland, Animal Res. Inst., Dep. of Agric. and Stock. Avian nephritis and uraemia. **(Nephritis und Urämie des Geflügels.)** Austral. veterin. J. **39** (1963) Nr. 4. S. 135–139. – 1 Abb., 1 Tab., 5 Lit.
1961 wird in einer Broilerherde eine akute Krankheit beobachtet, die mit respiratorischen Erscheinungen beginnt und dann eine Nephritis zeigt. Es handelt sich um Kreuzungsküken, die bis zur 9. Woche gut gedeihen. Nur in einem Stallteil häufen sich dann die Todesfälle, die mit Depressionen, Appetitlosigkeit, rasselnden Atemgeräuschen einhergehen. Von 5950 Tieren sterben 1600. In den Blutproben wird 1,6 mg/100 ml bis 5,9 mg/100 ml Serum-Harnsäure nachgewiesen. 10 Seren reagieren positiv mit *Mycoplasma gallisepticum*-Antigen. In den Nieren wird ein Letalfaktor für Kükenembryonen durch Verimpfung in den Dottersack ermittelt. 2 Tage alte Küken, die mittels Aërosol infiziert werden, sterben an einer Nephritis, ältere an Störungen der Atmung. Gesunde Küken stecken sich durch Kontakt mit kranken Tieren an. E. Tempel. 9775.

4-64/02-0630 Cottereau, Ph., Valette, L.-R. und Papageorgiou, C.; Lyon, École Nat Vétérin.; Chaire de Pathol. Méd.; Marcy l'Étoile, Rhône, Inst. Mérieux. Séro-agglutination rapide sur lame: Tests de dépistage de la mycoplasmose aviaire á l'aide d'un antigène coloré. **(Serum-Schnellagglutination auf der Platte: Methode zur Ermittlung der Mycoplasmose des Geflügels mit Hilfe eines gefärbten Antigens.)** Rev. Méd. vétérin. [N. S.] **26(114)** (1963) Nr. 2. S. 106 bis 113. – 3 Abb. Zus. in Engl., Span.
Die wachsende Verbreitung der Mycoplasmose (verursacht durch *Mycoplasma gallisepticum*) verlangt dringend eine praktische diagnostische Methode, um neben klinisch kranken Tieren äußerlich gesunde Ausscheider nachzuweisen. Dies ist um so notwendiger, als der kulturelle Nachweis des Erregers sehr

schwierig und langwierig ist. Der Nachweis spez. Antikörper gelang A. Brion, M. Fontaine und M. P. Fontaine 1960. Die Antikörper erscheinen 10-15 Tage nach der Ansteckung. Verschiedene diagnostische serol. Methoden werden angewandt: Hämagglutinationshemmungstest, Hämagglutination und Serumagglutination. Aus einem Stamm von *Mycoplasma gallisepticum*, der die gleichen Antigeneigenschaften wie der Stamm von Adler hat, wird ein gefärbtes Antigen hergestellt. Die Technik der Herstellung und Anwendung wird ausführlich beschrieben. Dieser gefärbte Mycotest wird bei 2500 Seren von Geflügel ausprobiert. Er hat sich sehr gut bewährt, da er sich als spez., konstant im Ergebnis und praktisch erweist. E. Tempel. 9775.

4-64/02-0631 Roberts, D. H.; Weybridge, Centr. Veterin. Lab. The isolation of a previously unreported avian mycoplasma serotype and some observations on the incidence of mycoplasma in poultry. **(Die Isolierung eines bisher nicht bekannten Mycoplasma-Serotyps des Geflügels und einige Beobachtungen über die Verbreitung von Mycoplasma beim Geflügel.)** Veterin. Rec. **75** (1963) Nr. 26. S. 665-667. — 3 Tab., 8 Lit.
Aus Luftsackveränderungen von jungen, breitbrüstigen, weißen Puten wird ein neuer Serotyp WRI von *Mycoplasma* isoliert. Er weist Eigenschaften auf, die denen von pathogenen und nicht-pathogenen Typen gleichen. Er wächst auf Schafblutagar. Nährbouillon-Kulturen agglutinieren Erythrocyten vom Huhn. Hämolyse tritt ein, wenn Erythrocyten von Schaf und Huhn dem PPLO-Agarmedium zugesetzt worden sind. In PPLO-Bouillon wird ein glattes Wachstum beobachtet. Das Wachstum wird durch 2000 Einheiten Penicillin pro ml nicht verhindert; er gedeiht am besten bei 30 °C und 37 °C, nicht aber bei 25 und 44 °C. Glukose, Maltose, Dextrin, Stärke und Sucrose werden fermentiert in Form von Säurebildung, nicht aber Lactose, Lävulose, Mannose, Galactose, Im Rahmen von Tierversuchen ist er nicht besonders pathogen; wenn, dann eher für Puten als für Hühner pathogen. Trotzdem ruft er bei beiden eine Antikörperreaktion hervor. An Hand der Ergebnisse des Hämagglutinationshemmungstestes wird das Vorkommen der verschiedenen Serotypen S 6, WRI und Iowa 695 in den einzelnen Landschaften von England und Wales beschrieben. Es besteht kein Unterschied im Auftreten von S 6- sowie WRI-Antikörpern bei Herden, die mit Newcastle-Disease-Virus infiziert sind oder nicht. Die Blutproben von Gänsen und Enten zeigen eine negative Reaktion gegenüber diesen Antigenen. Puten und Küken weisen keine Antikörper gegen den Iowa 695-Stamm auf. Die übliche Einteilung der Mycoplasmen in pathogene und nicht-pathogene Typen auf Grund ihrer kulturellen, morphol. und serol. Eigenschaften ist vielleicht nicht ganz richtig. E. Tempel. 9775.

4-64/02-0632 Cook, Jane K. A., Inglis, J. M. und Parker, W. G. C.; Ongar, Essex, May & Baker Ltd., Veterin. Res. Lab.; Dagenham, Essex, May & Baker Ltd., Veterin. Trials Unit. Spiramycin adipate in the treatment of mycoplasmosis in turkeys. **(Spiramycinadipat zur Behandlung der Mycoplasmose der Puten.)** Veterin. Res. **75** (1963) Nr. 9. S. 215-218. — 5 Tab., 17 Lit.
Zur Injektion wird eine frisch hergestellte Lösung von Spiramycinadipat in destilliertem Wasser oder abgekühltem, abgekochtem Trinkwasser verwendet. die 10 oder 30% w/v der Spiramycinbase enthält. Die Injektion erfolgt s. c. in die lose Haut der Rückseite des Halses. Bei Behandlung mit 50 mg/kg Kgw. ist 14 Tage danach bei 70% der Tiere die Sinusitis abgeheilt. Im 2. Versuch werden 270 etwa 10 Wochen alte, weiße, breitbrüstige Puten mit einer einzigen s. c. Injektion einer 10%igen w/v Lösung in einer Menge von 100 mg/kg Kgw. behandelt, während die andere Hälfte als Kontrollgruppe nicht behandelt wird. Bei der ersten Gruppe wird dadurch ein höheres Gew. erzielt und der größte Teil der krankhaften Veränderungen zum Verschwinden gebracht.

Im 3. Versuch wird vergleichend eine Behandlung entweder mit 30% w/v Spiramycin in einer Menge von 100 mg pro kg Kgw. oder einer Mischung von 200 mg Dihydrostreptomycin und 100000 Einheiten Penicillin oder 100 g Oxytetracyclin auf 1 t Futter durchgeführt. Dabei zeigt sich, daß die einmalige Behandlung kranker Puten mit 100 mg pro kg Kgw. Spiramycin einen wesentlich besseren Erfolg bringt als mit anderen Medikamenten. In einer weiteren Arbeit sind noch die folgenden 3 Fragen zu klären: 1) Sind klinisch geheilte Puten nicht mehr infektiös? 2) Ist eine geheilte Pute empfänglich für eine Reinfektion? 3) Ist es möglich, Eier durch Eintauchen in eine Spiramycinlösung vor dem Brüten zu sterilisieren? E. Tempel. 9775.

4-64/02-0633 Peresadin, A. V.; Stawropol, Veterinär-Bakteriol. Regionslab. Antibiotik polimiksin-M pri želudočno-kišečnych zabolevanijach utjat. **(Das Antibioticum Polymyxin M bei Magen-Darm-Erkrankungen der Enten.)** Veterinarija, Moskva **39** (1963) Nr. 1. S. 65.

Polymyxin M, dessen wäßrige Lösung bei Zimmertemperatur stabil ist, wirkt vorwiegend auf grampositive Bakterien und darüber hinaus als einziges Antibioticum auf *Ps. aeruginosa*. Bei Jungenten verursachen nicht selten Magen-Darm-Krankheiten hohe Verluste. Von 670 Eintagsentenküken einer Kolchose verendeten innerhalb von 1–2 Tagen 204. Die klinischen Erscheinungen bestanden in Inappetenz, starkem Durst, Depression, schwankendem Gang, Durchfall, beschleunigter Atmung und nervösen Störungen. Bei der Sektion fielen cyanotische Schleimhäute, Myocarddegeneration, katarrhalische bis haemorrhagische Dünndarmentzündung sowie Nierenschwellung auf. Durch die bakteriologische Untersuchung konnten keine spezifischen Krankheitserreger nachgewiesen werden. 25000 Einheiten Polymyxin M/kg Körpergewicht, 3 Tage lang per os verabreicht, brachten die Krankheit rasch zum Stehen. G. Hille. 9775.

4-64/02-0634 Bjalik, Z. M.; Woronesh, Staatl. Med. Inst. Patologoanatomičeskie i gistologičeskie izmenenija u pticy pri ėksperimental'nom leptospiroze. **(Pathologisch-anatomische und histologische Veränderungen bei der experimentellen Leptospirose des Geflügels.)** Veterinarija, Moskva **39** (1963) Nr. 1. S. 41–42.

15 Gänse-, 18 Enten-, 8 Hühner- und 5 Putenküken sowie 7 Jungspatzen wurden parenteral und oral mit *L. grippotyphosa* und *L. pomona* infiziert. Bei 18 Tieren verlief die Krankheit in akuter, schwerer Form, bei 15 subakut und bei 20 mit leichten Krankheitserscheinungen. Die pathologisch-anatomischen Veränderungen bestanden in Kachexie, ikterischer Verfärbung der Haut und Schleimhäute, Ansammlung einer hellen Flüssigkeit in der Leibeshöhle, Blutungen in der Unterhaut, am Peritoneum, an der Pleura und an der Leber sowie Leberschwellung. Schnitte von Leber, Milz, Nieren, Herz, Lungen und Gehirn wurden nach van Gieson und mit Haematoxylin-Eosin gefärbt. Zum Leptospirennachweis diente die Silberimprägnation nach Levaditi. Bei der histologischen Untersuchung von Leberpräparaten fielen herdförmige Verdickung der Kapsel, Blutstauung, körnige Degeneration, Nekrobiose sowie zellige Infiltrationen auf. Intracellulär und im intercellulären Gewebe waren Leptospiren nachweisbar. In den Nieren zeigte sich vor allem Hyperämie und Degeneration des Epithels der Tubuli contorti. Nekrosen und Nekrobiosen sind bei schwerkranken Tieren in den Nieren stärker als in der Leber ausgeprägt. Auch in den Nieren gelang der Leptospirennachweis. Im allgemeinen konnte bei der histologischen Untersuchung der makroskopisch unveränderten Milz lediglich eine Blutstauung festgestellt werden. Die Atemwege sind bei leichtem Krankheitsverlauf nicht betroffen; in schweren Fällen tritt ein Lungenödem auf, die Bronchialschleimhaut ist geschwollen und hyperämisch. Außerdem erschienen peribronchiale rundzellige Infiltrationen. Am Herzen beobachtete Vf. umschriebene Verdickungen des Epicards, Auflockerung des intercellu-

lären Bindegewebes sowie herdförmige und diffuse Zellinfiltrationen. Vereinzelt konnten Leptospiren nachgewiesen werden. Die histologische Untersuchung des Gehirns ergab eine starke Erweiterung der Gefäße und Stasen in den Kapillaren. G. Hille. 9775.

4-64/02-0635 Pokrovskij, S. G.; Kasan, Veterinärmed. Inst. Profilaktika paratifa utjat. **(Prophylaxe bei Paratyphus der Enten.)** Pticevodstvo, Moskva **1963** Nr. 4. S. 23. – 1 Tab.
Propolis, ein Bienenprodukt, erwies sich, in der Dosierung von 0,1 ml je Entenküken und Tag mit dem Tränkwasser verabreicht, als hervorragendes Mittel gegen das Auftreten von Paratyphus. Außerdem stimuliert es das Wachstum und ist der Wirkung des Biomycins überlegen. H. Pingel. 9775.

4-64/02-0636 Schumaier, G., Volt, H. M. de, Laffer, N. C. und Creek, R. D.; College Park, Univ. of Maryland, Dep. of Poultry Sci., Microbiol. and Veterin. Sci. Stachybotryotoxicosis of chicks. **(Stachybotryotoxikose bei Küken.)** Poultry Sci. **42** (1963) Nr. 1. S. 70–74. – 1 Abb., 4 Tab., 11 Lit.
Wie Versuche, deren Technik ausführlich beschrieben ist, ergeben, bildet *Stachybotrys atra* ein Toxin. Dieses Toxin ist für Küken sehr schädlich. Das Epithel der Schnabelhöhle und des Kropfes werden nekrotisch und geben damit *Aspergillus* oder *Candida* Gelegenheit, sich dort anzusiedeln. *S. atra* läßt sich aus den Veränderungen nicht isolieren. Daraus wird geschlossen, daß es sich ursprünglich um einen Saprophyten und nicht um einen Parasiten gehandelt hat. Das Toxin kann durch Autoklavieren während einer Std. bei 121 °C nicht zerstört werden. Da sich die krankhaften Veränderungen sehr schnell entwickeln, ist eine Therapie mit hohen Vitamingaben nicht möglich.
E. Tempel. 9775.

4-64/02-0637 Zadarnovskaja, G. F.; Stawropol, Landwirtsch. Inst. Lejkoz ptic. **(Die Leukose des Geflügels.)** Veterinarija, Moskva **40** (1963) Nr. 3. S. 35–37. – 2 Tab.
Leukose kommt bei Hühnern, Enten, Gänsen, Puten, Rebhühnern, Fasanen, Tauben, Schwänen, Papageien, Kanarienvögeln und Adlern vor. Am häufigsten erkranken 1–2 Jahre alte Hühner, bei denen die Verluste durchschnittlich bis zu 15% betragen. Kontaktinfektionen stellen eine Ausnahme dar. Die Leukose wird durch den Kot, aërogen und durch die Eier übertragen. Bei 116 Hühnern aus verseuchten Betrieben wurde Lymphomatose, Myelose und Erythrose beobachtet; am häufigsten trat Lymphomatose, am seltensten Erythrose auf. Es werden die allgemein bekannten klinischen Syptome und pathologisch-anatomischen Veränderungen beschrieben. Bei der Diagnose müssen die Ergebnisse der klinischen (einschließlich haematologischen), der pathologisch-anatomischen und der histologischen Untersuchung Berücksichtigung finden. Prophylaktisch empfiehlt sich die Verbesserung der Fütterungs- und Haltungshygiene sowie die Isolierung aller verdächtigen Tiere.
G. Hille. 9782.

4-64/02-0638 Zelenková, L. und Strauss, J. Test fluorescenčních protilátek v diagnotice ornitózy. **(Test fluoreszierender Antikörper in der Ornithosediagnostik.)** Československá Epidemiol., Mikrobiol. Imunol. **12** (1963) Nr. 3. S. 140–144. – 2 Tab., 8 Lit. Zus. in Russ., Engl.
Auf Milz- und Leberabdrücken von versuchsweise infizierten Mäusen und Tauben sowie Enten mit latenter Ornithose wurde die Technik der markierten Antikörper ausprobiert. Die Abdruckpräparate wurden nach der direkten (Cohns 1956) und indirekten (Weller und Cohns 1954) Methode der fluoreszierenden Antikörper bearbeitet. Der Test der Versuchstiere wurde mit den Ergebnissen der Virusisolierung, KBR (= Komplementbindungsreaktion) und mikroskopischen Untersuchung verglichen. Die zuverlässigsten Ergebnisse brachten die markierten Antikörper. An 44 Enten eines Geflügelkom-

binates wurde der Test mit fluoreszierenden Antikörpern und mit der Komplementbindungsreaktion vorgenommen. Die fluoreszierenden Antikörper haben um etwa 30% Fälle mehr enthüllt. In 65,9% der Fälle deckten sich die Ergebnisse. ČSSR/ÚVTI. 9784.

4-64/02-0639 Grausgruber, W.; Mödling, Bundesanst. für Tierseuchenbekämpf. **Geflügelpest (Newcastle-Krankheit) und deren Bekämpfung in Österreich.** Wiener tierärztl. Mschr. **50** (1963) Nr. 5. S. 514–528. – 9 Abb., 29 Lit. Zus. in Engl., Franz., Ital.

Im Januar 1942 wurde die Newcastle-Krankeit durch Fasanen aus Ungarn nach Österreich eingeschleppt. Anfangs waren die östlichen Bundesländer betroffen, erst ab 1944 auch Tirol und Vorarlberg. Auch in den Nachkriegsjahren wiesen die östl. Bundesländer eine höhere Verseuchung auf als die westlichen, wie aus graphischen Darstellungen hervorgeht. Zwischen Neuausbrüchen traten immer wieder seuchenfreie Intervalle auf. In keinem Falle wurde die klassische Geflügelpest ermittelt. Auf Grund des Hämagglutinationshemmungstestes und der Kreuzimmunisierungsversuche wurden bei allen isolierten Virusstämmen die für das Newcastle-Virus typischen Eigenschaften nachgewiesen. Abweichende klinische Veränderungen wie in anderen Ländern waren niemals vorhanden. Meist betrug die Zahl der erkrankten Hühner 50–75%. Außer Hühnern waren nur Fasanen betroffen, niemals Wasssergeflügel und Tauben. Die meisten Fälle wurden durch importiertes Schlachtgeflügel und Eier verursacht. Nach Erfahrungen bei der Seuchenbekämpfung und experimentell infizierten Hühnern konnte keine Virusausscheidung beobachtet werden. Die Bekämpfung erfolgt nach den Bestimmungen über die Bekämpfung der Geflügelpest von 1949. Seuchenkrankes und verdächtiges Geflügel muß getötet werden. Gefährdete Bestände werden schutzgeimpft. Erst 60 Tage nach durchgeführter Desinfektion darf wieder Geflügel eingestellt werden. Zur Schutzimpfung darf in Österreich nur die Geflügeladsorbatvaccine verwendet werden; Lebendvaccinen, auch die Trinkwasservaccine sind verboten. Es wird empfohlen, nur entdärmtes küchenfertiges Schlachtgeflügel einzuführen. Außerdem sollte stichprobenweise Material zur virologischen Untersuchung entnommen werden. Auch importierte Eier müßten darauf geprüft werden. E. Tempel. 9790.

4-64/02-0640 Olsen, M. W.; Beltsville, Md. U. S. Dep. of Agric., A. R. S., Poultry Res. Branch. Killed-virus vaccines in relation to parthenogenetic development in turkey eggs. **(Tot-Virusvaccinen in Beziehung zur parthenogenetischen Entwicklung im Truthuhnei.)** Amer. J. veterin. Res. **23** (1962) Nr. 95. S. 855–857. – 1 Tab., 6 Lit.

In mehreren Versuchsreihen wird die unterschiedliche Wirkung von Lebendvirusvaccinen und Vaccinen mit abgetötetem Virus (Newcastle disease, Geflügelpocken und Roussarkom) auf die Parthenogenese im Truthuhnei nach s.c. Injektion an Hennen geprüft. W. Wittmann. 9790.

4-64/02-0641 Lancaster, J. E.; Ottawa, Ontario, Canada Dep. of Agric., Health of Animal Div., Contagious Diseases. The world distribution of Newcastle disease – 1961. **(Das Vorkommen der Newcastle Disease in der Welt 1961.)** Canad. J. comparat. Med. veterin. Sci. **26** (1962) Nr. 10. S. 244–245. – 1 Tab., 1 Lit.

Im „Animal Health Yearbook" wird über das Vorkommen der klassischen Geflügelpest und der Newcastle Disease in der Welt im Jahre 1961 berichtet. Die letztere Krankheit ist in 103 Ländern aufgetreten. In 53 Ländern ist sie weit verbreitet. An Hand einer Tab. wird die Verteilung auf die einzelnen Länder gezeigt. Die Bekämpfungsmaßnahmen bestehen entweder aus veterinärpolizeilichen Maßnahmen (Abschlachtung) und Vaccinierung (15 Länder) oder nur Abschlachtung (4 Länder) oder nur Vaccinierung (27 Länder). In

64 Ländern wird die Newcastle Disease als vorhandene Seuche notiert; in 25 dieser Länder ist die freiwillige Vaccinierung die einzige Kontrollmaßnahme. In 26 Ländern wird die Krankheit nicht beobachtet.
E. Tempel. 9790.

4-64/02-0642 Doyle, T. M., Dobson, N. und Martin, R.; Weybridge, Centr. Veterin. Lab. Fowl pox tissue culture vaccine. **(Geflügelpocken-Gewebe-Kultur-Vaccine.)** Veterin. Rec. **75** (1963) Nr. 13. S. 359–361. – 4 Tab., 6 Lit.

Das Virus wird aus gefriergetrockneten Chorioallantoismembranen gewonnen. Anfangs werden die Herzen von Kükenembryonen, trypsinisiert nach der Methode von Dulbecco, verwendet, bis sich ganze 10 Tage alte Embryonen als besser für die Gewebekultur erweisen. Mit diesem Material werden 30 Serienpassagen erzielt. Die Technik wird ausführlich beschrieben. Die Vaccine wird in die leicht skarifizierte Haut des Oberschenkels appliziert. Sämtliche Tiere werden 30 Tage danach mit einer 10^{-4}-Verdünnung von Geflügelpocken-Virus in den Kamm infiziert. Es tritt keine Generalisation auf, und sämtliche Tiere bleiben am Leben, während die ungeschützten Kontrollen offensichtlich schwerkrank werden infolge Generalisation der Infektion. Durch die Gewebe-Kultur-Vaccine wird der gleiche Grad des Impfschutzes erreicht wie durch Taubenpocken-Vaccine. Beide Vaccinen geben keinen vollständigen Schutz gegenüber künstlicher Infektion, verhindern aber eine Generalisation. Die Gewebe-Kultur-Vaccine hat den Vorteil, daß sie andere Infektionskrankheiten nicht überträgt. Gefriergetrocknete Gewebe-Kultur-Vaccine hält sich ein ganzes Jahr. E. Tempel. 9791.

4-64/02-0643 Barr, Donald A.; Uckfield, Sussex. Experiences of an outbreak of infectious laryngotracheitis in a broiler unit in West Sussex. **(Beobachtungen über einen Ausbruch von infektiöser Laryngotracheitis in einem Broilerbetrieb von West-Sussex.)** Veterin. Rec. **75** (1963) Nr. 11. S. 296–298. – 2 Tab., 2 Lit.

Der Broilerbetrieb besteht aus 2 Ställen, von denen der Stall A 6000, der Stall B 5000 Tiere enthält. Am 5. März 1962 traten im Stall B die ersten Todesfälle bei 8 Wochen alten Tieren auf; innerhalb der nächsten 8 Tage beträgt der Verlust 1060 Broiler. Am 14. 3. wurden die ersten Verluste im Stall A beobachtet, der 27 m von B entfernt liegt. Die überlebenden Tiere werden zum Schlachten abgegeben, der Stall mit seinen Inneneinrichtungen mit 4%iger Sodalösung gescheuert und mit Formaldehyd vergast und schließlich mit einer Chloroxylenol-Lösung ausgespritzt. – 12 Tage danach werden erneut Küken eingestallt. Im Alter von 16 Tagen treten Todesfälle unter ihnen auf, die ebenfalls auf eine infektiöse Laryngotracheitis zurückzuführen sind. 60% der Küken werden durch eine autogene Vaccine geschützt; bei den 40% ungeschützten Küken sind die Verluste etwa 3mal so hoch wie bei den ersteren. Trotz vieler Mühe gelingt es nicht, die Ursache des Ausbruches von infektiöser Laryngotracheitis zu ermitteln. E. Tempel. 9791.

4-64/02-0644 Bearse, Gordon E., Becker, Walter A. und Hamilton, C. M.; Puyallup, Washington State Univ., Western Washington Exp. Stat. Resistance and susceptibility to the avian leukosis complex in chickens. **(Resistenz und Empfänglichkeit der Küken gegenüber dem Leukose-Komplex.)** Poultry Sci. **42** (1963) Nr. 1. S. 110–121. – 6 Abb., 2 Tab., 16 Lit.

Die Resistenz und Empfänglichkeit von Küken gegenüber dem Leukose-Komplex werden von der genetischen Konstitution der Tiere und der Umgebung beeinflußt. Seit 1931 werden 2 Linien aus einer heterogenen Weißen Leghorn-Herde entwickelt, von denen die eine resistent, die andere empfänglich gegenüber Leukose ist. Im Laufe der Selektion verhält sich die Mortalität durch Leukose in der S-(susceptible)-Linie bis zur 22. Generation gleich.

Es wird auch die gleiche Empfänglichkeit gegenüber den verwendeten Stämmen in der S-Linie festgestellt. Daraus kann geschlossen werden, daß die Selektion kein Ansteigen der Leukose-Mortalität in der S-Linie bewirkt. In der S-Linie können die gewünschten Paarungen nicht durchgeführt werden, da die anfälligsten Tiere entweder sterben oder stark geschwächt sind. Die R-(resistant)-Linie antwortet auf die Selektion dadurch, daß die Leukose-Mortalität bis zur 19. Generation beständig abnimmt, während sie dann bis zur 25. Generation rel. konstant bleibt. Nach der 10. Generation treten durch verschieden große Inzucht in beiden Linien andere (also nicht durch Leukose verursachte) Todesfälle auf. In verschiedenen Jahren werden Kreuzungen und Rückkreuzungen zwischen der resistenten und empfänglichen Linie durchgeführt. Die Ergebnisse der Leukose-Mortalität der F_1-Kreuzungen liegt zwischen der beider Linien, während die Mortalität durch andere Ursachen niedriger als bei der R-Linie ist. Es zeigt sich also, daß Heterosis die Leukose-Mortalität nicht beeinflußt, aber die „andere Mortalität" senkt. In früheren Jahren sind vergleichende Untersuchungen mit fremden Herden gemacht worden, die etwa die gleiche Empfänglichkeit wie die S-Linie zeigten.
E. Tempel. 9792.

4-64/02-0645 Saryčev, N. I.; Kusminki, Gebiet Moskau, Unions-Inst. für Exp. Veterinärmed. Obmen fosfora u kur, bol'nych lejkozom. **(Der Phosphor-Stoffwechsel bei leukosekranken Hühnern.)** Veterinarija, Moskva **40** (1963) Nr. 3. S. 38–41. – 4 Tab.

Bei leukosekranken Hühnern und Tieren mit Eileiter-Bauchfellentzündung ist die Aufnahme von radioaktivem Phosphor verlangsamt und verringert. Die höchste Konzentration des radioaktiven Phosphors war in den Faeces in den ersten Tagen nach der Applikation nachweisbar, danach verringert sie sich. Wahrscheinlich liegt die Ursache in Resorptionsstörungen seitens des Magen-Darmkanals, wie sie als Folgeerscheinung von Leukose und Eileiter-Bauchfellentzündungen auftreten. Im Vergleich zu gesunden Tieren ist bei Hühnern mit Leukose und Eileiter-Bauchfellentzündungen der Phosphorgehalt des Knochengewebes stark vermindert; am höchsten ist er in den Knochen, die reichlich mit Blut versorgt werden und selbst an der Blutbildung beteiligt sind. Den höchsten Phosphorgehalt fand man bei Leukose in den pathologisch veränderten Organen, bei Hühnern mit Eileiter-Bauchfellentzündungen im Eileiter. G. Hille. 9792.

4-64/02-0646 Wight, P. A. L.; Edinburgh, King's Buildings, A. R. C., Poultry Res. Centre. Lymphoid leucosis and fowl paralysis in the quail. **(Lymphoide Leukose und Mareksche Hühnerlähmung bei der Wachtel.)** Veterin. Rec. **75** (1963) Nr. 27. S. 685–687. – 6 Abb., 12 Lit.

Die lymphoide Leukose ist außer bei Hühnern auch bei Puten, Fasanen, Tauben, Enten, Gänsen, Kanarienvögeln ermittelt worden. Einzelne Fälle von Marekscher Hühnerlähmung werden bei Fasanen, Puten, einer Gans, einem Schwan und Enten beschrieben. Bei 5 Wachteln (*Coturnix coturnix japonica*) werden folgende pathologisch-anatomische Veränderungen nachgewiesen: erhebliche Leberschwellung mit gelblich-weißen Herden, Verdickung der Dünndarmwand, Milzschwellung. Bei einer Wachtel besteht eine geschwulstartige Veränderung des Eierstockes wie bei Marekscher Hühnerlähmung, ohne daß die Nerven makroskopisch erkennbare Veränderungen aufweisen. Durch die histol. Untersuchung wird bei 4 Wachteln lymphoide Leukose mit sich rasch teilenden Lymphoblasten einheitlicher Morphologie festgestellt, bei 1 Wachtel entzündliche Veränderungen des Ovars und der peripheren Nerven wie bei Marekscher Hühnerlähmung. Die Ursache der Infektion der Wachteln ist nicht mit Sicherheit zu ermitteln. Wenn sie als Versuchstier verwendet wird, ist es notwendig, sie gut zu isolieren. E. Tempel. 9793.

4-64/02-0647 Mitropol'skij, A. S., Zubcova, R. A., Golod, Ja. P. und Majboroda, I. D. Virusnyj gepatit utjat. **(Virushepatitis bei Enten.)** Pticevodstvo, Moskva **1963** Nr. 4. S. 24. – 3 Abb.
Seit 1958 wird in der SU die Virushepatitis bei Enten beobachtet. Sie befällt vorwiegend junge Tiere und führt zu hohen Verlusten. Beim Auftreten der Hepatitis ist eine sofortige Mast und Schlachtung aller Enten einschließlich der Zuchtenten und eine gründliche Reinigung und Desinfektion der Farm vorzunehmen. H. Pingel. 9794.

4-64/02-0648 Dorn, P. und Kronthaler, O.; München, Univ., Inst. für Tierpathol., Kleintiergesundheitsdienst Bayern. **Untersuchungen über die Immunität gegen aviäre Encephalomyelitis in bayerischen Geflügelzuchten.** Zbl. Veterinärmed., R. B. **10** (1963) Nr. 4. S. 400-407. – 3 Abb., 1 Tab., 8 Lit. Zus. in Engl., Franz., Ital.
In dem Zeitraum vom 1. 10. 1962 bis 15. 3. 1963 werden 284 Zuchthennenherden aus 139 bayerischen Geflügelzuchtbetrieben im AE-Ei-Empfänglichkeitstest geprüft. Außerdem werden 80 Wiederholungstests in 55 Zuchthennenherden zur Kontrolle möglicher Titersenkungen und -erhöhungen durchgeführt. Auf diese Weise werden 11000 Bruteier untersucht. Die angewandte Technik wird ausführlich beschrieben. Etwa 87% aller geprüften Gruppen erweisen sich als unempfindlich, annähernd 13% als empfänglich, und zwar 2,5% im Titerbereich $10^{5,1}-10^{6,0}$ und 5,3% im Titerbereich über $10^{6,0}$. In einer Abb. werden die 284 Eigruppen und ihre Virustitrationen hinsichtlich der Hybrid- und Rassengruppen einheimischer Herkunft und der Hybridgruppen ausländischer Zuchtbasis miteinander verglichen. 23 (9,2%) Gruppen aus 250 Eigruppen von 116 Betrieben einheimischer Herkunft sind empfänglich. Bei den Hybridherden ausländischer Herkunft erweisen sich 13 (38,2%) von 34 getesteten Gruppen als empfänglich. Dies ist sicherlich darauf zurückzuführen, daß die letzteren durchweg intensiv aufgezogen und gehalten worden sind, während die einheimischen Herden bis auf eine Ausnahme mit Auslauf aufgezogen und gehalten worden sind. Als Grenztiter wird 10^4 angesehen. Bei fehlendem Kontakt entsteht mit hoher Wahrscheinlichkeit eine langanhaltende Empfänglichkeit für AE. Es ist deshalb notwendig, solche Zuchtherden durch Vaccinieren zu schützen. E. Tempel. 9795.

Radaktionsschluß: 13. 11. 1963.

Herausgeber: Deutsche Demokratische Republik · Deutsche Akademie der Landwirtschaftswissenschaften zu Berlin, Institut für Landwirtschaftliche Information und Dokumentation, Berlin W 8, Krausenstraße 38/39; Fernsprecher: 22 51 61. Chefredakteur: Dr. Ursula Wittbrodt, stellvertretender Chefredakteur: Dr. Werner Kleeberg, Berlin W 8, Krausenstraße 38/39; Fernsprecher: 22 51 61. Redaktion der Abteilung IV – Veterinärmedizin: Oberveterinärrat Dr. Kurt Reinhardt und Prof. Dr. Ekkehard Wiesner, Berlin W 8, Krausenstraße 38/39; Fernsprecher: 22 51 61. Verlag: Akademie-Verlag GmbH, Berlin W 8, Leipziger Straße 3–4; Fernsprecher: 22 04 41, Telex-Nr. 011773, Postscheckkonto: Berlin 350 21. Bestellnummer dieses Heftes: 1030 IV–IX/2. Das Landwirtschaftliche Zentralblatt, Abt. Veterinärmedizin, erscheint monatlich. Einzelheft DM 20,–; einseitig bedruckte Ausgabe DM 24,–. Jahresbezugspreis DM 240,–; einseitig bedruckte Ausgabe DM 288,– einschl. Register, zuzüglich Porto- und Versandkosten. Gesamtherstellung: VEB Druckerei „Thomas Müntzer" Bad Langensalza. Veröffentlicht unter der Lizenznummer 1292 des Presseamtes beim Vorsitzenden des Ministerrates der Deutschen Demokratischen Republik.

www.ingramcontent.com/pod-product-compliance
Lightning Source LLC
LaVergne TN
LVHW042239300926
849161LV00003B/404